E-Book inside

Mit dem Kauf dieses Buchs erhalten Sie das zugehörige E-Book gratis. Sie können dabei aus drei Dateiformaten wählen: EPUB (gängiges Format für E-Reader und Tablets), PDF (für PC und Laptop) oder MOBI (für den Amazon Kindle). So kommen Sie an Ihr kostenloses E-Book:

Rufen Sie im Internet diese Website auf:
↗ http://www.junfermann.de/ebook-inside

Geben Sie den unten stehenden Code in das dafür vorgesehene Feld ein und klicken Sie → Code einlösen. Nach Eingabe Ihrer E-Mail-Adresse und Auswahl des E-Book-Formats erhalten Sie sofort einen Download-Link für das gewünschte E-Book an Ihre E-Mail-Adresse.

Bitte beachten Sie, dass der Code für Sie personalisiert wird und nur einmal gültig ist. Die Datei müssen Sie zunächst auf Ihrem Computer speichern, bevor Sie sie auf ein mobiles Endgerät überspielen können.

2GD98SL9

Susan M. Johnson

Bindungstheorie in der Praxis

Emotionsfokussierte Therapie mit Einzelnen, Paaren und Familien

www.junfermann.de

blogweise.junfermann.de

www.facebook.com/junfermann

twitter.com/junfermann

www.youtube.com/user/Junfermann

www.instagram.com/junfermannverlag

SUSAN M. JOHNSON

BINDUNGSTHEORIE IN DER PRAXIS

EMOTIONSFOKUSSIERTE THERAPIE MIT EINZELNEN, PAAREN UND FAMILIEN

Aus dem Amerikanischen von
Elisabeth Vorspohl

Junfermann Verlag
Paderborn
2020

Die Originalausgabe ist 2019 unter dem Titel *Attachment Theory in Practice: Emotionally Focused Therapy (EFT) with Individuals, Couples, and Families* bei Guilford Press erschienen.

Übersetzung Elisabeth Vorspohl

Fachberatung Christine Weiß, Hendrik Weiß, Erika Kliever;
EFT Community Deutschland e. V. –
https://www.eftcd.de

Coverfoto © Iseo Yang – istockphoto.com

Covergestaltung / Reihenentwurf JUNFERMANN Druck & Service GmbH & Co. KG, Paderborn

Satz & Layout JUNFERMANN Druck & Service GmbH & Co. KG, Paderborn

Bibliografische Information der Deutschen Nationalbibliothek Die Deutsche Nationalbibliothek verzeichnet diese Publikation in der Deutschen Nationalbibliografie; detaillierte bibliografische Daten sind im Internet über http://dnb.d-nb.de abrufbar.

ISBN 978-3-95571-899-2
Dieses Buch erscheint parallel als E-Book.
ISBN 978-3-7495-0087-1 (EPUB), 978-3-7495-0089-5 (PDF), 978-3-7495-0088-8 (MOBI).

Meinem Partner, John, dem größten Wunder in meinem Leben, der mich jeden Tag ein sicheres Abenteuer erleben lässt, das mein Herz und meine Seele erfreut und mich stark macht.

Und meinen Kolleginnen und Kollegen – den Pionieren der Wissenschaft von der Bindung im erwachsenen Leben, Mario Mikulincer und Phil Shaver, sowie den herausragenden Therapeuten und Ausbildern, die Teil meiner EFT-Familie sind. Wir wachsen gemeinsam.

Inhalt

Vorwort

„O Körper, zur Musik gewiegt, o Blick und Glanz,
Wo trennt man nur den Tänzer und den Tanz?“

– William Butler Yeats (Übers.: N. Hummelt)

Ich muss schreiben. Ich schreibe, um das chaotische Kaleidoskop unseres Lebens zu bändigen, damit es einen Moment lang stillsteht. Ich schreibe Notizen in meinen Therapiesitzungen. Ich schreibe, wenn ich mir etwas nicht erklären kann oder wenn ich etwas besonders wichtig oder schön finde. Ich muss aufschreiben, was meine Klienten[1] mich in den Sitzungen lehren – und sie lehren mich immer etwas. Erstaunlicherweise sind nach wie vor jede Sitzung und jedes Nachdenken auf dem Papier ein Abenteuer, eine Chance, dieses Territorium, das Menschsein heißt, kennenzulernen. Was werde ich dort finden? Immer etwas, was ich noch nicht wirklich verstehe.

Als Psychologin bin ich auch ewige Studentin und habe die Chance, all den großen Namen der Psychologie und Psychotherapie zuzuhören, die ihre Einsichten und ihre Schlussfolgerungen darlegen und Vorschläge für die Weiterentwicklung unseres Feldes im 21. Jahrhundert formulieren. Ich bilde Therapeuten auf der ganzen Welt aus und höre zu, wenn sie ihre Sehnsüchte, ihre Enttäuschungen und ihre Schwierigkeiten schildern. Deshalb ist es nur natürlich, dass ich mir im Laufe des letzten Jahrzehnts eine eigene Vision des großen Abenteuers, das wir Psychotherapie nennen, erworben habe, von unseren Problemen und ihren Lösungen. Und ebenso natürlich ist es, dass ich über diese Vision schreiben muss.

Ich bin, was unsere Profession betrifft, voller Hoffnung. Wir haben so vieles in so kurzer Zeit gelernt – vor allem über enge Beziehungen und über den Einfluss, den sie im Guten wie im Schlechten auf uns und auf den Lauf unseres Lebens ausüben. Gleichzeitig erfüllt mich ein Entsetzen, dessen Gründe ich im 1. Kapitel erläutere.

Dringender als je zuvor braucht die Welt gute Therapeuten. Und gute Therapeuten brauchen ein klares Bild vom Menschen und seinen Schwierigkeiten, eine Landkarte gewissermaßen, die ihnen den Weg zeigt, auf dem sie ihre Klienten zu Ganzheit und Gesundheit geleiten können. Wenn wir uns sicher aufgehoben fühlen, zuversichtlich sind und klar, dann können wir auch unseren Klienten helfen, einen sicheren Ort zu finden, an dem sie zu Hause sind.

---

1 Im gesamten Text wird zwischen der männlichen und weiblichen Form gewechselt, um unschöne Formulierungen zu vermeiden und den Lesefluss nicht zu stören.

Dieses Buch enthält eine Synopse der Bindungstheorie als umfassende entwicklungsorientierte Perspektive auf die Persönlichkeit und die Affektregulation. Es zeigt zudem die Implikationen auf, die diese Theorie für die allgemeine psychotherapeutische Praxis besitzt, sowie die unverkennbaren Verbindungen zwischen der Bindungstheorie und einem erfahrungsorientierten humanistischen Interventionsmodell, nämlich der Emotionsfokussierten Therapie, EFT. Das Buch beschreibt außerdem einen integrativen Ansatz zum Assessment und illustriert, wie sich die Einsichten der Bindungstheorie in effektive Interventionen in der Einzel-, Paar- und Familientherapie übersetzen. Diesen verschiedenen Modalitäten sind jeweils spezielle Kapitel gewidmet, die um klinische Kapitel über die Interventionen in der Praxis ergänzt werden. Im ersten und – in kürzerer Form – im letzten Kapitel fasse ich das Versprechen der Bindungstheorie und -wissenschaft für die Praxis der Psychotherapie zusammen. Der Fokus der in diesem Buch beschriebenen Interventionen richtet sich auf Depression und Angst – auch als „emotionale Störungen" bezeichnet.

Wer meine Veröffentlichungen kennt, wird von meinen Argumentationsgängen oder Schlussfolgerungen nicht überrascht sein. Der Weg nach vorn besteht darin, sowohl das Beziehungsherz der psychotherapeutischen Praxis und die Weisheit unserer Emotionen anzuerkennen als auch die Bindungswissenschaft als Orientierungshilfe bei der Ausübung unseres Handwerks zu nutzen. Die Bindungswissenschaft handelt von der Biologie, aber auch von all dem, was uns die Vernunft und unsere tiefsten Intuitionen seit jeher lehren. Vor allem aber handelt sie von dem, was uns zu Menschen macht – von unseren Beziehungen. Ein positives Verbundenheitsgefühl ist die beste, vielleicht sogar die einzige realistische Möglichkeit, Menschen zu helfen, einen sicheren Hafen und eine sichere Basis zu finden.

1. Bindung: ein unentbehrlicher Leitfaden für eine wissenschaftsgestützte Praxis

Die aufregendsten Durchbrüche des 21. Jahrhunderts werden nicht durch die Technologie erfolgen, sondern durch ein erweitertes Verständnis dessen, was Menschsein bedeutet.

– John Naisbitt

Die Nähe zu sozialen Ressourcen reduziert den Preis, den es kostet, sowohl die realen als auch die metaphorischen Berge zu erklimmen, weil das Gehirn soziale Ressourcen als bioenergetische Ressourcen, vergleichbar mit Sauerstoff oder Glukose, betrachtet.

– James A. Coan und David A. Sbarra (2015, S. 87)

Es gibt heute mehr als 1000 verschiedene Namen für psychotherapeutische Verfahren und 400 speziell beschriebene Interventionsmethoden (Garfield 2006; Corsini & Wedding 2008). Es gibt auch zahlreiche „Therapiestämme" mit jeweils eigener Realitätssicht. Zwischen den Verfahren und Methoden bestehen erhebliche Unterschiede, was ihre Spezifizierung, die Tiefe ihrer zugrunde liegenden Theorie und den Grad an empirischer Validierung angeht. Darüber hinaus gibt es buchstäblich Hunderte spezifischer Interventionen für jedes Problem, über das Klienten klagen mögen. Diese Interventionen werden häufig als rasche Behandlungen für komplexe Störungen angepriesen. Ihr Fokus richtet sich auf die Symptomlinderung, nicht jedoch auf die ganze Person und den Kontext, in dem die Symptome entstanden sind. All diese Methoden und Techniken, die sich, so ist zu hoffen, zumindest auf ein Minimum an Stringenz stützen, sind für das Chaos in unserem Feld perfekte Voraussetzungen.

1.1 Vier Auswege aus dem Chaos

Angesichts der steigenden Zahl von „Störungen" (die sich mit jeder Neuauflage der Klassifikationssysteme, etwa des DSM, vermehren), Modellen und Interventionen ist die Notwendigkeit, klare, generelle und ökonomische Wege der Ausbildung und Intervention zu finden, offensichtlich. Vier Wege erscheinen mir vielversprechend. Der erste ist der Pfad der gründlichen Empirie. Gewissenhafte Therapeuten sind gehalten, den Pfad der Wissenschaft einzuschlagen, sich über die empirische Forschung zu informieren und dann die beste Perspektive, das beste Modell und die beste Intervention für das Problem, das der Klientin zu einem bestimmten Zeitpunkt zu schaffen macht, auszuwählen. In der Realität ist dies selbst für den hingebungsvollsten Therapeuten eine furchteinflößende, unmöglich zu lösende Aufgabe, zumal die manualisierten Behandlungsprotokolle an Anzahl, Komplexität und Schwierigkeitsgrad zunehmen. Wenn Psychotherapeuten sich der Empirie vorbehaltlos ergeben, folgen sie vorgegebenen kognitiven Anleitungen und werden in erster Linie zu Technikern.

Der zweite Pfad hängt mit der Fokussierung auf den Veränderungsprozess in der Therapie zusammen. Der konkreteste Versuch, ökonomisch vorzugehen, ist meiner Ansicht nach der Vorschlag, sich lediglich auf die modellübergreifenden gemeinsamen Faktoren des therapeutischen Veränderungsprozesses zu konzentrieren, ganz gleich, was oder wen sie zu verändern versuchen. Begründet wird diese Sichtweise damit, dass alle Behandlungen sich in groß angelegten Ergebnisstudien als gleichermaßen effektiv erwiesen hätten und die spezifischen Modelle und Interventionen infolgedessen austauschbar seien. Diese Verallgemeinerung trifft in Wirklichkeit nicht zu. Sie kam zustande, indem man viele verschiedene Studien unterschiedlicher Qualität zu einer Suppe namens Metaanalyse zusammenrührte und Mittelwerte errechnete, die häufig bedeutungslos sind. Die gesamte Idee der austauschbaren Effekte verschiedener Therapieverfahren ist offensichtlich ein Artefakt der Evaluationsmethodik (Budd & Hughes 2009); unterschiedliche manualisierte Therapien haben oft eine große Anzahl aktiver Bestandteile gemeinsam. Zudem gibt es einige Bereiche, in denen spezifische Behandlungen sich für spezifische Störungen als besser geeignet und effektiver erwiesen haben (Chambless & Ollendick 2001; Johnson & Greenberg 1985), auch wenn nicht klar ist, ob solche Unterschiede bei Follow-up-Untersuchungen Bestand haben (Marcus, O'Connell, Norris & Sawaqdeh 2014).

Die Variablen, die von Studien über allgemeine Veränderungsfaktoren vielleicht am häufigsten untersucht wurden, sind die Qualität des Bündnisses mit dem Therapeuten und das Engagement des Klienten im Therapieprozess. Man hofft, dass sich die Aufgabe der Therapie – die Herbeiführung von Veränderung – ohne Weiteres lösen lässt, wenn wir nur diese allgemeinen Faktoren zufriedenstellend handhaben. Ein positives Bündnis und die sorgsame Beachtung der Qualität des Engagements unserer Klienten sind wahrscheinlich für jede Art der Veränderung unentbehrlich; sie sind zweifellos entscheidende Variablen, die dem Veränderungsprozess zugutekommen. Doch wenn wir die Intervention in den Blick nehmen, können wir es dabei nicht bewenden lassen. Man hat den Anteil an Ergebnisvarianz, der auf das therapeutische Bündnis zurückzuführen ist, auf rund 10 Prozent geschätzt (Horvath & Symonds 1991; Horvath & Bedi 2002). Darüber hinaus zeigt sich im Behandlungszimmer, dass vermeintlich gemeinsame Faktoren keineswegs von allen geteilt werden. Wird das Bündnis von einem erfahrungsorientierten humanistischen Therapeuten auf gleiche Weise operationalisiert wie von einem Verhaltenstherapeuten?

Das Konzept des Klientenengagements scheint mehr zu versprechen. In der Depressionsstudie des National Institute of Mental Health (NIMH) fanden Castonguay und Kollegen, dass ein höherer Grad an emotionalem Engagement/Erleben der Klienten positive Behandlungsergebnisse vorhersagte, und zwar ungeachtet des jeweiligen Therapiemodells (Castonguay et al., 1996), während eine (zum Beispiel von der klassischen Kognitiven Verhaltenstherapie [KVT] praktizierte) Fokussierung auf verzerrte Gedanken und ihren Zusammenhang mit negativen Emotionen tatsächlich ein höheres Maß an depressiven Symptomen nach der Therapie voraussagte. Freilich wird der Grad des Engagements, der für Veränderung ausreicht, je nach den Zielen des jeweiligen Behandlungsmodells variieren.

Ein dritter Weg zur Klarheit und Effizienz in unserem Feld besteht vermeintlich darin, auf die Gemeinsamkeiten der Probleme abzuheben, mit denen unsere Klienten zu uns kommen. Man verspricht sich davon, Interventionsbereiche, die sich auf die sogenannte latente Struktur etwa der emotionalen Störungen (der Panikstörung, der Generalisierten Angststörung und der Depression) konzentrieren, integrieren und all diese Probleme als ein allgemeineres *negatives Affektsyndrom* betrachten zu können. Unter diesen Umständen hätten Therapeuten lediglich eine kleine Anzahl empirisch beschriebener Schlüsselsymptome einer solch allgemeinen Beeinträchtigung zu bearbeiten. So kann man zum Beispiel das Syndrom des negativen Affekts als eine hyperaktive Gefahrensensibilität definieren, als habituelles Vermeiden beängstigender Situationen und als automatisches negatives Reagieren oder Agieren (Barlow, Allen & Choate 2004). Veränderung bedeutet, Klienten dabei zu helfen, solche Bedrohungen neu zu beurteilen und ihr Katastrophendenken unter Kontrolle zu bringen. Dies ermöglicht es ihnen, ihr habituelles Vermeiden gefürchteter Situationen (das ihre Angst paradoxerweise aufrechterhält und sie daran hindert, Neues zu lernen) zu modifizieren. Dann sollte es auch möglich sein, sie dahin zu bewegen, auf die Konfrontation mit einem negativen Trigger anders als gewohnt zu reagieren. Wie die besten Wege zum „Dahinbewegen" und „Neubeurteilen" aussehen, ist freilich weiterhin unklar.

Ein vierter Pfad besteht darin, auf zugrunde liegende Prozesse zu fokussieren, und zwar nicht nur bezüglich der Entwicklung einer Störung, sondern auch der Art, wie Menschen funktionieren, wenn es ihnen gut geht bzw. wenn sie leiden. Im Grunde geht es um die Frage, wie Menschen ihr Selbstgefühl fortlaufend konstruieren, wie sie Entscheidungen treffen und wie sie ihren Umgang mit anderen gestalten. Unter diesem Blickwinkel betrachtet verstehen wir, warum sich die Psychotherapie nicht nur in Form spezialisierter evidenzbasierter Interventionen entwickelt hat, die allgemeine, gemeinsame Elemente der Therapie erfassen und Beschreibungen der Probleme unserer Klienten katalogisieren – was durchaus nützlich ist –, sondern weshalb sie sich auf allgemeine Modelle des menschlichen Funktionierens stützt, das heißt auf Versuche, zu identifizieren und zu beschreiben, welche Art von Geschöpf der

Mensch ist. Solche Modelle geben Therapeuten allgemeine Definitionen der Gesundheit, des positiven Funktionierens, der Dysfunktionen und Beeinträchtigungen an die Hand, die weit über die in formalen Klassifikationssystemen (zum Beispiel im DSM oder in der ICD) beschriebenen Störungen hinausgehen. Die gebräuchlichsten und robustesten dieser Modelle verlangen, dass die Therapie den ganzen Menschen in seinem Lebenskontext in den Blick nimmt. Sie fordern, die therapeutische Agenda zu erweitern, das Werden der Persönlichkeit und ihre optimale Entwicklung miteinzubeziehen, statt sich lediglich auf die Linderung spezifischer Symptome zu konzentrieren. Ein breites konzeptuelles Modell ermöglicht es uns, Beschreibungen von Störungen und zentralen, verändernd wirkenden Elementen in einen integrierten Erklärungsrahmen einzufügen, mit dessen Hilfe wir beurteilen können, wo die Stärken und Schwächen unserer Klienten liegen und wie wir mit ihnen arbeiten können. Unter diesen Umständen können wir auch beurteilen, welche Veränderungen wirklich wichtig sind und wie hoch die Wahrscheinlichkeit ist, dass sie von Dauer sein werden. Alle Therapiemodelle beruhen auf irgendeinem impliziten Modell des menschlichen Funktionierens, das aber häufig vage bleibt und nicht hinterfragt wird. Zum Beispiel stützt sich die Kognitive Verhaltenstherapie für Paare auf ein rationales ökonomisches Beziehungsmodell, dem zufolge kompetentes Verhandeln Zufriedenheit in der Beziehung voraussagt. Die Emotionsfokussierte Therapie für Paare beruht hingegen auf einem Beziehungsmodell, dass der Emotion und den Bindungsprozessen Priorität einräumt und die emotionale Responsivität als entscheidenden Faktor der Zufriedenheit und Stabilität betrachtet.

Keine Perspektive und kein Modell sind imstande, für sich genommen den Reichtum und die Komplexität eines menschlichen Lebens zu erfassen. Wie schon Einstein sagte: „Alas, our theory is too poor for experience!“ [„Ach, unsere Theorie kann doch mit dem Erleben nicht mithalten!“] Trotzdem benötigen wir als Therapeuten, um möglichst effizient und effektiv arbeiten zu können, eine schlüssige, wissenschaftlich fundierte Theorie über die wesentlichen Aspekte des menschlichen Funktionierens – eine Theorie, die emotionale, kognitive, behaviorale und interpersonale Dysfunktionen zu erklären vermag. Diese Theorie muss ungeachtet der Behandlungsmodalitäten – Einzel-, Paar- und Familientherapie – anwendbar sein und die drei Grundmerkmale wissenschaftlichen Arbeitens aufweisen: Systematische, auf Beobachtung beruhende Beschreibung und Darlegung von Mustern; Vorhersagen, die Faktoren miteinander verknüpfen; und schließlich einen allgemeinen, durch eine große Anzahl von Forschungsarbeiten erhärteten Erklärungsrahmen. Dieser muss, was die Darstellung des optimalen Funktionierens, der Resilienz, der Entwicklung und des Wachstums eines Menschen, seiner Dysfunktion und der sie aufrechterhaltenden Faktoren sowie der notwendigen und hinreichenden Bedingungen für bedeutungshaltige, langfristige Veränderung angeht, überzeugend und falsifizierbar sein.

Die Psychotherapie bedarf insbesondere einer Theorie (oder eines Wegweisers oder einer Landkarte), die uns aufzeigt, wie wir Menschen dabei helfen können, Veränderungen auf der Ebene zentraler organisierender Variablen herbeizuführen. Dies betrifft beispielsweise ihre habituelle Emotionsregulation, die Strukturierung und Verarbeitung zentraler, das Selbst und andere betreffender Kognitionen sowie die Gestaltung maßgeblicher Verhaltensweisen und zwischenmenschlicher Beziehungen. Diese Theorie muss über das Intrapsychische hinausreichen; sie muss Selbst und System, intrapsychische individuelle Realitäten und Interaktionsmuster auf ökonomische und systematische Weise miteinander verbinden. Sie muss mit der neuen, führenden neurowissenschaftlichen Forschung im Einklang stehen und der Tatsache, dass wir mehr als alles andere soziale Wesen und als solche auf unsere Verbundenheit mit anderen fixiert sind, Genüge tun.

1.2 Bindungstheorie: wer wir sind und wie wir leben

Ich vertrete die These, dass es lediglich einen einzigen Kandidaten gibt, der die oben aufgeführten Kriterien zu erfüllen vermag, nämlich jene Entwicklungstheorie der Persönlichkeit, die von John Bowlby (1969, 1988) konzipiert wurde und uns unter der Bezeichnung Bindungstheorie bekannt ist. Ursprünglich als Theorie der frühen Kinderentwicklung beschrieben, wurde sie vor allem in den letzten Jahren auf Erwachsene und deren Beziehungen erweitert. So schreiben Rholes und Simpson (2015): „Nur wenige Theorien und Forschungsgebiete waren im vergangenen Jahrzehnt erfolgreicher als das Feld der Bindungstheorie. […] Die Flut an Studien, die die Kernsätze der Bindungstheorie bestätigen, zählen zu den wichtigsten Beiträgen der modernen psychologischen Wissenschaften“ (S. 1). Darüber hinaus ist die Bindungswissenschaft vereinbar mit der modernen Forschung auf den Gebieten der Neurowissenschaften, der Sozialpsychologie, der Gesundheitspsychologie und der klinischen Psychologie, deren zentrale Botschaft lautet, dass wir in allererster Linie eine soziale, in Beziehungen lebende, auf Bindung angewiesene Spezies sind. Lebenslang prägt das Bedürfnis, sich anderen verbunden zu fühlen, unsere neurale Architektur, unsere Reaktionen auf Stress, unser Gefühlsleben im Alltag sowie die interpersonalen Dramen und Dilemmata, die das Leben ausmachen.

Vor einigen Jahren wurde die Bindungstheorie von Magnavita und Anchin (2014) explizit als Grundlage eines vereinheitlichten Psychotherapieverständnisses postuliert. Die Autoren vertreten die Ansicht, dass diese Theorie den seit Langem gesuchten „heiligen Gral“ repräsentiere, der eine schlüssige Konzipierung mannigfaltiger psychischer Störungen ermögliche und charakterliche Veränderung sowie dauerhafte Symptomlinderung erkläre. Andere Forscher machten geltend, dass die

Bindungstheorie als solide Basis für eine ganze Reihe von Therapiemodalitäten dienen könne, zum Beispiel für die Psychotherapie individueller Klienten (Costello 2013; Fosha 2000; Wallin 2007), für die Paartherapie (Johnson & Whiffen 2003; Johnson 2002, 2004) und für die Familientherapie (Johnson 2004; Furrow, Palmer, Johnson, Faller & Palmer-Olson, im Druck; Hughes 2007). All diese Autoren betonen den von Grund auf integrativen Charakter der Bindungswissenschaft und -theorie und weisen darauf hin, dass diese Perspektive uns ermöglicht, Kompartmentalisierung und Fragmentierung zu überwinden, um zu einer Einheit des Wissens – zur Konsilienz, um mit E. O. Wilson (1998) zu sprechen – zu gelangen. Der Begriff „Konsilienz" ist griechischen Ursprungs und leitet sich von der Überzeugung her, dass der Kosmos geordnet sei und dass diese Ordnung entdeckt und in einer Reihe interagierender Regeln und Prozesse systematisch dargelegt werden könne. Diese Regeln ergeben sich aus der Konvergenz der empirischen Beobachtungen unterschiedlichster Phänomene und können uns als realistische Blaupausen unserer Welt und unserer selbst dienen.

1.3 Grundsätze der Bindungstheorie

Wie lauten die basalen Lehrsätze der modernen Bindungstheorie, die sich von dem ersten Modell, das John Bowlby (1969, 1973, 1980, 1988) auf so brillante Weise formulierte, und von dessen Weiterentwicklungen durch die Sozialpsychologen Cassidy, Mikulincer und Shaver herleiten (vgl. Cassidy & Shaver 2008; Mikulincer & Shaver 2016)? Ich werde zehn Grundsätze formulieren. Zunächst aber sind drei generelle Punkte zu beachten. Die Bindungstheorie ist eine von Grund auf interpersonale Theorie, die das Individuum im Kontext seiner engsten, intimsten Beziehungen zu anderen Menschen sieht; sie nimmt an, dass der Mensch nicht nur von Natur aus sozial ist, sondern betrachtet ihn als *Homo vinculum* – als denjenigen, der sich bindet. Die Bindung an andere gilt demnach als alles entscheidende, bedeutendste menschliche Überlebensstrategie. Zweitens handelt diese Theorie von Emotionen und ihrer Regulation und gibt der Angst einen besonders hohen Stellenwert. Unter Angst werden hier nicht nur unsere alltäglichen Ängste verstanden; vielmehr geht es auch um existenzielle Erfahrungen wie Hilflosigkeit und Vulnerabilität. Das heißt, in der Angst spiegeln sich überlebenswichtige Erfahrungen wie Tod, Isolation, Einsamkeit und Verlust wider. Von zentraler Bedeutung für unser psychisches Wohlergehen ist die Frage, ob wir mit diesen Faktoren auf eine Weise umgehen können, die unserer Lebendigkeit und Resilienz zuträglich ist. Drittens ist die Bindungstheorie eine Entwicklungstheorie, das heißt, sie handelt von der Entwicklung und flexiblen Anpassungsfähigkeit sowie von den Faktoren, die sich dieser Anpassungsfähigkeit entgegenstellen oder sie verbessern. Die Bindungstheorie beschreibt die enge Verbundenheit mit anderen, denen wir vertrauen, als die ökologische Nische, in der das menschliche Gehirn, das Nervensystem und die maßgeblichen Verhaltensmuster sich entwickelt haben, und als den Kontext, in dem sich unser Selbst optimal entfalten kann.

Die zehn Grundsätze der Bindungstheorie und -wissenschaft lauten, einfach formuliert, wie folgt:

1. Von der Wiege bis zur Bahre sind Menschen biologisch programmiert, nicht nur sozialen Kontakt zu suchen, sondern auch die körperliche und soziale Nähe zu besonderen anderen, die als unersetzbar empfunden werden. Die Sehnsucht nach einer „gefühlten Wahrnehmung" *(felt sense)* zwischenmenschlicher Verbundenheit steht in der Hierarchie unserer Ziele und Bedürfnisse an oberster Stelle. Dieses angeborene Bedürfnis, sich einem vertrauten Mitmenschen nahe zu fühlen, ist vor allem bei Gefahr, Schmerz oder Ungewissheit spürbar. Gefahren, die das Bindungssystem triggern, können äußere oder innere Quellen haben, das heißt zum Beispiel aus der subjektiven Wahrnehmung resultieren, von einem Menschen, den man liebt, abgelehnt zu werden; sie können auch mit negativen Bildern zusammenhängen oder mit realen Erfahrungen, die an die eigene Sterblichkeit erinnern (Mikulincer et al. 2000; Mukulincer & Florian 2000). In Beziehungen wird die Bindung gestärkt, wenn Partner ihre Vulnerabilität / Verletzlichkeit miteinander teilen, denn so rücken die Bindungsbedürfnisse nach Verbundenheit und Trost in den Vordergrund und ermutigen dazu, auf andere zuzugehen.

2. Die zuverlässige körperliche und / oder emotionale Nähe zu einer Bindungsperson, häufig einem Elternteil, einem Bruder, einer Schwester, einem langjährigen Freund, Gefährten oder einer spirituellen Gestalt besänftigt das Nervensystem und prägt das körperliche und mentale Gefühl eines *sicheren Hafens,* in dem Trost und Stärkung zu finden sind und das emotionale Gleichgewicht wiederhergestellt oder verbessert werden kann. Die Responsivität anderer bewirkt vor allem in jungen Jahren, dass das Nervensystem weniger sensibel auf Gefahren reagiert, und erzeugt die Erwartung einer relativ sicheren, handhabbaren Welt.

3. Diese emotionale Balance fördert die Entwicklung eines geerdeten, positiven, integrierten Selbstgefühls und die Fähigkeit, das innere Erleben zu einem kohärenten Ganzen zu organisieren. Ein solches geerdetes Selbstgefühl kommt auch dem stimmigen Ausdruck von Bedürfnissen gegenüber Bindungspersonen zugute. Entsprechende Äußerungen führen mit hoher Wahrscheinlichkeit zu erfolgreicheren Appellen um Verbundenheit und fördern in der Folge den Aufbau positiver Modelle eng vertrauter anderer Menschen als verfügbare Hilfsquellen.

4. Die gefühlte Wahrnehmung der Fähigkeit, sich auf einen geliebten Menschen verlassen zu können, erzeugt eine *sichere Basis* – eine Plattform, von der aus man in die Welt hinausgehen, Risiken wagen, Erkundungen anstellen und das Gefühl von Kompetenz und Autonomie entwickeln kann. Diese *effektive Abhängigkeit* ist eine Quelle der Kraft und Resilienz, während eine Verleugnung von Bindungsbedürfnissen und vermeintliche Selbstgenügsamkeit zur Belastung werden. Die Fähigkeit, auf verlässliche andere zuzugehen, sich auf sie zu stützen und eine „gefühlte Wahrnehmung" sicherer Verbundenheit zu verinnerlichen, ist die entscheidende Ressource, die es unserer Spezies ermöglicht, in einer unsicheren Welt zu überleben und zu gedeihen.

5. Die zentralen Faktoren, die über die Qualität und die Sicherheit einer Bindungsbeziehung entscheiden, sind die wahrgenommene *Ansprechbarkeit,* die *Responsivität* und das *emotionale* Engagement von Bindungspersonen. Für diese Faktoren steht das Akronym A.R.E. (In der therapeutischen Arbeit benutze ich A.R.E. als Kürzel für die maßgebliche Bindungsfrage, die bei Paarkonflikten auftaucht: „Are you there for me?" – „Bist du für mich da?")

6. Trennungsschmerz entsteht, wenn eine Bindung gefährdet ist oder eine sichere Verbindung verloren geht. Es gibt andere Arten der emotionalen Bindung, die auf gemeinsamen Aktivitäten und gegenseitigem Respekt beruhen und deren Zerbrechen ebenfalls Verzweiflung auslöst. Doch dieser Schmerz hat nicht dieselbe Intensität oder Signifikanz wie das Zerbrechen einer Bindungsbeziehung. Die emotionale und körperliche Unerreichbarkeit von Bindungspersonen ist für Menschen inhärent traumatisierend. Sie verstärkt nicht nur das Gefühl, verletzlich und in Gefahr zu sein, sondern auch die Hilflosigkeit (Mikulincer, Shaver & Pereg 2003).

7. Sichere Verbundenheit resultiert aus wichtigen Interaktionen in Bindungsbeziehungen und aus der Art und Weise, wie Menschen ihre *Interaktionsmuster zu mentalen Modellen oder Protokollen des Reagierens enkodieren.* Das Gefühl einer grundsätzlichen Bindungssicherheit ist kein fester Charakterzug. Es verändert sich mit neuen Erfahrungen, die zur Revision kognitiver Arbeitsmodelle der Bindung und der damit einhergehenden Strategien zur Emotionsregulation führen (Davila, Karney & Bradbury 1999). Infolgedessen ist es möglich, in einer bestimmten Beziehung sicher, in einer anderen jedoch unsicher gebunden zu sein. Arbeitsmodelle betreffen in erster Linie die Vertrauenswürdigkeit anderer Menschen und das eigene Anrecht auf Fürsorge – das heißt die Akzeptierbarkeit des Selbst. Sie fragen: „Kann ich auf dich zählen?" und „Bin ich deiner Liebe würdig?" Sie enthalten Erwartungen, automatische, Emotionen aktivierende Wahrnehmungsverzerrungen, episodische Erinnerungen, Überzeugungen und

Einstellungen, aber auch implizites prozedurales Wissen darüber, wie man sich in engen Beziehungen verhält (Collins & Read 1994). In ihrer groben, automatischen Form können diese Modelle Wahrnehmungen im Kontext von Interaktionen verzerren und unangemessenen Reaktionen Vorschub leisten. Sie werden nicht als Konstrukte erlebt, sondern als reale Gegebenheiten – „so, wie die Dinge nun einmal sind".

8. Sicher gebundene Menschen empfinden die Nähe anderer und ihr Bedürfnis danach als etwas Natürliches. Ihre primäre Bindungsstrategie besteht deshalb darin, ihre Bindungsbedürfnisse anzuerkennen, auf Bindungspersonen zuzugehen und auf stimmige Weise (indem sie verbale und nonverbale Signale zu einem klar verständlichen Ganzen kombinieren) an sie zu appellieren, Kontakt herzustellen oder aufrechtzuerhalten. Wenn dieser andere Mensch antwortet, wird seiner Reaktion vertraut. Sie beruhigt das Nervensystem dessen, der um sie gebeten hat. Weil sie eine solch effektive Strategie darstellt, trägt die Bindungssicherheit lebenslang dazu bei, Stress abzupuffern und positive Bewältigungsmechanismen zu stärken.

9. Wenn andere in Momenten der Bedürftigkeit als nicht ansprechbar oder unresponsiv oder gar als bedrohlich erlebt werden, kommen sekundäre Modelle und Strategien zum Einsatz. Diese sekundären, unsicheren Modelle können einem hyperwachsamen, hyperaktivierten oder ängstlichen Beziehungsstil und ebensolchen Strategien zur Regulation der Bindungsemotionen entsprechen oder aber vermeidenden, distanzierten und deaktivierten Strategien. Das erste dieser sekundären Modelle, die ängstliche Bindung, ist durch eine erhöhte Sensibilität für negative Botschaften wichtiger anderer und durch „Kampfreaktionen" charakterisiert. Sie sind ein Protest gegen Distanz und sollen die Bindungsfigur zu größerer Aufmerksamkeit bewegen und zu beruhigender Unterstützung veranlassen. Hingegen sind die deaktivierten vermeidenden Reaktionen, das zweite Modell, „Fluchtreaktionen", die Frustration und seelischen Schmerz durch die Distanzierung von geliebten anderen, die als feindselig, gefährlich oder gleichgültig erlebt werden, dämpfen sollen. Bindungsbedürfnisse werden bagatellisiert, und zwanghafte Selbstgenügsamkeit ist an der Tagesordnung. Unter diesen Umständen triggert die eigene Vulnerabilität oder die Verletzlichkeit anderer Menschen distanzierende Verhaltensweisen. Alle Menschen setzen in Beziehungen hin und wieder Kampf-oder-Flucht-Strategien ein, die nicht per se dysfunktional sind. Sie können aber generalisiert und zur Gewohnheit werden und eine solche Rigidität annehmen, dass sie den Wahrnehmungs- und Entscheidungshorizont der Betroffenen eingrenzen und sie in ihrer Fähigkeit behindern, sich konstruktiv auf andere einzulassen.

Eine dritte Form des sekundären Modells hängt mit der Traumatisierung durch eine Bindungsperson zusammen. Der Betroffene befindet sich dann in der paradoxen Situation, dass sein Liebesobjekt zur Quelle seiner Angst wird und er zugleich Trost bei ihm sucht. Unter diesen Umständen kommt es oft zu einem ständigen Schwanken zwischen Sehnsucht und Furcht, einem Verlangen nach Verbundenheit und einer darauffolgenden Distanzierung oder gar eines Angriffs. Diese Art der Reaktion wird bei Kindern als desorganisierte Bindung bezeichnet, bei Erwachsenen aber als ängstlich-vermeidende Bindung (Bartholomew & Horowitz 1991). In Beziehungen Erwachsener verursacht sie erhebliches Leid.

Die psychodynamischen Konzepte der inneren Ambivalenz, des Konflikts und der defensiven Blockaden sind für das Verständnis der oben beschriebenen sekundären Modelle (und unsicheren Strategien) von zentraler Bedeutung. Vermeidend gebundene Kleinkinder können ruhig und gefasst wirken, entwickeln aber in Reaktion auf Trennungen von ihrer Mutter einen hohen Grad an Erregung. In ähnlicher Weise geben erwachsene Partner emotionalen Stress oder ein Bedürfnis nach anderen kaum direkt zu erkennen; aber auf einer tieferen oder weniger bewussten Ebene empfinden sie bei drohendem Bindungsverlust nachweislich erhebliches Leid (Shaver & Mukulincer 2002). Menschen mit vermeidendem Bindungsstil haben Schwierigkeiten, anderen zu vertrauen und von der reichsten Ressource zu profitieren, die uns zur Verfügung steht, um mit unserer Anfälligkeit für Stress und Gefahr fertig zu werden: die sichere Verbundenheit mit besonderen anderen (Selchuk et al. 2012).

10. Verglichen mit der Mutter-Kind-Beziehung sind die Bindungen zwischen Erwachsenen in höherem Maß wechselseitig und weniger auf körperliche Nähe angewiesen; Erwachsene können sich ihre kognitiven Repräsentationen einer Bindungsfigur erfolgreich vergegenwärtigen, um eine symbolische Nähe herzustellen. Neben der Bindung identifizierte Bowlby überdies zwei weitere Verhaltenssysteme in intimen Beziehungen (speziell in Beziehungen zwischen Erwachsenen), nämlich Fürsorge und Sexualität. Er beschrieb sie als separate Systeme, die aber mit der Bindung, die er als primär betrachtete, interagieren. Das heißt, Bindungsprozesse bereiten diesen beiden anderen Systemen die Bühne und organisieren ihre Schlüsselmerkmale. Eine sichere Bindung und die aus dieser Sicherheit hervorgehende emotionale Balance sind mit einer besser eingestimmten Aufmerksamkeit für einen anderen Erwachsenen und einer besonders responsiven Fürsorglichkeit assoziiert. Freilich ist diese Sicherheit kein fixer Zustand, sondern variiert auf einem Kontinuum in spezifischen Beziehungen und Situationen.

Sicherheit hängt auch mit höheren Graden des Arousals, der Intimität und Lust und mit höherer sexueller Befriedigung in Beziehungen zusammen (Birnbaum

2007). Sex, eine menschliche Bindungsaktivität, hat eine emotionale Signatur, die je nach Bindungsstil und abhängig von den entsprechenden Strategien variiert, die zur Verarbeitung von Emotionen und im Umgang mit anderen eingesetzt werden. Menschen mit eher vermeidendem Bindungsstil neigen dazu, Sex und Liebe voneinander zu trennen. Sie legen vor allem Wert auf körperliches Empfinden bei sexuellen Kontakten und auf sexuelle Leistungsfähigkeit, während eher ängstlich Gebundene Zärtlichkeit und Sex als einen Liebesbeweis verstehen und nicht als erotische Aspekte der Sexualität (Mikulincer & Shaver 2016; Johnson 2017a).

1.4 Der Einfluss sicherer Verbundenheit auf die psychische Gesundheit

Der sichere Bindungsstil wurde in systematischen wissenschaftlichen Untersuchungen mit beinahe jedem der in den Sozialwissenschaften beschriebenen Indizes psychischer Gesundheit und allgemeinen Wohlbefindens in Verbindung gebracht (Mikulincer & Shaver 2016). Auf einer individuellen Ebene führen diese Indizes Resilienz angesichts von Stress auf sowie Optimismus, stabiles Selbstwertgefühl, Zuversicht und Neugierde, Toleranz für menschliche Verschiedenheit, ein Zugehörigkeitsgefühl, die Fähigkeit, sich jemandem zu offenbaren und anzuvertrauen, die Fähigkeit zur Selbstbehauptung, die Toleranz von Mehrdeutigkeit sowie die Fähigkeiten der Emotionsregulation, der reflexiven Metakognition und des Perspektivenwechsels (Jurist & Meehan 2009). Die wesentlichen Elemente dieses Bildes sind die Fähigkeit, Affekte effektiv so zu regulieren, dass das emotionale Gleichgewicht erhalten bleibt, eine Fähigkeit, Informationen zu einem kohärenten, integrierten Ganzen zu verarbeiten, und eine Fähigkeit, sich ein Gefühl der Zuversicht zu bewahren, das einem entschiedenen Handeln zugutekommt. Selbst angesichts von Traumata wie den Ereignissen des 11. Septembers scheint eine sichere Bindung nicht nur die Auswirkungen einer solchen Erfahrung zu lindern, sondern auch das posttraumatische Wachstum zu fördern (Fraley et al. 2006).

Auf einer interpersonalen Ebene beinhalten diese Indizes die Fähigkeit, sich feinfühlig auf andere einzustimmen, die empathische Responsivität, Mitgefühl, Offenheit für Menschen, die als „anders als man selbst" wahrgenommen werden, und eine Tendenz zu altruistischem Handeln. Wenn wir unser emotionales Gleichgewicht wahren können, gelingt es uns nachweislich besser, die Signale anderer Menschen und ihre Hilfsbedürftigkeit sensibel wahrzunehmen und auf eine fürsorgliche, für sie akzeptable Weise zu reagieren. Wenn wir sicher gebunden sind, können wir aufmerksamer auf andere fokussieren und sind besser in der Lage, ihnen zu helfen. Ängstlich gebundene Menschen hingegen sind vor allem mit ihrem eigenen Leid beschäftigt oder stimmen ihre Hilfsbereitschaft und Fürsorge nicht auf die tatsächlichen Bedürfnisse anderer ab. Vermeidend gebundene Menschen wiederum setzen sich über ihre eigenen und die Bedürfnisse anderer hinweg und bringen weniger Empathie sowie wechselseitige Unterstützung zum Ausdruck. Sie wenden sich von der eigenen Verletzlichkeit und der anderer Menschen ab.

Wenn wir in unseren Liebesbeziehungen einen sicheren Hafen und eine sichere Basis haben, können wir mit Schwierigkeiten und Konflikten besser umgehen. Menschen mit sicherer Bindung sind ausgeglichen und realitätsangepasst, und sie haben bessere Beziehungen zu geliebten Mitmenschen und Freunden. Diese Beziehungen wiederum fördern ihre psychische Gesundheit und Anpassung sowie ihre sozialen Fähigkeiten.

In diesem Buch gilt es, dem Einfluss der sicheren Bindung auf die Emotionsregulation, die soziale Anpassung und die psychische Gesundheit besondere Aufmerksamkeit zu widmen. Ihnen maß Bowlby vorrangige Bedeutung bei. Was die psychische Gesundheit betrifft, so ist klar, dass unsichere Bindungen die Anfälligkeit für die beiden Probleme erhöht, mit denen unsere Klienten uns am häufigsten aufsuchen, nämlich Depression und Angst. Wie sich dieser Prozess entwickelt, hängt natürlich vom individuellen Klienten ab, doch für Bindungswissenschaftler beginnt er in der Regel mit der Emotionsregulation. Sicher gebundene Menschen können schmerzvolle Gefühle besser tolerieren und damit verbunden bleiben, ohne zu fürchten, die Kontrolle zu verlieren oder überwältigt zu werden. Sie müssen diese Gefühle nicht verändern, blockieren oder verleugnen, sondern können sie adaptiv nutzen, um sich in ihrer Welt zu orientieren, ihre Bedürfnisse zu befriedigen und ihre Ziele zu erreichen. Sie erholen sich auch rascher von negativen Gefühlen wie Traurigkeit und Wut (Sbarra 2006). Ich stelle mir die erfolgreiche Affektregulation gern als einen Prozess vor, *in dem man sich mit einer Emotion und durch sie hindurch bewegt, um sie als Richtungsweiser für das eigene Leben zu nutzen, und nicht als reaktives Intensivieren bzw. Unterdrücken des Gefühls.*

Andererseits steht außer Frage, dass Bindungsunsicherheit das Risiko der Fehlanpassung signifikant erhöht. Insbesondere die ängstliche und die desorganisierte Bindung sind mit einer Anfälligkeit für Depressionen sowie verschiedenen Formen der Belastungs- und Angststörungen assoziiert, einschließlich der Posttraumatischen Belastungsstörung (PTBS), der Zwangsstörung und der Generalisierten Angststörung (Ein-Dor & Doron 2015). Der Schweregrad depressiver Symptome wurde in mehr als 100 Studien mit einer unsicheren Bindung in Verbindung gebracht. Wenn wir die verschiedenen Formen der Depression betrachten, so hängt die ängstliche

Bindung mit eher interpersonalen Formen zusammen, die durch Verlust- und Einsamkeitsgefühle, Verlassenheit und Hilflosigkeit charakterisiert sind, während die vermeidende Bindung mit den leistungsorientierten Depressionsformen assoziiert ist, die sich durch Perfektionismus, Selbstkritik und zwanghafte Selbstgenügsamkeit zu erkennen geben (Mikulincer & Shaver 2016, S. 407–415). Bindungsunsicherheit geht auch mit zahlreichen Persönlichkeitsstörungen einer: Die Borderline-Persönlichkeitsstörung ist insbesondere mit einem extrem ängstlichen Bindungstyp assoziiert, die schizoiden und vermeidenden Persönlichkeitsstörungen eher mit der vermeidenden und desorganisierten Bindung. Unsichere Bindungen wurden auch mit externalisierenden Störungen in Verbindung gebracht, etwa mit Verhaltensstörungen in der Adoleszenz und mit antisozialen Tendenzen sowie Suchterkrankungen im Erwachsenenalter (Krueger & Markon 2011; Landau-North, Johnson & Dalgleish 2011).

Die Literatur, die Bindungsprozesse und PTBS korreliert, ist besonders faszinierend. Der Schweregrad von PTBS-Symptomen bei Patienten nach Herzoperation (Parmigiani et al. 2013), bei israelischen Kriegsveteranen und Kriegsgefangenen (Dekel et al. 2004; Mukulincer et al. 2011) und bei Menschen, die als Kinder sexuell missbraucht und/oder körperlich misshandelt wurden (Ortigo et al. 2013), wurde mit einer hohen Bindungsunsicherheit in Verbindung gebracht. Eine prospektive Studie wies vor etlichen Jahren einen klaren Kausalzusammenhang zwischen Bindungsprozessen und der Entwicklung einer Posttraumatischen Belastungsstörung nach (Mikulincer, Shaver & Horesh 2006). Im Anschluss an den Irak-Krieg der USA 2003 wurde gezeigt, dass der Schweregrad der für die PTBS typischen Intrusions- und Vermeidungssymptome von der vor Ausbruch der Feindseligkeiten gemessenen Bindungssicherheit entscheidend beeinflusst wurde. Ängstlich gebundene Menschen wiesen mehr intrusive Symptome auf, vermeidend gebundene hingegen mehr kriegsbedingte Vermeidungssymptome. Es gibt Anhaltspunkte dafür, dass eine bindungsorientierte Paartherapie Traumaüberlebenden – und zwar auch solchen, die als Kinder von Bindungspersonen missbraucht wurden – helfen kann, befriedigende Beziehungen aufzubauen (Dalton et al. 2013). Dieser therapeutische Zugang hilft nachweislich, die Traumasymptome zu lindern (Naaman 2008; MacIntosh & Johnson 2008). Drachen, denen man gemeinsam gegenübertritt, unterscheiden sich von Grund auf von Drachen, denen man ganz allein gegenübersteht!

Sowohl John Bowlby (1969) als auch Carl Rogers (1961) – eine zentrale Persönlichkeit in der Geschichte der Psychotherapie und der Entwicklung des humanistischen Interventionsmodells – waren von einem inneren Streben ihrer Klienten in Richtung Gesundheit überzeugt. Das Gesundheitsverständnis, das sich aus der Bindungswissenschaft ergibt, stimmt besonders gut mit dem von Rogers sogenannten existenziellen Leben überein, das heißt, mit der *Offenheit* für den Erfahrungsstrom und mit dem vollen Ausschöpfen eines jeden Moments im Leben. Die wichtigsten Eigenschaften einer voll funktionierenden Persönlichkeit sind laut Rogers das *organismische Vertrauen,* das unter anderem bedeutet, die Validität des eigenen inneren Erlebens als gerechtfertigt anzuerkennen und es als Orientierungshilfe beim Handeln zu benutzen; die *Freiheit der Erfahrung,* das heißt die Fähigkeit, aktiv zwischen unterschiedlichen Handlungsweisen zu wählen und Verantwortung für die eigene Entscheidung zu übernehmen; und schließlich die Kreativität, das heißt die Flexibilität und Offenheit für neue Entwicklungen. Rogers zog den Schluss, dass einem „voll funktionierenden Menschen" die Erfahrung größerer Vielfalt und größeren Reichtums im Leben zuteilwird, weil er „dieses grundlegende Vertrauen in sich selbst als verlässliches Instrument, um dem Leben entgegenzutreten, besitzt" (S. 195). Dieses Vertrauen ist das Geschenk, das wir der sicheren Verbundenheit mit anderen verdanken. Deren weitreichende positive Auswirkungen sind ebenso überzeugend belegt wie die Gefahren chronischer Unverbundenheit.

Ich bin daher mitnichten überrascht, als ich eine drastische Veränderung bei Adam, meinem Klienten in einer Familientherapie, beobachte. Nur drei Sitzungen zuvor wirkte Adam auf mich wie die Verkörperung eines feindseligen, vermeidenden, delinquenten Jugendlichen. Doch einen Augenblick, nachdem Steve, sein Vater, einen Schritt auf ihn zugetan und über sein Verlustgefühl und seine tiefe Sorge, als Vater gescheitert zu sein, geweint hat, wendet Adam sich mit folgenden Worten an ihn:

> „Na ja, ich war ständig wahnsinnig wütend. Ich habe mich nutzlos gefühlt, als mitleiderregenden Loser, und ich habe geglaubt, dass du mich genauso siehst. Deshalb war mir alles egal. Was kümmert's mich? Aber wenn wir so wie jetzt miteinander sein können, einander vielleicht noch näherkommen, dann kann ich mir vorstellen, dass ich der Sohn bin, den du dir wünschest. Das hilft mir irgendwie, mit meinen Gefühlen umzugehen und nicht völlig überwältigt zu werden. Dann muss ich nicht ständig wütend sein. Es verändert einfach alles. So, als ob ich dir wichtig wäre. Gestern habe ich zu Mama gesagt, dass ich jetzt vielleicht die Kurve kriege. Vielleicht kann ich lernen und die Person sein, die ich sein möchte."

1.5 Häufige Missverständnisse die Bindung betreffend

Dass es so häufig zu Missverständnissen kommt, wenn Psychotherapeuten, Psychologen usw. über Bindungsbeziehungen im Erwachsenenleben sprechen, ist möglicherweise darauf zurückzuführen, dass die Bindungstheorie im Laufe von Jahrzehnten entwickelt und immer wieder verbessert wurde und die ersten Studien die Mutter-Kind-Bindung betrafen. Die Missverständnisse betreffen vier allgemeine Bereiche.

Abhängigkeit: konstruktiv oder destruktiv?

Als Merkmale des Übergangs zum Erwachsenenalter hat die Entwicklungspsychologie viele Jahre lang die Überwindung des Bedürfnisses nach anderen Menschen und die Fähigkeit beschrieben, das Selbst eigenständig zu definieren und eigenständig zu handeln. In therapeutischen Kreisen hat man Abhängigkeit bedauerlicherweise mit zahlreichen dysfunktionalen Verhaltensweisen assoziiert, die von Bindungstheoretikern als extreme Formen der ängstlichen Bindung charakterisiert und auf einen Entstehungskontext zurückgeführt wurden, in dem fortwährend Ängste vor Bindungsverlust geweckt werden. Bezeichnungen wie Verstrickung, Ko-Abhängigkeit und fehlende Individuation wurden und werden in der klinischen Praxis benutzt, um alle erdenklichen Verhaltensweisen zu beschreiben. In Wirklichkeit postuliert die Bindungstheorie, dass Menschen sich *mit anderen anstatt in Abgrenzung von anderen definieren,* und dass die Verleugnung des Bedürfnisses nach hilfreicher Verbundenheit keine Stärke ist, sondern vielmehr Wachstum und Anpassung behindert.

Ein maßgeblicher Beitrag zur Bindungstheorie ist das Konzept, dass eine sichere Basis mit anderen ein starkes Selbstgefühl, die Selbstwirksamkeit und die Widerstandsfähigkeit gegen Stress stärkt. Sichere Verbundenheit ermöglicht die Entwicklung einer effektiven, konstruktiven Abhängigkeit; das heißt, andere werden als Ressource wertgeschätzt, die ein positives, klares und kohärentes Selbstgefühl fördert. Zahllose Studien zu Mutter-Kind-Bindungen und Bindungsbeziehungen im Erwachsenenalter bestätigen die Zusammenhänge zwischen der Verbundenheit mit verlässlichen anderen und der Fähigkeit, das Selbst in diesem Sinn zu definieren (zum Beispiel Mikulincer 1995). Sowohl ängstlich als auch vermeidend gebundene Menschen verhalten sich anderen gegenüber häufig kontrollierend. Die Ängstlichen haben unter Umständen Schwierigkeiten, sich auf direkte Weise zu behaupten, und neigen deshalb zu scharfer Kritik oder zu Beschwerden. Die Vermeidenden wiederum vertreten zumeist eine direktere dominante Haltung (siehe Mikulincer & Shaver 2016, S. 273 f., für eine Zusammenfassung der Studien über Bindung im Erwachsenenalter).

Mikulincer und Shaver (2016) schreiben in ihrem wegweisenden Buch über die Bindung Erwachsener:

> „Wenn man leidet oder Sorgen hat, ist es hilfreich, Trost bei anderen zu suchen; wird das Leiden gelindert, kann man anderen Aktivitäten nachgehen und andere Prioritäten setzen. Wenn Bindungsbeziehungen zufriedenstellend funktionieren, macht man die Erfahrung, dass sich Distanz und Autonomie hervorragend mit dem Verlass auf andere und der Nähe zu ihnen vereinbaren lassen."

Entscheidend ist hier, dass zwischen Autonomie und Bezogenheit keine Spannung besteht.

Sichere Verbundenheit fördert die Fähigkeit, dem Unbekannten zuversichtlich gegenüberzutreten. Das Modell der sicheren Basis gleicht einem Drehbuch, das spezifische „Wenn-dies-dann-das"-Erwartungen vorschreibt, die der Exploration Auftrieb geben (Feeney 2007). Ich illustriere dies gern mit einem persönlichen Beispiel. Wie half meine sichere Bindung an meinen Vater mir, als junge, 22-jährige Frau, zu entscheiden, England den Rücken zu kehren und den Atlantik zu überqueren, um mich in Kanada, wo ich niemanden kannte, anzusiedeln, obwohl ich nur eine vage Vorstellung davon hatte, wie ich überleben würde? Erstens hatten die Ansprechbarkeit und Responsivität meines Vaters dafür gesorgt, dass ich andere Menschen als vertrauenswürdig wahrnahm und die Welt als einen im Grunde sicheren Ort erlebte, weil ich überzeugt war, mich bei Bedarf auf andere verlassen zu können. Zudem hatten die Verbundenheit mit ihm und die Wertschätzung und Bestätigung, die er mir all die Jahre entgegengebracht hatte, mein Kompetenzgefühl und meine Zuversicht gestärkt. Er hatte meine Fehler und Schwierigkeiten stets akzeptiert und auf meine Unsicherheiten reagiert, indem er mir Mut und Trost zusprach. Auf diese Weise hatte er mich gelehrt, dass ich Ungewissheit und Scheitern überleben würde – mehr noch, er versicherte mir, dass er das Geld für meine Heimreise auftreiben würde, sollte ich dem Leben in Nordamerika nicht gewachsen sein. Er lehrte mich, dass man Risiken meistern kann.

Auf einer allgemeineren Ebene verleiht diese Fokussierung auf die durch die Bindung vermittelte sichere Basis der Bindungstheorie eine entscheidende Relevanz über die traditionellen, speziell mit der Mutter-Kind-Bindung assoziierten Bereiche hinaus. Manche Therapeuten haben die Bindung bagatellisiert und die Ansicht vertreten, ihre einzige Funktion bestünde darin, in bedrohlichen Situationen Schutz zu bieten und Angst zu lindern. Deshalb zogen sie den Schluss, dass die Bindungstheorie für Erwachsene nicht relevant sei. Das Konzept der sicheren Basis besagt, dass das durch die Beziehung zu unersetzlichen anderen erzeugte fortdauernde Gefühl der Sicherheit *lebenslang* als Plattform für optimale Entwicklung, Wachstum und Resilienz dient und der Fähigkeit zugrunde liegt, das emotionale Gleichgewicht zu wahren und mit den unvermeidlichen Krisen und Übergängen des Lebens kompetent umzugehen. Darauf vertrauend, bei Bedarf Unterstützung zu finden, können sicher gebundene Menschen abgewogene Risiken eingehen und die Herausforderungen auf dem Weg zur Selbstverwirklichung meistern. Sie besitzen im buchstäblichen Sinn mehr Ressourcen, sodass sie ihre Aufmerksamkeit und Energie nicht in den Dienst von Schutz- und Abwehrmanövern stellen müssen, sondern ihrer persönlichen Weiterentwicklung widmen können.

Modelle: unveränderbar oder flexibel?

Ein zweites häufiges Missverständnis bezüglich der Bindungstheorie liegt dem Vorurteil zugrunde, dass sie deterministisch sei, praktisch ausschließlich darauf fokussiere, wie die Vergangenheit – insbesondere die Erfahrungen in der Herkunftsfamilie – die Persönlichkeit determiniere und somit die Zukunft des Individuums vorhersage. Bowlby wird häufig mit der analytischen und objektbeziehungstheoretischen Sichtweise in Verbindung gebracht, die der Art und Weise, wie die frühen Beziehungen unbewusste, im weiteren Leben agierte Modelle strukturieren, besonderes Gewicht beilegt. Allerdings sprach Bowlby in diesem Zusammenhang von *Arbeits*modellen *(working models),* die seiner Ansicht nach in spezifischen Kontexten allesamt adaptiv sein können, solange sie fluide bleiben und sich bei Bedarf revidieren lassen. Im Laufe der Jahre hat sich herausgestellt, dass diese Modelle tatsächlich flexibler sind, als zuvor angenommen, und dass sie sich vor allem infolge neuer Erfahrungen verändern. In einer Studie änderten 22 Prozent der Partner ihre Bindungsorientierung in dem Zeitraum von drei Monaten vor der Hochzeit bis zu 18 Monaten nach der Hochzeit (Crowell et al. 2002). Im Großen und Ganzen ist die Wahrscheinlichkeit einer solchen Veränderung bei Menschen mit ängstlicher Bindung am höchsten. Es scheint, als ob vermeidende Personen, die für neue Erfahrungen und Informationen weniger aufgeschlossen sind, an ihrem Bindungsstil eher festhalten, obwohl eine Studie über eine bindungsorientierte Paartherapie vor einigen Jahren ergab, dass vermeidende Partner ihr Bindungsmodell nach jeder Sitzung ein klein wenig änderten. Belegt ist auch, dass die Arbeitsmodelle der Bindung sich in der Einzeltherapie verändern können (Diamond et al. 2003). Kurz, Kindheitserfahrungen üben Einfluss auf die Entwicklung aus, doch deren Verlauf ist veränderbar, sofern die Modelle nicht dermaßen erstarren, dass neue Erfahrungen gemieden oder verworfen werden oder negative Interaktionsmuster mit geliebten anderen die negativsten Elemente dieser Modelle bestätigen.

Wichtig ist auch, wie interpersonale Erfahrungen die Gegenwart prägen. Die Bindungswissenschaft lässt vermuten, dass frühe Erfahrungen das Repertoire an Reaktionen auf andere Menschen, die Strategien der Affektregulation und die Modelle vom Selbst und von anderen organisieren. Diese Modelle können sich weiterentwickeln und verändern oder sie können wie sich selbst erfüllende Prophezeiungen fungieren. So berichtet mir Adam: „Ich habe nie erwartet, geliebt zu werden, verstehen Sie? Ich kam mir wie ein Betrüger vor. Dass meine Süße mich geheiratet hat, war ein Irrtum. Deshalb habe ich mich die ganze Zeit versteckt und sie nicht an mich rangelassen. Und eines Tages war sie dann weg, klar!" Die Aufrechterhaltung der Unverbundenheit ist auch damit zu erklären, dass es zwar natürlich ist, sich nach liebevoller Verbundenheit zu sehnen (denn diese Sehnsucht ist im Gehirn der Säugetiere angelegt); gleichzeitig aber ist es schwierig zu wissen, was möglich ist, und beharrlich an der Schaffung einer positiven Verbindung zu arbeiten, wenn man dergleichen in seinem Leben nie erfahren hat. Adam sagt dazu: „Ich habe gar nicht gewusst, dass man so, wie wir es hier tun, miteinander sprechen kann. Ich habe nicht gewusst, dass man seine eigene Wut mit einem gewissen Abstand betrachten kann und dass es hilfreich ist, über die eigenen Gefühle zu sprechen. In meiner Familie gab es so etwas nicht. Aber hier kann ich es lernen."

Sexualität: getrennt von oder antithetisch zu sicherer Bindung?

Einige zeitgenössische Autoren sind der Ansicht, dass die Bindungswissenschaft zu sexuellen Liebesbeziehungen, die in der heutigen Gesellschaft den wichtigsten Kontext für signifikante Bindungsbeziehungen im Erwachsenenalter bilden, nichts zu sagen wisse. Begründet wird dies mit der Behauptung, dass die Bindungstheorie von der Vertrautheit handele, die für die sogenannte kameradschaftliche Liebe charakteristisch ist, nicht aber von den erotischen Aspekten der Liebe. Weil Neuheit und Risiko die unverzichtbare Voraussetzung für eine wirklich befriedigende sexuelle Erfahrung seien, könne die sichere Bindung der optimalen Befriedigung sexueller Bedürfnisse sogar entgegenstehen.

Diese Bedenken bezüglich Sexualität und Bindung werden im 6. Kapitel, das der Paartherapie gewidmet ist, detaillierter untersucht. Eindeutig belegt ist jedoch, dass die Bindung im Kindesalter und die Liebesbeziehungen erwachsener Menschen „Varianten ein und desselben Kernprozesses" (Mikulincer & Shaver 2016, S. 18) bilden. Die Parallelen liegen auf der Hand: Frühe wie auch spätere Bindungsbeziehungen stützen sich auf das gleiche Verhaltensrepertoire wie Blickkontakt, Halten, Berührungen, Liebkosungen, Lächeln und Weinen. Beide gehen mit intensiven Gefühlen einher, mit Schmerz und Angst bei Trennungen, Freude beim Wiedersehen und Wut und Leid, wenn die Bindung bedroht ist oder zerbricht. In beiden Fällen gibt es die Sehnsucht nach Kontakt, und in beiden Fällen wird der Kontakt als tröstend empfunden. Die Qualität der Mutter-Kind-Bindung und der Bindung erwachsener Partner ist durch Feinfühligkeit, Ansprechbarkeit und Responsivität für den geliebten anderen Menschen charakterisiert; wenn die Bitte um Kontakt erfüllt wird, entwickeln sich Gefühle der Zuversicht, der Sicherheit und Expansivität und empathische Reaktionen auf andere. Der Bindungsverlust hingegen weckt Angst, Wut und Protestverhalten, gefolgt von Depression und Distanzierung. Angsterfülltes Anklammern und defensive Distanzierung sind bei Kindern und bei Erwachsenen zu beobachten, beide Verhaltensweisen können sich zu habituellen Reaktionen entwickeln.

Wenn man begreift, dass Bindungsbeziehungen eine sichere Basis vermitteln, besteht zwischen der Erotik in Liebesbeziehungen und der sicheren Bindung kein Konflikt. In wissenschaftlichen Untersuchungen berichten sicher gebundene Liebespartner einen höheren Grad an Zufriedenheit mit ihrem Sexualleben; insgesamt gesehen scheint eine sichere Bindung auch einem reicheren, entspannteren Sexualleben zugutezukommen. Negativ hingegen wird die Sexualität durch Unverbundenheit, vor allem durch einen vermeidenden Bindungsstil, beeinflusst. Vermeidende Partner sind beim Sex eher auf Leistungsfähigkeit und Körpersensationen fokussiert. Sie haben seltener Sex und erleben die Sexualität als weniger befriedigend (Johnson & Zuccarini 2010). Wenn die Leidenschaft als Bindungssehnsucht definiert ist, die mit erotischem Erkunden und Spielen einhergeht, erweist sich die sichere Bindung als zentrales positives Element optimalen sexuellen Erlebens. Sicherheit maximiert die Risikobereitschaft, die Spielfreude und die Fähigkeit, loszulassen und in eine lustvolle Erfahrung einzutauchen. Es gibt Belege dafür, dass die sichere Verbindung für Frauen besonders relevant ist, denn sie sind in sexuellen Situationen körperlich vulnerabler und nehmen den Beziehungskontext bei sexuellen Begegnungen deshalb von Natur aus sensibler wahr.

Die Sexualität kann von der Bindung getrennt ausgelebt werden und der Fortpflanzung dienen, ist aber gewöhnlich in Bindungsszenarien eingebettet. Schließlich bezeichnen viele Menschen den Geschlechtsverkehr als „Liebe machen“. Dies spiegelt die Tatsache wider, dass sexuelle Interaktionen für Säugetierpartner, die in ihre Verbindung investieren und als Team kooperieren, um gemeinsam ihre Jungen aufzuziehen, auch Bindungserfahrungen sind. Beim Orgasmus wird das Bindungshormon Oxytocin ausgeschüttet, und nie sind die körperliche Synchronizität und die spiegelnden Verhaltensweisen, die für Mutter-Baby-Interaktionen charakteristisch sind, im Erwachsenenalter so unverkennbar wie beim Geschlechtsverkehr.

Bindungstheorie: von Grund auf psychoanalytisch oder systemisch?

Ein weiteres Missverständnis, das besonders häufig bei Paar- und Familientherapeuten anzutreffen ist, geht davon aus, die Bindungstheorie aufgrund ihrer Ursprünge in psychoanalytischen Objektbeziehungstheorien, wie sie von Koryphäen wie Fairbairn (1952) und Winnicott (1965) formuliert wurden, ein von Grund auf analytisches Modell sei. Als solche, so die Annahme, kann sie nicht systemisch oder genuin transaktional sein. In Wirklichkeit aber wurde John Bowlby während vieler Jahre seines Lebens als Häretiker, der die traditionelle analytische Theorie infrage stellte, geächtet. Klar ist auch, dass neue Verbindungen zwischen modernen analytischen Sichtweisen und der Bindungstheorie entstanden sind, weil die Psychoanalyse von der klassischen Triebtheorie und ihrer Orientierung auf Sexualität und Aggression abgerückt ist. In der Psychoanalyse gab es eine „relationale Wende“ (Mitchell 2000), das heißt, sie wurde interaktiver und lenkte die Aufmerksamkeit auf eine authentische Begegnung zwischen Therapeut und Klient, in der eine „Interpenetration beider Psychen" (Stern 2005 [2004], S. 38) stattfindet. Heute benutzt man in analytischen wie auch anderen Therapiemodellen den Begriff „Intersubjektivität", um diese Begegnung, in der es zu einer Passung der Affektzustände des Klienten und des Therapeuten kommt, ausdrücklich mit der Bindungsperspektive zu verbinden (Hughes 2007). Gleichwohl ist das Erkennungsmerkmal der Psychoanalyse ihre Betonung innerer subjektiver Zustände, während Bowlby (1980) intime Beziehungen als das Zentrum verstand, „um das sich das Leben des Menschen von Geburt an bis hinein ins hohe Alter dreht" (S. 442). Er war fasziniert von dem Drama, das sich auf der Verhaltensebene zwischen Menschen abspielt, und richtete das Augenmerk genauso wie Darwin auf das, was Tiere tun, um ihre Überlebenschancen zu verbessern. Vor allem interessierte ihn dabei, wie sie mit ihrer Verletzlichkeit umgehen.

So gesehen ist verständlich, dass Bowlby sich vornahm, einen systemtheoretischen Ansatz, der interpersonale Interaktionsmuster und zirkuläre Feedbackschleifen betont – von ihm als „äußerer Ring" bezeichnet –, mit inneren kognitiven und emotionalen Verarbeitungsprozessen – dem „inneren Ring" der Reaktionen – zu integrieren. Wie ich ebenso wie andere Autoren gezeigt habe (Johnson & Best 2003; Kobak 1999), besteht einer der großen Vorteile seiner Perspektive in der Breite, mit der sie die entscheidenden Muster der reziproken Feedbackschleifen erklärt, die durch die habituellen Reaktionen des Selbst und wichtiger anderer erzeugt werden. Systemisch arbeitende Therapeuten wurden wegen ihrer Konzentration auf eingeschränkte und einengend wirkende Interaktions- oder Tanzmuster zwischen Partnern kritisiert; man wirft ihnen vor, die gelebte Erfahrung der Tänzer auszuschließen. Die Bindungstheorie bringt beides auf elegante Weise zusammen. Interaktionsmuster und ihre emotionalen Folgen bestätigen und erhalten die jeweilige subjektive Beziehungskonstruktion der beiden Tänzer und ihr Selbstgefühl in ihrer Beziehung. Diese Konstruktionen bestimmen die interpersonalen Reaktionen, die den gemeinsamen Tanz organisieren. Die Haltung des Forderns, die mein Klient Andrew gegenüber Sarah, seiner Frau, einnimmt, erweist sich unter diesem Blickwinkel als seine habituelle Strategie, mit seiner emotionalen Panik umzugehen, wenn er sich von Sarah abgelehnt fühlt. Leider veranlasst sie Sarah zu ihrem gleichermaßen habituellen Rückzugsverhalten. Das Forderung-Rückzug-Muster, das sich daraufhin entwickelt, bestätigt Andrews schlimmste Verlust- und Verlassenheitsängste und sein Unzulänglichkeitsgefühl. Unter diesen Umständen kann er nicht anders, als seine Partnerin weiter zu verfolgen.

Sowohl die Bindungs- als auch die klassische Systemtheorie (Bertalanffy 1968) verstehen Dysfunktionen als Einschränkung, das heißt als einen Verlust der Offenheit und Flexibilität, aus dem dann eine Unfähigkeit resultiert, Reaktionen auf neue Signale zu aktualisieren und zu revidieren. Starre, eingeschränkte Sichtweisen und unflexible Reaktionen sind problematisch. Bindungs- und Systemtheorie beschäftigen sich mit Prozessen – mit dem evolvierenden „Wie" der Dinge, nicht mit statischen, linearen Kausalitätsmodellen, und beide sind nichtpathologisierend. In dieser Sichtweise sind Klienten in verengten Wahrnehmungs- und Reaktionsweisen gefangen, aber sie sind nicht per se gestört. Die Bindungswissenschaft erweitert die systemische Perspektive, die dazu neigt, das innere Erleben zu ignorieren, um das Postulat der emotionalen Verarbeitung als das Organisationselement festgefahrener Muster der Interaktion mit anderen Menschen.

1.6 Die Entwicklung einer Forschungsbasis

Im Laufe der vergangenen 50 Jahre haben Hunderte von Studien über lebenslange Bindungsprozesse von Eltern, Kindern, erwachsenen Partnern und sogar Gott eine gewaltige, kohärente Datensammlung entstehen lassen, die erstmals das Grundelement unserer menschlichen Natur anerkennt und beschreibt: Wir sind soziale, bindungssuchende Wesen. Die erste Phase dieser Informationssammlung setzte ein, als die Entwicklungspsychologen begannen, Mütter und ihre Kleinkinder bei kurzzeitigen Trennungen in einer den Kindern unbekannten Umgebung und bei der anschließenden Wiedervereinigung zu beobachten. Dabei zeigten sich wiederkehrende Reaktionsmuster der Kinder. Dieses als „Fremde Situation" bezeichnete Paradigma ist vermutlich das wichtigste jemals entworfene Forschungsprotokoll, selbst wenn man die frühen Konditionierungsstudien über Ratten miteinbezieht. Was diese Psychologen in Untersuchungen über die Mutter-Kind-Bindung entdeckten, hat nicht nur unsere Erziehungsmethoden ein für alle Mal verändert, sondern auch unser Verständnis der Natur des Menschenkindes.

Die zweite Forschungsphase setzte Ende der 1980er-Jahre ein, als Sozialpsychologen begannen, mithilfe von Fragebögen die Liebesbeziehungen Erwachsener zu erkunden. Sie identifizierten dieselben Muster der Reaktion auf Trennungen und Wiedervereinigungen, die man in den frühen Mutter-Kind-Studien entdeckt hatte, und beschrieben einen Entwicklungsverlauf, in dem die Eltern als wichtigste Bindungspersonen nach und nach durch Peers ersetzt werden (Hazan & Zeifman 1994; Allen & Land 1999). Nun entwarf man Beobachtungsstudien und begann zu kodieren, wie erwachsene Liebespartner aufeinander eingehen und einander trösten, wenn einer der beiden in eine von Angst und Ungewissheit beherrschte Situation versetzt wird (Simpson, Rholes & Nelligan 1992). Auch diese Studien identifizierten eindeutig die drei Grundstrategien „sicher", „ängstlich" und „vermeidend", die in den ursprünglichen Bindungsstudien beobachtet worden waren. Die Forscher fanden auch klare Belege dafür, dass der kindlichen desorganisierten Bindung die ängstlich-vermeidende Bindung im Erwachsenenalter entspricht. Diese vermeidend gebundenen Personen schwankten zwischen hochgradig ängstlichen und hochgradig vermeidenden Trieben hin und her (Bartholomew & Horowitz 1991). Es zeigte sich, dass sicher gebundene Erwachsene in der Lage waren, über ihre Ängste zu sprechen, auf den Partner / die Partnerin zuzugehen und Trost zu suchen, um sich zu beruhigen; umgekehrt waren sie auch fähig, ihre Partnerin / ihren Partner zu unterstützen und zu trösten, wenn dies nötig war. Vermeidend gebundene Erwachsene hingegen stießen ihre Partner weg, wenn ihre Angst getriggert wurde, und ignorierten ihrerseits das Trost- und Fürsorgebedürfnis des anderen. Sodann begannen Psychologen, Trennungsverhalten, zum Beispiel auf Flughäfen, zu beobachten (Fraley & Shaver 1998) und den allgemeinen Einfluss der Bindungsstile zu untersuchen. So entdeckte Mikulincer (1998), dass eine höhere Sicherheit mit weniger aggressiver Feindseligkeit assoziiert war und überdies damit einherging, dass dem Partner weniger böse Absichten unterstellt wurden. Er beobachtete auch, dass sicher gebundene Partner neugieriger waren, sich für neue Informationen aufgeschlossener zeigten und weniger Probleme mit Mehrdeutigkeit hatten (Mikulincer 1997). Weitere Studien über dic Auswirkungen des Bindungsstils im Erwachsenenalter zeigten, dass dieser zum Beispiel die Resilienz in Kriegssituationen vorhersagte (Mikulincer, Florian & Weller 1993) sowie die Zuversicht und Kompetenz auf beruflichem Gebiet (Feeney 2007).

Diese letzte Welle der Bindungsforschung hat das Verständnis der Bindung im Erwachsenenalter und ihrer Auswirkungen enorm erweitert. Es ist schwierig, einen Eindruck von der Bandbreite zu vermitteln, die diese Forschung im vergangenen Jahrzehnt abgedeckt hat. Wir können hier lediglich auf einige der interessantesten Entdeckungen eingehen. Prospektive Langzeitstudien zeigen Zusammenhänge auf zwischen der in der Kindheit gemessenen Bindungsklassifizierung einerseits und den Verhaltensweisen und der Beziehungsqualität im Erwachsenenalter andererseits. In einer der zahlreichen Langzeitstudien eines Forschungsprojekts der University of Minnesota wiesen Simpson und seine Mitarbeiter nach, dass die Klassifizierungen der kindlichen Reaktionen auf die Mutter in der Fremden Situation mit hoher Zuverlässigkeit die spätere soziale Kompetenz dieser Kinder in der Grundschule vorhersagten, den Vertrautheitsgrad ihrer Freundschaften in der Adoleszenz und die Qualität ihrer Liebesbeziehungen im Alter von 25 Jahren (Simpson et al. 2007). Freilich ist nicht zu vergessen, dass noch ältere Studien die Möglichkeit belegen, die Folgen von Kindheitserfahrungen und ihre transgenerationellen Auswirkungen zu verändern. Mütter mit ängstlicher Bindung können, wenn sie mit responsiven Männern verheiratet sind, bei denen sie eine sichere Verbundenheit finden, ihre Kinder liebevoll umsorgen, sodass diese sichere Reaktionen auf die Trennung von ihnen und die Wiedervereinigung zeigen (Cohen et al. 1992).

Die Bedeutsamkeit der Bindungsforschung reicht mittlerweile über die Grenzen intimer Beziehungen hinaus. In meinem Buch *Halt mich fest* (2019 [2008a]) habe ich liebevolle Familien als die Basis einer humanen Gesellschaft beschrieben. Responsivität gegenüber anderen ist die Essenz einer solchen Gesellschaft. Aus sicherer Bindung gehen Empathie, eine altruistische Orientierung und eine Bereitschaft hervor, sich für andere einzusetzen. Zahlreiche Studien von Mikulincer und seinen Mitarbeitern (zusammengefasst in Mikulincer & Shaver 2016, Kapitel 11) belegen den Zusammenhang zwischen Altruismus und Empathie für andere. Diese Studien zeigen zum Beispiel, dass die Aktivierung des Bindungssystems durch einen so einfachen Vorgang wie das Zurückdenken an Situationen, in denen man von einem Mitmenschen umsorgt wurde, augenblicklich die Feindseligkeit gegenüber Menschen, die man als „anders" wahrnimmt, reduziert – und sei es nur sehr kurzfristig. Sämtliche Daten legen die Vermutung nahe, dass aktives Mitgefühl und die Bereitschaft, anderen selbst dann zu helfen, wenn man sich dabei nicht wohlfühlt, mit einer sicheren Bindung zusammenhängen (Mikulincer et al. 2005). Eher vermeidende Personen hingegen berichten weniger empathische Anteilnahme und weniger Bereitschaft, sich für das Wohlergehen anderer verantwortlich zu fühlen oder anderen zu helfen (Drach-Zahaby 2004). Ängstlich gebundene Menschen wiederum können Empathie empfinden, verstricken sich aber in ihren eigenen Leiden und können sich deshalb nicht auf fremde Bedürfnisse einstimmen.

Eine sichere Bindung übt Einfluss auf ganz unterschiedliche Bereiche aus, zum Beispiel auf das persönliche Gottesverständnis oder die Beziehung zu Gott (Kirkpatrick 2005; Granquist et al. 2012), aber auch auf die eigene sexuelle Orientierung und Erfahrung (Johnson & Zuccarini 2010). Nachweislich wird die Art zu beten vom Bindungsstil beeinflusst (Byrd & Bewa 2001). Sicher gebundene Christen pflegen einen eher meditativen Gesprächsstil, wenn sie sich an ihren Gott wenden, während die ängstlich gebundenen um Gunst und Gnade bitten. Sicher gebundene Liebende haben Sex aus durchaus unterschiedlichen Motiven, betonen aber das Bedürfnis nach Intimität. Sie haben mehr Freude an der Sexualität, können sexuelle Bedürfnisse aufgeschlossener erforschen und unbefangener und offener über Sexualität sprechen.

1.7 Veränderung der Bindung in der Psychotherapie

Auch die Forschung über Veränderungen der Bindungsklassifizierung in der Psychotherapie sollte hier Erwähnung finden. Was bedeutet es, Bindungsveränderungen zu messen und zu untersuchen, die eine solche Vielzahl an Elementen – Emotionen und die Art, mit ihnen umzugehen, Denkmuster, Erwartungen und spezifische Reaktionen – umfassen? Das bekannteste validierte Instrument zur Messung der

Bindung im Erwachsenenalter ist die Experiences in Close Relationships Scale – Revised (ECR-R; Fraley, Waller & Brennan 2000). Ein Blick auf die Items vermittelt einen Eindruck von den spezifischen Aussagen und Fragen, mit denen Therapeuten und Forscher arbeiten, um ängstliche und vermeidende Bindungen zu beurteilen. Eine sichere Bindung ist in diesem Fragebogen durch niedrige Werte für Angst und Vermeidung repräsentiert. Die abgefragten Items betreffen Aussagen wie „Ich befürchte, dass ich nicht an andere Leute heranreiche oder im Vergleich mit ihnen schlecht abschneide" oder „Es fällt mir schwer, mich auf meinen Partner / meine Partnerin zu verlassen".

Als Leser möchten Sie diesen Fragebogen vielleicht benutzen, um den eigenen Bindungsstil zu ermitteln und zu sehen, wie Bindungen kodiert werden. Die deutsche Version kann online eingesehen werden unter ↗ https://d-nb.info/1191691225/34 (Ehrenthal, Dinger & Schauenburg 2005, zuletzt aufgerufen am 03.03.2020). Forscher messen überdies die Veränderungen spezifischer Verhaltensweisen in Interaktionen mit anderen, etwa in Diskussionen über Konflikte, und kodieren solche Verhaltensmessungen zum Beispiel anhand des Secure Base Scoring System (Crowell et al. 2002). Dieses Instrument ermittelt beispielsweise, ob Menschen Verzweiflung und Bedürftigkeit klar signalisieren können, aber auch, ob sie in der Lage sind, Trost anzunehmen. Ermittelt wird auch, ob sie Leid in anderen erkennen und entsprechend darauf reagieren. Wir können auch Veränderungen der Einstellung zur Bindung messen und abklären, wie bindungsrelevante Informationen verarbeitet werden, indem wir Menschen nach Bindungen in der Kindheit und Verlusten in der jüngeren Vergangenheit befragen und die Antworten mit dem Adult Attachment Interview (AAI; Hesse 2008) kodieren. Der Interviewer fragt zum Beispiel: „Können Sie mir fünf Adjektive nennen, die Ihre Beziehung zu Ihrer Mutter beschreiben?" Bei sicherer Bindung sind die Antworten und Narrative flexibel und kohärent organisiert, und die Befragten kooperieren mit dem Interviewer. Im Allgemeinen kann man die im AAI ermittelte Sicherheit auch als Messung der Integration der Persönlichkeit betrachten. Unsichere Narrative sind durch vage, widersprüchliche Antworten charakterisiert, durch Abschweifungen oder Schweigen. So sagt Sam zur Interviewerin: „Meine Mutter war hinreißend und liebevoll. Aber natürlich war sie eh nie da – immer beschäftigt *(er lacht)*, aber es war okay so. Ich möchte jetzt nicht mit Ihnen darüber sprechen." Die Antworten im AAI sagen nachweislich ganz unterschiedliche Verhaltensweisen voraus, zum Beispiel die Bewältigung der Grundausbildung in der israelischen Armee (Scharf, Mayseless & Kivenson-Baron 2004), den Umgang mit negativer Stimmung oder mit Konflikten in Liebesbeziehungen (Creasey & Ladd 2005) sowie depressive Symptome und die Wahrnehmung und Akzeptanz von Emotionen bei benachteiligten adoleszenten Müttern (DeOliveira, Moran & Pederson 2005).

Wie Dozier, Stovall-McClough und Albus (2008) erläutern, ist die große Mehrheit der Psychotherapieklienten bei Behandlungsbeginn unsicher gebunden. Zur Diskussion steht, ob bestimmte Therapiemodelle besser als andere für bestimmte Bindungsstile geeignet sind (Daniel 2006). Eine sichere Bindung kommt nachweislich einem positiven therapeutischen Bündnis zugute, doch manche Autoren vertreten die Ansicht, dass eine deaktivierende Therapie wie die CBT für ängstlich gebundene Klienten besser geeignet sei, während intensivere, emotional hyperaktivierende psychodynamische Behandlungen den vermeidenden Klienten, die ihre Emotionen verleugnen, besser helfen könne. Andere Autoren behaupten das Gegenteil, nämlich dass vermeidende Klienten von Behandlungen profitieren, die ihrem eigenen Stil nicht zuwiderlaufen, sondern ihm entsprechen (Simpson & Overall 2014).

Auch der Bindungsstil von Therapeuten wurde untersucht. Sicher gebundene Therapeuten sind demnach offensichtlich besser in der Lage, sich im Umgang mit Klienten responsiv und flexibel zu verhalten, deren „Stil" entgegenzukommen und ihn gleichzeitig zu fordern (Slade 2008). In der psychodynamischen Einzeltherapie wurden Veränderungen hin zu größerer Sicherheit gemessen (Diamond et al. 2003; Fonagy et al. 1995). Die bindungsgestützte Familientherapie (ABFT; Diamond 2005) konzentriert sich darauf, Heranwachsenden zu helfen, „Beziehungsbrüche" zu heilen, und erzielt signifikante Ergebnisse bei der Reduzierung von Variablen wie Depression, Angst und Familienkonflikt in Verbindung mit unsicheren Beziehungen. In der Paartherapie zeigen Studien über die Emotionsfokussierte Therapie (EFT), dass die Methode sowohl ängstlichen als auch vermeidenden Partnern signifikante Veränderungen in Richtung Sicherheit ermöglicht und die Reaktion des Gehirns auf Angst und Schmerz – ausgelöst durch kleine elektrische Schläge – dämpft. Auch Symptome wie Beziehungsschwierigkeiten und Depression werden gelindert (Burgess Moser et al. 2015; Johnson et al. 2013).

Doch wir wollen nicht vorgreifen, denn dem Thema Bindung und der Herbeiführung therapeutischer Veränderung sind die nächsten neun Buchkapitel gewidmet. Wenngleich sich der Einfluss der Bindungstheorie auf die Konzeptualisierungen der Persönlichkeit, der Psychopathologie, der psychischen Gesundheit und sogar der Psychotherapie in den vergangenen Jahrzehnten geradezu explosionsartig ausgebreitet hat (Magnavita & Anchin 2014), bleibt Raum zur Weiterentwicklung. Gegen Ende seines Lebens schrieb John Bowlby (1988), er sei „enttäuscht darüber, dass Therapeuten so lange gebraucht haben, um den Nutzen der Theorie zu testen". Ich glaube, er wäre sogar heute noch enttäuscht!

Im nächsten Kapitel beginnen wir also damit, die Implikationen der Bindungswissenschaft für die allgemeine psychotherapeutische Praxis zu beschreiben.

Zum Merken und zum Beherzigen

- Täglich wächst die Zahl von Psychotherapiemodellen, spezifischen Interventionen und psychischen Störungen. Wie können sich Therapeuten in diesem Dickicht am besten orientieren? Wie können wir für Ordnung und Kohärenz auf dem Feld der Psychotherapie sorgen? Eine Möglichkeit besteht darin, der empirischen Forschung Priorität einzuräumen und als sachkundige Anwender der Behandlungstechnik zu versuchen, Modelle und Interventionen möglichst exakt auf die jeweiligen Störungen abzustimmen. Eine zweite Möglichkeit wäre die Betonung gemeinsamer Faktoren, die an Veränderungen beteiligt sind. Der dritte Ansatz ist eine Fokussierung auf Gemeinsamkeiten der Probleme, mit denen unsere Klienten uns aufsuchen, insbesondere auf die ihnen zugrunde liegenden Prozesse, und der Verzicht auf lange Listen der Dysfunktionen. Die vierte Möglichkeit ist die Suche nach einem empirisch gestützten, holistischen Rahmen, der zu erklären vermag, wer wir sind, wie wir uns als Individuen und als soziale Beziehungswesen entwickeln und welche biologischen Imperative unser Verhalten bestimmen. Diesen Rahmen könnte man dann als Leitfaden der Intervention benutzen. In diesem Buch plädiere ich dafür, die langen Aufzählungen von Störungen tatsächlich beiseitezulegen und die Bindungstheorie und -wissenschaft als Grundlage der Psychotherapie anzuerkennen.
- Die Bindungstheorie ist eine gründlich validierte Theorie der Persönlichkeit, die der Rolle der Affektregulation und unserer Verbundenheit mit vertrauensvollen anderen Priorität als Schlüsselmerkmale der psychischen Gesundheit und des Wohlergehens einräumt. Der große Vorteil dieser Perspektive besteht darin, Biologie und Interaktion, Botschaft und Modell der Psyche sowie Selbst und System miteinander zu verbinden und die elementaren Bedürfnisse und Ängste der Menschheit zu beschreiben. Sie beantwortet die uralte Frage: „Was ist Liebe, und warum hat sie eine so große Bedeutung?“
- Bindungssicherheit sagt nahezu jeden bekannten Indikator für positives Funktionieren voraus, während die unsichere Bindung einen Risikofaktor für nahezu jeden bekannten Indikator für Dysfunktionen darstellt. Die Bindungssicherheit ist ein Geschenk, von dem wir lebenslang profitieren. Um uns selbst zu verändern und um zu heilen, sollten wir wissen, wer wir sind. Wir sind sozial lebende, bindungssuchende Säugetiere, und die Koregulation der Emotionen und die Verbundenheit mit anderen ist unsere grundlegendste Strategie, um zu überleben und zu gedeihen. Sie ist unsere beste Orientierungshilfe auf dem Weg zu Sicherheit und Gesundheit.

2. Bindungstheorie und -wissenschaft als Modell therapeutischer Veränderung

„Lebenslang bleibt die Verfügbarkeit einer responsiven Bindungsperson die Quelle unseres Sicherheitsgefühls. Von der Wiege bis zur Bahre fühlt sich ein jeder von uns am wohlsten, wenn sich unser Leben als eine Aneinanderreihung längerer oder kürzerer Exkursionen gestaltet, die ihren Ausgang von der sicheren Basis nehmen, die unsere Bindungspersonen uns vermitteln."

– John Bowlby (1988, S. 62)

„Abgesehen von den biologischen Wohltaten positiver Beziehungen bleibt auch unsere Psyche eher veränderbar, wenn sie sich anderen Psychen verbunden fühlen kann. Wenn wir einen Zeugen haben, werden unsere Spiegelneuronen und die der Theory of Mind zugrunde liegenden Schaltkreise aktiviert, und dies schärft nicht nur unsere Selbstwahrnehmung und unsere Wahrnehmung anderer Menschen, sondern stärkt gleichzeitig unsere Identität."

– Louis Cozolino und Vanessa Davis (2017, S. 58)

Bowlby verbrachte den Großteil seines Lebens damit, die Grundlagen menschlicher Bindungen und die Art und Weise zu beschreiben, wie solche Bindungen eine optimale Entwicklung und Ausgewogenheit in unseren engsten Beziehungen fördern oder aber Dysfunktionen begünstigen. Weil diese Aufgabe durchaus lebensfüllend war, fand er kaum Zeit, um seine Arbeit in eine systematische Theorie der therapeutischen Intervention zu übersetzen. Er war allerdings überzeugt, dass der durch eine erfolgreiche Therapie eingeleitete Veränderungsprozess in Erfahrungen einer *effektiven Abhängigkeit* einmündet, die zur Klärung, Kohärenz und Anpassung der „Arbeitsmodelle vom Selbst und von anderen" beitragen und auf diese Weise das Potenzial stärken, positive zwischenmenschliche Beziehungen aufzubauen. Die durch die Therapie veränderten Modelle bilden fortan die Basis eines integrierten prozeduralen Schemas, einer automatischen „Wenn-dies-dann-das"-Anleitung, mit deren Hilfe wir die eigene innere und äußere Welt emotional und mental auf eine Weise konstruieren können, die der Offenheit für neue Erfahrungen und der Neugier ebenso zuträglich ist wie einer flexiblen Responsivität und Bindungsfähigkeit. Bowlby betonte, dass die Fähigkeit, zwischenmenschliche Beziehungen aufzunehmen und enge Bindungen zu entwickeln, das verlässlichste Barometer unserer Gesundheit sei. So schrieb er: „Die Fähigkeit, eng vertraute Beziehungen zu anderen Menschen aufzunehmen, sei's in der Rolle des Fürsorgesuchenden oder in der Rolle des Fürsorgespendenden, wird als Hauptmerkmal einer stabilen Persönlichkeit und der psychischen Gesundheit betrachtet" (1988, S. 121). Indes führte die ursprüngliche Formulierung der Bindungstheorie nicht aus, wie Psychotherapeuten ihren Klienten dabei helfen können, Leid und Fehlregulationen zu bewältigen, um eine solch stabile Persönlichkeit und die Fähigkeit, sich im Umgang mit anderen offen und responsiv zu verhalten, zu entwickeln.

In einer seiner letzten Schriften erklärte Bowlby (1988), dass die Therapie Klienten helfen solle, ihre dynamischen prozeduralen Schemata oder Modelle zu überprüfen und umzustrukturieren. Demnach hat der Therapeut fünf Aufgaben zu erfüllen: (1) Er stellt seinen Klienten eine sichere Basis zur Verfügung, d.h. eine „haltende Umwelt", in der sie ihr Leiden erforschen können. (2) Er hilft seinen Klienten dabei zu untersuchen, wie ihr Umgang mit Beziehungen die Situationen beeinflusst, die für sie schmerzhaft sind. (3) Er hilft seinen Klienten, die Beziehung zum Therapeuten zu ergründen, in der sich ihr Beziehungsstil wie in einem Mikrokosmos entfaltet. (4) Er sucht nach den Ursprüngen dieses Beziehungsstils in der Vergangenheit der Klienten und erforscht die „furchterregenden, fremd wirkenden und/oder unannehmbaren" Gefühle, die in diesem Prozess aktiviert werden. (5) Er hilft seinen Klienten, darüber nachzudenken, wie ihre früheren Erfahrungen ihre Wahrnehmung der Welt einengen und auf diese Weise bestimmen, wie sie in der Gegenwart denken, fühlen und handeln, und sucht mit ihnen nach besseren Alternativen. Auf den ersten Blick betrachtet stehen diese Ziele für eine klassische psychodynamisch orientierte Therapie, die allerdings der Überlebensfunktion von Beziehungen besonderes Gewicht beimisst. Doch diese kurze Zusammenfassung der therapeutischen Aufgaben lässt etwas unberücksichtigt, das Bowlby an anderer Stelle erörtert und in seinen klinischen Fallstudien beschrieben hat, nämlich den klaren Fokus auf die einzigartige Macht der Gefühle und die korrigierende emotionale Erfahrung, die alte Verhaltensmuster aufbrechen kann. Die beiden allgemeinsten therapeutischen Implikationen der Bindungswissenschaft betreffen die Tatsache, dass die Macht der Emotionen des Klienten genutzt werden kann, um am wirkungsvollsten Veränderung herbeizuführen (das Wort „Modelle" ist in der Bindungstheorie „heiß", weil es emotionsgeladen ist), und dass Veränderung grundsätzlich interpersonaler Natur ist, weil sie sich an den emotionalen Botschaften orientiert, die im Dialog mit einem anderen Menschen gesendet und empfangen werden.

2.1 Emotionsfokussierte Paartherapie (EFT): bindungsgestützte Psychotherapie

Der gesunde Anpassungsprozess – das Endziel der Therapie – lässt sich auf Basis der Bindungstheorie wie folgt beschreiben: Das Gefühl, mit anderen verbunden zu sein (entweder durch mentale Modelle auf einer mentalen Ebene oder durch konkrete positive Interaktionen), fördert emotionale Ausgeglichenheit und Regulation. Diese Balance verstärkt die Erforschung und Konstruktion kohärenter, adaptiver innerer Welten – positiver Modelle des Selbst und anderer. Ein aufgeschlossenes, flexibles Sich-Einlassen auf das eigene Selbst, auf andere Menschen und auf die Umwelt wird unter diesen Umständen zur Norm. Responsivität fördert eine sichere Verbundenheit mit anderen, die es uns ermöglicht, vor den Aufgaben des Lebens nicht zu verzagen, sondern ein Kompetenzgefühl zu entwickeln und uns die Bewältigung dieser Aufgaben zuzutrauen. Emotionsregulation und zwischenmenschliche Beziehungen bilden den Dreh- und Angelpunkt dieses ununterbrochenen Prozesses, der sich in unseren täglichen Interaktionen auf einer Mikroebene und im Verlauf der Entwicklungsphasen auf einer Makroebene abspielt.

Die Wissenschaft der Bindung im Erwachsenenalter ist mittlerweile so weit fortgeschritten, dass sie auch therapeutische Methoden beeinflusst, deren ursprüngliche Konzeptualisierung keine erkennbare Verbindung zu Bowlbys Modell aufwies. Ein Beispiel sind etwa die Kognitiven Verhaltenstherapien (Cobb & Bradbury 2003; McBride & Atkinson 2009). Traditionell brachte man die Bindungstheorie vorwiegend mit einsichtsorientierten dynamischen Psychotherapien in Verbindung (Holmes 1996; Wallin 2007), doch tatsächlich ist die Praxis humanistischer *erfahrungsorientierter* Therapiemodelle das treffendste Beispiel für eine moderne Bindungstheorie und -wissenschaft. Diese Modelle sind aus dem psychodynamischen Veränderungsmodell hervorgegangen und haben es, insbesondere durch ihre klare Fokussierung auf die direkte Arbeit mit den Emotionen, weiterentwickelt. Die Emotionsfokussierte Paartherapie, die zunächst für Paare und Familien konzipiert wurde und folglich inhärent interpersonaler Natur ist, bezieht sowohl Bowlbys ursprüngliche Vision mit ein als auch die zentralen Entwicklungen der modernen Bindungswissenschaft, die von Sozialpsychologen wie Shaver, Mikulincer und anderen Forschern formuliert wurden (Mikulincer & Shaver 2016). Dass die Essenz der Bindungsperspektive und ihre konkreten Implikationen für therapeutische Interventionen in den aktuellen Versionen der EFT für Einzeltherapie sowie Paar- und Familientherapien von zentraler Bedeutung sind, zeigen die folgenden sechs Herangehensweisen.

- Erstens und vor allem fokussiert die EFT-Praxis konsequent auf die aktive Emotionsverarbeitung und -regulation. Effektive Regulation bedeutet hier, dass Schritt für Schritt ein emotionales Gleichgewicht hergestellt wird, das mit einer positiven interpersonalen, gemeinsamen Emotionsregulation einhergeht – beides Herz der Bindungstheorie. So schrieb Bowlby (1979): „Viele der intensivsten menschlichen Emotionen tauchen im Verlauf der Bildung, Aufrechterhaltung, Zerstörung und Erneuerung affektiver Bindungen auf, die aus ebendiesem Grund manchmal als emotionale Bindungen bezeichnet werden. ... Drohender Verlust weckt Angst, und Verlust weckt Trauer. ... Beide Erfahrungen werden vermutlich Wut erzeugen, ... während die Wiederherstellung einer Bindung als Quelle der Freude erlebt wird" (S. 69). Die intensivsten Gefühle werden durch Beziehungsschwierigkeiten ausgelöst, und umgekehrt ist Koregulation der intuitivste und effizienteste Weg zu emotionalem Gleichgewicht. Diese emotionale Balance setzt voraus, dass wir uns auf unsere Gefühle einlassen und sie zu einem kohärenten Ganzen machen, statt sie zu verleugnen, zu blockieren oder einem fragmentierten Zustand zu überlassen, in dem sie uns, wie Bowlby es ausdrückte, „fremd" erscheinen. Der natürliche Weg zum emotionalen Gleichgewicht ist der gemeinsame, selbst wenn die andere Person lediglich auf einer mentalen, imaginierten Ebene präsent ist. Die systematische Identifizierung der Elemente unserer Emotionen, d. h. die Identifizierung des Auslösers, die unmittelbare Wahrnehmung, der Felt Sense, die Zuschreibung von Bedeutung und die aus dem Gefühl hervorgehende Handlungstendenz oder Motivationskraft (Arnold 1960), ermöglicht es uns, spezifische Emotionen aufzudecken, als eigene anzuerkennen und sie zu integrieren. Zudem verändert sich die Beziehung des Klienten zu seinen emotionalen Erfahrungen, wenn er diese Elemente zu identifizieren vermag und erkennt, dass er selbst diese Erfahrungen im betreffenden Augenblick erzeugt. In einer erfolgreichen Therapie entdecken Klienten unmittelbar und am lebendigen Beispiel, dass ihre Art und Weise, mit ihren Gefühlen umzugehen, ihr Leiden formt. Unter dieser Voraussetzung können Umgangs- und Regulationsalternativen in das gestärkte und positivere Selbstgefühl integriert werden. Dies ist ein organischer Bottom-up-Prozess, der in Gang kommt, sobald wir uns auf das, was wir fühlen, einlassen. Es reicht nicht aus, Klienten lediglich top-down Coping- und Containment-Fähigkeiten zu vermitteln, um zu versuchen, ihre Gefühle zu beherrschen.
- Zweitens ist die Herstellung emotionaler Sicherheit in den Therapiesitzungen unerlässlich. Die Therapie muss für die Klienten zu einem sicheren Hafen werden und ihnen als sichere Basis dienen, von der aus sich neue und schwierige Emotionen erkunden lassen. Emotionale Sicherheit beruht auf einer spezifischen Art der Beziehung zum Therapeuten – einer spezifischen Form des Bündnisses. Dieses Bündnis muss den Klienten das Gefühl vermitteln, anerkannt und quasi

„aus dem Bauch heraus" verstanden zu werden. Als Ersatzbindungsfigur verhält sich der Therapeut ähnlich ansprechbar, responsiv und engagiert (A.R.E.) wie eine Mutter, die ihrem Kind Sicherheit vermittelt. Er muss emotional aufrichtig präsent und – wie Rogers (1961) erläuterte – bereit sein, gesehen zu werden. Wie eine gute Mutter begegnet er seinen Klienten mit Respekt, Mitgefühl und urteilsfreier Aufmerksamkeit und normalisiert die Schwierigkeiten, die ihnen zu schaffen machen. Durch häufige Bestätigung und eine titrierte Risikobereitschaft fördert ein therapeutisches Engagement dieser Art das Kompetenzgefühl der Klienten. Wann immer sie ihr Gleichgewicht zu verlieren drohen, können sie sich auf Beruhigung, Bestätigung und Trost verlassen. Therapeuten müssen imstande sein, starke Emotionen auszuhalten und auch trotz eigener Verunsicherung oder angesichts des Widerstands und der Feindseligkeit eines Klienten neugierig und aufgeschlossen zu bleiben. Bowlby selbst beschrieb, wie er sich auf die „Irrealität" einer Witwe, ihre Wut und ihr Gefühl, vom Schicksal ungerecht behandelt worden zu sein, einstimmte, statt ihre unrealistische Einstellung zurechtzurücken oder ihr nahezulegen, ihre Wut zu dämpfen.

In einem solchen Bündnis geht es dem Therapeuten nicht darum, seine Klienten zu verändern. Stattdessen stellt er sich auf sie ein und holt sie da ab, wo sie sich befinden. *Gemeinsam* mit jedem Klienten entdeckt der Therapeut den exakten und maßgeschneiderten Sinn der aktuellen Schwierigkeiten, unter denen er oder sie leidet. Harry Stack Sullivan (1953) schrieb beispielsweise, dass vieles von dem, was gemeinhin als „verdrängt" und „unterdrückt" bezeichnet wird, in Wahrheit lediglich „unformuliert" geblieben ist. Die konstante emotionale Einstimmung des Therapeuten hilft den Klienten, ihre innere Welt zu erforschen, zu formulieren und zu tolerieren. Das primäre therapeutische Ziel richtet sich nicht auf die Etikettierung von Dysfunktionen oder die Aufgaben der Veränderung, sondern auf die in stetiger Entfaltung begriffene Persönlichkeit des Klienten. Die zentrale Aufgabe des Therapeuten besteht darin, eine Verbindung zum Klienten aufzubauen, die diese Persönlichkeit achtet und ihre Weiterentwicklung fördert. Die klare Struktur des EFT-Modells gesteht auch den Therapeuten zu, für ihr eigenes emotionales Gleichgewicht Sorge zu tragen, damit sie sich auch dann auf ihre Klienten einlassen können, wenn diese ihnen mit der ganzen Wucht ihres emotionalen Erlebens, ihrer aktuellen Schwierigkeiten, Zielsetzungen und Herausforderungen begegnen.

- Drittens fokussieren EFT und Bindungstheorie auf „Innen" und „Zwischen" gleichzeitig. Sie integrieren Selbst und System, innere Realität und interaktionales Drama sowie Kontext und Klient, indem sie erfassen und bearbeiten, wie beide einander in jeder Sekunde des laufenden Prozesses gegenseitig konstruieren. Systemische transaktionale Realitäten und innere, emotionale und mentale Realitäten definieren sich pausenlos wechselseitig. Innere Aspekte der Persönlichkeit, z.B. die Fähigkeit zur Affektregulation, interagieren auf dynamische Weise mit der Qualität und der Beschaffenheit aktueller enger Beziehungen. Tänzer und Tanz, Selbst und System verschmelzen zu einer ganzheitlichen Realität der Wechselseitigkeit, präziser: Unter dem Blickwinkel sowohl der EFT als auch der Bindungstheorie tragen die Responsivität und die Akzeptanz wichtiger anderer Menschen (z.B. des Therapeuten) maßgeblich dazu bei, persönliche Erfahrungen anzuerkennen, sie einzuordnen und ihnen kohärente Bedeutungen zuzuschreiben. An diesem durch Bedeutungsstiftung entstandenen Bezugsrahmen kann sich künftiges adaptives Handeln orientieren.

Systemische Modelle wie die Bindungstheorie und die EFT konzipieren Kausalität nicht als eine schnurgerade Linie, die von einer einzigen Ursache zu einem einzigen Resultat verläuft, sondern als reziproke Feedbackschleifen. Diese Modelle lenken die Aufmerksamkeit konsequent auf die interaktiven Zwischen-und-Innen-Prozesse und die Art und Weise, wie diese die Realität der Klienten definieren. „Man kann eine Persönlichkeit nie aus dem Komplex an interpersonalen Beziehungen herausisolieren, in dem sie lebt und ihr Leben führt", schrieb Sullivan (1953, S. 10). Psychische Gesundheit, so fährt er fort, hängt davon ab, inwieweit man sich „seiner interpersonalen Beziehungen bewusst ist" (S. 207). *Bindungstheorie und EFT verstehen das Selbst als eine Konstruktion im Werden, nicht als Objekt, sondern als einen Prozess, der in Interaktionen mit anderen Menschen definiert wird.* Von zentraler Bedeutung sind hierbei das Erleben und die Äußerung der Emotionen. Emotionen treiben uns an, bewegen uns, formen unser inneres Erleben. Zudem ist die Emotionsäußerung der primäre Organisator unserer Interaktionen mit wichtigen anderen. Das gesunde Selbst ist flexibel, ausgewogen, es erkennt sich selbst und andere an und ist in ständigem Werden begriffen. Eine Parallele hat diese Sichtweise in Bowlbys Definition der Selbstmodelle als „innere Arbeitsmodelle", die durch neue Erfahrungen revidiert werden können. Im Gegensatz dazu begünstigt ängstliche Bindung ein chaotisches Selbstgefühl, das die Betroffenen ständig dazu treibt, sich anderen anzupassen; eine vermeidende Bindung wiederum liegt einem starr definierten, aber brüchigem Selbstgefühl zugrunde, das keine neuen Erfahrungen zulässt.

Bowlby betonte, dass wir über das Individuum, das in seiner Haut steckt, hinausblicken und jenes Individuum in den Blick nehmen müssen, das in Beziehungen eingebettet ist. Ebendies hat die moderne Psychotherapie weitgehend versäumt; sie hat Anpassung als körperliche und emotionale Selbstregulation statt als Koregulation, die wir mit anderen vornehmen, konzipiert und versteht diese Anpassung nicht als effektive Abhängigkeit *mit* anderen, sondern als Unabhängigkeit *von* anderen. Bowlby (1973) erläuterte, dass Menschen in zwei ineinandergreifende Feedbackschleifen oder laufende Prozesse eingebunden sind, die das innere

Erleben strukturieren und Interaktionen prägen. Solche Muster sind selbsterhaltend: Die Schaltkreise der Affektregulation und unsere kognitiven Modelle geben Wahrnehmung und Reaktion vor; Wahrnehmung und Reaktion lösen gewohntes Verhalten gegenüber anderen aus und beschränken diese in ihrer Gegenreaktion; die Gegenreaktionen wiederum beeinflussen unsere Affektregulation und unsere mentalen Repräsentationen.

- Viertens ist der Bindungstheorie und humanistischen Therapien wie der EFT das Verständnis von Gesundheit und Dysfunktion gemeinsam. Gesundheit beruht auf flexiblen, adaptiven Strategien der Emotionsregulation, die es uns ermöglichen, unser emotionales Gleichgewicht wiederzufinden, wenn wir es verloren haben, und mit unserer Verletzlichkeit konstruktiv umzugehen; sie besteht aus positiven, kohärenten Arbeitsmodellen vom Selbst und von anderen, die bei Bedarf angepasst werden können und realistische, aber konstruktive Erwartungen erzeugen, sowie aus einem Repertoire an Verhaltensweisen, die Verbundenheit mit anderen stiften und auf deren Bedürfnisse eingehen. Ein gesunder Mensch ist in der Lage, seine eigenen Bedürfnisse anzuerkennen und zu vertreten und gleichzeitig empathisch auf die Bedürfnisse anderer zu reagieren. Dysfunktionen werden als Blockaden verstanden, die verhindern, dass wir für neue Erfahrungen offen sind, unsere Gefühle umfassend verarbeiten und uns auf andere einstimmen und auf sie einlassen können. Rogers war der Ansicht, dass Menschen sich unter den richtigen Umständen auf eine *organische* Weise entwickeln und selbst heilen. In ähnlicher Weise geht die Bindungswissenschaft davon aus, dass der Mensch auf sicherem Boden und mit entsprechender Unterstützung seine angeborene Sehnsucht nach Verbundenheit leben und auf andere zugehen wird. Wenn das Gegenüber anerkennend und empathisch darauf reagiert, kann eine Kaskade positiver Effekte folgen. Der Therapeut ist dann weniger ein Komponist, der die Musical-Noten des Klienten umschreibt, um die Symptome der Disharmonien zu tilgen, sondern vielmehr ein Dirigent, der von vornherein weiß, dass ein ganzes, lebenssprühendes Lied nur darauf wartet, sich entfalten zu können. Er leitet den Klienten lediglich an und begleitet ihn, um dieses zutage zu fördern. Eine sichere Bindung ist nicht allein tröstend und dem inneren Gleichgewicht zuträglich. Die sichere Basis, die sie schafft, lässt uns wachsen und lebendig sein.

Erfahrungsorientierte Therapieverfahren, die von Rogers Ansatz (1961) und der Bindungstheorie hergeleitet sind (wie die EFT), sind ihrem Wesen nach mitfühlend und kooperativ und betrachten die Schwierigkeiten der Klienten nicht unter einem *pathologisierenden,* sondern unter einem wachstumsorientierten Blickwinkel. Der Therapeut greift dem Bedürfnis des Klienten, seine eigene Realität zu definieren, und der Formulierung dieser Realität nicht vor. In der Therapie geht es vielmehr um gemeinsame Entdeckungen. Der Therapeut leitet seine Klienten also nicht an, sich an vorgefertigten, engen Kriterien für Verbesserung zu orientieren. Bowlby (1988) schreibt: „Die Aufgabe des Therapeuten ist der Aufgabe analog, die eine Mutter erfüllt, die ihrem Kind die sichere Basis vermittelt, von der aus es zur Erforschung der Welt aufbrechen kann" (S. 140). Der Therapeut ist eingestimmt und emotional präsent. Er stellt sich als Quelle der Affektregulation zur Verfügung und trägt laufend handhabbare Herausforderungen an seine Klienten heran, um deren Wachstum im Hier und Jetzt der Sitzung zu fördern.

- Fünftens erkennen EFT, humanistische Therapien und Bindungswissenschaft den Einfluss der Vergangenheit an. Dies gilt insbesondere für die Entwicklung der Wahrnehmung von Gefahren und für erlernte, habituelle Umgangsweisen mit der eigenen Verletzlichkeit oder dem Selbstschutz. Gleichwohl fokussieren die EFT-Interventionen in erster Linie auf den *Prozess in der Gegenwart*. Der Therapeut stimmt sich auf Erlebensweisen oder Interaktionen in der Sitzung ein und vertieft ihre bewusste Wahrnehmung, damit neue Realitätselemente auftauchen können. Zum Beispiel spiegelt er, wenn der Klient den Kommunikationskanal wechselt und in abstraktes Rationalisieren verfällt, wann immer das Thema Angst zur Sprache kommt. Der Therapeut lenkt also die Aufmerksamkeit auf die Angst zurück, um die innewohnende Bedrohung zu berühren, die das Erleben dieser Angst im Hier und Jetzt blockiert. Auch die moderne Bindungstheorie hat sich mittlerweile von ihrer Fixierung auf die Wiederholung der Vergangenheit durch die Arbeitsmodelle vom Selbst und von anderen freigemacht und erkennt an, dass diese Modelle wesentlich fluider sind als ursprünglich angenommen. Arbeitsmodelle sind veränderbar, und sie verändern sich in vielen Fällen, z. B. wenn Menschen heiraten und eine glückliche Ehe führen (Davila et al. 1999). Die Bindungswissenschaft betont, dass der konstante *Prozess der Bestätigung* in wichtigen aktuellen Interaktionen die Arbeitsmodelle und die Affektregulationsstrategien stabilisiert und im Fall von negativen, unsicheren Modellen die Offenheit für die neue Erfahrung, die für eine positive Revision notwendig wäre, verhindert. Durch neue emotional besetzte Interaktionen, die die Modelle widerlegen, können diese Modelle und Strategien sowohl innerhalb als auch außerhalb der Therapie verändert werden.
  Die Fokussierung auf die Gegenwart verlangt, dass der Therapeut die Aufmerksamkeit auf den „Arbeitsaspekt" der Modelle des Selbst und anderer lenkt, d. h. auf den Prozess, *wie* sie vom impliziten Gedächtnis erzeugt werden und sich Veränderungen von Sekunde zu Sekunde entweder öffnen oder aber verschließen. Die Konzentration richtet sich also nicht in erster Linie auf den kognitiven Inhalt solcher Modelle. (Eine allzu starke Betonung des Inhalts kann zwar einen einsichtsorientierten Veränderungsprozess in Gang setzen, doch reicht dieser aus Sicht der erfahrungsorientierten Therapien nicht aus, um signifikante Verände-

rungen herbeizuführen.) Dazu ein Beispiel: Ken wirft seiner Frau vor, ihn anzulügen, wenn sie sagt, dass es ihr leidtue, ihn verletzt zu haben, und dass er ihr wirklich wichtig sei. Statt darauf hinzuweisen, dass Ken ein auf der Grundlage früherer Erfahrungen entwickeltes Arbeitsmodell hat, demzufolge alle anderen Menschen unzuverlässig und für ihn gefährlich sind, wird die EFT-Therapeutin vermutlich sagen: „Nun, es fällt Ihnen schwer, die Bemerkung Ihrer Frau, dass Sie ihr wichtig seien, anzunehmen. Was geht in Ihnen vor, wenn Sie sie sagen hören: ‚____________‘? Was macht es Ihnen so schwer, sich dieser Fürsorglichkeit einen Moment lang zu öffnen? Was wird passieren, wenn Sie dieses warme Gefühl jetzt, in diesem Augenblick, an sich heranlassen?“

- Sechstens gründen sowohl die Bindungstheorie als auch die EFT-Version humanistischer Therapieverfahren fest in der Empirie, d. h. in einer konsequenten Verpflichtung zur Beobachtung, zur Identifizierung von Verhaltensmustern, die Vorhersagen ermöglichen, sowie zum Testen der erklärenden Verknüpfungen, die für eine Theorie konstitutiv sind. Als Bowlby die Bindungstheorie formulierte, stützte er sich auf die Ethologie, die Wissenschaft vom Verhalten der Tiere, die soziale Organisationen unter einem biologischen Blickwinkel betrachtet. Er studierte das Werk von Konrad Lorenz, der u. a. herausgefunden hatte, dass junge Gänse auf das erste Objekt geprägt werden, das sie nach dem Schlüpfen erblicken, und auf Harry Harlows Untersuchungen über die Reaktion junger Rhesusaffen auf Isolation. EFT begann mit der intensiven Beobachtung wiederkehrender negativer Emotionen und Interaktionen zwischen erwachsenen Partnern und der Veränderung dieser Muster infolge spezifischer therapeutischer Interventionen. Dass die EFT in der wissenschaftlichen Methodik gründet, macht sie nicht zu einer akademischen Angelegenheit, zumal Praxismodelle häufig aus einer einfachen Idee hervorgegangen sind oder sogar auf persönliches Charisma und Anekdoten zurückgeführt werden. Im besten Fall werden therapeutische Interventionen auf der Grundlage wiederholter Überprüfungen natürlich vorkommender zentraler Momente, die die inneren und interaktionalen Realitäten organisieren, und der Dekodierung ihrer Schlüsselaspekte entwickelt. Diese zentralen Momente können dann in den Therapiesitzungen gezielt herbeigeführt und choreografiert werden, um spezifische Veränderungen in der Art und Weise anzubahnen, wie Klienten ihr Erleben konstruieren und mit anderen interagieren.
  EFT-Therapeuten sind insofern genuine Empiriker, als sie sich auf das, was vor ihren Augen geschieht, einstimmen und es möglichst konkret beschreiben – sei's das Bemühen der Klientin, sich selbst zu definieren, sei's eine Veränderung des emotionalen Tons oder ein sich laufend wiederholendes Interaktionsmuster zweier Partner, d. h. ein Interaktionstanz. Die Bedeutungskonstruktion erfolgt in den Sitzungen explizit, in Zusammenarbeit mit den Klienten und ausgehend von der

gegenwärtigen Realität. Die Bindungsperspektive dient als einfache Phänomenologie und hilft, die Verletzungen, Ängste und Sehnsüchte zu verstehen, die EFT-Therapeuten herausarbeiten und erforschen. Themen wie Verlassenheitsängste, traumatische Isolation, Ablehnung, Hilflosigkeit, Angst und Unzulänglichkeitsgefühle werden in einen existenziellen Kontext gestellt und unter diesem Blickwinkel geklärt. Gleiches gilt für den Umgang des Klienten mit diesen Schwierigkeiten: Sie können unterdrückt und abgeblockt werden oder zu Reaktionen veranlassen und ein intensiveres Erleben ermöglichen. Die Orientierung an den Bindungsprinzipien und der Bindungswissenschaft dient EFT-Therapeuten quasi als eine empirisch basierte, übersichtliche Landkarte allgemeinen menschlichen Leidens und grundlegender menschlicher Motivation.

Kurzum, die natürliche Zusammenführung von Bindungswissenschaft und therapeutischer Perspektive, wie sie beispielsweise die EFT repräsentiert, gibt Behandlern folgendes Instrumentarium an die Hand: eine Landkarte der zentralen Aspekte des emotionalen Lebens ihrer Klienten; eine Methode, um die veritable Macht der Gefühle in den Dienst der Veränderung zu stellen; ein klares, spezifisches Konzept des therapeutischen Bündnisses, das jeder Weiterentwicklung als Kontext dient; eine Fokussierung auf das Selbst als relationalen Prozess; eine klare Vorstellung dessen, was Gesundheit als therapeutisches Ziel konstituiert; und klare Richtlinien, wie wir am besten geerdet bleiben und positive Veränderung auf organische, den wesentlichen Elementen unserer menschlichen Natur entsprechende Weise kreieren.

2.2 Merkmale von Veränderungen: Veränderungsereignisse *(change events)*

Nahezu sämtliche Therapiemodelle beschreiben Veränderung als einen in Phasen verlaufenden Prozess. In der ersten Phase erfolgen demnach *Assessment und Stabilisierung* – ein Containment negativer intrapsychischer oder interpersonaler Symptome; in der zweiten Phase findet eine *aktive Umstrukturierung* statt, die zu einer verbesserten psychischen Anpassung führen soll. Dem schließt sich die *Konsolidierungsphase* an, in der sich die Klienten darauf vorbereiten, die Therapie zu beenden und an den erreichten Veränderungen festzuhalten. In der EFT, die in erster Linie als Paarintervention entwickelt wurde, aber seit jeher auch für individuelle Klienten und für Familien eingesetzt wird, bezeichnen wir diese Phasen als Deeskalation, Umstrukturierung der Bindung und als Konsolidierung. Beträchtliche Unterschiede weisen die verschiedenen therapeutischen Modelle in Bezug auf die angestrebte Veränderungsebene auf, wie sie die Dynamik von Veränderung verstehen und welche

Bedingungen als notwendig und hinreichend betrachtet werden, um signifikante Veränderungen in der Therapie zu kreieren. So betonen kognitiv-verhaltenstherapeutische Verfahren z. B. Momente, in denen Klienten anerkennen, dass bestimmte Gedanken dysfunktional sind und durch andere Gedanken und Verhaltensweisen ersetzt werden müssen.

Oft ist es schwierig, exakt zu bestimmen, wodurch Veränderungen in einer Psychotherapie erzielt werden. Manche Studien zeigen, dass die Veränderungstheorien, die bestimmten anerkannten Therapiemodellen inhärent sind, in Wirklichkeit den entscheidenden Variablen des realen Veränderungsprozesses keinerlei Aufmerksamkeit widmen. So kam eine kritische Untersuchung zu dem Ergebnis, dass die Fokussierung auf die Veränderung „dysfunktionaler Gedanken" keineswegs den Erfolg einer Kognitiven Verhaltenstherapie für Depression voraussagte, sondern – ganz im Gegenteil – mit negativen Ergebnissen assoziiert war (Castonguay et al. 1996). Hingegen waren ein positives therapeutisches Bündnis und positive emotionale Erfahrungen mit positiven Ergebnissen assoziiert. Zwischen dem von der Bindungswissenschaft konzipierten Veränderungsprozess und der EFT, einer humanistischen erfahrungsorientierten Therapie, besteht jedoch tatsächlich eine empirisch belegbare Übereinstimmung.

Vom Bindungsstandpunkt aus betrachtet, beinhaltet ein transformierendes Veränderungsereignis in der Therapie die Erforschung, das Herausdestillieren und die Offenbarung von Emotionen. Dieser Prozess ermöglicht eine bessere Regulation der Gefühle und verbessert die emotionale Intelligenz (Salovey, Hsee & Mayer 1993). In einer bindungsorientierten Therapie werden fremd wirkende Gefühle zu vertrauten Emotionen, indem sie eine Bedeutung erhalten und ins Selbst integriert werden. Diese Ereignisse sind imstande, die Modelle vom Selbst und von anderen zu modifizieren. Vor diesem Hintergrund können die Klienten gewohnte Verhaltensweisen neu beurteilen und einengende Erwartungen und Überzeugungen infrage stellen. Sie erforschen neue Verhaltensweisen und wagen sich an neue Risiken, um ihr Grundbedürfnis nach Verbundenheit zu erkunden und ihr Selbstgefühl zu stärken. Sie lernen, eine „Arbeitsdistanz" zu ihren Emotionen zu entwickeln (Gendlin 1996) und die Gefühle als einen Kompass zu nutzen, der ihnen Möglichkeiten adaptiver Reaktionen aufzeigt. Barbara beispielsweise hat sich nie erlaubt, auf irgendjemanden oder irgendetwas wütend zu sein. Gemeinsam erforschen wir, wie sie ihre Bedürftigkeit gegenüber anderen und jedes Gefühl, ein Anrecht auf Fürsorge zu haben, unterdrückt und ignoriert. Als sie sich an diese schmerzvollen Gefühle heranwagt, entdeckt sie, dass ihre „Toleranz" es ihr ermöglicht, das Leid unter Kontrolle zu halten, sie aber gleichzeitig „hilflos und niedergeschlagen macht und sie verstummen lässt". Sie beginnt, um das, was ihr im Leben verwehrt blieb, zu trauern, und gesteht sich ein, dass sie nie zugelassen hat, Erwartungen an sich selbst zu haben. In hochemotionalen imaginierten Begegnungen mit ihrem Vater und ihrem Ehemann wagt sie es, ihre Verletzungen und Bedürfnisse zu empfinden und zu äußern. Sie entdeckt eine bislang unbekannte Sehnsucht, aber auch einen nie gekannten Groll angesichts der Gleichgültigkeit und Ignoranz der Menschen, die ihr so wichtig sind. Sie beginnt, ihren Zorn zu nutzen, um sich über ihre Bedürfnisse klar zu werden, sie zu vertreten und sich selbst nachdrücklicher zu behaupten.

In neun Studien konnten die Veränderungsereignisse in der EFT für Paare identifiziert, kodiert und mit positiven Ergebnissen und Follow-ups in Verbindung gebracht werden (Greenman & Johnson 2013). Sie illustrieren die bereits erläuterten sechs Prinzipien der EFT. Künftige Studien werden unsere Vermutung, dass diese Veränderungsereignisse ähnliche Ergebnisse für die Emotionsfokussierte Familientherapie (EFFT) und die Emotionsfokussierte Einzeltherapie (EFIT) voraussagen, überprüfen.

Solche Veränderungsereignisse erfolgen in der Sitzung im Kontext eines positiven Bündnisses. Sie weisen zwei maßgebliche Elemente auf, nämlich erstens ein vertieftes Sich-Einlassen auf zentrale emotionale Erfahrungen, das diese Erfahrung an sich und die Person als erfahrendes Selbst, das sein Erleben definieren, tolerieren und ihm vertrauen kann, verändert, und zweitens ein neues, offeneres, authentisches Sich-Einlassen auf andere Menschen. Sobald die zentralen Aspekte einer emotionalen Erfahrung erkannt wurden, wird diese auf kohärente Weise gegenüber einem signifikanten anderen (dem Partner / der Partnerin in der EFT, einem Familienmitglied in der EFFT oder einem Therapeuten oder imaginierten anderen in der EFIT) geäußert. Zahlreiche kodierte EFT-Sitzungen belegen, dass Veränderungsereignisse bestimmte Schritte oder Mikroelemente beinhalten:

- Die Beschreibung elementarer Verletzlichkeiten und Bedürfnisse und ein aktives Sich-Einlassen darauf.
- Die Konstruktion von Botschaften, die diese Bedürfnisse auf kohärente und direkte Weise zum Ausdruck bringen.
- Die Entwicklung der Fähigkeit, den Trost und die Bestätigung durch einen hilfreichen anderen Menschen anzunehmen.
- Die Entwicklung der Fähigkeit, sich auf einen anderen Menschen einzustimmen und ihn zu unterstützen.

Veränderungsereignisse entfalten sich in Momenten einer effektiven Abhängigkeit, die einer kohärenten Wahrnehmung und Integration des Selbst zuträglich ist. In solchen Momenten können Klienten ihre Verletzlichkeit auf eine Weise *anerkennen,* die sie stärker und zugleich flexibler macht.

2.3 Die Natur der Emotionen

Bevor wir untersuchen können, wie Emotionen in der EFT zugänglich gemacht, neu bearbeitet, reguliert, vertieft und zur Motivierung der Klienten benutzt werden, müssen wir uns Klarheit über die Natur der Emotionen an sich verschaffen. In unserem sogenannten Zeitalter des Gehirns dürfen wir nicht vergessen, dass dieses „ein soziales und affektives Organ ist. Lernen ist sozial, emotional und kulturell konditioniert" (Immardino Yeng 2016, S. 85). Für sich genommen, sind Emotionen keine irrationalen Reaktionen oder lediglich „Gefühle", die unsere Gedanken begleiten. Sie bilden vielmehr ein hochrangiges System, das die Wahrnehmung innerer Bedürfnisse und Ziele mit einem Feedback aus der Umwelt und den vorhersehbaren Folgen von Handlungen integriert (Frijda 1986). Emotionen sind informationsverarbeitende Systeme im Dienst des Überlebens. William James beschrieb sie 1894 als „adaptive behaviorale und physiologische Reaktionstendenzen, die unmittelbar durch evolutionär signifikante Situationen ausgelöst werden". Die moderne Wissenschaft bestätigt diese Sichtweise (Suchy 2011). Sowohl erfahrungsorientierte als auch bindungstheoretische Ansätze charakterisieren unsere Emotionen als von Grund auf adaptive Antriebskräfte, die unsere zentralen Erfahrungen und Kognitionen sowie unsere Reaktionen auf andere organisieren. Probleme der Affektregulation tragen somit maßgeblich zu den gehemmten, eingeschränkten Reaktionen bei, die Menschen veranlassen, sich in eine Therapie zu begeben.

Bowlby (1991) schrieb, dass die Hauptaufgabe der Emotionen darin bestehe, uns selbst und anderen unsere Bedürfnisse, Motive und Prioritäten zu kommunizieren. Dem EFT-Grundsatz, dass der fehlende Zugang zum emotionalen Erleben bedeutet, ohne einen Kompass durchs Leben gehen zu müssen, hätte er zweifellos zugestimmt. Im Folgenden fasse ich die Aufgaben der Emotionen zusammen.

1. *Emotionen orientieren und verbinden.* Einstein schrieb bekanntlich: „Wissen ist Erfahrung, alles andere ist Information." Was hebt die Information auf die Ebene, auf der sie als „eine Erfahrung" bezeichnet zu werden verdient? Die Antwort lautet: emotionale Salienz und ein aktives Sich-Einlassen auf emotionale Signale. Emotionen erzeugen unser „Bauchgefühl", das, was Bowlby als *felt sense,* als inneres Wissen bezeichnete. Es liegt in der Natur der Emotionen, *unsere Aufmerksamkeit zu beanspruchen und unsere Wahrnehmung zu steuern.* Sie sorgen dafür, dass wir uns auf das konzentrieren, was für unsere Bedürfnisse und Wünsche relevant ist; sie sagen uns, was wesentlich ist, und fesseln unsere Aufmerksamkeit. Sie können in einen Vortrag, den Sie gerade hören, vertieft sein, doch wenn die Alarmsirenen losheulen, übernimmt augenblicklich Ihre Angst die Regie, verändert Ihre Welt im Handumdrehen und teilt Ihnen mit, dass Sie das Gebäude schnellstens verlassen müssen.

2. *Emotionen formt die Bedeutungsgebung.* Man hat die Emotionen auch als das Ruder bezeichnet, das unser Denken steuert (Immardino Yeng 2016, S. 28). Menschen, die aufgrund einer Hirnverletzung keinen Zugang zu ihren Emotionen finden, können keine rationalen Entscheidungen treffen (Damasio 1994). Sie sind gefangen zwischen allen erdenklichen Optionen. Sie haben nichts, woran sich ihre Wünsche und Bedürfnisse orientieren könnten – nichts, was sie innerlich spüren lässt, was für sie wichtig wäre. Erfahrungsorientierte Therapien und die Bindungstheorie betrachten die Emotionen auch als Faktoren, die unsere inneren Modelle vom Selbst und von anderen sowie die damit einhergehenden Überzeugungen und Erwartungen prägen. Die Forschung lässt vermuten, dass Affekte als „Kleber" dienen, die Informationen in mentale Repräsentationen einbinden (Niedenthal, Halberstadt & Setterlund 1999). Die emotionale Balance, die aus einer sicheren Bindung und aus positiven Arbeitsmodellen hervorgeht, hängt offenbar mit der Fähigkeit zusammen, kohärente Narrative über die eigene Beziehungswelt zu konstruieren (Main, Kaplan & Cassidy 1985).

3. *Emotionen motivieren uns.* Sie verleihen uns Energie und veranlassen uns zu spezifischen Handlungen. Das Wort *Emotion* leitet sich vom lateinischen *emovere* her, das „herausbewegen" bedeutet. Emotionen sind Handlungsprogramme. So veranlasst uns Wut dazu, auf etwas loszugehen, das unseren Zielen im Weg steht oder unser Wohlbefinden bedroht. Die Scham hingegen bewirkt, dass wir uns verstecken und zurückziehen möchten.

4. *Emotionen kommunizieren mit anderen und lösen deren Reaktion aus.* Dies geschieht rasch und intuitiv, sodass wir nicht nur die Reaktionen anderer Menschen vorhersehen – und folglich Aufgaben koordinieren und Probleme gemeinsam lösen – können. Auch das emotionale Bonding und die emotionale Fürsorglichkeit werden dadurch intensiviert. Der Neurowissenschaftler Marco Iacoboni (2009 [2008]) erläutert in seinem brillanten Buch *Woher wir wissen, was andere denken und fühlen,* dass unser Nervensystem außerordentlich sensibel auf emotionale, nonverbale Signale anderer Menschen reagiert, insbesondere auf ihren Gesichtsausdruck und Tonfall. Wir sind so programmiert, dass wir diese Signale, z. B. durch unsere Gesichtsmuskulatur, widerspiegeln oder imitieren und über die Spiegelneuronen in unserem exquisit sozialen Gehirn in unserem eigenen Körper fühlen können, was wir bei anderen beobachten. Unsere Affektäußerung oder zumindest die Art und Weise, wie ein Interaktionspartner diese Äußerung auffasst, organisiert dann die reflexhaften Reaktionen und das allgemeine Reaktionsrepertoire dieses Partners. Emotionen sind die Musik des Tanzes, den wir Beziehung nennen. Arbeitsmodelle der Bindung werden durch emotionale Kommunikation geformt, weiterentwickelt, aufrechterhalten und – was für den Therapeuten besonders wichtig ist – revidiert (Davila et al. 1999).

Wir verstehen die Aufgaben unserer Emotionen mittlerweile recht gut, und darüber hinaus sind sich Theoretiker und Forscher über die verschiedenartigen Emotionen, also die Form, die sie annehmen können, einig. Unterschieden werden sechs bis acht Basisemotionen (Ekman 2003), die von einigen Theoretikern noch weiter ausdifferenziert wurden. Sie treffen z. B. eine Unterscheidung zwischen Scham und Schuldgefühl und führen als zusätzliche Emotion die Verachtung auf (Frijda 1986; Izard 1992; Tomkins 1986). Ekman (2003) hat die charakteristischen Gesichtsausdrücke beschrieben, denen alle Menschen weltweit und kulturenübergreifend dieselben Bedeutungen zuschreiben. Diese Emotionen sind offenbar universal. Sie beruhen auf spezifischen neuroendokrinen Mustern und werden in bestimmten Hirnregionen erzeugt (Panksepp 1998). Emotionen besitzen oft die „Kontrollpräzedenz", d. h., sie behaupten sich gegenüber anderen Signalen und Verhaltensweisen, und zwar vor allem in wichtigen Interaktionen mit den Menschen, die wir am meisten brauchen. Die elementaren emotionalen Reaktionen lassen sich folgendermaßen zusammenfassen:

- *Annäherungsemotionen*
  - Freude, die entspanntes Engagement und Offenheit weckt
  - Überraschung, die neugierig macht
  - Wut, die unsere Selbstbehauptung und Zielgerichtetheit auslöst
- *Vermeidungsemotionen*
  - Scham, die uns zum Rückzug und zum Verstecken veranlasst
  - Angst, die uns flüchten oder erstarren lässt
  - Traurigkeit, die Rückzug oder Trost auslöst

Natürlich kann man diese Emotionen weiter ausdifferenzieren. So beziehen manche Theoretiker in die Scham auch Verachtung und Schuldgefühle angesichts bestimmter Handlungen oder Gedanken mit ein. Traurigkeit kann mit Trauer einhergehen und Teil des Gefühls sein, das wir normalerweise als Verletztheit bezeichnen. Die „Verletztheit" ist an sich eher ein zusammengesetztes denn ein Grundgefühl. Sie besteht aus mehreren Elementen, nämlich Wut oder Groll, Traurigkeit und Verlustgefühl sowie angsterzeugender Vulnerabilität oder Hilflosigkeit (Feeney 2005). Von besonderer Bedeutung ist hierbei die Angst, von wichtigen anderen nicht wertgeschätzt und infolgedessen verlassen und abgelehnt zu werden. Angst geht zwar immer mit einem Gefühl der Bedrohung und mit auftauchender Hilflosigkeit einher, kann aber auch als „Dichtmachen", Erstarren oder Flucht vor Gefahr Ausdruck finden.

Sobald wir die Elemente, die eine Emotion konstituieren, die Funktionen, die Emotionen erfüllen, und die verschiedenen Arten von Emotionen sortiert haben, können wir emotionales Erleben in einer Therapiesitzung auf wirkmächtige, positive Weise umformulieren. Das Ziel besteht nicht lediglich darin, Emotionen hin zu Balance oder sogar einer integrierteren Form zu regulieren. Vielmehr geht es auch darum,

Emotionen *zu nutzen,* um neue Perspektiven, Kognitionen, konkrete Aktionen und auf andere eingestimmte Reaktionen zu entwickeln und auf diese Weise Veränderung herbeizuführen.

2.4 Die emotionalen Ebenen verändern

Das Konzept, die Ebenen der Emotionen zu verändern, ist genauso alt wie die Therapie an sich. Doch wie kann man dieses Ziel erreichen, und wie lässt sich in der Sitzung beurteilen, welches die optimale oder funktionalste Ebene des emotionalen Engagements ist? Je nach Therapieverfahren fällt die Antwort darauf ganz unterschiedlich aus. Zwar hat die Bindungsperspektive den Emotionen seit jeher hohen Wert beigemessen, doch die Emotionsforschung hat sich seit den Anfängen der Bindungstheorie erheblich weiterentwickelt, und damit einhergehend veränderte sich auch das Verständnis der Rolle, die den Emotionen in den unterschiedlichen therapeutischen Verfahren zukommt. Manche Bindungstheoretiker betonen eher die ruhige, rationale Einsicht in die Emotionen als primären Veränderungsmechanismus (Holmes 2001), während erfahrungsorientierte EFT-Therapeuten weniger Wert auf die Einsicht als solche legen als vielmehr auf neue – und bisweilen intensive – korrigierende emotionale Erfahrungen (Johnson 2009). Manche erfahrungsorientierte Therapeuten haben bestimmte Emotionen als von Grund auf maladaptiv charakterisiert, vor allem, wenn ihnen traumatische Erfahrungen zugrunde liegen (Paivio & Pscual-Leone 2010). In der EFT konzentrieren wir uns jedoch in erster Linie darauf, *wie* Emotionen konstruiert und reguliert werden, und betonen, dass bestimmte Regulationsweisen flexibler und adaptiver sind als andere. Damit Klienten eine optimale Regulation entwickeln und ihre Weiterentwicklung und Lebendigkeit von ihren Emotionen profitieren können, müssen sie sich in der EFT-Therapie aktiv auf eine emotionale Realität einlassen. Diese Erfahrung muss vom Therapeuten in der Sitzung angebahnt, herbeigeführt und aktiv bearbeitet werden. Zumeist können Therapeuten diese Emotion nicht von außen, durch Diskussion, kognitive Manipulation oder Verhaltensexperimente, verändern. Um eine Emotion zu verändern, muss man sie allererst fühlen. Man muss sie tolerieren, entwirren, ihren Kern erfassen oder herausdestillieren – und dann erst kann man sie verändern. Das Konzept der *Vertiefung* der Affekte beschreibt diesen Prozess, der dem Klienten hilft, unter die offensichtliche, oberflächliche Reaktivität oder die Gefühlsbetäubung zu tauchen. Das bedeutet, von einer reaktiven, automatischen emotionalen Reaktion zu einem tieferen, elementaren Affekt, einem Kernaffekt, überzugehen. Vertraut ist das Beispiel des Therapeuten, der seiner Klientin hilft, ihre gewohnheitsmäßige Wut oder Affektbetäubung durch ein Gewahrsein der Bedrohung, die sie empfindet, zu ersetzen – ein Gewahrsein der Angst, die diese an die Oberfläche tretenden Reaktionen auslöst.

Ebenso wie Bowlby und Ainsworth sich auf das konzentrierten, was in den entscheidenden Momenten geschieht, in denen ein verletzliches Kind von seiner Bindungsperson in einer fremden Umgebung zurückgelassen wird (Ainsworth et al. 1978), beobachtet der Therapeut, wie sich eine Emotion in einem Klienten entwickelt und wie dieser in entscheidenden, existenziellen Situationen, in denen ihm seine Kernverletzlichkeit unabweisbar bewusst wird, damit umgeht. Diese emotionale Verletzlichkeit und die Art und Weise, wie sie sich in den Ängsten, Sehnsüchten und Leiden des Klienten äußert, ist dem bindungsorientierten Therapeuten vertraut, sodass er seine Klienten sicher durch diesen Raum geleiten kann (das 3. Kapitel beschreibt die für diesen Prozess spezifischen Interventionen). Explizit existenzielle Psychotherapieverfahren (Yalom 1980) beschreiben vier universale Lebens- und Todesthemen, die unsere tiefsten Ängste wecken: Angst vor dem Tod, die Endlichkeit des Lebens und die Unvermeidlichkeit von Verlusten; den Wunsch, dem Leben trotz seiner Vergänglichkeit einen Sinn zu geben; Entscheidungsschwierigkeiten und Schwierigkeiten, Verantwortung für das eigene Leben zu übernehmen; Ängste vor Isolation und Einsamkeit. Die Bindungstheorie teilt diese philosophische Perspektive auf die menschliche Vulnerabilität, betont aber an vorderster Stelle die emotionale Isolation als eigentliche Quelle der Hilflosigkeit. Diese Isolation weckt das Gefühl der Bedrohung und hängt mit der Angst vor dem Tod zusammen, sie weckt das Gefühl der Sinnlosigkeit (wenn wir einander nichts bedeuten …) und untergräbt die Fähigkeit, geerdet zu sein und klare Entscheidungen zu treffen. Ein Gefühl der sicheren Verbundenheit mit anderen wird als wichtigster und effizientester Weg unserer Spezies angesehen, um effektiv mit dieser existenziellen Verletzlichkeit umzugehen.

2.5 Das Interpersonale: der Inszenierungsaspekt von Veränderungsereignissen

Das erste Schlüsselelement des Veränderungsprozesses in einer bindungs- und erfahrungsorientierten Therapie ist zweifellos die Vertiefung des inneren Kontakts mit unserer grundlegenden emotionalen Verletzlichkeit, vor allem mit Ängsten, unbefriedigten Sehnsüchten, Traurigkeit, Verlust- und Schamgefühlen oder Befürchtungen, die das Selbst betreffen. Das zweite Schlüsselelement aber ist die konkrete Inszenierung neuer Erfahrungsfacetten, das Enactment durch den Klienten. Sie werden in einem interpersonalen Kontext als etwas, das zum Selbst gehört, anerkannt und zum Ausdruck gebracht. Auf diese Weise werden neu formulierte emotionale Erfahrungen zu einem transaktionalen Ereignis. Emotionen werden in der Sitzung *mit* der Therapeutin entdeckt und destilliert und sodann als interpersonale Reaktion *auf* einen wichtigen anderen Menschen inszeniert. Dieser andere ist gewöhnlich eine (real anwesende oder imaginierte) Bindungsperson, doch auch der Therapeut kann diese Rolle als Ersatzbindungsperson übernehmen. Leslie, eine Klientin, erkannte und erforschte die tiefe Angst, von anderen gesehen und herabgesetzt zu werden, die ihrer habituellen Feindseligkeit und ihrer Geringschätzung zwischenmenschlicher Nähe zugrunde lag; doch erst als ich sie aufforderte, mich anzusehen und ihre Befürchtung zu erläutern, dass auch ich sie verraten und verlassen würde, konnte sie diese Angst wirklich spüren und sich zu ihr bekennen.

Dieser interpersonale Aspekt ist ein entscheidender Bestandteil der Veränderungsereignisse, die in der EFT für Paare beschrieben und getestet wurden und sich auch in der therapeutischen Praxis mit Einzelklienten (EFIT, I für *individuals*) sowie mit Familien (EFFT, F für *families*) bewähren. Neue Emotionen wecken neue interaktionale Reaktionen auf wichtige andere, die dann ihrerseits zu neuen Reaktionen veranlasst werden. In der Sitzung erzeugen diese Interaktionen ein korrektives existenzielles Drama der Verletzlichkeit und Sehnsucht, mit dem konstruktiv umgegangen werden kann. In den meisten Fällen bahnt ein solches Drama einem stabileren Gefühl der Verbundenheit den Weg oder ermöglicht es der Klientin zumindest, Verlusterfahrungen zu bewältigen und sich neuen Beziehungen zu öffnen. Es muss betont werden, dass dieses Enactment einer inneren Realität mit einem wichtigen anderen Menschen für Veränderungsereignisse in der EFT für Einzelklienten genauso notwendig ist wie in der EFT für Paare oder für Familien. Wer der Ansicht ist, dass es in der Einzeltherapie im Wesentlichen darum ginge, intrapsychische Strategien der Selbstregulation zu verbessern, wird die Arbeit auf dieser interpersonalen Ebene möglicherweise für überflüssig halten. Wenn man aber mit der Bindungsperspektive arbeitet, darf man nicht vergessen, dass erst die Bindung die Koregulation der Emotionen als grundlegende Realität der Menschen ermöglicht und dass eine erfolgreiche Selbstregulation aus ebendiesem Prozess hervorgeht.

Der Neurowissenschaftler James Coan (2016) vertritt die Ansicht, dass nicht die Selbstregulation im Alleingang, sondern die Koregulation die grundlegende, normale und effizienteste Strategie des Menschen als soziales Wesen darstellt. Unser Gehirn geht mit seinen Ressourcen offenbar sparsam um und erwartet auf der neuronalen Ebene, dass auch unterstützende Beziehungen als Ressourcen zur Verfügung stehen. Es misst der gemeinsamen Regulation Priorität gegenüber der Selbstregulation bei. Coans bildgebende Untersuchungen über den positiven Einfluss, den das Handhalten mit einem wichtigen anderen Menschen auf die Aktivität des Gehirns angesichts der Androhung eines schmerzhaften Elektroschocks ausübt, stehen im Einklang mit Bowlbys Konzept der positiven Auswirkungen des „Kontaktbehagens“ und mit der Überlegung, dass sichere Beziehungen die Wahrnehmung einer sicheren Welt kreieren (Coan, Schafer & Davidson 2006). Aus Studien über die visuelle Wahrnehmung wissen wir auch, dass wir einen Berg höher einschätzen, wenn wir allein vor ihm stehen, als wenn wir einen Freund an unserer Seite haben. Das Gehirn berücksichtigt die Verfügbarkeit sozialer Ressourcen also selbst bei elementaren Wahrnehmungsprozessen (Schnall et al. 2008; Gross & Proffitt 2013). Die bindungstheoretische Überlegung, dass wir Belastungen und Stress gemeinsam besser ertragen, entspricht offensichtlich einer physiologischen Tatsache und ist keineswegs eine Sentimentalität. Bindungspersonen, Beziehungspartner inbegriffen, werden als lebenswichtige Ressourcen in unsere neuralen Selbstrepräsentationen integriert – als Ressourcen, die das Überleben fördern, Gefahren verringern, Belastungen leichter machen, negative Emotionen regulieren und auf diese Weise von existenzieller Bedeutung sind. Interessanterweise enkodiert das Gehirn Gefährdungen wichtiger anderer Menschen ganz ähnlich wie Gefährdungen des eigenen Selbst (Beckes, Coan & Hasselmo 2013) – ein Hinweis darauf, dass Bindungspersonen im buchstäblichen Sinn Erweiterungen des Selbst verkörpern. Diese Beobachtungen stimmen mit anderen Funden überein, die zeigen, dass der Verlust eines Partners unverzüglich eine Verunsicherung des Selbstgefühls nach sich zieht, die durchaus von längerer Dauer sein kann (Slotter, Gardner & Finkel 2010).

Interessant ist auch, dass die soziale Affektregulation im Wesentlichen einen Bottom-up-Prozess darstellt, die Selbstregulation hingegen einen aufwändigeren, mühsamen Top-down-Prozess, der unsere Kognition und unsere Aufmerksamkeit in Anspruch nimmt, um die laufend getriggerten somatischen Reaktionen zu hemmen (Coan & Sbarra 2015).

All diese Forschungen sind für die Therapie von direkter Relevanz. Erstens widmen EFT-Therapeuten dem Bottom-up-Prozess der Dekodierung einer auftauchenden Emotion und der Unterstützung des Klienten bei der Einordnung der Emotion im betreffenden Moment größte Aufmerksamkeit. Die Therapeutin bleibt während dieses Prozesses eingestimmt und präsent und koreguliert ihr eigenes emotionales Erleben. Die Therapeutin als Ressource lässt den „Berg", den der Klient erklimmen muss, niedriger erscheinen.

Zweitens hilft die Therapeutin ihren Klienten, in interpersonalen Enactments Bindungspersonen zu Hilfe zu nehmen, um Affekte erfolgreicher zu regulieren. Mittlerweile wissen wir mehr darüber, wie diese effektive Koregulation erfolgt. So scheinen feinfühlige Reaktionen der Mutter die Amygdala des Kindes zu deaktivieren und gleichzeitig den präfrontalen Kortex zu aktivieren (Tottenham 2004). Werden diese Erfahrungen zur Regel, kann sich das Stresssystem – die HPA-Achse, die vom Hypothalamus über die Hypophyse zur Adrenaldrüse verläuft und Stresshormone, z. B. Cortisol, ausschüttet – auf einen Gleichgewichtszustand einpendeln, in dem sie weniger rasch getriggert wird und leichter deaktiviert werden kann (McEwen & Morrison 2013).

Allgemein bekannt ist auch, dass wir ständig einen inneren Dialog mit anderen führen, und zwar vor allem dann, wenn wir uns bedroht fühlen. In solchen Situationen hilft uns dieser Dialog, schwierige Erfahrungen besser einzuschätzen. Ein alltägliches Beispiel für eine effektive Koregulation ist das Gebet, durch das gläubige Menschen Zugang zu Gott als einer schützenden Bindungsfigur zu finden hoffen (Luhrmann, Nusbaum & Thisted 2012).

In den gründlich untersuchten, klassischen Veränderungsereignissen in der EFT für Paare fassen Partner ihre neu formulierten Emotionen offen und mit innerer Beteiligung in Worte, ohne sich in Vermeidung, reaktive Schuldzuweisungen oder Anklammern zu flüchten. Häufig erfolgt dies in Verbindung mit der Anerkennung von zuvor verleugneten emotionalen Wunden, mit der Bitte um Befriedigung von Bedürfnissen, die in der Vergangenheit unterdrückt wurden, oder mit Geltendmachung des Rechts, gehört zu werden und Berücksichtigung zu finden. Dieser Austausch mündet in eine Neudefinition des Selbst wie auch des Systems – der Rolle des Selbst in einem wichtigen Beziehungsdrama und der Beziehung an sich. In einem Enactment dieser Art werden die wichtigsten Schemata oder Modelle vom Selbst und von anderen unmittelbar zugänglich, sodass sie umformuliert werden können. Dieser Veränderungsprozess wird in der EFIT und EFFT sichtbar. Zum Beispiel zeigt Amy mir, dass sie sich nun an ihre „herrische, distanzierte" Mutter wenden kann, die sie innerlich vor sich sieht und die für sie im Moment präsent ist. Unter diesen Umständen kann sie ihr mit klaren Worten ihre Verletztheit und Bedürftigkeit offenbaren. Sie lässt mich wissen: „Ich fühle mich jetzt, in diesem Augenblick, stabil und ruhig, und sie sieht für mich nicht mehr gefährlich aus, im Gegenteil. Ich erkenne, dass sie nicht weiß, was sie tun soll. Sie fürchtet sich vor mir. Wie ist das nur möglich? Etwas hat sich verändert. Ich verspüre sogar liebevolle Gefühle ihr gegenüber. Ich war überhaupt kein schlimmes Kind. Sie wusste nur nicht, wie sie sich als Mutter hätte verhalten sollen."

Terry wendet sich in Sitzung 15 der EFT mit folgenden Worten an seine Frau: „Wenn ich dieses zittrige Gefühl in mir zulasse und die Waffen, die ich normalerweise auffahre, strecke, statt dir deine Fehler nachzuweisen, bekomme ich wirklich Angst. Ich befürchte, dass du diese sanftere, unsichere Seite von mir vielleicht gar nicht willst. Aber hier bin ich, in voller Pracht, und ich wünsche mir so sehr, dass du mir meine Ängste nimmst. Dass du mit mir zusammenbleiben möchtest, dass du bei mir bleibst."

In einer EFFT-Sitzung sagt Tim, während seine Frau seine Hand hält, zu seinem Sohn: „Ich möchte ein guter Vater sein. Meine Familie hat mir dermaßen viele Regeln mitgegeben, dass ich die Übersicht verliere. Es tut mir leid, mein Sohn. Ich glaube, ich habe dich sehr enttäuscht. Es fällt mir schwer, das zu sagen. Ich möchte dich nicht verlieren oder verletzen. Ich möchte einen Weg finden, damit wir einander nahe sein können. Es fühlt sich merkwürdig an, aber es tut auch gut, dies auszusprechen." Bei diesen Worten kommen seinem bislang coolen, trotzigen und vermeidenden Sohn die Tränen. Er streckt beide Arme nach seinem Vater aus. Eine Kaskade innerer und interpersonaler Veränderungen ereignet sich.

Die Veränderungsereignisse konfrontieren uns mit Ängsten und veranlassen uns, zu den eigenen Bedürfnissen zu stehen und sie zu äußern. Alte, automatische Strategien der Emotionsregulation, alte Selbstbilder und Bilder von anderen werden aktiviert und aufgedeckt und können so bearbeitet werden.

Die Kraft einer sogenannten – in der psychotherapeutischen Literatur häufig beschriebenen – korrigierenden emotionalen Erfahrung manifestiert sich, sobald sie sich in einem Bindungskontext entfalten kann. Wenn eine solche Erfahrung in einer Sitzung auftaucht, hat sich die Klientin voll und ganz auf ihre Emotion eingelassen, die nun geordnet und herausdestilliert, als berechtigt anerkannt und gegenüber einem anderen Menschen authentisch zum Ausdruck gebracht werden kann. Der/die andere bezeugt das Auftauchen einer reichen, neuen Erfahrung und die Tatsache, dass die Klientin nun auf andere Weise als zuvor das Mosaik aus Bedürftigkeit und Angst, Selbst und anderem zusammensetzen kann. Die Anerkennung durch die Ersatzbindungsperson (die Therapeutin) oder durch eine reale Bindungsperson ist eine nachdrückliche Bestätigung der Verletzlichkeit und der Bedürfnisse des Klienten, aber auch seiner Fähigkeit, sein Erleben in einem neuen Gewahrsein aktiv zu rekonstruieren. Diese Validierung festigt nicht nur neue Erfahrungsdimensionen und neue Beziehungsmuster, sondern verbessert auch die Fähigkeit des Erlebenden selbst, seine innere Welt zu definieren und ihr zu vertrauen.

Im nächsten Kapitel beschreibe ich die wesentlichen EFT-Prozesse und -Interventionen, die verändernde Momente systematisch herbeiführen und den oben erläuterten korrigierenden Erfahrungen auf natürliche Weise den Weg bahnen. Ich spreche von einer *natürlichen* Anbahnung, weil der EFT-Therapeut diese Entwicklung als einen *organischen* Prozess versteht, der sich von innen heraus entwickelt. Ebenso wie ein guter Arzt weiß, wie er dem Körper zur Selbstheilung verhelfen kann, benutzt ein Therapeut, der sich auf Bindung und Emotion einzustimmen vermag, die Kraft natürlicher Prozesse, um Veränderung zu strukturieren.

Zum Merken und zum Beherzigen

- Enge Bindungsbeziehungen zu anderen Menschen bilden die Grundlage effektiven Funktionierens und psychischer Gesundheit. Wir können unsere Klienten halten, damit sie ihre Strategien, anderen zu begegnen, und die Emotionen, die diese Begegnungen antreiben, besser „sehen" und konstruktive Alternativen zu ihren habituellen Reaktionen finden können. Ein Kernbestandteil dieses Prozesses besteht darin, das Auftauchen von Emotionen zu unterstützen und den Klienten dabei zu helfen, sie zu regulieren und zu ihrem emotionalen Gleichgewicht zu finden.
- Erfahrungsorientierte Interventionen wie die EFT spiegeln die *Entdeckungen* der Bindungswissenschaft optimal wider und orientieren sich an den Grundsätzen der Bindungstheorie.
- Die Bindungstheorie veranlasst Therapeuten, der Regulation von Emotionen und der Erzeugung emotionaler Sicherheit in der Sitzung Priorität zu geben. Das bedeutet, dass der Therapeut aktiv präsent und eingestimmt, transparent und akzeptierend sein muss. Er muss innerhalb der Konstruktionen des Selbst und der emotionalen Realitäten arbeiten, aber auch in der Lage sein, die Konstruktionen interpersonaler Interaktionsmuster zwischen wichtigen anderen in der Gegenwart zu bearbeiten. Effektive Abhängigkeit führt zu einer effektiven Koregulation der Emotion und zur Entwicklung eines gesunden, kohärenten Selbstgefühls.
- Die Bindungstheorie dient als Landkarte der Phänomenologie elementarer Emotionen, elementarer selbst- und systemdefinierender Interaktionsmomente sowie der notwendigen und der hinreichenden Veränderungselemente.
- Stabilisierung, Umstrukturierung der Bindung und Konsolidierung sind die drei Stufen der Veränderung. Die Vertiefung des emotionalen Sich-Einlassens und die Gestaltung neuer Formen des Umgangs mit anderen sind für den Veränderungsprozess von zentraler Bedeutung. Emotionen dienen uns zur Orientierung, sie formen Bedeutungen, motivieren uns und vermitteln Informationen. Es gibt sechs Basisemotionen (Freude, Überraschung, Wut, Scham, Angst und Traurigkeit), die der Therapeut benutzt, um seinen Klienten neue Orientierungen aufzuzeigen, gemeinsam mit ihnen neue Bedeutungen zu geben und sie zu neuen Reaktionen sowie zu neuen Formen zwischenmenschlicher Verbundenheit zu motivieren. Korrigierende emotionale Erfahrungen, insbesondere die Erfahrung der effektiven Koregulation, führen in der EFT zur Neudefinition des Selbst und des Systems.

3. Intervention: mit Emotionen arbeiten, um korrigierende Erfahrungen und Interaktionen zu konstruieren

> *„Unsere Gefühle sind Algorithmen der Entscheidungsfindung, die sich evolutionär entwickelt haben, damit wir unser Verhalten an dem, was unserem Überleben und unserer Reproduktion am effektivsten dient, orientieren können.“*
>
> – Maia Szalavitz (2017, S. 51)

> *„Nur wenn man eine Einsicht auch im Bauch spürt, hat man sie wirklich verinnerlicht. ... Das Problem in der Therapie besteht also darin, einen Weg zu finden, wie eine wenig wirkungsvolle intellektuelle Selbsterkenntnis in emotionale Erfahrung umgesetzt werden kann. Nur wenn in der Therapie tiefe Emotionen freigesetzt werden, wird sie zu einem machtvollen Instrument der Veränderung.“*
>
> – Irvin Yalom (2013 [1988], S. 76)

In seinem letzten Buch erwähnt Bowlby (1988, S. 155) eine junge Mutter, die Gefahr lief, ihr Baby zu misshandeln. Die Therapeutin, die mit der Lebensgeschichte der jungen Frau vertraut war, vermutete, wie ängstlich, wütend und hoffnungslos sich diese als Kind ohne eine Beziehung, die ihr Sicherheit vermittelt hätte, gefühlt haben musste. Daraufhin konnte auch die Mutter selbst ihren Gefühlen Ausdruck geben, Fortschritte in ihrer Therapie erzielen und ihre Fähigkeit, für ihr eigenes Kind zu sorgen, verbessern.

Ein unerfahrener Therapeut wird in dem Beispiel womöglich nichts anderes als eine reguläre Therapiesitzung sehen und die Intervention der Therapeutin als einen Versuch verstehen, Einsicht zu erzeugen. Tatsächlich hätte die Situation zu mannigfaltigen unterschiedlichen Interventionen Anlass geben können, zumal das Wohlergehen eines Kindes auf dem Spiel stand. Wir können uns nur vorstellen, was in dieser Sitzung passierte und was sich für die junge Frau veränderte. Falls die Therapeutin aber mit einem erfahrungs- und bindungsorientierten Ansatz arbeitete, können wir uns unschwer denken, was geschah:

- Die junge Mutter fühlte sich von dieser Therapeutin geborgen, gehalten und bestätigt; sie hatte nicht den Eindruck, beurteilt oder von einer „Autorität“ bevormundet zu werden und gesagt zu bekommen, wie sie ihr Verhalten zu ändern habe, um ihrem Kind eine bessere Mutter zu sein.

- Die Therapeutin brachte die Mutter mit ihrer zugrunde liegenden Angst und Sehnsucht in Verbindung, mit elementaren Gefühlen, die wahrscheinlich durch das, was sie mit ihrem Baby erlebte, in ihr geweckt wurden.
- Als es der Klientin gelang, ihre eigenen Kindheitserfahrungen, ihre Verlustgefühle und ihre Sehnsucht zu erforschen, konnte sie auch emotional besser nachvollziehen, wie sich ihr Verhalten auf ihr Baby auswirkte.
- Vermutlich wuchs auch ihre Zuversicht, ihr Erleben als erwachsener Mensch anerkennen, annehmen und verstehen zu können.
- Mit der Therapeutin als Ersatzbindungsperson erlebte sie eine unterstützende Beziehung, in der sie ihre Sehnsucht nach *Verbundenheit* befriedigen konnte.
- Wenn sie in der Lage war, über diese Erfahrung weiterhin zu reflektieren und sie zu integrieren, wird sie erkannt haben, dass andere Menschen nicht immer vorhatten, sie abzulehnen oder zu verlassen. Dadurch wurde ihr Modell anderer Menschen erweitert, und die Möglichkeit, sich ihnen als Ressource zuzuwenden, rückte näher.

Carl Rogers, Vater der erfahrungsorientierten Psychotherapie, hätte diese Sitzung vermutlich als gemeinschaftliche Untersuchung der Sehnsuchts- und Verlustgefühle verstanden, welche die Art und Weise, wie die Mutter ihr Kind wahrnahm, und ihr emotionales Repertoire veränderte. Die Therapeutin fokussierte auf die Aktivierung von Gefühlen und deren Macht, das Verhalten gegenüber anderen zu steuern; das heißt, ihr ging es nicht um eine direkte Veränderung der Kognitionen oder des Verhaltens der jungen Frau. Die erschlossenen Emotionen waren spezifischer Art: Wut, Angst, Sehnsucht – die implizite Kehrseite von Angst und Entbehrung. Und diese Gefühle wurden erschlossen, um ein zentrales interpersonales Drama zu reorganisieren. Bowlby hätte das zu wenig empathische Verhalten der Mutter gegenüber ihrem Kind in Anbetracht ihrer eigenen Erfahrungen als „völlig verständlich" bezeichnet, und Rogers hätte auf ganz ähnliche Weise versucht, die Schwierigkeiten dieser Klientin anzuerkennen und mitzufühlen, um ihr die eingestimmte Responsivität entgegenzubringen, die sie als Kind nie erlebt hatte.

Bowlby und Rogers waren sowohl Forscher als auch Therapeuten, doch all die Studien über die Bindung im Erwachsenenalter, über Emotion und Emotionsregulation sowie über Veränderungsprozesse in der Therapie, die uns heute zur Verfügung stehen, waren ihnen noch unbekannt. Gleichwohl gelang es ihnen, auf ihre Klienten in einer Weise einzugehen, die mit den Erkenntnissen der modernen Therapieforschung im Einklang steht. Ganz gleich, ob wir eine Einzeltherapie durchführen oder ein Paar oder eine Familie begleiten – wir verfügen über standardisierte grundlegende Interventionen, die sowohl die ursprünglichen Formulierungen von Rogers' Modell und der Bindungstheorie einerseits als auch die moderne therapeutische Praxis der erfahrungsorientierten Therapie und der modernen Erforschung von Emotion und Veränderung innerhalb dieses Modells andererseits widerspiegeln. Alle drei Modalitäten – Emotionsfokussierte Einzel-, Paar- und Familientherapie – begreifen Veränderung als emotionales und interpersonales Phänomen. Im Anschluss an die nun folgende allgemeine Betrachtung der Interventionen und ihrer Übereinstimmung mit der modernen Forschung werden wir uns in späteren Kapiteln die jeweiligen Besonderheiten dieser Modalitäten ansehen.

3.1 Emotion und Veränderung in der erfahrungsorientierten Therapie

Seit jeher haben erfahrungsorientierte Therapien der Frage, wie Veränderungen herbeigeführt werden können, besondere Aufmerksamkeit gewidmet und dabei die aktive Rolle des Klienten im Veränderungsprozess hervorgehoben. Wenn wir die Prämisse der erfahrungsorientierten Therapien, der gemäß jeder Mensch über eine Tendenz zur Selbstaktualisierung verfügt, teilen, besteht die Aufgabe der Therapeutin lediglich darin, den natürlichen Entwicklungsprozess ihrer Klienten in Gang zu bringen und ihnen dabei zu helfen, auftauchende Blockaden zu bewältigen. Die direkte Arbeit mit den Emotionen spielt hierbei eine wesentliche Rolle.

Weil wir das, was wir verstehen, aktiv gestalten können, untersuchen wir in diesem Kapitel zunächst die Natur der Emotionen und die verschiedenen emotionalen Ebenen, bevor wir uns einem spezifischen Metabezugsrahmen und den in der EFT benutzten Techniken zuwenden. Es ist wichtig festzuhalten, dass die erfahrungsorientierte Perspektive den Emotionen traditionell eine vorrangige Bedeutung als Hauptquelle psychischer Veränderung beimisst und sie als von Grund auf adaptiv betrachtet. Den erfahrungsorientierten Modellen ist ein Vertrauen in die Validität und den Wert emotionalen Erlebens inhärent, das anderen Modellen oft fehlt. Erfahrungsorientierte Therapien vermeiden die in der Vergangenheit für den Therapiesektor charakteristische Polarisierung, die Emotionen entweder als aktive Geysire betrachtete, die jederzeit explodieren können und deshalb kathartisch abreagiert werden müssen, oder aber als chaotische, desorganisierende Kräfte, die von der Vernunft oder durch Verhaltenscoaching unter Kontrolle gebracht werden müssen.

Tatsächlich werden die Emotionen heute von vielen therapeutischen Modellen, die sie früher eher vernachlässigt haben, in einem positiveren Licht gesehen und in den Behandlungsprotokollen thematisiert. Zum Beispiel brachte die sogenannte dritte Welle der verhaltenstherapeutischen Interventionen auch die Akzeptanz der Emotionen mit sich (Hayes et al. 2013). Ein schärferer Fokus auf die Affekte ist mittlerweile Bestandteil zahlreicher unterschiedlicher Verfahren in den verhaltenstherapeutischen, psychodynamischen und interpersonalen Therapieschulen. Verglichen mit der Rolle, die sie in erfahrungsorientierten Behandlungen spielen, bleiben sie in diesen Modellen jedoch nach wie vor eher randständig. So werden Emotionen oft lediglich im Kontext einer vorherrschenden Fokussierung auf Gedanken oder Verhalten benannt. Wenn sie angesprochen werden, dann zumeist als etwas, das es mithilfe selbstberuhigender Strategien zu kontrollieren gilt oder das der Therapeut in Dienst nehmen kann, um Einsicht zu erzeugen.

Erfahrungsorientierte Therapien hingegen rücken die Emotionen ins Zentrum der Arbeit. Sie sind sowohl ein Ziel der angestrebten Veränderung – d. h. sie werden in der Therapie neu bearbeitet und auf eine besser angepasste Weise reguliert – als auch ein Agens der Veränderung, denn sie initiieren und formen Kognitionen und Handlungen. Die Verarbeitung des emotionalen Erlebens ist zentraler Bestandteil einer jeden Sitzung. Es wird benutzt, um die Konstruktion neuer Bedeutungen zu ermöglichen, Klienten zu neuen Handlungsweisen zu motivieren oder sie zu veranlassen, ihr Zugehen und ihr Reagieren auf andere zu verändern. Erfahrungsorientierte Methoden wie die EFT, die AEDP (Accelerated Experiential Dynamic Psychotherapy), Focusing sowie die prozess- und erlebnisorientierte Psychotherapie (Process-experiential Psychotherapy) – letztere wird mitunter ebenfalls als Emotionsfokussierte Therapie bezeichnet (in diesem Buch PE / EF) –, sie alle verfolgen und wecken Emotionen und prägen sie aktiv, auch wenn sie sich in der Art und Weise, wie sie Emotionen für Veränderung nutzbar machen, voneinander unterscheiden (Fosha 2000; Gendlin 1996; Elliott et al. 2013).

Immer mehr empirische Studien über therapeutische Veränderung erkennen an, dass Emotionen die Macht haben, Perspektiven zu ändern und die Tür zu neuen, adaptiven Informationen über das Selbst und andere zu öffnen. Emotionen organisieren unser Erleben und unsere Beziehungen. Wenn wir zum Beispiel traurig sind, gehen wir positiven Signalen gewöhnlich nicht auf den Grund; wir reagieren nicht auf sie, sondern schotten uns oft ab und lassen niemanden an uns heran. Unser Blick ist verändert, und wir nehmen andere Signale wahr als in einer Situation, in der wir zum Beispiel wuterfüllt sind; wir sind physiologisch anders organisiert. Emotionen beeinflussen, wie wir Informationen verarbeiten und welche Bedeutung wir ihnen zuschreiben, die wiederum zu unserer physiologischen Reaktion passt. Je nach Emotion *bewegen* wir uns in der Welt unterschiedlich und begegnen auch anderen Menschen unterschiedlich. Wenn wir wutentbrannt sind, strömt das Blut in unsere Hände, und unser Herzschlag beschleunigt sich. Wir registrieren jede Kränkung und erinnern uns an jede Verletzung, die wir erlitten haben. Wir sind überzeugt, dass unser Gegenüber uns voller Verachtung anblickt – wir erkennen es an seinen verächtlich heruntergezogenen Mundwinkeln –, und erheben unsere Stimme, um ihn zu „zwingen“, uns anzuhören.

Unter dem EFT-Blickwinkel betrachtet, führt der beste Weg zu Veränderungen im Leben und in der Therapie über die Gestaltung, das „Shaping“, neuer emotionaler Erfahrungen. Das bedeutet, dass emotionale Erfahrungen und ihre Wahrnehmung evoziert und über ein oberflächliches reaktives Verhalten hinaus erweitert werden; die Emotionsregulation wird verbessert, um die Bedeutungsgebung und die Verhaltensreaktionen flexibler zu gestalten und sie dem jeweiligen Kontext anzupassen. *In der EFT ist das Arbeiten mit Emotionen ein organischer Prozess, der lediglich eines Minimums an Technik bedarf. Die der Emotion selbst inneliegende Kraft kann benutzt werden, um Klienten in ein anderes Universum hineinzugeleiten.* Es lohnt sich, noch einmal zu wiederholen, dass sowohl Rogers als auch Bowlby davon überzeugt waren, dass ein guter Therapeut sich auf die angeborene Entwicklungsfähigkeit seiner Klienten einstimmt und diese fördert. So schrieb Bowlby (1988): „Die Aufgabe des Psychotherapeuten besteht ebenso wie die des Orthopäden darin, die Bedingungen für eine bestmögliche Selbstheilung herzustellen“ (S. 152). Wenn wir anerkennen, dass die Emotionen ein fester Bestandteil unseres biologischen, angeborenen und überlebensorientierten Bindungssystems sind, können wir davon ausgehen, dass die in der EFT eingeleiteten Veränderungsprozesse sich das sogenannte biologisch vorbereitete Lernen zunutze machen. Die Evolution hat uns so ausgestattet, dass wir lebenslang vor etwas zurückscheuen werden, das einmal intensive Ekelgefühle in uns ausgelöst hat. In ähnlicher Weise bleibt uns das Gefühl *(felt sense)* von Sicherheit und emotionaler Ausgewogenheit, sobald wir es einmal erlebt haben, für alle Zeiten als korrigierende, selbstheilende Kraft (zum Beispiel in der erfahrungsorientierten Psychotherapie) erhalten.

Die Regulation unserer Emotionen

Bevor wir den Veränderungsprozess in einer bindungsorientierten Therapie wie der EFT näher erläutern, müssen wir die Emotionsregulation verstehen. Was meinen wir, wenn wir von der Regulation unserer Gefühle sprechen? Regulation ist die Fähigkeit, *Zugang* zu einer ganzen Bandbreite von Emotionen zu finden, sie aufmerksam wahrzunehmen, eindeutig zu *identifizieren,* sie zu *modifizieren,* indem wir sie in uns selbst und einem anderen Menschen entweder dämpfen oder verstärken, und sie sodann zu *benutzen,* um Bedeutung zu bestimmen und unser Denken und Handeln so auszurichten, dass es unseren Prioritäten in der jeweiligen Situation gerecht wird. In der Sitzung hilft die EFT-Therapeutin ihren Klienten, ihre Emotionen zu regulieren und die Intensität und das emotionale Engagement zu beruhigen oder zu titrieren. Zumeist ist es ihre Aufgabe, den Klienten dabei zu helfen, eine *Arbeitsdistanz* zu den jeweils auftauchenden Emotionen zu wahren. Emotionen werden herauf- oder herunterreguliert, damit die Klienten innerhalb ihres persönlichen Toleranzfensters bleiben können, während sie sich auf das unbekannte Terrain neuer, schwieriger Gefühle begeben.

Neue Konzepte und Möglichkeiten, Emotionen zu verstehen, helfen uns, effektiver mit ihnen zu arbeiten, und viele dieser neuen Möglichkeiten weisen eine vorzügliche Passgenauigkeit mit EFT-Interventionen auf. Die Arbeit von Lisa Feldman Barrett über emotionale Spezifität, von ihr mit dem Begriff der „Granularität“ bezeichnet, der in der Linguistik für die Schärfe des Ausdrucks steht (Feldman Barrett 2004), wirft Licht auf die unterschiedliche Art und Weise, wie Menschen ihre Emotionen erleben, wahrnehmen und verstehen. Feldman Barrett ist der Ansicht, dass Menschen, die ihre Gefühle in Worte fassen können und ihr Erleben tiefer Verzweiflung und Traurigkeit mit hoher Spezifität und Komplexität konstruieren, mit geringerer Wahrscheinlichkeit zu negativen Strategien der Selbstregulation wie Aggression, Selbstverletzungen oder exzessivem Trinken greifen werden. Sie zeigen eine geringere neurale Reaktivität auf Situationen, in denen sie sich abgelehnt fühlen, und leiden im Allgemeinen unter weniger starken Ängsten und Depressionen. Einer anderen Studie zufolge halfen das präzise schriftliche Schildern einer schwierigen Situation im Tagebuch und die exakte Benennung der Emotionen den Probanden, mit Stress besser umzugehen als andere Studienteilnehmer, die weniger gut in der Lage waren, ihre emotionalen Reaktionen differenziert zu beschreiben. Die Fähigkeit, spezifische Emotionen exakt und subtil darzulegen, dient offenbar auch als Präzisionsinstrument, um angemessene Entscheidungen treffen und Probleme erfolgreich lösen zu können (Kashdan, Feldman Barrett & McKnight 2015). Menschen mit einer diagnostizierten schweren depressiven Episode und einer Sozialphobie weisen signifikant niedrigere Grade an emotionaler Differenzierung auf als andere, selbst wenn man den Schweregrad ihrer Beeinträchtigung mitberücksichtigt. Die positiven Auswirkungen des Tagebuchführens und der schriftlichen Schilderung eigener emotionaler Erfahrungen auf die psychische Gesundheit bestätigen auch, dass das Verbalisieren von Gefühlen an sich bereits emotionsregulierend wirkt (Pennebaker 1990b). Über Gefühle zu schreiben ist eine von mehreren Möglichkeiten, Emotionen zu konkretisieren. Eine Parallele dazu ist das laufende Wahrnehmen des emotionalen Erlebens, das Reflektieren über die Emotionen und deren *Einordnung* – allesamt Schlüsselelemente in der EFT-Praxis. Im Grunde verwandeln EFT-Therapeuten flüchtige, vage emotionale Hinweise und geflüsterte Andeutungen laufend in konkretes, spezifisches Erleben. Dies macht sie zu Granularitätsexperten!

Wie schon erwähnt, kann die Emotionsregulation mehr oder weniger adaptiv ausfallen. Wir wissen heute, dass sie eine maßgebliche Rolle bei der Entstehung und Aufrechterhaltung der Psychopathologie spielt. Unterdrückung der Gefühle, zwanghaftes Grübeln und Vermeiden sind – anders als besser angepasste Strategien wie Akzeptanz (anstelle des Vermeidens bestimmter Erfahrungen) und Neubeurteilungen – mit mannigfaltigen psychischen Störungen assoziiert, insbesondere mit Angsterkrankungen und Depressionen (Mennin & Farach 2007; Aldao et al. 2010).

So neigen depressive Jugendliche dazu, sich von ihren eigenen Gefühlen zu distanzieren. Sie geben sich selbst die Schuld, wenn sie sich von anderen abgelehnt fühlen, neigen zu zwanghaftem Grübeln, malen sich Katastrophenszenarien aus und sind im Übermaß mit Themen der Ablehnung, der persönlichen Unzulänglichkeit und des Versagens beschäftigt (Stegge & Meerum Terwogt 2007). Bei einer inadäquaten Emotionsregulation werden Interaktionen mit anderen Menschen leicht als Überforderung empfunden. Jedes Gefühl erscheint überwältigend, sodass sich ein Zustand entwickelt, in dem alles in die Depression hineinführt und es nichts gibt, das hinausführen könnte.

Strategien der Emotionsregulation lassen sich auch unter dem Aspekt der emotionalen Intelligenz betrachten. Salovey et al. (1995) nehmen an, dass Emotionen als wichtige Informationsquelle dienen und dass die Fähigkeit, diese Informationen zu verarbeiten, von Mensch zu Mensch variiert. Diese Verarbeitung setzt auch die Fähigkeit voraus, Emotionen wahrzunehmen, ihre Bedeutung klar zu erkennen und sie zu regulieren. Beispielsweise ist die Fähigkeit, an der Mimik und der Stimme anderer Menschen emotionale Signale zu erkennen, individuell höchst unterschiedlich ausgeprägt (Baum & Nowicki 1998; Nowicki & Duke 1994). Gleiches gilt, wie schon erwähnt, auch für die Präzision oder *Granularität* (Spezifität und Komplexität), mit der das eigene emotionale Erleben automatisch wahrgenommen wird.

3.2 Der Beitrag der Bindung zur Affektregulation

Im Allgemeinen unterstützt die Bindungssicherheit, d.h. das Gefühl der Verbundenheit mit anderen, positive Strategien und Prozesse der Affektregulation (siehe 2. Kapitel). Diese Sicherheit fördert unser emotionales Gleichgewicht. Menschen mit hoher Bindungssicherheit können ihr Gleichgewicht an jedem Punkt einer emotionalen Erfahrung besser wahren. Sie werden weniger leicht getriggert, neigen zu eher gutartigen mentalen Konstruktionen und halten Mehrdeutigkeit besser aus. Sie führen unerwünschte Ereignisse auf kontrollierbare, kontextabhängige und vorübergehende Ursachen zurück und haben gelernt, dass Kummer und Verzweiflung im Allgemeinen zu bewältigen sind. Auf der Ebene der physiologischen Reaktionen ist das Risiko, dass diese Menschen in einen Zustand angstvoller Übererregung geraten und darin gefangen bleiben oder dass sie sich habituell emotional betäuben oder „dichtmachen“, gering. Es fällt ihnen leichter, der Bedeutung einer Erfahrung auf den Grund zu gehen; sie vertrauen den Informationen, die ihre Emotionen ihnen geben, und benutzen sie, um sich in der Welt zu orientieren und auf sie einzuwirken.

Sie können über ihr emotionales Erleben auch reflektieren und es einordnen – eine Fähigkeit, die sich wahrscheinlich in früher Kindheit in der Beziehung zu einer liebevollen Bindungsperson entwickelte. Diese Bezugsperson konnte über das mentale Erleben des Säuglings nachdenken und es ihm, „übersetzt in die Handlungssprache, die der Säugling verstehen kann, widerspiegeln. So wird dem Baby die Illusion vermittelt, dass der Prozess der Spiegelung psychischer Prozesse innerhalb seiner eigenen mentalen Grenzen stattgefunden hat. Dieser Hintergrund ist notwendig, damit sich ein fest verankertes reflektierendes Selbst entwickeln kann" (Fonagy et al. 1991). Das emotionale Gleichgewicht bewirkt, dass sicher gebundene Menschen ihre emotionalen Erfahrungen mit geringerer Wahrscheinlichkeit verleugnen, verzerren oder übertreiben (Shaver & Mikulincer 2007). Sie können ihren eigenen Emotionen und den Emotionen anderer gegenüber offen bleiben, sie in Worte fassen und mitteilen und als Orientierung für effektives Handeln benutzen.

Im Gegensatz dazu fördert eine vermeidende oder ängstliche Bindung den „defensiven Ausschluss", die Unterdrückung, der Emotion (Bowlby 1980) oder bewirkt – umgekehrt – eine Intensivierung oder gar chronische Aktivierung. Unterdrückte Gefühle können dann, wie schon erwähnt, explosionsartig zutage treten, denn zumeist versagt diese prekäre Strategie bei hohem Stress. Eine chronische Aktivierung lässt sich bei ängstlich gebundenen Menschen beobachten, die sich in ihren Gefühlen wie in einem Netz verstricken, unentwegt über reale oder potenzielle Bedrohungen nachgrübeln und negative Erfahrungen verallgemeinern, sodass ein Hinweisreiz eine ganze Flut weiterer Reize triggert. Verwirrung und Inkohärenz sind die Folge. Weshalb unsicher gebundene Partner zu Wut, Feindseligkeit und Gewalt neigen, ist unschwer zu erkennen. Dieses Verhalten findet sich vor allem bei ängstlich gebundenen, aber auch bei vermeidend gebundenen Menschen, obwohl diese sich bemühen, ihre Vulnerabilität zu verleugnen. Interessant ist vor allem, dass ängstlich gebundene Menschen angesichts einer realen existenziellen Bedrohung, die mit Bildern vom Tod und Gedanken ans Sterben einhergeht, in endlosem Grübeln und wachsender Angst versinken, während Menschen mit vermeidendem Bindungsstil ihre Angst unterdrücken, aber eine erhöhte implizite / unbewusste Reaktivität auf Signale, die mit dem Tod zusammenhängen, zeigen. Menschen beiderlei Bindungstyps neigen dazu, andere Personen kritisch zu beurteilen und zu bestrafen – anders als sicher gebundene Menschen, die ihre Todesangst bewältigen, indem sie ihre Energien auf Gedanken an eine symbolische Unsterblichkeit lenken. Sie denken zum Beispiel darüber nach, ein Vermächtnis zu hinterlassen, und empfinden einen verstärkten Wunsch nach intimer Verbundenheit mit anderen.

Nachdem wir unser Verständnis der Emotionen erweitert haben, wenden wir uns nun einer Übersicht der Veränderungsprozesse zu, die in der EFT als bindungsorientierter Intervention stattfinden.

3.3 Der erfahrungsorientierte Veränderungsprozess in der EFT

Studien über Veränderungsprozesse in erfolgreichen Therapien identifizieren ein ums andere Mal zwei grundlegende Faktoren: die Vertiefung des Sich-Einlassens auf Gefühle und die Erzeugung affiliativer Interaktionen mit Bindungspersonen (Greenman & Johnson 2013). Diese Ergebnisse bestätigen die vom EFT-Modell beschriebene Theorie der Veränderung.

Erfahrungs- und bindungsorientiert arbeitende Therapeuten nehmen Bowlbys Überzeugung von der Macht der Gefühle ernst. Das Ziel einer jeden Sitzung besteht darin, die Art und Weise zu verändern, wie Klienten mit ihrem emotionalen Erleben umgehen. Der Therapeut hilft ihnen dabei, mit der Weisheit ihrer Emotionen in Verbindung zu kommen, Gefühle zu benutzen, um ihrem Leben eine Richtung zu geben, sie angemessener einzuordnen oder zu regulieren und eigene Bedürfnisse klarer zu identifizieren; darüber hinaus gilt es aber auch zu verstehen, wie die aktive Konstruktion des eigenen emotionalen Erlebens das Selbstgefühl und die Muster der zwischenmenschlichen Interaktionen prägt. Im Folgenden werden wir erklären, wie wir mit Emotionen arbeiten, um diese Ziele zu erreichen.

Therapeuten müssen imstande sein, zwischen verschiedenen Ebenen des emotionalen Engagements zu unterscheiden, damit sie die Emotionen systematisch aktivieren und sie erkennen können, wenn sie im Klienten auftauchen. Die Messungen, die zu Forschungszwecken benutzt werden, erleichtern uns die Identifizierung therapeutischer Phänomene. So haben EFT-Studien mit der Experiencing Scale (EXP; Klein, Mathieu, Gendlin & Kiesler 1969) gearbeitet, um die Ebenen des emotionalen Engagements zu erfassen und zu bestimmen, wie eine Vertiefung dieses Engagements tatsächlich aussieht. Die EXP misst die Veränderung der Ebenen des emotionalen Engagements. In den Anfangsphasen der Therapie bleibt dieses Engagement relativ gering, d. h. die Klienten machen vorwiegend unpersönliche, oberflächliche oder abstrakt diskursive Bemerkungen über ihr Gefühlsleben. Später beginnen sie, Körpergefühle zu erkennen, ihnen nachzuforschen und sie in Worte zu fassen. In den fortgeschrittenen Therapiephasen lassen neue, korrigierende Erfahrungen neue Bedeutungen und damit einen neuen Bezugsrahmen entstehen; die Emotionen werden von den Klienten nun aktiv benutzt, um sich auf diesem neuen Territorium zu orientieren. Mit der Vertiefung des emotionalen Erlebens und seiner Verbalisierung wird auch die interpersonale Verbundenheit in den Interaktionen zwischen den Klienten und der Therapeutin, die im Lauf des Therapieprozesses zu einer imaginierten Bindungsperson wird, oder (im Fall der Paar- und Familientherapie) zwischen den Bindungspersonen im Raum offener und authentischer.

James leidet unter Depressionen und erklärt mir in einer frühen Sitzung, dass alle Menschen infolge der politischen und wirtschaftlichen Verhältnisse Narzissten seien. Er hat dieses Statement offensichtlich schon des Öfteren abgegeben und klingt unbeteiligt und distanziert. Man würde dieses recht unpersönliche Gespräch als Stufe 1 oder 2 kodieren. Als James' Behandlung Fortschritte macht, erreicht er Stufe 3 und untersucht seine Beziehung zu seiner im Sterben liegenden Mutter. Er spricht über Situationen, die er als Erwachsener erlebt hat, Situationen, in denen er wütend war und sich wie ein Kind zurechtgewiesen fühlte. Danach zählt er sämtliche Maßnahmen auf, die er ergriffen hat, um seine Reaktion auf solche Vorfälle unter Kontrolle zu halten – zum Beispiel hat er manche Menschen „abgeschrieben", weil er ihnen nicht mehr traute. Im weiteren Therapieverlauf erreicht er die 4. und 5. Stufe. Seine Schilderungen dieser Ereignisse fallen nun persönlicher aus, denn er kann seine Vermutungen detailliert und eindringlich wiedergeben. Er nimmt sanfte, verletzliche Gefühle wahr und widmet ihnen in den Sitzungen Aufmerksamkeit, weist darauf hin, dass er sich in Gegenwart seiner Mutter „klein" fühlt und es nicht wagt, seine „Rüstung" abzulegen. Er möchte sich „verstecken", obwohl die Mutter doch mittlerweile so gebrechlich ist. Auf den Stufen 6 und 7 erforscht und *entdeckt* James schließlich seine unmittelbaren Gefühle und den Schmerz darüber, dass er sich als Kind nie geliebt fühlte. Er kommt mit der Resignation und Hilflosigkeit in Berührung, die er damals empfand, und kann die Folgen, die diese emotionalen Erfahrungen für sein Leben hatten, beschreiben. Die emotionale Erfahrung ist nun lebendig und ganz konkret spürbar, und James schildert sie auf eine Weise, die meine Empathie weckt. James kann seine Verletzlichkeit nun ertragen, ohne das emotionale Gleichgewicht zu verlieren. Er ist voll und ganz *präsent*. Die neuen Ebenen, die sein Gewahrsein für seine Gefühle erreicht hat, können seinem Aufbruch in neue Motivationszustände, neue Erkenntnisse und existenzielle Positionen als Sprungbrett dienen. James berichtet mir: „Ich kann um meine Mutter nicht trauern. Ich habe im Grunde nie eine Mutter gehabt (er weint). Sie war nie für mich da. Wahrscheinlich war sie dazu gar nicht in der Lage. Ich bin allein aufgewachsen und war überzeugt, dass irgendetwas mit mir nicht stimmt. Das kann ich betrauern – ich trauere um den kleinen James, der sich so klein in der Welt fühlte und dem so kalt war. Und noch immer verstecke ich mich. Es ist so schwer, Hoffnung zuzulassen. Wenn ich Sie jetzt, in diesem Moment, anblicke, sehe ich, dass Sie für mich traurig sind. Das fühlt sich gut an, aber ich muss noch ein wenig weinen. Vielleicht mache ich mich dann auf den Weg und suche, was ich nie gehabt habe." Als James seine Therapie beendet, öffnet er sich neuen Erfahrungen. Er hat sein emotionales Gleichgewicht gefunden und benutzt sein neu auftauchendes emotionales Erleben vertrauensvoll als Orientierung für sein Handeln. Bindungstheoretisch gesprochen: Er kann sein Erleben *kohärent* beschreiben und in Worte fassen. Die Formulierungen sind expansiv – James stagniert nicht länger, sondern hat eine Reise angetreten. Diese neue Stufe des emotionalen Engagements verändert die Färbung seiner Beziehungen, öffnet die Tür zu einer authentischeren Verbundenheit mit anderen, zu tieferem Mitgefühl für sich selbst und andere und zu der Fähigkeit, das Risiko enger Beziehungen einzugehen, intime Beziehungen aufzubauen und aufrechtzuerhalten.

Man kann die einzelnen Elemente der verschiedenen Emotionen des Klienten und der sich vertiefenden Intervention identifizieren und das emotionale Erleben zu einem geordneten, kohärenten Ganzen zusammenfügen. Klienten wie James werden dadurch veranlasst, tiefer und umfassender auf ihr inneres Erleben einzugehen, statt ihm auszuweichen oder es zu unterdrücken. Im Zuge dieses Prozesses erweitert sich die Bandbreite der Emotionen. Neue Elemente tauchen auf, zum Beispiel wenn die Wut einem Verlust- und Trauergefühl weicht. (Später werden wir erläutern, wie wir Klienten helfen können, diese neue Stufe des emotionalen Erlebens in ihre interpersonale Welt einzubringen – ein Prozess, den wir als Enactment bezeichnen.) Auch eine besser angepasste, flexiblere Affektregulation und wachsende Sicherheit gehen mit der Veränderung der Modelle vom Selbst und von anderen Menschen – der Persönlichkeit, wenn man so will – einher. So schreiben die Bindungsforscher Mikulincer und Shaver (2016):

> „Nachdem sicher gebundene Menschen emotionserzeugende Ereignisse bewältigt oder sie in positivem Licht neu beurteilt haben, müssen sie andere Bestandteile des emotionalen Prozesses häufig weder verändern noch unterdrücken. Sie nehmen ein, wie Lazarus es ausdrückt, ‚Kurzschließen der Bedrohung' vor, d. h. sie lassen die störenden und dysfunktionalen Aspekte der Emotion außer Acht und profitieren von ihren funktionalen, adaptiven Eigenschaften. So können sie für ihre Emotionen offen bleiben, sie anderen gegenüber frei und zutreffend äußern und sie uneingeschränkt und unverzerrt erleben. Darüber hinaus können sie davon ausgehen, dass der Ausdruck von Emotionen andere Menschen zu gutartigen Reaktionen veranlassen wird."
>
> (S. 189)

In der EFT übersetzt sich die neue emotionale Musik in neue Tanzschritte und neue Ebenen des Sich-Einlassens auf andere. An späterer Stelle werde ich in diesem Kapitel beschreiben, wie der Therapeut kontinuierlich eine Kaskade von Veränderungen in den vom Klienten empfundenen Emotionen in Gang setzt, die zu modifizierten Bedeutungen und Verhaltensweisen führen und dadurch wiederum positive Veränderungen der Interaktionsmuster einleiten. Diese Metasequenz der Interventionen wird in der EFT als Tango bezeichnet. Diese Metapher steht für einen pausenlosen, improvisierten Tanz zu emotionaler Musik. Der Tanz kann zerfahren wirken und zu einer Distanzierung, zu Fehleinstimmung und Disharmonie führen, er kann aber auch in physiologische und psychische Harmonie und Synchronie einmünden. Aufgrund seines Improvisationscharakters ist die Qualität des Tangos fast vollständig abhängig von der gegenseitigen Einstimmung und der Verbundenheit der Tänzer.

Wenn sich die beiden Partner vorbehaltlos auf den anderen einlassen, ist zwischen Tänzern und Tanz kaum zu unterscheiden.

3.4 Erforschung des emotionalen Engagements in der Therapie

Was sagt uns die Verlaufs- und Ergebnisforschung über die Rolle, die das emotionale Engagement in erfolgreichen erfahrungsorientierten Therapien spielt?

Was die Paartherapie betrifft, so kamen neun EFT-Studien zu dem Ergebnis, dass emotionale Tiefe und offenere Interaktionen mit intensiverem innerem Engagement und höherer Responsivität, die in der Structural Analysis of Social Behavior (SASB; Benjamin 1974) als besonders affiliativ kodiert sind, Erfolg vorhersagen (Greenman & Johnson 2013). Veränderungsereignisse *(change events)* in der Umstrukturierungsphase der EFT, definiert nach Maßgabe der Werte auf der EXP und in der SASB, wurden übereinstimmend mit positiven Veränderungen am Ende der Therapie und in der Follow-up-Untersuchung in Verbindung gebracht. Diese Veränderungsereignisse in späten Therapiephasen der EFT für Paare werden als *Erweichen (softenings)* bezeichnet, weil die in höherem Maß zu Schuldzuweisungen und Vorwürfen neigenden Partner häufig nachsichtiger gegenüber dem / der anderen werden, sich zu ihren eigenen Ängsten bekennen und darum bitten, dass der / die andere ihre Bindungsbedürfnisse befriedigen möge. In den Sitzungen werden solche Veränderungsereignisse nur dann initiiert, wenn der eher zurückgezogene Partner einen ähnlichen Prozess bereits durchlaufen hat – das heißt, wenn er emotional wieder beteiligt, stärker präsent und responsiv ist. In der EFFT wurden diese Veränderungsprozesse nicht erforscht, doch die langjährige therapeutische Beobachtung sagt uns, dass dieselben Prozesse zwischen erwachsenen Partnern wie zwischen Eltern und Kindern ablaufen.

Freilich gibt es Veränderungsereignisse anderer Art, doch auch sie gehen offenbar immer mit einer intensiven inneren Beteiligung einher. Wenn beispielsweise in der Sitzung Erinnerungen aus der Vergangenheit geweckt und mit neuen, aktuellen Erfahrungen verbunden werden, verändern sich diese Erinnerungen, weil die Vergangenheitsnarrative das neue Erfahrungsmaterial assimilieren (Schiller et al. 2010). So vermuteten schon Alexander und French (1946), dass das Wiedererleben alter Schwierigkeiten, die aber in der Gegenwart anders als in der Vergangenheit sowohl auf intrapsychischer wie auch auf interpersonaler Ebene gelöst werden können, möglicherweise das Geheimnis jeder signifikanten therapeutischen Veränderung sei.

Die Forschung bestätigt auch das therapeutische Potenzial der Arbeit mit den Emotionen in der Einzeltherapie. Studien über die PE / EF, die der – stärker systemisch- und bindungsorientierten – EFT ähnelt, weil sie ebenfalls aus der erfahrungsorientierten Theorie hervorgegangen ist, erzielen bei Angst- und Depressionserkrankungen im Allgemeinen ähnliche Ergebnisse wie die Kognitive Verhaltenstherapie. Die Forscher fanden auch heraus, dass die mit dem ECR-R gemessene Intensität des Erlebens der Klienten in der Therapie übereinstimmend mit einem positiven Ergebnis assoziiert ist. Je höher die Intensität, desto besser das Ergebnis (Elliott, Greenberg & Lietaer 2004). Eine aktuelle Metaanalyse von insgesamt zehn Studien zeigt, dass die Erfahrungsintensität in der PE / EF zwar höher ist als in interpersonalen Therapien oder Kognitiven Verhaltenstherapien, gleichwohl aber in sämtlichen Modellen höhere Intensitätswerte mit positiven Ergebnissen zusammenhängen (Pascual-Leone & Yeryomenko 2016). Ein Anstieg der Erfahrungsintensität zwischen der Früh- und der Spätphase der Therapie scheint das Ergebnis darüber hinaus zuverlässiger vorherzusagen als das Arbeitsbündnis; ein hohes emotionales Arousal war in Verbindung mit dem reflektierten Nachdenken darüber mit guten, hohes Arousal ohne Reflexion mit schlechten Ergebnissen assoziiert. Diese Beobachtung erscheint schlüssig: Der ECR-R misst nicht lediglich das Arousal, sondern auch die Fähigkeit der Probanden, ihrem Erregungszustand eine Bedeutung zuzuschreiben. Hingegen scheint eine frühe Fähigkeit, Emotionen zu verarbeiten (die wahrscheinlich angeborene Fähigkeiten widerspiegelt), das Ergebnis nicht zu beeinflussen, während die Entwicklung wachsender emotionaler Tiefe in der Therapie sich als zuverlässiger Prädiktor erwies. Bei der imaginären Konfrontation mit anderen in der PE / EF (einer elementaren Technik, die auch in der EFIT zum Einsatz kommt) sagte die Arbeit mit dem „leeren Stuhl" auch ein stärkeres therapeutisches Engagement der Klienten voraus und trug zudem zur Verringerung interpersonaler Probleme bei.

Darüber hinaus zeigen spezifische Beobachtungen, dass die Tiefe des erfahrungsorientierten Fokus des Therapeuten Klienten hilft, ihr Erleben zu intensivieren. Die Empathie des Therapeuten, seine Einstimmung auf die Klienten und die Art und Weise, wie er exploriert, beeinflussen nachweislich die Tiefe des Erlebens der Klienten und die Komplexität der Erfahrungsverarbeitung (Gordon & Toukmanian 2002; Elliott et al. 2013). Die hier zusammengefassten zahlreichen Studien bestätigen alle samt das therapeutische Potenzial eines aktiven Sich-Einlassens auf die von Moment zu Moment auftauchende emotionale Erfahrung und ihrer Verarbeitung.

Festzuhalten ist auch, dass Veränderung in allen erfahrungsorientierten Therapien ein kooperativer Prozess ist. Analysen der vom US-amerikanischen NIMH (National Institute of Mental Health) durchgeführten Studie über Depressionstherapien (Coombs, Coleman & Jones 2002) mit sowohl kognitiv-behavioralen als auch mit interpersonalen Verfahren zeigten, dass das gemeinsame Erforschen der Emotionen mit erfolgreichen Ergebnissen zusammenhing, ein stärker coaching-orientierter, direktiver Prozess, der die Emotionen zugunsten kognitiver Themen und Beratung eher bagatellisiert, hingegen nicht. Zu ähnlichen Ergebnissen gelangten Jahre zuvor bereits Jones und Pulos (1993).

Die Erforschung des erfolgreichen therapeutischen Prozesses liefert Anhaltspunkte für die Prozesse, die mit Veränderungen korrelieren, und verweist somit auf die Richtung, die das dramatische Geschehen in der Sitzung einschlagen sollte. Diese kurze Übersicht konzentrierte sich insbesondere auf die Rolle, die unsere Emotionen für Veränderungen spielen, weil sie in der EFT von zentraler Bedeutung sind. Es ist insbesondere hilfreich, Schlüsselereignisse von Veränderung oder emotional aufgeladene Momente zu identifizieren, die eine ganze Veränderungskaskade in Gang setzen können. Als Therapeutin kann ich auf diese Ereignisse zuarbeiten, sie gezielt choreografieren und meinen Klienten auf diese Weise helfen, Veränderungen in ihr Leben zu integrieren.

Zu beachten ist, dass es in der Psychotherapie eine Tendenz gibt, Behandlungsverfahren, spezifische Veränderungsprozesse und Techniken als irrelevant zu betrachten und sich stattdessen auf die sogenannten allgemeinen oder gemeinsamen Faktoren, etwa das therapeutische Bündnis, zu konzentrieren. Wer sich speziell für dieses Thema oder für die Elemente interessiert, die für eine erfolgreiche Therapie als notwendig erachtet werden, findet entsprechende Informationen in Anhang 2. Dort werden diese Punkte in Bezug auf den Inhalt dieses Buchs erörtert. Im Anhang erläutere ich auch meine Auffassung, dass sogenannte allgemeine Faktoren weniger allgemein sind als vermutet und dass sie, selbst wenn wir sie kennen und ihnen Rechnung tragen müssen, als Orientierung für effektive Interventionen nicht ausreichen.

3.5 Das Herz der EFT-Intervention: der Tango

Es ist Zeit, das Basisrepertoire an Interventionen, die der Therapeut immer wieder in allen Phasen und Formen der EFT benutzt, zu erörtern. Die Konzeptualisierung einer bindungsorientierten Psychotherapie bedeutet naturgemäß, dass bestimmte Prozesse in den Sitzungen Priorität erhalten. Damit sich diese Prozesse entfalten können, müssen die Interventionen des Therapeuten einer spezifischen Reihenfolge gehorchen. Freilich wird mit jedem Interventionsset in einer erfahrungsorientierten Therapie improvisierend gearbeitet, mit unterschiedlichem Tempo und wechselnder Intensität in den verschiedenen Behandlungsphasen, aber auch in einzelnen Sitzungen. Diese Konstellation von Interventionen und entsprechenden Veränderungsprozessen des Klienten wird als *EFT-Tango* bezeichnet (siehe Abb. 3.1) und lässt sich am besten als eine Sequenz von fünf „Tango-Moves" beschreiben:

1. *Spiegeln des gegenwärtigen Prozesses.* Die Therapeutin stimmt sich auf die Zyklen der Affektregulation (z. B. betäubende Wutausbrüche, die sich in Scham und Verstecken auflösen) und auf die Interaktionszyklen (wenn ich mich verstecke, machst du mir Vorhaltungen, dann schließe ich dich noch stärker aus, verstärke dadurch deine Aggression usw.) ein, spiegelt sie empathisch wider und versucht, sie zusammen mit dem Klienten zu klären. Hierbei geht es in erster Linie darum, wie Klienten in der Gegenwart aktiv und häufig unbewusst innere emotionale und interpersonale interaktionale Realitäten zu Zyklen konstruieren, die sich selbst aufrechterhalten.

2. *Zusammenfügen und vertiefen der Affektelemente.* Gemeinsam mit dem Klienten entdeckt die Therapeutin die Elemente der Emotionen, setzt sie zusammen und ordnet sie in einen interpersonalen Kontext ein, der ihnen Kohärenz und „Ganzheit" verleiht. Häufig führt dies zu einer Erweiterung der Wahrnehmung tiefer Elemente oder Ebenen der Emotion.

3. *Choreografieren engagierter Begegnungen.* Erweiterte und vertiefte innere Realitäten werden in strukturierten, von der Therapeutin angeleiteten Interaktionen aufgedeckt, sodass neue innere Prozesse zu neuen Formen der Interaktion und des Umgangs mit realen oder imaginierten anderen werden.

4. *Prozessieren der Begegnung.* Die neuen Reaktionen in der Interaktion werden erforscht, integriert und zudem zu vorliegenden Problemen in Beziehung gesetzt. In der Paar- und Familientherapie werden Sackgassen oder negative Reaktionen auf neue Verhaltensweisen des anderen eingedämmt oder mit der Therapeutin zusammen weiterbearbeitet. In der Einzeltherapie könnte eine negative, ablehnende Reaktion von einem anderen Selbstanteil ausgehen.

5. *Integrieren und validieren.* Neue Entdeckungen und neue, positive Reaktionen in der Interaktion werden hervorgehoben und gespiegelt. Die Therapeutin bietet Validierung an, um Kompetenz und Zuversicht aufzubauen. Dieser Prozess wirft insbesondere Licht auf das innere Erleben und darauf, wie es Interaktionsmuster in einer sich selbst verstärkenden Weise prägt. Er macht deutlich, dass der Charakter dieser interpersonalen Verbindung wiederum unser inneres Erleben und das Selbstgefühl formt.

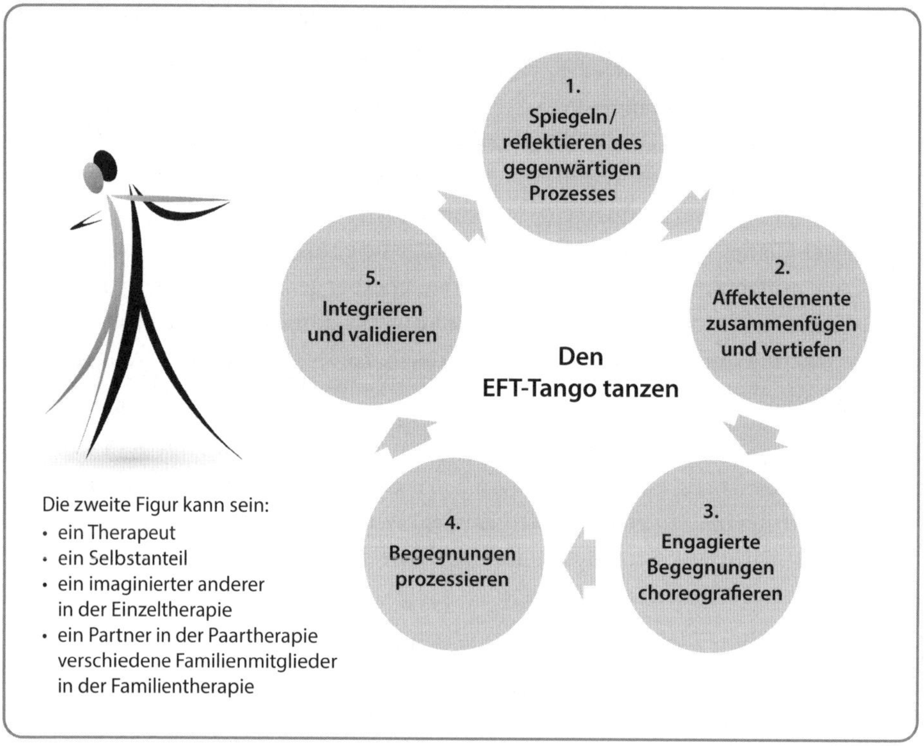

Abbildung 3.1: Die fünf EFT-Tango-Moves

Im Folgenden sehen wir uns die einzelnen Tango-Moves genauer an.

EFT-Tango-Move 1: Spiegeln des gegenwärtigen Prozesses

Im Kontext des wachsenden therapeutischen Bündnisses besteht der erste Schritt des Therapeuten darin, der Klientin den Prozess, der sich aktuell, in der Gegenwart, in seiner Anwesenheit vollzieht, mit einfachen, auf sie eingestimmten Worten zu beschreiben. Das bedeutet, die erfahrungsbezogenen und interaktionalen Prozesse aufmerksam zu beobachten und gemeinsam zu benennen – und zwar sowohl jene Prozesse, die sich in der Klientin abspielen, als auch jene, die in den Interaktionen zwischen ihr und dem Therapeuten bzw. zwischen ihr und einem/einer imaginierten anderen im Raum ablaufen. Es ist wichtig, dass dies auf eine deskriptive, normalisierende und *evokative* Weise (ohne wertende Bemerkungen) geschieht, die eine engagierte Exploration der neu auftauchenden Wahrnehmung von Interaktionsmustern unterstützt, statt einem intellektuell diskursiven oder rationalisierenden Diskurs Vorschub zu leisten. Die emotionalen Äußerungen oder Botschaften der Klientin und die damit verbundenen Gedanken, Empfindungen, Handlungen sowie Interaktionsschritte und -positionen werden verfolgt und gespiegelt. Dabei beginnt der Therapeut mit den Äußerungen auf der Oberfläche (den expliziten Bemerkungen der Klientin) und dringt dann in die Tiefe zu den implizit gebliebenen Botschaften vor. Imaginierte oder mit dem Therapeuten bzw. einer Bindungsperson in der Sitzung ausagierte Interaktionen werden in einfacher Sprache beschrieben und in ihrer eigenen dramatischen Dynamik und ihrer Tendenz, sich selbst in Gang zu halten, anerkannt. Jeder Klient ist der Autor und das Opfer des sich abspielenden Dramas, das in seine einfachsten, wesentlichen Elemente zerlegt wird. Der Therapeut erfasst und reflektiert das Drama, während es sich entfaltet, fordert die Klienten auf, einen Schritt zurückzutreten, um es aus der Distanz zu betrachten, und beschreibt das Eigenleben, das ihm innewohnt.

In einer Sitzung während der Stabilisierungsphase einer Einzeltherapie könnte Tango-Move 1, das Spiegeln des gegenwärtigen Prozesses, folgendermaßen aussehen:

> „Ich höre, dass Sie sehr aufgebracht sind und große Wut auf Ihren Chef haben, Sam. Sie fühlen sich ungerecht behandelt und sind überzeugt, dadurch in den düsteren Nebel der Depression geraten zu sein. Wenn ich Sie richtig verstanden habe, fühlen Sie sich darin gefangen, Sie werden immer wütender, immer niedergeschlagener, bis diese Spirale Ihr ganzes Leben erfasst. Eigentlich wollten Sie gar nicht herkommen, um mit mir darüber zu sprechen – es fällt Ihnen sehr schwer. Es scheint sicherer zu sein, alle anderen Menschen auszuschließen, nicht wahr?" [Der Fokus richtet sich weitgehend auf das Nachvollziehen innerer Prozesse, bewegt sich aber dennoch in den Bereich von Verbundenheit und Nichtverbundenheit mit anderen.]

In einer Familiensitzung während der Stabilisierungsphase könnte Tango-Move 1 wie folgt aussehen:

> „Sam *(Vater)*, können wir hier einen Moment innehalten? Was passiert hier gerade? Sie erklären Ihrem Sohn, dass er zu tun hat, was man ihm sagt. Sie versuchen, mit ihm zu argumentieren, und ich habe den Eindruck, dass Ihnen dies sehr schwerfällt. Sie haben das Gefühl, dass er Ihnen ohnehin nicht zuhört, und deshalb schauen auch Sie zum Fenster hinaus. Und Mary *(Mutter)*, Sie versuchen, den Worten Ihres Mannes Nachdruck zu verleihen, indem Sie ihrem Sohn erklären, wie schwierig er sei und dass er die Familie zerstöre. Tim *(zu gewaltigen Wutanfällen neigender Jugendlicher, der sich weigert zu kooperieren)*, Sie verschränken Ihre Hände fest ineinander und weigern sich, Ihrem Vater zuzuhören. Sie sagen: ‚Nein.' Habe ich Sie richtig verstanden? *(Tim nickt.)* Ihr Vater redet Ihnen zu, bleibt aber distanziert, Ihre Mutter fleht Sie an und wiederholt die Regeln, und

Sie sitzen da mit Ihrer Wut und weigern sich zu tun, was Ihre Eltern von Ihnen erwarten. Ihr Vater macht das, was Väter machen – er bittet Sie zu kooperieren. Ihre Mutter wird nervös und bedrängt Sie, und Sie werden immer wütender. Und dieser Tanz reißt die ganze Familie mit."

EFT-Tango-Move 2: Affektelemente zusammenfügen und vertiefen

Wie helfen wir unseren Klienten dabei, ihre Emotionen auf greifbare, sinnhaltige Weise zu entdecken? Wir lenken die Aufmerksamkeit auf die Kernelemente der Emotion und setzen diese dann zusammen. Das heißt, *wir fügen sie gemeinsam mit der Klientin zu einem Ganzen zusammen,* das uns vollständig anmutet und den Eindruck vermittelt: „Ja, das ist es – genau so empfinde ich es, und es ergibt Sinn." Diese Erfahrung öffnet die Tür zu weiteren Entdeckungen und zu einem vertieften Gewahrsein weiterer verborgener oder nicht anerkannter Emotionen. Das Zusammenfügen des Affekts ist ein relativ einfaches Konzept, das sich in der therapeutischen Praxis aber als außerordentlich hilfreich erweist. Die Aufgabe, Emotionen effektiv und systematisch zu untersuchen, sie gründlich zu durchleuchten oder sie einzuordnen, wenn wir sie als chaotisch empfinden, kann überwältigend wirken. Vielleicht ist dies der Grund, weshalb die direkte Arbeit mit Emotionen in vielen Therapiemodellen eher außer Acht gelassen oder marginalisiert wird. Es ist hilfreich, daran zu erinnern, dass es im Grunde nicht mehr als sechs Basisemotionen gibt (siehe 2. Kapitel): Wut, Scham, Traurigkeit, Angst, Freude und Überraschung. Die sanfteren Emotionen, nämlich Traurigkeit, Angst und Scham, sind häufig weniger leicht zugänglich als die übrigen. Oft zeigen Klienten reaktive Wutgefühle oder auch eine Betäubung der Gefühle (die sich in wiederholten Intellektualisierungen und hohlen, distanzierten Problemschilderungen äußert).

Wie schon im 2. Kapitel kurz erwähnt, bestehen Emotionen aus Komponenten oder Kernelementen. Die ökonomischste Beschreibung der Kernelemente unserer Emotionen stammt von Magda Arnold (1960). Ihre Synopse der Elemente hat sich als hervorragendes Instrument bewährt, mit dessen Hilfe der Therapeut eine emotionale Reaktion Stück für Stück aufdecken, beschreiben und offenlegen kann, um ihr eigentliches Wesen zu destillieren. Seine Aufgabe besteht also darin, Klienten zu helfen, diese Erfahrung zu einem einheitlichen, kohärenten Ganzen zusammenzusetzen und es zu ihren habituellen Umgangsweisen mit dem eigenen Selbst und mit anderen Menschen in Beziehung zu setzen. Dieser Prozess schärft nicht nur das Gewahrsein der Emotionen, sondern verbessert auch das emotionale Gleichgewicht. Dabei kommt die Redewendung „Was wir benennen können, können wir zähmen" in den Sinn. Arnold präparierte folgende Elemente der Emotionen heraus:

- Trigger oder Signal
- Unmittelbare Wahrnehmung
- Körperliche Reaktion
- Bedeutungsgebung
- Handlungstendenz

Durch das letztgenannte Element, die Handlungstendenz, reicht die Emotion nicht nur in den Bereich der persönlichen Motivation, sondern auch in den interpersonalen Bereich hinein. Emotionen organisieren unser Handeln gegenüber anderen, und emotionale Signale aktivieren und begrenzen die Aktionen anderer gegenüber sich selbst. Diese Signale aktivieren auch habituelle Interaktionsmuster oder „Tänze", die daraufhin ihrerseits die Erfahrung aller beteiligten Tänzer beeinflussen und prägen. Jede Emotion hängt mit einer wahrnehmbaren Handlungstendenz zusammen. So ist die Wut eine Annäherungsemotion, die uns auf die Behauptung unserer Bedürfnisse und die Entfernung aller Blockaden, die unserer Befriedigung im Weg stehen, einstimmt; Traurigkeit veranlasst andere Menschen zu unterstützendem Verhalten und uns selbst zum Rückzug im Dienste des Loslassens; Scham weckt den Wunsch, sich zu verstecken; Überraschung aktiviert Explorationsverhalten und Engagement; Freude ist der Offenheit und dem Engagement zuträglich; und Angst lässt uns die Flucht ergreifen, wie gelähmt erstarren oder aber kämpfen. *Emotionen können also geweckt werden, um Menschen zu spezifischen Aktionsweisen zu bewegen.*

In dem Prozess der Aktivierung und Entfaltung eines jeden dieser fünf Kernelemente und ihre Zusammensetzung zu einem greifbaren Ganzen treten implizite Emotionen explizit zutage, sodass sie erkannt und identifiziert, weitergehend erforscht, ergänzt und vertieft werden können. Jedes Element muss zunächst erkundet und konkretisiert werden, bevor man es mit den übrigen verbinden kann. Der Entfaltungsprozess kann mit jedem der fünf Elemente beginnen, in der therapeutischen Realität aber ist es häufig so, dass die Therapeutin eine offenkundig wichtige, aber unbeachtet gebliebene emotionale Reaktion (zum Beispiel eine flüchtige Veränderung des emotionalen Ausdrucks) bemerkt, daraufhin das Tempo drosselt und mit Reflektionen und evokativen Fragen den Stimulus (Kernelement 1) zu identifizieren versucht, der diese Reaktion ausgelöst hat.

In einer Paartherapie könnte dieser Klärungsversuch folgendermaßen aussehen:

THERAPEUTIN: „Können Sie mir helfen, Dan? Sie haben sich gerade abgewendet und den Kopf geschüttelt, als Marnie über ihre Verletztheit sprach. Was ist in dem Moment geschehen? Was hat Sie zu Ihrem Kopfschütteln veranlasst?"

DAN: „Ich glaube, es war ihr Tonfall."

Er identifiziert den *Trigger,* der seinen habituellen Rückzug von seiner Partnerin ausgelöst hat. Zuvor hatte die Therapeutin gemerkt, dass Dan ihre Fragen überging oder behauptete, sie nicht beantworten zu können, wenn sie ihn direkt nach seinen Gefühlen befragte. Als die Therapeutin in der beschriebenen Situation spezifischer nach dem Anlass eines bestimmten Verhaltens fragt, kann Dan ihr eine Antwort geben. Daraufhin fordert sie ihn auf, sich an einer *erfahrungsorientierten Suche* nach den übrigen Elementen seines gegenwärtigen Erlebens zu beteiligen. Sie lenkt die Aufmerksamkeit auf seine *Körperreaktion.*

THERAPEUTIN: „Können Sie mir helfen? Wie fühlt sich Ihr Körper an, wenn Sie sich abwenden? Wie fühlt er sich jetzt, in diesem Moment, an?"

DAN *(mit ausdrucksloser Miene):* „Ich mache einfach dicht. Ich fühle überhaupt nichts. Gar nichts."

Nun versucht die Therapeutin, den ersten allgemeinen Eindruck, die unmittelbare, oft vage *Wahrnehmung,* zu ergründen.

THERAPEUTIN: „Sie wollen also dichtmachen. Gibt es hier etwas, das sich nicht gut für Sie anfühlt?"

DAN: „Ach, ich fühle mich so mies, so mies, eigentlich will ich nur weg, deshalb wende ich mich ab."

Dan schildert seine unmittelbare Wahrnehmung und seine *Handlungstendenz,* nämlich den Wunsch zu fliehen.

Die Therapeutin fasst die oben genannten Elemente zusammen und fährt dann, mit Blick auf die Bedeutung, fort.

THERAPEUTIN: „Sie hören also ihren Tonfall und bekommen den Eindruck, dass nichts Gutes bevorsteht. Was hören Sie in ihrer Stimme?"

DAN: „Sie sagt ständig, dass sie ‚verletzt' sei, aber ich höre immer nur: ‚Du hast es wieder einmal vermasselt. Wie üblich. Punkt!'"

Die Therapeutin hat nun sämtliche Elemente beisammen und kann diese emotionale Reaktion gemeinsam mit Dan zusammensetzen, indem sie sie als ganze widerspiegelt und sie in den Kontext seiner Bindungsbeziehung zu seiner Frau und seines Selbstgefühls in dieser Beziehung einordnet. Zusammen mit Dan konstruiert sie seine emotionale Reaktion, wobei sie deren Spezifität und „Granularität" weiter zuspitzt. Dan beteiligt sich engagiert, und je besser er seine Erfahrung einordnen kann, desto weiter öffnet sich sein Toleranzfenster. Er kann sein Erleben als eigene Erfahrung anerkennen und integrieren. Die Therapeutin bestätigt ihm diese Fähigkeit und versichert ihm, dass sein Erleben „vernünftig" ist. *Die Fähigkeit, das eigene Erleben zu begreifen, es als bedeutungshaltig zu erkennen und ihm zu vertrauen, bil-*

det die Grundlage einer positiven Anpassung. Sobald Dan dazu in der Lage ist, bittet die Therapeutin ihn, seine Frau im nächsten Tango-Move daran teilhaben zu lassen (siehe Tango-Move 3).

Dieser Prozess der Entdeckung und Zusammenfügung der Emotion reguliert diese nicht nur, sondern aktiviert sie gleichzeitig. Das heißt, zentrale emotionale Reaktionen werden kohärent gemacht und ins Selbst und ins System integriert, während sie auftauchen. Sobald die Therapeutin eine Kerngruppe von Emotionen, mit denen sie arbeiten kann, versammelt hat und über eine eindeutige Liste der Elemente verfügt, aus denen sich jede dieser Emotionen aufbaut, kann sie all die einzelnen Bestandteile einer komplexen emotionalen Reaktion zusammensetzen und in den Kontext der interpersonalen Bindungsdramen einordnen, in dem sich diese Erfahrung vollzieht. Auf diese Weise werden die neuerliche Bearbeitung und Erweiterung des emotionalen Gewahrseins zu einer relativ einfachen, vorhersehbaren Aufgabe. Die neue Formulierung der Emotion kann dann als Quelle relevanter neuer Informationen über das Wesen des Selbst und anderer sowie über die einschränkend wirkenden Ängste dienen, aber auch zur Klärung eigener Bedürfnisse beitragen. Sie ist zudem eine Motivationsquelle und eine Möglichkeit, anderen Menschen Signale zu übermitteln. Es scheint fast, als hörten wir eine neue Musik, die uns auf ganz natürliche Weise zu anderen Bewegungen veranlasst.

Mit der Zusammensetzung der Emotionen hat es aber nicht sein Bewenden. Sie ist lediglich das Vorspiel zum nächsten Teil des zweiten Tango-Moves, nämlich der Vertiefung des Engagements und der Erforschung des emotionalen Erlebens. Sobald die emotionalen Elemente benannt und ihre Bedeutung verstanden wurde, konzentriert sich die Therapeutin auf eine intensivere Beschäftigung mit tieferen Kernemotionen. Sie lenkt Dans Aufmerksamkeit auf die Art und Weise, wie sein Körper in Situationen reagiert, wenn er von seiner Frau Kritik zu hören bekommt und fürchtet, dass sie ihn verlassen werde. Er „macht dicht" und ist „wie betäubt". Überrascht entdeckt er nun, dass sein Herz klopft und er kurzatmig wird. „Fast so, als hätte ich Angst", sagt er und fügt hinzu: „Vielleicht habe ich tatsächlich Angst, aber das wäre ja lachhaft." Diese tieferen Emotionen – zumeist Angst und damit einhergehende Hilflosigkeit, Scham oder Traurigkeit – sind manchmal leicht zugänglich, treten aber mitunter nur unter starken Widerständen zutage. Das Tempo und die Ebene dieser „Vertiefung" hängen von der Offenheit und der Fähigkeit des Klienten ab, Emotionen, die ihm nicht vertraut sind, die fragmentiert sind oder angsterregend, anzuerkennen und zu tolerieren. Auch die Phase, in der sich die Therapie befindet, und die Stärke des therapeutischen Bündnisses spielen hierbei eine Rolle. Oft deutet die Therapeutin eine „neue" und tiefere Emotion lediglich an oder weist in ihre Richtung, um den Klienten dann in dem Prozess, in dem er die Essenz dieser Emotion zu destillieren versucht (oder Blockaden dieses Prozesses anzuerkennen), zu begleiten. Sobald dies geschehen ist, ermuntert sie ihn, die Emotion zu erleben und sie auf einer tieferen Ebene zu erforschen. Das Ziel besteht darin, die emotionale Realität zu entdecken und zu klären – die aus Ängsten und Sehnsüchten bestehende Antriebskraft hinter dem Narrativ, das der Klient über seine Probleme und Schwierigkeit konstruiert.

In der Paartherapie kann diese Vertiefung während der Stabilisierungsphase folgenden Verlauf nehmen:

Therapeutin: „Paul, Sie fühlen sich also ‚genervt', wie Sie sagen, ja? Wenn Sie Mary zu erklären versuchen, dass sie immer zu viel zu tun und für Sie keine Zeit hat, regen Sie sich immer mehr auf. Sie beschreiben Ihr Problem, aber danach blicken Sie zu Boden und seufzen. Können Sie mir helfen zu verstehen, was dieses Seufzen bedeutet? Ist es ein Echo dessen, was Sie in der vergangenen Woche über das Gefühl gesagt haben, für Mary keine Rolle zu spielen? Das muss sehr schmerzhaft sein – und es scheint, als gäbe es nichts, was Sie tun könnten?"

Paul *(nickt und wendet sich ab, weil ihm die Tränen kommen):* „Ich bin hier allein, wieder einmal. Es tut weh. Immer allein. Habe ich überhaupt eine Frau – jemanden, dem ich nicht völlig gleichgültig bin?"

In einer Einzeltherapie könnte in der Umstrukturierungsphase folgender Dialog stattfinden:

Therapeut: „Carol, können Sie sich einen Moment lang auf dieses Bild Ihrer Mutter, die Ihnen mit dem Finger droht, konzentrieren? Was passiert hier? Ist es eine dieser Situationen, in denen Sie ‚innerlich sterben', wie Sie es ausdrücken? Als würde Ihre Mutter Sie niemals akzeptieren und wertschätzen? Was passiert in diesem Moment?"

Carol: „Es macht mir Angst. Was hat das für einen Sinn?" *(Kauert sich in ihrem Sessel zusammen.)*

Therapeut: „Ja, und das lässt Sie verzweifeln. Es gibt nichts, was Sie tun könnten. Ganz egal, was Sie tun und wie sehr Sie sich bemühen – sie kann Ihnen offenbar nicht die Liebe geben, die Sie brauchen. Sie sagen sich selbst, dass Sie diese Art Liebe nie bekommen werden."

Carol *(weinend):* „Diese Art Liebe ist nicht für mich vorgesehen, aber ich kann ohne sie nicht atmen."

EFT-Tango-Move 3: Choreografieren engagierter Begegnungen

In diesem Schritt verlagert sich das innere Drama des Klienten in den interpersonalen Bereich. Die Therapeutin ermuntert ihn, die zusammengesetzten und destillierten (manchmal auch vertieften) emotionalen Realitäten, die er im zweiten Tango-Move kennengelernt hat, mit wichtigen anderen Menschen zu teilen. Während er diese emotionale Erfahrung einem wichtigen Zeugen beschreibt, wird eine neue oder *erweiterte emotionale Realität explizit gemacht, sie wird konkret und kohärent,* und er kann sie als eigenes Erleben anerkennen und fühlen.

Dieser / diese andere ist in Paar- und Familientherapien real anwesend, und in der Einzeltherapie können der Therapeut oder eine imaginierte Bindungsperson diese Rolle übernehmen. Der / die wichtige andere kann emotional zugänglich, offen, responsiv und engagiert sein, er / sie kann aber auch feindselig sein. In jedem Fall aber wird die Verbindung des Klienten zu der anderen Person von der Therapeutin erforscht, moderiert und gelenkt. Ganz gleich, ob die Begegnung positiv oder negativ verläuft – neue emotionale Musik animiert den Klienten zu einer neuen Tanzweise mit dem / der anderen, und zwar häufig auf einer anderen Ebene der Verbundenheit. Mit einem anderen Menschen über die bislang nicht zugängliche Verletzlichkeit zu sprechen erweitert das eigene Verhaltensrepertoire und kann das Gegenüber zu neuen, positiven Reaktionen veranlassen. Über die Verletzlichkeit mit einem imaginierten Elternteil zu sprechen, das dann mit Ablehnung reagiert, befähigt die Klientin, zu ihrem Bedürfnis zu stehen, ihren Verlust anzuerkennen und gegenüber diesem internalisierten Elternteil eine andere Position zu beziehen. Eine Emotion gegenüber einem anderen zu behaupten vertieft gleichzeitig das eigene Sich-Einlassen auf das Gefühl und ermöglicht dessen Integration. Gleichzeitig können Selbst- und Fremd-Modelle in diesem inszenierten Drama neu bearbeitet und revidiert werden.

Tango-Move 3 stellt quasi eine Form der Expositionstherapie dar. In einer sicheren Umwelt können sich Klienten im Schutz und unter der Leitung ihrer Therapeutin mit herausfordernden interpersonalen Begegnungen auseinandersetzen, die sie in der Vergangenheit verletzt oder bedroht haben, und dieses Territorium nun auf andere Weise und mit anderen Konsequenzen durchmessen. Ebenso wie in offiziellen Expositionstherapien misst die Therapeutin das Risiko, das die Klientin eingehen soll, ab und verringert es häufig, indem sie ihr zum Beispiel vorschlägt: „Vielleicht ist dies noch zu schwierig. Können Sie ihm einfach nur sagen: ‚Es ist für mich zu schwierig, mit dir über … zu sprechen. Ich schaffe es im Moment einfach nicht'?" Diese Begegnungen können auch als Schlüsselelemente einer korrigierenden emotionalen Erfahrung betrachtet werden, die es ermöglicht, sich erneut mit Lebensdramen auseinanderzusetzen und sie zu transformieren.

In einer Einzeltherapie könnte Tango-Move 3 während der Umstrukturierungsphase folgendermaßen aussehen:

Carol *(niedergeschlagen, hat die Augen geschlossen).*

Therapeutin: „So, Carol, können Sie Ihre Mutter sehen? Können Sie ihr sagen, wie verzweifelt Sie sind? *(Sie spricht mit intensivem Gefühl.)* Können Sie ihr sagen, wie schwer dies für Sie ist und dass es Ihnen, wie Sie es formuliert haben, den Atem nimmt, sodass Sie nach Luft ringen oder nach Möglichkeiten suchen müssen, um nichts fühlen zu müssen – um sich zu betäuben? *(Carol erforscht ihre „Taubheit" und ihr „Alleinsein".)* Was möchten Sie, was möchte Ihr betäubter Anteil Ihrer Mutter sagen?"

Carol *(zur Therapeutin):* „Ich möchte ihr sagen, dass ich mich verschließen musste, weil es so wehtat und weil ich überzeugt war, dass mit mir irgendetwas nicht stimmte. Deshalb habe ich dichtgemacht. Aber so kann man nicht leben."

Therapeutin: „Schließen Sie Ihre Augen, und wenn Sie sie sehen können, sagen Sie es ihr, sagen Sie es."

In einer Familiensitzung in der frühen Stabilisierungs- oder Deeskalationsphase könnte die Intervention wie folgt verlaufen:

„Jacob, du sagst, dass du immerzu wütend und zornig bist. Das ist das, was deine Familie zu sehen bekommt, doch hinter dem Zorn an der Oberfläche bist du eigentlich traurig und allein und hast Angst, von deinem Vater abgelehnt zu werden, nicht der Sohn zu sein, den er sich gewünscht hat. Wie kann er dir helfen? Kannst du ihm deine Gefühle schildern, deine Traurigkeit und deine Angst?"

EFT-Tango-Move 4: Prozessieren der Begegnung

Im vierten Tango-Move reflektiert die Therapeutin über den Interaktionsprozess. Das transaktionale Drama, das aus der direkten, engagierten Beschäftigung mit den nun zugänglich gewordenen Emotionen des Klienten hervorgegangen ist, wird zusammengefasst. Gemeinsam mit dem Klienten erforscht die Therapeutin, wie sich das Inszenieren der Emotion anfühlte und wie die Reaktionen der übrigen Beteiligten (Therapeutin, Partner/Partnerin, Familienangehörige, imaginierte Bindungsperson oder auch ein nicht erwünschter Selbstanteil) gehört und integriert wurden. Auch Blockaden, die es erschweren oder unmöglich machen, dem Erleben der anderen oder ihrer Reaktion zuzuhören, werden nun erforscht. Wenn zum Beispiel in einer Paartherapie ein Partner über die Botschaft des anderen, offener und verletzlicher gewordenen Partners einfach hinweggeht, wird die Therapeutin intervenieren und „die Kugel abfangen" (siehe Kap. 6), indem sie die Schwierigkeit des Partners anspricht, eine neue, ihm nicht vertraute Botschaft des / der anderen aufzunehmen, anzuerkennen oder darauf zu reagieren. Aus der neuen emotionalen Erfahrung wird ein neues Interaktionsdrama, über das es zu reflektieren gilt, das erforscht, auf seine Bedeutung hin geprüft und in die Selbst-, Fremd- und Beziehungs-Modelle integriert werden muss. Die Gewährleistung von Sicherheit, Struktur und Reflexion durch die Therapeutin ermöglicht es, dass sich eine lebendige Dynamik entwickelt. Die Klienten können in diesen Dramen immer größere Risiken eingehen und die unweigerlich neu auftauchenden Informationen und Erfahrungen verarbeiten.

In einer Familiensitzung während der Stabilisierungsphase ist folgender Tango-Move 4 denkbar:

Therapeutin: „Wie hat es sich gerade angefühlt, als du die Arme nach deinem Vater ausgestreckt und gesagt hast: ‚Ich wünsche mir einen Vater – ich wünsche mir, dass du mir nah bist'? Das war sehr tapfer. *(Jacob sagt, es habe sich gut angefühlt, das zu sagen.)* Wie war es für Sie, Sam, diese Worte zu hören?"

Sam: „Ich finde sie berührend. Sie berühren mich, Jacob. Aber innerlich fühle ich mich ganz zittrig. Ich weiß nicht, was ich tun kann – wie ich ein Vater für dich sein kann, deshalb werde ich ganz starr. Ich bin für dich eine Enttäuschung. Es ist traurig und auch beängstigend. Ich möchte dein Vater sein."

Die Therapeutin bittet Sam, seine Worte noch einmal zu wiederholen, und verfolgt dieses Thema, um das Gefühl der Unfähigkeit, das Sam daran hindert, auf seinen Sohn einzugehen, aufzuklären.

In Paarsitzungen sähe Tango-Move 4 während der Umstrukturierungsphase möglicherweise so aus:

Therapeutin: „Paul, wie fühlt es sich an, Mary zu sagen ‚Es stimmt, ich werde wütend. Du hast recht. Ich bin hier so allein, und es gibt nichts, was ich tun könnte'?"

Paul: „Es fühlt sich gut an, vernünftig. Als stünde ich mit beiden Füßen fest auf dem Boden. Es ist richtig so. Ich möchte nicht allein sein, und ich möchte alles tun, damit sie das sehen kann."

Die Therapeutin fragt Mary, wie sich Pauls Worte für sie anhören:

Mary: „Ich bin ein wenig verwirrt. Ich habe Paul eigentlich nie für besonders verletzlich gehalten. Ich höre, was er sagt. Ich kann es hören. Ich glaube, ich rufe diese Wut in ihm hervor – einfach durch mein Schweigen! Wer hätte das gedacht?"

In einer Einzeltherapie in der Umstrukturierungsphase wäre folgender Tango-Move 4 denkbar:

THERAPEUTIN *(zu Carol, die eine Begegnung mit ihrer Mutter imaginiert hat):* „Wie fühlt es sich an, zu Ihrer Mutter zu sagen ‚Ich werde nicht länger zu Kreuze kriechen und um deine Liebe betteln. Ich habe sie gebraucht, und du konntest sie mir nicht geben. Es lag nicht an mir'?" *(Carol strahlt und lässt, bildlich gesprochen, ihre Muskeln spielen.)*

CAROL *(lachend):* „Es ist neu, es hat Sprengkraft, ja, genau so ist es."

EFT-Tango-Move 5: Integrieren und validieren

Im letzten Schritt des Prozesses, in dem die Klienten sich intensiver auf ihr eigenes emotionales Erleben und auf wichtige andere Menschen einlassen, regt die Therapeutin dazu an, unter einer Metaperspektive über den gesamten Verlauf der vorangegangenen vier Moves nachzudenken. Sie hebt die Schlüsselmomente und bedeutsamen Reaktionen hervor und benutzt sie, um die Stärken und den Mut der Klienten zu validieren. Die Botschaft dieser Intervention lautet, dass man die Art und Weise, wie man Emotionen erlebt und mit ihnen umgeht, verändern kann, wenn man sich selbst und andere versteht, und dass man beginnen kann, sich in den wichtigen Beziehungstänzen, die das eigene Leben definieren, zu bewegen. Im fünften Tango-Move fasst die Therapeutin den gesamten Tangoprozess kohärent zusammen und bringt ihn zum Abschluss, sodass er zu einem Baustein für die fortgesetzte Weiterentwicklung in der Therapie werden kann. Die Therapeutin baut auch auf den positiven Emotionen auf, die in diesem Move häufig zum Ausdruck kommen, bestärkt sie und findet Bilder für sie. Positive Emotionen erweitern nachweislich unsere Aufmerksamkeit und unser Vorstellungsvermögen, sie kommen der Kreativität zugute, fördern eine entspannte Wachsamkeit und motivieren uns zu Annäherungs- und Explorationsverhalten (Frederickson & Branigan 2005). Im Idealfall klingt die Tangosequenz mit einem Moment positiver Ausgewogenheit und Erfüllung aus. Der Neurowissenschaftler Jaak Panksepp (2009) hat die erfahrungsorientierten Therapien sogar als Therapien des affektiven Gleichgewichts bezeichnet. Jedes Mal, wenn diese Tangosequenz sich entfaltet, erzeugt sie eine für die Veränderung günstige Dynamik, indem sie das Kompetenzgefühl der Klienten und ihre Zuversicht stärkt. Sie haben erlebt, dass das eigene Innenleben und ihre Beziehungen verstehbar und dass sie selbst imstande sind, beides zu beeinflussen und zu verändern.

In einer Einzeltherapie könnte dieser Move in der Stabilisierungsphase zum Beispiel folgendermaßen aussehen:

> „Es ist erstaunlich, Carol, Sie haben gerade Ihre ganze ‚Schwäche', wie Sie es nennen, Ihren ganzen Schmerz gegenüber Ihrer Mutter unmissverständlich in Worte gefasst, und nun strahlen Sie mich an! Offenbar können Sie damit jetzt umgehen. Sie haben die nötige Luft zum Atmen gefunden."

In einer Familientherapie in der Konsolidierungsphase wäre folgender Tango-Move 5 denkbar:

> „Wow, Leute, das ist erstaunlich, Jacob. Sie haben soeben Ihre Wut hinter sich gelassen und Ihren Vater gebeten, Ihnen das, was Sie brauchen, zu geben. Und Sie, Sam, hatten das Gefühl, in der Luft zu hängen, und haben Jacob gesagt, dass Sie nicht wüssten, was Sie tun sollen, aber dann sind Sie auf ihn zugegangen. Und Mary, Sie haben Ihren Mann mit freundlichen Worten unterstützt und dazu beigetragen, dass all dies geschehen konnte. Sie alle haben heute einen neuen Schritt gewagt und sind aus Ihrem alten Tanz ausgestiegen."

Dieser Tangoprozess der EFT dient der Therapeutin als Orientierungshilfe. Wenn sie merkt, dass sie verwirrt ist und nicht weiterweiß, kann sie problemlos auf diesen Kernprozess als Metabezugsrahmen – als elementares Repertoire grundlegender Interventionen – zurückgreifen und sich erneut orientieren. Man bedenke, dass in den Sitzungen nicht immer alle fünf Tango-Moves vollständig ausgeführt werden. Jeder einzelne Move kann, zumal in den sehr intensiven Sitzungen während der Umstrukturierungsphase der Therapie, einen Großteil der Zeit in Anspruch nehmen. Untersuchungen über die Veränderungsereignisse, die in der EFT für Paare und in der EFFT weichere Gefühle in den Klienten aktivieren, haben gezeigt, dass die Tango-Moves 2, 3 und 4 mehrmals wiederholt werden und sich intensivieren müssen, bevor neue Ebenen des Aufeinanderzugehens und der Responsivität entstehen. Diese Wiederholung des Vertiefens der Emotion, des Interagierens und des Prozessierens der Begegnung geschieht oft, um neue, sichere Bindungsszenarien zu choreografieren. (Weicher stimmende Veränderungsereignisse verdienen besondere Aufmerksamkeit. Sie werden in späteren Kapiteln ausführlich erläutert.)

Sobald diese grundlegende Schrittsequenz im Veränderungsprozess der EFT gemeistert wurde, können Therapeuten kreativ improvisieren. Zu wissen, wie man im Prozess der Affektzusammenfügung und -vertiefung einen Zugang zu Emotionen findet und mit ihnen arbeitet, wie man Interaktionsmuster in hochemotionalen Begegnungen verändern und neue, konstruktive Bindungserfahrungen anbahnen kann, vermittelt EFT-Therapeuten die Fähigkeit, in der Sitzung authentisch und präsent zu sein. Sie können spielen! In all diesen Prozessen lauschen Therapeuten und Klienten der emotionalen Musik, modulieren sie und choreografieren neue interpersonale Schritte und spezifische Tänze der sicheren Verbundenheit, um adaptiven Veränderungen des Selbst und des Systems den Weg zu bahnen.

Die Haltung der Therapeutin im EFT-Tango

Aus Sicht der Therapeutin entfalten sich die fünf Tango-Moves, die als Bezugsrahmen ihrer Interventionen dienen, auf zahlreichen unterschiedlichen Ebenen. Die Herausforderung einer effektiven Therapie besteht darin, auf einer authentischen persönlichen Ebene voll und ganz präsent und innerlich beteiligt zu bleiben, gleichzeitig aber auch unterschiedliche Ebenen der professionellen Reflexion, zum Beispiel bezüglich der Struktur und Richtung der Interventionen, zu beherrschen. Der Beziehungskontext – implizite Botschaften über die Beziehung zwischen Therapeutin und Klient – ist die Plattform, die sämtlichen Veränderungsprozessen in der EFT zugrunde liegt. Erstens stimmt sich die Therapeutin auf die emotionale Musik der Sitzung ein und geht in Resonanz. Sie benutzt ihre eigenen Emotionen als Feedback, um sich in einen Zustand der Empathie mit ihren Klienten und deren Schwierigkeiten zu versetzen. Sie ist präsent und innerlich ehrlich beteiligt.

Zweitens beobachtet die Therapeutin konstant die Sicherheit des Bündnisses, das zwischen ihr und den Klienten aufgebaut werden muss, und trägt aktiv zu seiner Aufrechterhaltung bei. Zum Beispiel wird sie eine sehr sensible Klientin besonders freundlich und akzeptierend auf problematische Verhaltensweisen spiegeln und einer solchen Reflexion sofort eine validierende Bemerkung hinzufügen. Ganz gezielt formuliert sie relationale Botschaften, um die Sitzung als einen sicheren Hafen zu definieren, in dem es keine Risiken gibt, die den Klienten überfordern würden, und er sich auf ihre vorbehaltlose Empathie verlassen kann. (Diese Haltung ist vergleichbar mit der Rolle liebevoller Eltern, die ihren Kindern angesichts der Flutwellen des Lebens Sicherheit und Ruhe vermitteln.) Die Therapeutin bemüht sich, ansprechbar, responsiv und emotional engagiert (A.R.E. – die im 1. Kapitel erläuterten drei Hauptfaktoren einer sicheren Bindung) zu bleiben. Sobald dieses Gefühl der sicheren Verbundenheit verloren zu gehen droht, hält sie inne und räumt seiner Wiederherstellung Priorität ein.

Drittens ist jeder Therapeut ein neugieriger Erforscher der Welt seiner Klienten, ein Berater, der ihnen in jeder Sekunde des Prozesses beisteht, in dem sie Zugang zu ihrem Erleben finden, es organisieren und seine fragmentierten, verleugneten und vermiedenen Elemente entdecken. Die Sicherheit des Bündnisses ermöglicht es ihnen, sich auf eine neue Ebene der Auseinandersetzung mit Erfahrungen einzulassen, *während diese auftauchen und im Gehirn enkodiert werden.* Neurowissenschaftler vermuten, dass dieses tiefere Sich-Einlassen den optimalen Aufbau und Umbau neuraler Schaltkreise ermöglicht, sobald diese infrage gestellt werden (J. A. Coan, persönliche Mitteilung, 18. Juni 2008).

Viertens reflektiert der Therapeut routinemäßig über den gesamten Prozess der Sitzung und bringt ihn mit den Phasen und Prozessen der Therapie und den Behandlungszielen des Klienten in Verbindung. Er stellt sich in der Therapiestunde als sichere Basis zur Verfügung, indem er seinen Klienten an den Rändern seiner Komfortzone mit Herausforderungen konfrontiert. Beispielsweise wird er einen Klienten dazu ermutigen, sich eingehender mit einem schwierigen oder traumatischen Ereignis auseinanderzusetzen oder sich auf eine Bindungsperson in einem Maße einzulassen, das an elementare, existenzielle Verwundbarkeiten rührt.

Fünftens erforschen Therapeut und Klient häufig gemeinsam die Dilemmata des menschlichen Lebens – nicht als Experte und Schüler, sondern als zwei Menschen, die lernen müssen, ihr Leben zu leben. Der Therapeut kann also aus seiner Expertenrolle heraustreten und ein Bild zeichnen, das die Schwierigkeiten seiner Klienten als universale Probleme darstellt, für die es nicht immer eindeutige Lösungen gibt. Im Rahmen dieser Intervention kann er sogar eine begrenzte Selbstoffenbarung einsetzen.

Kurzum, der Veränderungsprozess der EFT setzt ein spezifisches therapeutisches Bündnis voraus, in dem der Therapeut emotional und persönlich präsent ist, und diese Präsenz schafft den Kontext für Veränderungen.

3.6 Allgemeine erfahrungsorientierte Behandlungstechniken

Nachdem wir eine breite Perspektive auf uns als Menschen, auf unsere universalen Schwierigkeiten und die Kernprozesse der Veränderung eröffnet haben, können wir uns nun die spezifischen Interventionen, die in der EFT zum Einsatz kommen, genauer ansehen. Die folgende Aufzählung ist zweifellos nützlich, doch sollten wir darüber nicht vergessen, dass die beschriebenen Techniken miteinander interagieren und sich – genauso wie aus einzelnen Zutaten je nach Zusammenstellung unterschiedliche Brotteige werden – zu andersartigen Interventionen verbinden, sobald wir sie kombiniert anwenden. So kann das Spiegeln empathisch und beruhigend sein, als Kohärenz stiftende Zusammenfassung dienen, aber auch als Konfrontation, wenn sie nämlich auf Verhaltensweisen abhebt, die der Klient nur ungern anerkennt. Die unten erläuterten spezifischen Techniken können zwar bei allen Tango-Moves eingesetzt werden, doch manche Techniken passen besonders gut zu bestimmten Schritten und werden dementsprechend häufiger benutzt als andere. Der EFT-Therapeut ergreift beispielsweise von der ersten Begegnung mit dem Klienten bis zum Abschied jede Gelegenheit zum Spiegeln und zur Validierung. Auch evokative Fragen sind fester Bestandteil des Modells, als besonders hilfreich aber erweisen sie sich beim Tango-Move der Affektzusammenfügung und -vertiefung.

Auf den individuellen Klienten zugeschnittene Interventionen

- *Spiegeln* der Emotionsverarbeitung. Das Ziel besteht darin, auf das innere Erleben zu fokussieren und es explizit, konkret und greifbar zu machen. Bowlby verstand signifikante innere Erfahrungen stets als „gefühlte Wahrnehmung“ *(felt sense)*, d.h. als eine verkörperlichte Erfahrung und nicht lediglich als kognitiven Vorgang oder als Informationsverarbeitung.

  Beispiel
  „Sie sagen gerade, dass Sie den Verlust Ihres besten Freundes mittlerweile verwunden haben, und mir fällt auf, dass Sie dabei sehr gedämpft wirken und Ihre Hände die Sessellehne fest umklammern.“

- *Validieren* der habituellen Emotionsregulierungsstrategien und Sichtweisen der Klientin, ihrer Sackgassen, Bindungswünsche und Ängste vor Bindungsverlust. Das Ziel besteht darin, Klienten in ihren Kämpfen, Schutzhaltungen und Entwicklungsbemühungen zu bestätigen und zu *normalisieren*, ein verlässliches Sicherheitsgefühl in der Therapiesitzung zu fördern und das lähmende Gefühl des Alleinseins oder der Scham, das viele Klienten mit ihrem Problem verbinden, zu lindern.

  Beispiel
  „Es muss sehr schwer für Sie sein, Tim. Wie Sie selbst sagen, befinden Sie sich hier auf unbekanntem Gelände. Sie haben nie die Erfahrung gemacht, bei Ihren Gefühlen zu bleiben und sie in ihrer Bedeutung zu verstehen. In der Vergangenheit haben Sie sich damit beholfen, sich abzulenken und dichtzumachen. Dass dies gewohnheitsmäßig Ihre erste Reaktion ist, ist daher verständlich.“

- *Evokative Fragen und Antworten,* um zugrunde liegende Emotionen und Gedanken – Formen der Konstruktion von Erfahrung – herauszuarbeiten. Schlüsselmomente werden wiederholt durchgespielt, und zentrale Erfahrungen, die das Selbst und das System prägen, werden anhand ihrer elementaren Elemente – Empfindungen, Wahrnehmungen und Emotionen – beschrieben, das heißt unter einer Bottom-up-Perspektive und nicht unter einem abstrakten, kognitiven Top-down-Blickwinkel.

  Beispiel
  „Was ging gerade in Ihnen vor, als ich sagte …?“ „In welchen Lebenssituationen stellt sich diese Niedergeschlagenheit, diese Hilflosigkeit bei Ihnen ein?“ „Wie machen Sie das genau – dieses ‚Sich-einfach-Ausklinken‘, wie Sie es nennen?“ „An welcher Stelle in Ihrem Körper fühlen Sie das jetzt, in diesem Moment?“ „Wie kann Ihre Partnerin Ihnen jetzt, in diesem Moment, mit diesem Gefühl helfen?“

- *Vertiefung des Sich-Einlassens auf das innere Erleben* durch Betonung der Besonderheit eines Augenblicks oder einer Reaktion und detailliertere Beschreibung der Reaktion. Wiederholung und evokative Bildersprache sind dabei sehr hilfreich. Es hilft auch, sich vorzustellen, dass eine gelungene Wiederholung den Muskel schwächt, der zur Unterdrückung einer Emotion notwendig ist, und dass sie vormals Neues und Fremdes immer vertrauter werden lässt. Diese Technik des Vertiefens ist ein zentraler Bestandteil des zweiten Tango-Moves, aber auch eine allgemeine erfahrungsorientierte Technik. So könnte ein Therapeut beispielsweise eine besonders eindrückliche, evokative Metapher benutzen, um den Ton eines Enactments vorzugeben.

  Beispiel
  „Ich höre Sie. Dieser Wunsch, sich zu verstecken, um von niemandem gesehen zu werden, ist unwiderstehlich. Sie können gar nicht anders. Ein Teil von Ihnen sagt: ‚Es geht um Leben und Tod.' Leben und Tod. Wenn jemand Sie sieht, wird etwas Furchtbares passieren, richtig? Das können Sie nicht riskieren. Es wäre schrecklich, eine Katastrophe. Sie wissen nicht, ob Sie es überleben würden – wirklich gesehen zu werden. Es ist gefährlich? Ja, gefährlich. Der einzige Ausweg besteht darin, sich unsichtbar zu machen. Nicht gesehen zu werden bedeutet Sicherheit, Schutz – aber dieser Schutz wird zum Gefängnis."

- *Deutung* am weitmöglichsten Punkt des Erlebens des Klienten. Hier zielt die Therapeutin darauf ab, die Ausdrucksmöglichkeiten der Klienten zu erweitern. Sie achtet darauf, ihre Vermutungen umsichtig zu formulieren. Wenn es ihr darum geht, die Intensität zu erhöhen und das Engagement zu vertiefen, kann sie diese Deutungen als Doppeln *(proxy voice)* anbieten, d. h., sie formuliert sie wie Aussagen des Klienten selbst.

  Beispiel
  „Hm, Jim, können Sie vielleicht helfen? Wenn Ihr Sohn den Kontakt zu Ihnen sucht, erstarren Sie, habe ich das richtig verstanden? Genau dasselbe passiert jetzt hier, in diesem Moment. Sie werden ganz starr und stumm. Vielleicht wissen Sie nicht, wie Sie reagieren sollen? Es ist kein Tanz, den Sie kennen – den Menschen, mit denen Sie aufgewachsen sind, waren solche Appelle und entsprechende Reaktionen nicht geläufig. Vielleicht sagen Sie zu sich selbst: ‚Egal, was ich tue oder sage – ich werde es verbocken. Ich werde es mir mit meinem Sohn verscherzen, und meine Frau und alle anderen werden über mich herfallen. Dann bekomme ich wieder zu hören, dass ich es vermasselt habe. Am besten sage ich gar nichts und hoffe darauf, dass es vorübergeht.' Ist es so?"

Auf die Interaktion orientierte Interventionen

- *Beobachten und Spiegeln von Interaktionen* und interpersonalen Dramen, die sich in der Sitzung zwischen Partnern, im Narrativ der Klienten und in imaginären Begegnungen entfalten. Das Ziel besteht darin, signifikante Reaktionen und die habituellen Schritte zu identifizieren und zu beschreiben, die für deprimierende oder festgefahrene Situationen in diesen Interaktionen typisch sind, und die Beschaffenheit der sich selbst in Gang haltenden Interaktionszyklen hervorzuheben.

  Beispiel
  „Aha, das passiert ganz häufig. Sie lassen nicht locker und bedrängen Ihre Frau, damit sie sich Ihre Meinung anhört. Sie erwarten eine Reaktion. Aber sie ‚weigert' sich und lässt Sie ‚abblitzen'. Und je konsequenter sie sich Ihnen verschließt, desto hartnäckiger bedrängen Sie sie mit Ihren Forderungen, bis Sie selbst völlig erschöpft sind."

- *Reframing/Umdeuten*, um den Bedeutungsrahmen einer Reaktion oder eines Interaktionszyklus zu verändern. Dabei kann es sich beispielsweise um eine Veränderung von Hilflosigkeit zur Handlungsfähigkeit, von negativ und gefährlich zu positiv oder von kritisch und feindselig zu verzweifelt handeln. Das Umdeuten kommt in hochemotionalen Momenten zum Zuge, in denen negative Interaktionszyklen bearbeitet werden. Das Ziel besteht darin, die Perspektive der Klientin zu verändern und die innere Einstellung, durch die Probleme verstärkt werden, durch eine Haltung zu ersetzen, die das bewusste Gewahrsein erweitert und zugrunde liegende Ängste vor Verletzungen in Bindungsbeziehungen anerkennt.

  Beispiel
  „Ihr Vater pflegte sich in solchen Situationen vor Ihnen ‚aufzubauen' und Ihnen mit sehr lauter Stimme vorzuwerfen, dass Sie ein schreckliches Kind seien. Und Sie konnten absolut nichts tun. Diese Figur Ihres Vaters steht hinter Bill, Ihrem Ehemann, und Sie hören dasselbe vernichtende Urteil. *(Klientin nickt zustimmend.)* Aber Bill ruft nach Ihnen, weil er darauf angewiesen ist, dass Sie sich ihm zuwenden. Er wird laut, weil er sich verzweifelt nach Ihrer Hilfe sehnt, und zwar weil Sie für ihn so wichtig sind, nicht weil Sie etwas falsch gemacht haben. Er bittet Sie um Hilfe. Können Sie das sehen?"

- Das *direkte Choreografieren von Interaktionen und Reaktionen* kann auf dreierlei Weise erfolgen. Erstens (siehe Beispiel 1) um wiederkehrende problematische Verhaltensweisen in Interaktionen hervorzuheben, die sich einer Veränderung widersetzen. Diese Technik erleichtert es, sie ans Licht zu bringen, sodass sie besser zu erkennen sind und leichter modifiziert werden können. Zweitens kann der Therapeut das direkte Choreografieren auch benutzen, um neue Reaktionen beispielhaft zu demonstrieren und in Szene zu setzen, denn was man sich selbst und anderen eingesteht, wird realer. Drittens wird diese Technik häufig (aber vor allem in Tango-Move 3) benutzt, um eine neue emotionale Erfahrung in neue Signale für andere zu verwandeln, was dann neue Reaktionen auslöst, sodass schließlich neue, korrigierende Interaktionen in Gang kommen.

  Beispiel 1
  „Sie sagen also, dass Sie ihm gegenüber im Moment nichts als Wut verspüren. Deshalb können Sie nichts anderes tun, als ihm seine Fehler aufzulisten, selbst wenn er Ihnen sagt, wie weh ihm das tut. Können Sie ihm einfach sagen: ‚Im Moment kann ich deine Verletztheit nicht hören. Ich bin dermaßen wütend, ich will, dass du dich schlecht fühlst. Vielleicht will ich, dass du verletzt bist; es tut mir gut zu wissen, dass ich dir wehtun kann. Deshalb höre ich nicht auf, dir Vorwürfe zu machen‘?“

  Beispiel 2
  „Sie haben berichtet, dass Sie sich ganz klein fühlen in dem Moment, bevor Sie all diesen Drohungen freien Lauf lassen. Können Sie Ihrer Mutter vielleicht jetzt, in diesem Moment, sagen: ‚Ich bedrohe dich tatsächlich, aber in dem Moment, bevor ich mich aufblähe und dir drohe, fühle ich mich sehr klein‘?“

  Beispiel 3
  „Können Sie an dieser wirklich kristallklaren Aussage festhalten und Ihren Stuhl umdrehen, ihm ins Gesicht blicken und ihm sagen: ‚Ich zeige dir meine Rüstung und erkläre dir meine Vorbehalte, aber innerlich habe ich furchtbare Angst davor, das Risiko einzugehen, um deine Liebe zu bitten. Eine Stimme in meinem Kopf sagt mir, dass du mich kleines, verängstigtes Etwas nicht willst‘?“

Die Beschaffenheit und Qualität all dieser Interventionen hängen von dem spezifischen Kontext ab, in dem sie eingesetzt werden. Ganz gleich, welche Form sie annehmen – entscheidend ist die Art ihrer Durchführung.

Ton: Das „Wie" der Technik

In jeder Intervention, die eine sichere Verbindung zwischen Therapeut und Klient an oberste Stelle rückt, ist die nonverbale Kommunikation des Therapeuten – die Art, wie etwas gesagt wird – von entscheidender Bedeutung. In Momenten einer besonderen emotionalen Verletzlichkeit, in denen Klienten das Risiko wagen, sich auf neue Ebenen des eigenen inneren Erlebens oder auf andere Menschen einzulassen, orientiert der Therapeut seine Interventionen an dem Akronym RISSSC. Es steht für:

1. **R**epeat – wiederholen
2. **I**magery – Bilder, Metaphorik
3. **S**imple words – einfache Wörter
4. **S**low pace – langsames Tempo
5. **S**oft voice – sanfte Stimme
6. **C**lient's words – Worte des Klienten / der Klientin

Langjährige therapeutische Erfahrung in der Arbeit mit verzweifelten, ratlosen Individuen, Paaren und Familienmitgliedern haben ein ums andere Mal gezeigt, dass diese stilistischen Merkmale in der Therapie entscheidend sein können. Zum Beispiel werden Klienten das Risiko, sich tiefer auf ihre Verletzlichkeit einzulassen oder vom äußersten Punkt des ihnen vertrauten Erlebens aus in unbekanntes Gelände aufzubrechen, schwerlich eingehen, wenn der Therapeut das Tempo forciert, viele abstrakte, intellektuelle Begriffe benutzt oder mit erhobener Stimme oder in unpersönlichem, nach außen orientiertem Tonfall spricht. In der EFT-Ausbildung ist es zu einer Art Klischee geworden, dass unerfahrene Therapeuten das Mantra „soft, slow, simple" – „sanft, langsam, einfach" – murmeln. Wenn wir ein Modell für diesen Stil benötigen, reicht es, sich das Bild einer Sicherheit vermittelnden Mutter vorzustellen, die mit ihrem ängstlichen Kind interagiert. Eine Mutter kann ihrem Kind positive Erklärungen geben, doch wenn es ihr nicht gelingt, sein Nervensystem zu beruhigen, d.h. das Tempo zu verlangsamen und in beruhigendem Tonfall / Prosodie zu sprechen, geht das Positive oft verloren, und die Reaktion des Kindes ist nicht klar vorhersehbar.

Wie oben erwähnt, werden die Wiederholungen nicht angeboten, damit Klienten Skills erwerben, sondern um ein echtes Zuhören zu erleichtern. James Gross (1998a, 1998b) weist zum Beispiel darauf hin, dass es erhebliche Mühe kostet, Emotionen zu unterdrücken. Deshalb sind Therapeuten gut beraten, wenn sie möglichst evokativ spiegeln und deuten und diese Interventionen auch mehrmals wiederholen. Nach fünf oder sechs evokativen Wiederholungen, in denen die Therapeutin zum Beispiel das widerstrebende Eingeständnis des Klienten, sich unterlegen zu fühlen, in etwas andere, ruhige Worte fasst, sodass sich, anders als der Klient erwartet, keine Katastrophen einstellen, lässt dessen Widerstand nach. Die Unterdrückung der Emotion löst sich einfach auf. Wiederholungen sind auch deshalb unverzichtbar, weil sie es dem Klienten ermöglichen, sich an zunächst sonderbar und fremd klingenden Informationen zu orientieren und sie in sich aufzunehmen. Die Worte des Klienten aufzugreifen und zu wiederholen evoziert außerdem Akzeptanz und Vertrautheit. Eine bildhafte Sprache bewegt uns emotional und fesselt uns, indem sie komplexe Realitäten einfach und eindrücklich auf den Punkt bringt.

Dieses Kapitel war der Beschreibung einer als Metabezugsrahmen dienenden Interventionssequenz (die Tango-Moves), des damit zusammenhängenden Veränderungsprozesses sowie allgemeineren Mikrotechniken des emotionsfokussierten Bindungsmodells gewidmet. In den folgenden sechs Kapiteln soll detaillierter gezeigt werden, wie sich Veränderungen in der Einzel-, Paar- und Familientherapie vollziehen. Dabei werden wir immer wieder auf den EFT-Tango und die allgemeinen, in diesem Kapitel dargelegten Techniken zurückkommen.

Zum Merken und zum Beherzigen

- Die Bindungstheorie misst der Emotion eine vorrangige Bedeutung für das allgemeine Funktionieren des Menschen und für Veränderungen bei. Bindungstheorie und bindungsfokussierte Interventionen betreffen die Emotionsregulation und die Herstellung eines *emotionalen Gleichgewichts*. Wir helfen unseren Klienten, die Art, wie sie ihre Emotionen regulieren, zu verändern, und wir benutzen Emotionen auch, um Menschen zu „bewegen" – neue Verhaltensweisen anzuregen und auszubilden. Diese Entwicklung ist ein angeborener, organischer und biologisch vorbereiteter Prozess.
- Die Entdeckung und Einordnung der eigenen Emotionen, die Entwicklung von Granularität und das Verstehen der Bedeutung, die wiederkehrenden wichtigen Emotionen innewohnt, sind ein wesentlicher Bestandteil des Veränderungsprozesses. Eine konstruktive Affektregulation wirkt sich positiv auf eine effektive Abhängigkeit von anderen und auf die Weiterentwicklung des Selbst aus.
- Die effektive Arbeit mit Emotionen setzt voraus, dass wir unsere Fähigkeit erweitern, zwischen verschiedenen Ebenen der Emotionsverarbeitung zu unterscheiden. Außerdem müssen wir wissen, wie zentrale korrigierende emotionale Erfahrungen, die stets innere Veränderungen und Veränderungen in den Beziehungen zu wichtigen anderen mit sich bringen, choreografiert werden können. Veränderungen finden „innen" und „zwischen" statt.
- Der Veränderungsprozess in einer erfahrungsorientierten, bindungsfokussierten Therapie kann in einem Metabezugsrahmen der Interventionen und des Veränderungsprozesses erklärt werden, den wir als EFT-Tango bezeichnen. Die akkurat eingestimmte, unnachgiebige empathische Responsivität der Therapeutin bildet die Grundlage der

fünf Tango-Moves, die folgende Bestandteile umfassen: das Spiegeln der ablaufenden Prozesse im Moment, die die innere und die interpersonale Realität konstituieren; das Zusammenfügen und Vertiefen der Einzelelemente der Emotion; das Choreografieren neuer, engagierterer Begegnungen mit wichtigen anderen; das Prozessieren dieser neuen (imaginären oder realen) Begegnungen mit wichtigen anderen; und das Validieren dieser neuen Erfahrung, die die Integration in ein Beziehungssystem und ins Selbstgefühl stärkt.

- Im EFT-Tangoprozess und während der Therapiesitzungen benutzt die Therapeutin durchgängig allgemeine, auf Rogers und auf den systemischen Ansatz zurückgehende Techniken. Die ständige Schaffung von Sicherheit ist unerlässlich. Risiken werden angemessen begrenzt durch den Tonfall der Therapeutin, ihre beruhigende Präsenz und ihre innere Einstimmung auf den Klienten, der seine neue innere und äußere Realität konstruiert.
- Die EFT-Therapeutin findet ihre eigene sichere Basis in der Bindungsperspektive, in einer klaren Vorstellung von der Beschaffenheit und dem Potenzial der Emotionen als wesentlicher Bestandteil des Veränderungsprozesses, in einem Metabezugsrahmen ihrer Interventionen und in einer Reihe von Techniken, welche die systemische und interpersonale mit der Erfahrungsrealität verbinden. Die Therapeutin weiß, wohin sie geht, und kann mit dem arbeiten, was das Nervensystem des Klienten als entscheidend und unabweisbar erkennt, nämlich mit Emotionen und mit neuen, konstruktiven Wegen, sich auf jene Emotionen einzulassen, die für Veränderung am bedeutsamsten sind.

4. Emotionsfokussierte Einzeltherapie im Bindungsrahmen: Erweiterung des Selbstgefühls

„Wir sind auf den Blick anderer Menschen angewiesen, um uns selbst Gestalt und Zusammenhalt geben zu können.“

– Daniel N. Stern (2005 [2004], S. 118)

„Ich sah den Engel im Marmor und meißelte, bis er befreit war.“

– Michelangelo

Ein Gefühl der sicheren Verbundenheit mit anderen und ein kohärentes, integriertes Selbstgefühl angesichts der Herausforderungen des Lebens sind zwei Seiten einer Medaille. Die laufende Konstruktion des Selbst erfolgt im Netz der engen interpersonalen Beziehungen, die unser Leben prägen. Unter dem Blickwinkel der Bindung betrachtet, sind an der Entwicklung und Weiterentwicklung der Persönlichkeit mehrere zentrale Prozesse beteiligt: die Strukturierung habitueller Strategien oder Stile der Emotionsregulation, die in bedrohlichen oder verunsichernden Situationen besonders wichtig werden; die Bildung einer Reihe „heißer“ existenzieller Bedeutungsrahmen (zum Beispiel emotional besetzte Erwartungen oder Ursache-Wirkung-Zuschreibungen), die sich mit Arbeitsmodellen vom Selbst und anderen Menschen verflechten und aus ihnen hervorgehen; und schließlich die Erzeugung eines Verhaltensrepertoires und spezifischer Regeln für den Umgang mit anderen.

Die Bindungswissenschaft vertritt eine Sichtweise auf Gesundheit, die dem Therapeuten in der Psychotherapie individueller Klienten ein klares Ziel vorgibt. Das Idealergebnis einer bindungsbasierten Therapie wäre ein Mensch, der durch emotionale Ausgeglichenheit und geistige Offenheit, durch flexible Verhaltensmuster, intensives Engagement, durch Lebendigkeit und vor allem durch die Fähigkeit, zu lernen und sich weiterzuentwickeln, charakterisiert ist. Bowlby nahm an, dass gesunde Arbeitsmodelle vom Selbst und von anderen der ständigen Revision und Veränderung durch neue Erfahrungen unterliegen. Die Forschung, die positive intrapersonale und interpersonale Bindungsvariablen mit Sicherheit in Verbindung bringt (siehe 2. Kapitel), ist so umfangreich, dass wir sie hier nur kurz und speziell in Bezug auf die Einzelpsychotherapie betrachten können.

4.1 Das Individuum im Kontext seiner Bindungen

Die Überzeugung, dass eine fehlende sichere Verbundenheit mit anderen Menschen uns begrenzt und einschränkt, wird durch die Forschung nachdrücklich bestätigt. Eine kognitive Inflexibilität, die das kreative Lösen von Problemen beeinträchtigt, lässt sich bei eher unsicher gebundenen Menschen selbst dann beobachten, wenn der Kontext positiven Gefühlen und einer entspannten Exploration zuträglich ist (Mikulincer & Sheffi 2000). Vermeidend gebundene Menschen scheinen Signale der Sicherheit nicht zur Kenntnis zu nehmen, um die kognitive Kontrolle zu behalten, und die ängstlich gebundenen reagieren auf positive Signale, zum Beispiel eine glückliche Erinnerung, mit beeinträchtigter Kreativität, weil sie Sicherheitssignalen zu misstrauen scheinen. Was die Modelle des Selbst angeht, so geben vermeidende Menschen der Selbsterhöhung Vorrang gegenüber der Aufgabenlösung. Infolgedessen fällt es ihnen schwer, Fehler einzugestehen und Entscheidungen oder Pläne zu revidieren. Die selbstschädigenden Überzeugungen ängstlich gebundener Menschen und ihre Angst vor Ablehnung setzen auch ihrem zielgerichteten Verhalten Grenzen (Mikulincer & Shaver 2016). Diese Daten widerlegen die herkömmliche Vorstellung, dass es reicht, sich auf das Individuum als eine aus der Interaktionsrealität seiner sozialen Bindungen herausgelöste Entität zu konzentrieren, um eine Psyche oder eine Persönlichkeit zu verstehen, zu definieren und ihre weitere Entwicklung zu beeinflussen.

Das Ziel der EFIT für individuelle Klienten entspricht im Wesentlichen dem der EFT für Paare und der EFFT für Familien. Das heißt, die Klienten sollen nach Möglichkeit eine korrigierende emotionale Erfahrung machen, indem sie neue Möglichkeiten, sich auf ihr eigenes Erleben, auf andere Menschen und auf die existenziellen Herausforderungen des Lebens einzulassen, erforschen. Erreicht wird all dies in einem Kontext, in dem Reaktionen, die in der Gegenwart erfolgen, im mitfühlenden Licht der eingeschränkten Überlebens- und Affektregulationsstrategien aus der Vergangenheit betrachtet werden. Die EFIT-Therapeutin vertritt die Einstellung, dass wir in unserem Leben tun, was wir können, um die Nacht zu überstehen, und uns dann am Tage ironischerweise oft in diesen begrenzten, unflexiblen Strategien und Perspektiven verfangen.

Bindung in der Einzeltherapie

Wie passen Bindungstheorie und Bindungswissenschaft ins Feld der Einzeltherapie? Die Bindungsperspektive dient mittlerweile immer häufiger als theoretische und pragmatische Basis einzeltherapeutischer Interventionen in der therapeutischen Praxis der EFIT sowie in der Accelerated Experiential Dynamic Psychotherapy (AEDP; Fosha 2000). Sie ist darüber hinaus Bestandteil des allgemeinen theoretischen Hintergrunds der interpersonalen Therapie (IPT; Weissman, Markovitz & Klerman 2007) und der Process Experiential / Emotion-Focused Therapy (PE / EF; Elliott et al. 2004) – allesamt Verfahren, die man als entweder psychodynamische oder humanistische erfahrungsorientierte Therapien bezeichnen kann. Sie unterscheiden sich jedoch in zahlreichen Faktoren voneinander, zum Beispiel was die Rolle des Therapeuten betrifft, die eingesetzten Techniken, die Integration eines systemtheoretischen, auf die zirkuläre Kausalität fokussierenden Ansatzes (wie der EFT), die Intensität und Nutzung der Beziehung zwischen Klient und Therapeut, die Ökonomie und Klarheit der Formulierungen und Interventionen, die zentrale Bedeutung der Bindungswissenschaft und schließlich die Ebene der empirischen Validierung. In der Praxis des von Fosha (2000) entwickelten AEDP-Modells wird beispielsweise die Arbeit mit positiven Emotionen stärker betont als in der EFIT; zudem ist die Formulierung der Dysfunktion eher analytisch orientiert. Alle Verfahren untersuchen, wie traumatische Erfahrungen aus der Vergangenheit, und zwar insbesondere solche, die durch Bindungspersonen zugefügt wurden, die dem Kind Sicherheit und Unterstützung hätten vermitteln sollen, die Art und Weise beeinflussen, wie das Erleben in der Gegenwart enkodiert und integriert wird, sodass es entweder die Weiterentwicklung fördert oder einer Dysfunktion Vorschub leistet. Sie erkennen auch die zentrale Rolle der Emotion für das menschliche Funktionieren insgesamt an. (Die Unterschiede und Ähnlichkeiten zwischen dem hier beschriebenen EFIT-Modell und dem stärker psychodynamisch orientierten IPT- sowie dem erfahrungsorientierten PE / EF-Modell werden in Anhang 3 erläutert. Beide Modelle wurden in Ergebnisstudien getestet.)

Freilich gibt es weitere renommierte Autoren, die Bindungstheorie und psychotherapeutische Praxis miteinander verbinden. Peter Costello (2013) hat eindringlich beschrieben, dass im Bindungskontext grundlegende Entscheidungen darüber getroffen werden, wer wir sind und sein können. Er ist der Ansicht, dass wir zusammen mit unseren Bezugspersonen entscheiden, was wir sehen und benennen können, was geschehen wird, wenn wir allein sind und uns fürchten, ob es besser ist, unsere Verletzlichkeit in Worte zu fassen oder aber zu unterdrücken, und wie wir andere Menschen am besten dazu bewegen können, sich uns zuzuwenden. Diese Szenarien schreiben sich unseren Neuronen und neuronalen Netzwerken ein und automatisieren sich. Sie sind, wer wir sind!

4.2 Depression und Angst aus bindungstheoretischer Sicht

Unsicherheit in Bindungen hängt mit einer allgemeinen Anfälligkeit für psychische Probleme und insbesondere mit der Entwicklung von Depressionen und Angststörungen zusammen. Gleichwohl ist es fast unmöglich, die spezifischen Mechanismen, die zu spezifischen Störungen führen, zu identifizieren. Das Prinzip der Multifinalität („Viele Wege führen zum selben Ziel") besagt, dass ein bestimmtes Individuum mit einer bestimmten Bindungsgeschichte auf einem bestimmten Punkt des Kontinuums der ängstlichen oder vermeidenden Orientierung eine bestimmte Konstellation von Symptomen entwickeln wird, ein anderes, ähnliches Individuum hingegen eine andere. Distale Risikofaktoren wie die Trennung von den Eltern, eher proximale Risikofaktoren wie die Muster der Affektregulation und Moderatoren wie die Beschaffenheit aktueller Beziehungen sowie augenblicklicher Stress wirken zusammen und entscheiden, wie sich Beeinträchtigungen entwickeln werden (Nolen-Hoeksema & Watkins 2011). Bindungstheoretiker vertreten die Ansicht, dass die vermeidende Bindung eher mit sogenannten externalisierenden Störungen zusammenhängt, d. h. mit Substanzmissbrauch und antisozialen Störungen (Ein-Dor & Doron 2015); eindeutige Zusammenhänge bestehen zudem zwischen dem mit Bindungsunsicherheit assoziierten Leid und der damit verbundenen Angst einerseits und internalisierenden Störungen wie der Depression, den Angststörungen und der Posttraumatischen Belastungsstörung (PTSD) andererseits.

Bowlby (1983 [1980]) selbst war der Meinung, „dass die klinischen Zustände am besten als gestörte Formen von etwas zu verstehen sind, das sonst eine gesunde Reaktion ist" (S. 317, Fn. 2). Rückzug und Immobilisierung können funktionale Reaktionen auf unerträgliche oder gefährliche Situationen sein, in denen die Vulnerabilität sich als überwältigend erweist (Porges 2011), zum Beispiel wenn man erkennt, dass man von einer gefährlichen, unberechenbaren Bindungsperson abhängig ist. Leicht zu triggernde Wut und Hypervigilanz sind ebenfalls funktional, wenn man andernfalls unweigerlich damit rechnen muss, abgelehnt oder verlassen zu werden. Eine Störung taucht auf, wenn solche Reaktionen generalisiert und global werden und sich nicht mehr revidieren lassen.

Was die Depression betrifft, so beschreibt Bowlby das „desorganisierte" Verhalten im Anschluss an einen Verlust und erläutert, dass diese Desorganisation in Verbindung mit Hilflosigkeit offenbar depressive Reaktionen auslöst. Der beste Schutzfaktor ist seiner Ansicht nach ein Gefühl der „Kompetenz und [des] persönlichen Wertes" (ebd., S. 318). Depressive Menschen, so fährt er fort, charakterisieren sich gewöhnlich mit den vier Adjektiven einsam, nicht liebenswert, unerwünscht und hilflos. Diese Klienten halten sich oft für Versager und schildern typischerweise enge Beziehungen, in denen sie den Erwartungen des / der anderen nie gerecht werden konnten und deshalb nie das Gefühl bekamen, um ihrer selbst willen geschätzt zu werden. Sie waren stets überzeugt, kein Recht auf Mitgefühl und Fürsorge zu haben. So sagte mein Klient Jens: „Ich konnte es meinem Vater nie recht machen, ganz gleich, um was es ging. Was auch immer ich tat, es war nie gut genug. Ich glaube, ich habe das verinnerlicht und mich daran gewöhnt. Und jetzt behandele ich mich selbst so. Ich kritisiere mich für alles, was ich tue." Verlust, Scheitern und Selbstkritik demoralisieren und machen depressiv. Ungeachtet der jeweiligen Auslösefaktoren weist die Bindungsperspektive Parallelen zu dem von Hammen (1995) beschriebenen Depressionsmodell auf, dem zufolge intrapsychische Reaktion und interpersonale Dysfunktion einander wechselseitig triggern, aufrechterhalten und intensivieren. Eine durch die persönliche Geschichte, durch Stress oder negative Modelle vom Selbst und von anderen hervorgerufene Depressionsneigung begünstigt dann fehlangepasste interpersonale Verhaltensweisen, die Beziehungen untergraben und die depressive Reaktion zusätzlich verstärken.

Diese Überlegungen treffen auch auf die Angst zu, wenngleich der Verlust an positiven Emotionen bei Angststörungen weniger gravierend ist als bei der Depression und statt der für die Depression typischen Lähmung eher eine Agitiertheit und erhöhte Sensibilität für Gefahren auftreten (Mineka & Vrshek-Schallhorn 2014). Freilich kann auch extreme Angst lähmen und die Bewegungs- und Handlungsfähigkeit zunichtemachen. Die mit einem ängstlichen Bindungsstil assoziierte Sensibilität für Zurückweisung und Beziehungsstress ist ebenfalls ein Prädiktor für eine Depression (Chango et al. 2012). Angst warnt uns vor möglichen Gefahren und aktiviert unsere Schutzmechanismen. Insofern kann sie außerordentlich hilfreich sein und unser Verhalten optimieren. Wenn diese Alarmsirenen aber allzu laut und ohne Pause schrillen, wird die Angst selbstschädigend und problematisch.

Die vier Schlüsselelemente (Barlow et al. 2014; Barlow 2002) dysfunktionaler Angst sind:

1. Häufige und intensive negative Emotion, kein eindeutiges Erkennen und keine Akzeptanz dieser Emotion.
2. Hyperwachsame Informationsverarbeitung und eine (auch bei der Depression auftretende) Intoleranz gegenüber Ungewissheit und Ambivalenz.
3. Vermeidungsstrategien im Umgang mit Emotionen und Unterdrückung negativer Emotionen, solche Emotionen werden mit höherer Wahrscheinlichkeit als unkontrollierbar und unerträglich erlebt. Unglücklicherweise erzeugt die Unterdrückung einen Rebound-Effekt, das heißt, sie intensiviert die negativen Emotionen und die physiologische Übererregung oder erhält sie aufrecht (Hofmann et al. 2009). Man hat die Vermeidung auch als das Kryptonit aller psychischen Störungen bezeichnet, weil sie korrigierende Erfahrungen vereitelt und uns paradoxerweise für genau das sensibilisiert, was wir zu vermeiden suchen. Im Zu-

sammenhang mit der Generalisierten Angststörung bilden sorgenvolles Grübeln oder Zwänge eine Möglichkeit, die quälenden Angst- und Depressionssymptome zu vermeiden. Aufrechterhalten werden sie durch die chronische Vermeidung des inneren Engagements (Manos, Kanter & Busch 2010).

4. Die Generalisierung der negativen Reaktionen auf das Erleben von Angst an sich – die Angst vor der Angst (vor allem bei Panikstörungen). Die Deutung negativer Erfahrungen beeinflusst deren Intensität, ihre Dauer und ihre Folgen. Eine Angstsensibilität, die das Bedrohungsgefühl und entsprechende Attribuierungen intensiviert, sagt den Beginn von Depression und Angststörung voraus (Schmidt et al. 2008).

Grundsätzlich ist wichtig, wie Erfahrungen verarbeitet werden. Nicht die Häufigkeit negativer Emotionen ist entscheidend, sondern *wie* man mit Angstgefühlen oder Niedergeschlagenheit umgeht. Bei Angst- und depressiven Störungen werden negative Gefühle paradoxerweise häufig durch die Art ihrer Interpretation und die dadurch ausgelösten Reaktionen zusätzlich verschlimmert und aufrechterhalten. *Negative Formen der Auffassung von und des Umgangs mit Leid lassen eine sich selbst erhaltende Feedbackschleife entstehen, die weiteres Leid erzeugt.*

Eindeutig unterschiedliche Angstprobleme und Affektstörungen weisen gleichwohl zahlreiche gemeinsame Merkmale auf. Diese Gemeinsamkeiten, insbesondere Probleme der Emotionsregulation und interagierende Prozessvariablen, werden in Barlows Modell eines einheitlichen Protokolls (*unified protocol,* UP) für emotionale Störungen aufgeführt. Das Modell beschreibt die Struktur, die der Angst und der Depression gemeinsam ist (Barlow et al. 2011), und erklärt, wie sich diese beiden Probleme als *negative emotionale Störung* in einer einzigen Kategorie kombinieren lassen. Das Modell ist mit dem Fokus der Bindungstheorie und der bindungsorientierten Interventionen, zum Beispiel der EFT, vereinbar. Beide Ansätze gehen von einem Gefühl unkontrollierbarer Bedrohung als entscheidendem gemeinsamem Faktor der Angst und der Depression aus. Diese Unkontrollierbarkeit wird durch ineffektive Strategien der Affektregulation zusätzlich verschlimmert, etwa durch die Unterdrückung, die das Problem intensiviert. Sowohl das UP-Modell als auch die EFT fokussieren grundsätzlich auf eine stufenweise Exposition mit dem Ziel, angsterregende oder schmerzhafte Erfahrungen nach und nach fühlbar zu machen, damit sie auf neue Weise prozessiert werden können. Die Aufmerksamkeit richtet sich darauf, der Emotionsregulation neue Wege zu bahnen und den Klienten die Inanspruchnahme sozialer Unterstützung zu erleichtern.

Die Therapeutin, die mit dem UP-Modell oder mit der EFT arbeitet, wird insbesondere

- Emotionen erfragen und typische Coping-Techniken zu ihrer Bewältigung ebenso untersuchen wie die mit der jeweiligen Emotion verbundenen Handlungstendenzen,
- Klienten helfen, ihre Gefahrenwahrnehmung sowie ihre Fähigkeit, Bedrohungen zu bewältigen, zu verändern, indem sie zum Beispiel ihr katastrophisierendes Denken adressieren und reduzieren, und sie
- zu einer höheren generellen Akzeptanz der Emotionen ermutigen.

Das UP-Modell spiegelt die Realität der hohen Komorbiditätsrate von Depressions- und Angststörungen wider (Brown et al. 2001) und demonstriert, dass die Merkmale der einen Störung offenbar einen Risikofaktor für andere Störungen darstellen. Die Behandlung einer bestimmten Störung scheint zudem auch die anderen Störungen signifikant zu bessern, selbst wenn diese in der Therapie gar nicht direkt bearbeitet werden. Dass eine große Bandbreite emotionaler Störungen gleichermaßen gut auf Antidepressiva anspricht, lässt eine gemeinsame Pathophysiologie vermuten. Barlow vertritt auch die Ansicht, dass ein gesteigertes Gefühl der Unkontrollierbarkeit und Unberechenbarkeit mit einer charakteristischen, durch frühe widrige Erfahrungen hervorgerufenen Hirnaktivität zusammenhängen könnte, also erlernt sein könnte und sich in neuronalen Leitungsbahnen manifestiert, die spezifische Angst- oder Stimmungsprobleme begünstigen (Barlow et al. 2014). – Eine Sichtweise, die Parallelen zur Bindungsforschung aufweist. Diese Probleme werden vom UP-Modell als verhältnismäßig triviale Variablen eines breiteren Syndroms, nämlich der krankheitswertigen negativen Emotionalität, betrachtet. Dieses allgemeine Konzept der negativen Emotionalität ist gleichfalls mit der ökonomischeren und nicht pathologisierenden Sichtweise der Bindungswissenschaft und der EFT als einer erfahrungsorientierten Therapie vereinbar. Es identifiziert und operationalisiert ein Problem des Klienten, ohne dessen Schwierigkeiten in ein formales Diagnosesystem wie das DSM oder die ICD hineinzuzwängen.

In einer bestimmten Hinsicht allerdings ist der theoretische Bezugsrahmen des UP-Modells mit der Bindungswissenschaft weniger gut vereinbar. Barlow betrachtet nämlich das Temperament sowie neurotische Charakterzüge als gemeinsamen ätiologischen Faktor dieser Störungen. In meinen Augen halten Bindungstheorie und Bindungswissenschaft jedoch einen überzeugenderen Erklärungsrahmen bereit. Auch in der Behandlungsdurchführung unterscheiden sich UP und EFT voneinander. So ist das UP-Modell im Vergleich zur EFT wesentlich stärker coaching-orientiert und an einem kognitiv-verhaltenstherapeutischen Bezugsrahmen mit umfangreichen Hausaufgaben und Übungen ausgerichtet. (Das UP-Modell wird im Behandlungsmanual sowohl als „traditionelle Kognitive Verhaltenstherapie“ wie auch als „emotionsfokussiert" bezeichnet. Unter dem EFT-Blickwinkel betrachtet, widmet das UP-Modell den Emotionen zwar größere Aufmerksamkeit, als es in den Verhaltenstherapien üblich ist, doch die Verwendung dieser generischen Bezeichnungen ist hier eindeutig verwirrend.)

4.3 Fallformulierung bei emotionalen Störungen

In diesem Buch stehen Depression und Angst – man spricht auch von emotionalen Störungen – im Zentrum der Intervention. Wie betrachtet der bindungsorientierte Therapeut diese Störungen? Wir beantworten die Frage mit einer Erläuterung der Fallformulierung in der EFT.

Zwei Grundsätze tragen zur Klärung der Fallformulierung in der EFT, der EFIT und der EFFT bei. Erstens geht es in einer erfahrungsorientierten Therapie nicht um *Reparatur*, das heißt, die Therapeutin versucht nicht, die Symptome, die der Klient zu Beginn der Therapie schildert, auf der Stelle zu heilen. Wie im Grundlagentext der EFT erläutert (Johnson 2009 [2004]), ist die Therapeutin kein Coach, der irrige Vorannahmen des Klienten richtigstellt, ihm Fertigkeiten vermittelt oder weise Einsichten erzeugt. Festzuhalten ist vielmehr, dass die EFT-Therapeutin eine Prozessberaterin ist, die schmerzvolle Erfahrungen *gemeinsam* mit ihren Klienten aufsucht und durchlebt (dem alten Sprichwort gemäß, dass der einzige Ausweg mitten hindurchführt), um sie zusammen mit den Klienten gründlicher zu prozessieren. So schrieb Rogers (1998 [1961]), dass Therapeut und Klient es genießen können, „Ordnung in der Erfahrung zu entdecken" (S. 39 f.). Unsere Fähigkeit, Erfahrungen möglichst konstruktiv zu verarbeiten, ist aufgrund der blinden Flecken, die aus unserer Biografie und den unvermeidlichen Kämpfen mit den Erfordernissen des Lebens resultieren, notgedrungen begrenzt. Sie zu normalisieren ist vielleicht das Schlüsselmerkmal humanistischer, erfahrungsorientierter oder personenzentrierter Therapieverfahren.

Dieser Ansatz läuft all den Bemühungen, psychische Schwierigkeiten und Probleme anhand formaler Diagnosesysteme, zum Beispiel des DSM in seinen verschiedenen Auflagen, zu definieren und zu kategorisieren, in vielerlei Hinsicht zuwider. Die deskriptiven Klassifizierungen, mit denen solche Systeme arbeiten, können dem Therapeuten als hilfreiche Orientierung dienen. Kurze, formalisierte Fragebögen, die sich auf die diagnostischen Entitäten des DSM und anderer Systeme stützen, etwa die Beck Depression and Anxiety Scales (Beck, Steer & Brown 1996; Beck & Steer 1993), können dabei helfen, einen Entdeckungsprozess mit den Klienten einzuleiten. Zu Beginn einer Paartherapie kann die Dyadic Adjustment Scale (DAS; Spanier 1976) eingesetzt werden; auch ein neues Messinstrument, nämlich der Couples Satisfaction Index (CSI; Funk & Rogge 2007), ist nützlich. Im Allgemeinen ist das Assessment jedoch Bestandteil der laufenden Therapie; die schmerzlichen oder wirklich problematischen Themen des Klienten treten im Lauf des therapeutischen Prozesses zutage.

Zweitens fokussiert das Assessment auf den Prozess und nicht auf den Inhalt. Die erste Sitzung in der EFT soll eine sichere Umwelt für die Klienten schaffen und ein Arbeitsbündnis anbahnen – eine Einladung, möglichst unvoreingenommen mit der Therapeutin zu kooperieren, die ihre Klienten dazu anregt, ihre Geschichten zu erzählen und zu schildern, welche Ziele sie mit der Therapie verbinden. Die Bindungswissenschaft geht davon aus (Main et al. 1985), dass die Art und Weise, wie Klienten ihre Geschichten erzählen und mit anderen Menschen – in der Therapie mit der Therapeutin oder mit weiteren Beteiligten – interagieren, mindestens genauso aufschlussreich ist wie der Inhalt des Gesprächs als solcher. Die Therapeutin beobachtet die nonverbalen Äußerungen, die gezeigten Emotionen und ihre Regulation, die Bedeutungskohärenz der Geschichten und die Wörter, die zur Beschreibung des Selbst und anderer benutzt werden. Natürlich können sicher gebundene Klienten sich präziser und kohärenter ausdrücken; sie können über die Bedeutung, die sie ihren Erfahrungen zuschreiben, auch intensiver reflektieren. Ängstlich gebundene Klienten werden von ihren Emotionen leicht überwältigt; ihre Geschichten sind extremer und kommen bruchstückhaft daher, während vermeidend gebundene Klienten ihre Erfahrungen nur oberflächlich berühren; sie neigen dazu, das Thema zu wechseln und Fragen auszuweichen. Sie wirken distanziert, selbst wenn sie von potenziell schmerzvollen Ereignissen berichten, und geben keine Reflexion oder innere Beteiligung zu erkennen. *Wie* eine Erfahrung enkodiert und geschildert wird, ist also häufig aufschlussreicher als das *Was* – die tatsächliche Information. Wie schon im vorangegangenen Kapitel erläutert, stimmt sich die Therapeutin auf den habituellen Verarbeitungsstil der Klienten ein, indem sie sich an der Tiefe des Erlebens und der *Granularität* der zum Ausdruck gebrachten Emotionen orientiert.

Dieses initiale Sich-aufeinander-Einlassen ist ein echter Entdeckungsprozess (Teil der in den Kapitel 2–3 erläuterten drei Ds der EFT: discover, distill und disclose – entdecken, destillieren und offenbaren). Die Neugier und Offenheit der Therapeutin wie auch des Klienten würden beeinträchtigt, wenn sich die Therapeutin in einen strengen kognitiven Bezugsrahmen zwängen würde, um eine Diagnose zu stellen, oder wenn sie nach dem Erfahrungselement suchte, dem gemäß ihrem theoretischen Bezugsrahmen die größte Bedeutung zukommt. Das Klischee, dass aus allem ein Nagel wird, wenn unser Werkzeugkasten nichts anderes enthält als einen Hammer, träfe in einem solchen Fall zu. Aus diesem Grund sollen erfahrungsorientierte Therapien „klientenzentriert“ sein und eine echte Begegnung mit der Person des Klienten ermöglichen, statt sich wie gebannt auf die von ihm geschilderten Probleme zu fixieren. Dieser Entdeckungsprozess ist vor allem bei der Arbeit mit Klienten aus anderen Kulturen oder mit einem anderen ökonomischen, rassischen oder sexuellen Hintergrund von entscheidender Bedeutung. Ich habe zum Beispiel von einem japanischen Paar gelernt, was der Begriff „Ehre" in Japan bedeutet und wie diese Bedeutung unter Umständen auch die Botschaften, die man einem Partner sendet, beeinflusst. Ein Vergewaltigungsopfer berichtete mir, was im Anschluss an ein solches Trauma mit einer Frau wie ihr passiert und wie sie selbst dies deutet. Die universellen Gemeinsamkeiten, Emotion und Bindung, bilden eine gemeinsame Grundlage, auch wenn diese Variablen je nach Kultur ganz unterschiedlich zum Ausdruck kommen. Die EFT-Therapeutin betrachtet es als ihre Aufgabe, als eine „ewige Schülerin" ständig mehr darüber zu erfahren, was Menschsein bedeutet. Unsere Klienten sind Experten ihrer eigenen Erfahrungen, und ein zentraler Aspekt der Kunst der EFT-Therapeutin besteht darin zu lernen, sich immer feinfühliger auf diese Erfahrungen einzustimmen, ihre Aufmerksamkeit auf sie zu fokussieren und sie zu erfassen.

Wie schon erwähnt, ist die EFIT hervorragend geeignet, um Probleme im Zusammenhang mit Depression und Angst therapeutisch zu bearbeiten. Dies gilt auch für die Nachwirkungen traumatischer Erfahrungen und existenzielle Schwierigkeiten, die aus solchen Erfahrungen resultieren, vor allem wenn sie die interpersonale Verbundenheit und negative Beziehungen betreffen. Was die Einschluss- und Ausschlusskriterien der Behandlung betrifft, so ist die Fähigkeit des Therapeuten, für ein sicheres Umfeld Sorge zu tragen, maßgebend. EFT wird gewöhnlich als Kurzzeittherapie praktiziert und setzt seitens der Klienten eine gewisse Fähigkeit voraus, fokussiert zu bleiben und mit dem Therapeuten zu kooperieren; eine Psychose oder antisoziale Persönlichkeitsstörungen machen ein solches Engagement eher unwahrscheinlich. In Situationen mit hohen Risikofaktoren, zum Beispiel bei Suchtverhalten, schwerer chronischer Depression oder hohem Suizidrisiko, ist der Therapeut gut beraten, wenn er andere Experten hinzuzieht, die spezialisierte Interventionen und/oder eine medikamentöse Behandlung anbieten können und die Therapie mit ihm gemeinsam durchführen. Wenn sich ein Klient zum Beispiel speziell wegen seiner Suchterkrankung in Behandlung befindet und sich außerdem in eine Emotionsfokussierte Therapie begeben möchte, wird der EFT-Therapeut mit den übrigen Experten zusammenarbeiten (und natürlich zuvor das Einverständnis des Klienten einholen). Der Therapeut muss sich sicher sein, dass der Klient das Engagement, das ihm der EFT-Prozess abverlangt, nicht als Überforderung erlebt und dass er selbst das Tempo und die Intensität der Intervention an dessen Toleranzfenster anpassen kann.

Die Bearbeitung gleich welcher Schwierigkeiten bedeutet, dass der Therapeut sich mit dem Entwicklungsnarrativ des Klienten auseinandersetzt und erforscht, wie es die Arbeitsmodelle vom Selbst und von anderen geprägt hat. Für die Fallformulierung und das Engagement in der EFT spielen die folgenden Aspekte eine besonders wichtige Rolle:

- Schwierigkeiten der Affektregulation und Zyklen, in denen eine hohe Reaktivität mit Betäubung und Dissoziation abwechselt.
- Somatische Probleme wie kurze Dissoziationsepisoden oder körperliche Schmerzen und Beschwerden.
- Blockaden der kohärenten Bedeutungsgebung, die das Gefühl der Handlungsfähigkeit und positive Modelle vom Selbst und von anderen stärkt.
- Blockaden der Fähigkeit zu adaptivem Handeln, sodass zum Beispiel Ambivalenz und innerer Konflikt zu Lähmung und Stillstand führen und die Emotion unterdrückt, fragmentiert oder verleugnet wird.
- Negative Selbstmodelle, die das Selbst als wertlos darstellen, ohne Recht auf Anteilnahme und Mitgefühl, als Versager, als nutzlos oder hilflos oder sogar als dermaßen inakzeptabel für andere Menschen, dass es der menschlichen Gemeinschaft nicht wert ist.
- Negative Modelle von anderen, die mit der Überzeugung verbunden sind, dass andere gefährlich oder zumindest unzuverlässig und unberechenbar sind und das Selbst ablehnen und im Stich lassen werden.

Wenn negative Modelle vom Selbst und anderen dominieren, bedeutet es ein großes Risiko, einem anderen Menschen zu vertrauen. Unter solchen Umständen geht man das Wagnis nur dann ein, wenn die biologisch angelegte Sehnsucht nach emotionaler Verbundenheit und die Qualen der Einsamkeit allesbeherrschend werden. Diese „heißen" nachteiligen Modelle stellen freilich keine absoluten Größen dar, sondern bilden ein Kontinuum. Wenn sie jedoch hochgradig negativ sind, lebt das betroffene Individuum in einer Welt, in der es ständig auf der Hut sein muss. Seine Emotionsregulation schwankt zwischen Hyper- und Hyoparousal, und diese Schwankungen beeinträchtigen die gesamte Entwicklung sowie die Flexibilität und die Fähigkeit, eigene Arbeitsmodelle zu verändern. Sie vereiteln Entscheidungen und führen zu Handlungsunfähigkeit. Das Leben der Klienten steht einzig im Zeichen des Reagierens auf unmittelbare Reize. Die Fähigkeit, über eigene Erfahrungen oder Beziehungen zu reflektieren und Entscheidungen zu treffen, geht verloren. Ein Aspekt der korrigierenden emotionalen Erfahrung, die notwendig ist, um sich in den EFIT-Sitzungen verändern zu können, ist die Klärung und Einordnung von Emotionen und Bedeutungen. Dieser Prozess schärft das Bewusstsein für die impliziten Entscheidungen, aus denen das Leben des Klienten besteht, und für neue Entscheidungspunkte, die in neue Richtungen weisen.

Ungeachtet der vorliegenden Symptome, der offenkundigen Dysfunktionalität und der Art oder Anzahl der Diagnosen sucht die Therapeutin grundsätzlich nach den *Stärken* des Klienten und fasst diese in Worte. Mitunter sind allein das Überleben, das Weiterkämpfen und das Aufsuchen von Hilfe ein Zeichen großen Mutes. Die nicht pathologisierende Haltung der Therapeutin ist oft der erste Schritt, der es Klienten ermöglicht, sich selbst anzunehmen und aufrichtig zu erforschen, wie sie ihre Welt gestalten. Wenn die Therapeutin sich in den Bezugsrahmen der Klienten hineinbegibt und ihnen hilft, Schwierigkeiten zu klären und auf das zu fokussieren, was wichtig ist (Rice 1974), tauchen auf natürliche Weise Probleme auf, die mit dem Selbst, den zwischenmenschlichen Beziehungen und den existenziellen Schwierigkeiten des Lebens zusammenhängen.

Das zentrale Problem zu formulieren, das in der Therapie bearbeitet werden soll, ist eine Aufgabe, die nicht dem Klienten überlassen, sondern gemeinschaftlich durchgeführt wird und zur Stärkung des therapeutischen Bündnisses beiträgt. Denkbar wäre, dass eine Klientin den Therapeuten lediglich aufsucht, um für sich zu klären, ob es überhaupt möglich ist, mit einem Experten über ihr Leben zu sprechen; oder dass jemand vor einer großen Veränderung in seinem Leben steht und in diesem Zusammenhang viele Herausforderungen bewältigen muss, ohne sich von seiner Angst lähmen zu lassen. Mitunter schildern Klienten auch unvereinbare Ziele, die gemeinsam mit dem Therapeuten hinterfragt und revidiert werden müssen. Manche Klienten nehmen ihre Einzeltherapie mit dem Ziel auf, sich ihre Wahrnehmung einer negativen Beziehung oder eines ungeeigneten Partners bestätigen zu lassen. Je expliziter, konkreter und realistischer die Therapieziele formuliert werden können, desto besser. Wenn die Ziele des Klienten klar sind, kann die Therapeutin ihn diesen Zielen näher bringen. Falls dies jedoch nicht möglich ist, weil die Ziele mit denen der EFT nicht vereinbar sind, erklärt sie dies mit unmissverständlichen Worten. Zum Beispiel könnte ein EFT-Paartherapeut einem traumatisierten Kriegsveteranen empfehlen, vor Beginn der Paartherapie zum Zwecke einer medikamentösen Behandlung zunächst einen Psychiater aufzusuchen und/oder sich in eine Emotionsfokussierte Einzeltherapie zu begeben. Die Arbeit in der Einzeltherapie würde sich dann darauf konzentrieren, vorbereitend auf eine EFT für Paare mit einem anderen Therapeuten erst einmal die Flashbacks der traumatischen Fronterfahrung unter Kontrolle zu bringen.

Während des gesamten Prozesses der Fallformulierung fokussiert der EFT-Therapeut auf den *Prozess in der Gegenwart.* Er sucht nicht nach Charaktereigenschaften oder nach Etikettierungen, die er seinen Klienten verpassen könnte, sondern versucht, diese im Gegenwartsmoment für eine Haltung der Aufgeschlossenheit und Neugier zu gewinnen. Dem Beispiel Bowlbys und Rogers folgend, geht der bindungsorientierte Therapeut davon aus, dass Klienten ein angeborenes Verlangen haben, sich weiterzuentwickeln und Möglichkeiten zu finden, ihre Bedürfnisse zu befriedigen. Durch eine mitfühlende, überlebens- und bindungsfokussierte Linse betrachtet, erscheint das Verhalten eines Klienten immer „vernünftig". Therapeuten mit dieser inneren Haltung konzentrieren sich auf den Schmerz eines jeden Klienten, machen ihn fassbar und arbeiten die Blockaden des positiven Funktionierens heraus, die wir, ohne es zu wissen oder zu wollen, errichten und von denen wir uns lähmen lassen.

4.4 Interventionsphasen

Wie schon erwähnt, sieht das EFT-Modell drei Phasen vor: die *Stabilisierung* (die in der EFT für Paare als *Deeskalation* bezeichnet wird, weil es in dieser Phase darum geht, die Stabilität herzustellen, die notwendig ist, um negative Interaktionsmuster zu deeskalieren); die *Umstrukturierung* und die *Konsolidierung*. Die Stabilisierungsarbeit sorgt für ein starkes therapeutisches Bündnis und eine neue Ebene des emotionalen Gleichgewichts, indem sie eine sichere Basis für die weitere Erforschung unvertrauter und/oder schmerzhafter Erfahrungen und die Auseinandersetzung mit ihnen schafft. Im Zuge der Umstrukturierung vertieft sich das Engagement in der Therapie; durch korrigierende Erfahrungen werden Modelle vom Selbst und von anderen revidiert, sodass die Emotionsverarbeitung kohärenter wird; neue, durch effektive Abhängigkeit charakterisierte Interaktionen bilden sich heraus. Die Phase der Konsolidierung eröffnet eine Metaperspektive auf den Therapieprozess, integriert die nun erkennbaren Veränderungen des Selbst und des Systems in das Leben und die existenziellen Entscheidungen der Klienten und trägt zur Stärkung der Resilienz bei, um künftige Rückfälle zu verhindern.

Im Folgenden betrachten wir die einzelnen Elemente dieser Phasen und typischen EFIT-Interventionen im Detail. Die elementaren EFIT-Interventionen wurden bereits im 3. Kapitel dargelegt. Mitunter werden je nach Modalität Variationen erforderlich, die in den nachfolgenden Kapiteln ebenfalls erläutert werden. Anschließend erörtern wir kurz den wiederkehrenden Kernprozess des EFT-Tangos, der sich durch sämtliche Phasen des EFIT-Prozesses hindurchzieht (siehe Kapitel 3, ab S. 61).

Phase 1: Stabilisierung

Die wesentlichen Elemente der Phase 1 in der EFIT:

- Gemeinsam mit der Klientin werden die Behandlungsthemen und -ziele formuliert sowie deren Zusammenhänge mit der Lebensgeschichte, der Bindungsgeschichte und dem Stil des In-Beziehung-Gehens zum Therapeuten. Gemeinsam werden auch die Stärken und wunden Punkte der Klientin herausgearbeitet. Dabei gehen EFT-Therapeuten davon aus, dass sich in all diesen Themen Probleme der Emotionsregulation und der interpersonalen Beziehungen sowie die negativen Modelle vom Selbst und von anderen Menschen widerspiegeln.

Beispiel
„Jetzt, in diesem Moment, können Sie sich Ihr Leben ansehen und die entscheidenden Probleme erkennen, auch wenn es sehr schwer ist, sie zu benennen und sich mit ihnen zu konfrontieren. Sie erhoffen sich, dass wir hier gemeinsam Möglichkeiten finden, diese Angst zu lindern, die Sie in Gegenwart anderer Menschen erfasst, und dass Sie selbstsicherer werden und mit anderen entspannter umgehen können. Habe ich das richtig verstanden?“

- Errichten eines stabilen, sicheren Hafens und einer sicheren Basis (im Bündnis), während gleichzeitig die ambivalenten Gefühle, die der Klient möglicherweise damit verbindet, anerkannt werden.

Beispiel
„Wie kann ich Ihnen helfen, sich in der Sitzung mit mir sicher zu fühlen? Sie sagen, Ihr letzter Therapeut habe Ihnen ‚Vorträge gehalten', was Ihnen nicht geholfen habe. Ich möchte nicht, dass Sie sich hier genauso fühlen. Wann immer Sie den Eindruck haben, dass ich Sie belehren möchte, weisen Sie mich bitte unbedingt darauf hin. Schließlich geht es hier darum, dass Sie Ihre eigene Wahrheit und Richtung finden.“

- Aufdecken der Art und Weise, wie Klienten ihre Depression und Angst aktivieren und aufrechterhalten. Zu diesem Zweck werden die wiederkehrenden Muster, nach denen sie ihre innere Welt gestalten, identifiziert und beschrieben. Der Therapeut erklärt die Prozesse der Emotionsregulation (indem er erläutert, wie sie ihre Emotionen intensivieren, dämpfen oder auszuschalten versuchen) und der Bedeutungsgebung, die aus diesem Prozess hervorgeht. Zweitens beschreibt der Therapeut zusammen mit den Klienten die habituellen Muster ihres Engagements in interpersonalen Beziehungen (indem er erläutert, wie sie auf andere zugehen, sich von ihnen ab- oder auch gegen sie wenden). Vorgegeben werden diese Muster durch die den Emotionen inhärenten Handlungstendenzen. Der Therapeut hört inhaltliche Themen und das Narrativ der Lebensgeschichte des Klienten, sortiert aber laufend nach diesen Prozessvariablen aus, das heißt nach Mustern im inneren Ring der Emotionsverarbeitung und im äußeren Ring der interpersonalen Reaktionen.

Beispiel
„Was geht in Ihnen vor, wenn ein potenzieller Freund Sie anruft und vorschlägt, sich zu treffen? Was fühlen / tun Sie in dem Moment oder auch jetzt, wenn wir darüber sprechen? Es klingt so, als ob sich erneut Ihre ‚Unsicherheit' einstellt und Sie erstarren lässt. Sie fühlen sich wie betäubt, haben Sie gesagt, und dann erteilen Sie Ihrem Freund eine Abfuhr? Es ist zu riskant, richtig? Es ist ganz natürlich,

dass wir, wenn wir uns nach etwas sehnen und es dann unversehens mit Händen greifen könnten, zögern und zweifeln und das Gefühl bekommen, uns nicht rühren zu können. Aber dann bleiben Sie allein, nicht wahr? Und für einen Moment fühlt sich das Alleinsein sogar sicherer an. In gewisser Weise bestätigt sich also, dass es besser ist, kein Risiko einzugehen – andere Menschen sind einfach zu gefährlich." *(Die sich selbst erhaltende Feedbackschleife der emotionalen Musik und des Tanzes mit anderen wurden erläutert.)*

- Emotionen werden detailliert auseinandergenommen, vage oder verleugnete Reaktionen werden explizit gemacht, spezifiziert und konkretisiert. Dies kann bei manchen Klienten in einem einfachen Prozess des fokussierten Spiegelns und evokativen Fragens stattfinden, mit anderen aber auch eine elaboriertere strukturierte Zusammenfügung der Emotion erfordern. Wir können diesen Prozess unter den Buchstaben *E* für Emotion stellen: Wir evozieren, engagieren, explorieren, erweitern, erhellen und erleben Emotionen.

  Beispiel
  „Können Sie mir an dieser Stelle helfen? Sie sagen, dass Sie in diesen Situationen eigentlich nicht auf Ihre Gefühle achten. Sie wollen einfach nur das Problem lösen. Aber während Sie darüber sprechen, wippen Sie ständig mit dem Bein und blicken zu Boden. Das ist das, was Ihr Körper macht, wenn wir darüber sprechen wollen, weshalb Ihre Frau wütend auf Sie ist. Ich glaube, Sie haben gesagt: ‚Sie hat dann diesen ganz bestimmten Gesichtsausdruck.' Was sehen Sie in einem solchen Moment, wenn Sie ihr ins Gesicht schauen – in dem Moment, bevor Sie zu beweisen versuchen, dass die Gefühle Ihrer Frau nicht zutreffen?" *(Die Therapeutin beschreibt einen Trigger und eine Körperreaktion, die einer problematischen Reaktion auf das Gegenüber vorausgeht.)*

- Wenn sich das emotionale Erleben entfaltet, tauchen neue Handlungstendenzen auf und neue Bedeutungen, die der Therapeut validiert, hervorhebt und in inszenierte Reaktionen als Bestandteil imaginärer Begegnungen mit wichtigen Personen aus dem Leben des Klienten verwandelt. Diese Personen sind unschwer zu finden. Wie Irvin Yalom (1989) schrieb, muss der Therapeut „die Charaktere, die die innere Welt der Klienten bevölkern, kennenlernen".

- Für Klienten ist es gewöhnlich enorm erleichternd, ihr Gefühlsleben als sinnhaltig zu verstehen und sich von einem anderen Menschen, der sie bestätigt, gehört zu wissen. Zudem stärkt die Fähigkeit, emotionale Reaktionen, Bedeutungsgebung und interpersonale Reaktionen zu einem Ganzen integrieren zu können, das Effizienzgefühl. Die Therapeutin hilft ihren Klienten, all diese Prozesse in eine sichere Basis einzubringen und ein Gewahrsein für die Richtung der weiteren Entwicklung zu gewinnen. Interaktionale Reaktionen und Muster, Narrative und der Prozess der Emotionsregulation – all diese Aspekte werden auf eine Weise zusammengefasst, die den Klienten ein Gefühl der Ausgeglichenheit und Kontrolle vermittelt, das sich nach und nach in ein neues Gewahrsein und neue Handlungsweisen außerhalb der Therapiestunden übersetzt.

Beispiel
„Lassen wir uns sehen, ob ich Sie richtig verstanden habe. Sie denken, dass Sie, wenn die ‚schwarze Wolke' sich Ihnen nähert, deutlicher erkennen und vorhersagen können, dass sie erneut die Tür zu der Stimme öffnen wird, die Ihnen sagt, dass Sie ‚wertlos' seien und ‚für alle Zeiten ein Außenseiter' bleiben werden. Doch manchmal ist es mittlerweile anders, und Sie versuchen nicht mehr, sich vor anderen zu verstecken und aufzugeben, sondern reden diesem entmutigenden Selbstanteil gut zu. Sie erinnern sich selbst daran, dass es mitunter allen Menschen so ergeht, und suchen aktiv den Kontakt zu Ihrem Freund. Ist es so? Es beweist solch große Stärke! Können Sie die Augen schließen und es Ihrem Freund jetzt, in diesem Moment, beschreiben?"

Am Ende der Stabilisierungsphase sind Klienten typischerweise:

- emotional ausgeglichener, das heißt weniger reaktiv bzw. weniger betäubt. Sie nehmen ihre Emotionen bewusster wahr und erkennen sie an. Dies gilt vor allem für Ängste, Vulnerabilitäten und Sehnsüchte, über die sie nun auch aktiver reflektieren können;
- in höherem Maß entdeckungsorientiert und aufgeschlossen, was das eigene innere Erleben und die interpersonalen Begegnungen angeht. Es gelingt ihnen besser, sich dem Therapeuten anzuvertrauen und sich von ihm an den äußersten Punkt ihrer Erfahrungen und Begegnungen hineinführen zu lassen;
- besser in der Lage, auf Muster in entscheidenden Begegnungen mit wichtigen anderen (einschließlich der Therapeutin) zu fokussieren und sie zu beschreiben und sich an einem engagierten emotionalen Narrativ oder einer imaginierten Begegnung mit wichtigen anderen zu beteiligen;
- besser in der Lage, eigene und fremde Emotionen und Reaktionen in ein kohärentes, bedeutungshaltiges Narrativ zu integrieren, das eine Beziehung aufweist zu den Symptomen, die den Klienten zur Therapie veranlasst haben, und zu der Art und Weise, wie er sich selbst und andere definiert.

All diese Veränderungen, die sich im Kontext eines wachsenden therapeutischen Bündnisses vollziehen, vermitteln den Klienten ein neues Gefühl der Hoffnung, der Selbstwirksamkeit und Richtung. Gary berichtete mir nach sechs Sitzungen:

„Ich bin irgendwie ruhiger geworden. Ich flippe nicht ständig aus. Es fühlt sich gut an, hierher zu kommen, überhaupt nicht so, als müsste ich hier einen Test machen oder so etwas. Mein Freund sagte gestern Abend, dass ich weniger empfindlich sei, und das ist doch gut. Und ganz sicher bin ich weniger depressiv. Mir ist klar geworden, dass viele Menschen in meiner Situation, nachdem ich zuerst meinen Job und dann auch noch meine Freundin verloren habe, niedergeschlagen und nervös geworden wären. Vielleicht bin ich gar nicht so merkwürdig. Als ich mir in der letzten Sitzung noch einmal vorgestellt habe, wie sie mir sagte, dass sie mich verlassen wird und dass ... ja ..., diese Verachtung in ihrer Stimme ... Ich habe richtig gespürt, wie mich dabei die Panik überkam. Es hat gutgetan, ihr zu sagen: ‚Du kennst mich nicht wirklich.' Daran habe ich mich die ganze Woche über festhalten können. Ich glaube, es geht im Grunde darum, dass mir alles so nahe geht, was andere Leute über mich sagen. Das ist das Muster. Vielleicht ist es gar nicht immer nötig, das zu tun, aber ich komme an dem Punkt nicht weiter."

Phase 2: Umstrukturierung

Die wesentlichen Elemente der Phase 2 in der EFIT:

- Die emotionale Erforschung der zentralen Themen und Trigger sowie die Begegnungen mit inneren Emotionen und Repräsentationen anderer werden intensiver und erhalten eine existenziellere Färbung. Die Therapeutin intensiviert den Prozess des Eingehens auf Emotionen, die zuvor beschrieben und zusammengefügt wurden, stellt zunehmend Vermutungen an, die sie in ihrer Wirkung noch verstärkt, indem sie als Klient mit dessen Stimme spricht (Doppeln/*proxy voice*), ihn aber auch dazu auffordert, in imaginären Begegnungen mit Selbstanteilen und mit anderen höhere Risiken einzugehen. In der Regel bewegen Klienten sich nun auf unbekanntem Gelände. Sie finden Zugang zu sehr schwierigen emotionalen Erfahrungen aus ihrer Vergangenheit oder dem Leben in der Gegenwart. Die Therapeutin arbeitet typischerweise mit Wiederholungen und Bildern und evoziert insbesondere die zentralen emotionalen Formulierungen, die von den Klienten bereits benutzt wurden. Wir bezeichnen dies als *emotionale Anker*, denen die Funktion zufällt, Klienten in der Erfahrung zu halten. Eine eingestimmte EFIT-Therapeutin strukturiert diese Erfahrungen mit großer Sorgfalt, damit sie für den Klienten zwar herausfordernd sind, ihn aber nicht überwältigen, sondern im Rahmen dessen bleiben, was er zu tolerieren vermag. Die Emotion wird in solchen Momenten vertieft und in anderen Augenblicken unter Kontrolle gehalten, je nach Fähigkeit der Klienten, trotz spürbarer Verletzlichkeit engagiert und reguliert zu bleiben. Gewöhnlich tauchen in diesem Kontext tiefe Bindungssehnsüchte auf, Verlassenheitsgefühle und das Gefühl, abgelehnt zu werden. Damit einher gehen Ängste vor katastrophischer Isolation und Leere.

All diese Emotionen werden innerhalb des Bezugsrahmens der Bindung normalisiert. Die Versicherung des Therapeuten, etwa in Form des Hinweises: „Unser Gehirn / Nervensystem ist nun einmal so angelegt – so sind wir nun mal, jeder von uns", wirkt immer beruhigend. *Unsere Schwächen werden zum Beweis unserer Zugehörigkeit.* In diesen Sitzungen tauchen entscheidende Definitionen des Selbst und anderer auf, sie lassen sich leichter modifizieren, und es gelingt den Klienten, sich intensiver auf Schlüsselerfahrungen wie Traurigkeit und Verlust, Scham und Angst einzulassen.

Beispiel

„Können Sie mit diesem Gefühl bleiben? Dieses Gefühl, durch den leeren Raum zu fallen? Können Sie es wirklich fühlen – das Fallen, den Kontrollverlust, die Hilflosigkeit? In diesen Momenten hören Sie die furchtbaren Worte in Ihrem Kopf – Sie sind nicht von Belang – Ihr Schmerz ist nicht von Belang. Das zu fühlen ist so schwer. Sich nie gesehen und angenommen zu fühlen – nie zu spüren, dass man für die, die man liebt, wichtig ist. Das macht Angst. *(Die Klientin nickt und beruhigt sich allmählich; sie hat all dies, wenngleich nur oberflächlich, zuvor schon angesprochen.)* Das sind die Momente, in denen Sie – wie haben Sie es ausgedrückt: ‚Ich sterbe innerlich.' *(Die Therapeutin doppelt, sie spricht als Klientin.)* Wenn nichts anderes zu tun bleibt, als ‚sich auszuklinken und aufzugeben', wie Sie es ausdrücken. Was passiert, wenn wir hier einen Moment lang verbleiben? *(Die Klientin weint und sagt: ‚Allein, allein, allein.')* Ja. Und das ist der Schmerz, der Sie all die Jahre veranlasst hat, Ihre Fassade aufrechtzuerhalten – nach außen hin erfolgreich zu sein, aber innerlich einsam. Was passiert jetzt hier, wenn wir all dies zusammenbringen und es laut aussprechen?" *(Die Klientin lächelt unter Tränen und sagt: „Es ist merkwürdig. Es tut weh, aber es fühlt sich so gut an – es irgendwie auf den Punkt gebracht zu haben.")*

- Während der Prozess der Einstimmung auf neue Elemente des Selbst und anderer expliziter wird, strukturiert die Therapeutin die erweiterte Emotion, sodass die Begegnungen mit Teilen des Selbst, der Therapeutin und Repräsentationen wichtiger Menschen aus dem Leben der Klientin tiefer und intensiver werden. Mit diesen Begegnungen gelangt die Klientin nun auf unbekanntes Gelände, wo andere Emotionen auftauchen und neue Denk- und Reaktionsmuster Gestalt annehmen. In sich selbst neue Dimensionen zu entdecken und anderen Menschen auf neue Weise zu begegnen sind Erfahrungen, die sich nun wechselseitig beeinflussen. So entwickelt sich ein Prozess, der von der Klientin und der Therapeutin zu einem kohärenteren, konstruktiveren Ganzen zusammengesetzt wird. Neue imaginäre Begegnungen mit anderen prägen ein sich wandelndes auftauchendes Selbstgefühl und umgekehrt. Bindungsbedürfnisse und Ängste vor Bindungsverlust werden nun in der Gegenwart angetroffen und sich mit viszeralem Erleben zu eigen gemacht. Weil die in diesem Kontext inszenierten interpersonalen Dramen Begegnungen mit strikt ablehnenden oder abweisenden Personen aus dem Leben der Klientin enthalten, müssen sie unter Umständen mehrmals mit unterschiedlich intensiver innerer Beteiligung wiederholt werden, bevor die Klientin sie wirklich tolerieren und auf neue Weise darauf reagieren kann. Reinszenierte kritische Vorgänge und Traumata werden nicht länger hilflos erlitten, sondern können zu einer Erfahrung der Selbstwirksamkeit werden.

Beispiel
(Mit freundlicher Stimme, langsam sprechend:) „Wessen Stimme ist das, die Sie jetzt, in diesem Augenblick hören? Wenn Sie die Augen schließen, gehört sie zu Kelsey *(Klientin)* oder zu Ihrem Vater oder …? *(Kelsey antwortet: ‚Nein, es ist wieder meine Mutter.')* Ja – es ist wieder die Richterin, nicht wahr? Manchmal meldet sich Ihr eigener ‚strenger' Anteil zu Wort, und manchmal klingt die Stimme wie die Ihres Vaters, der sich gewünscht hat, dass Sie beweisen, was in Ihnen steckt, und dass eine bedeutende Rechtsanwältin aus Ihnen wird. Aber wenn Sie ganz genau hinhören, hören Sie meistens die Stimme Ihrer Mutter. Vielleicht die Stimme, die Sie gehört haben, als Sie den Eltern mitteilten, dass Sie die Prüfungen nicht geschafft haben? *(Sie weint.)* Können Sie einen Moment lang mit mir hier verbleiben? *(Die Therapeutin berührt die Klientin leicht an der Außenseite des Knies.)* Können Sie zusammen mit mir atmen und sich auf Ihre Füße am Boden konzentrieren, Ihren Rücken am Sessel spüren? Gut. *(Die Klientin und ihre Emotionen werden ‚gehalten'. Langes Schweigen.)* All dies ist Ihrer Tränen durchaus wert, nicht wahr? Wenn Sie die Augen schließen … können Sie Ihre Mutter sehen? Was würden Sie ihr gern sagen? *(Die Klientin antwortet: ‚Ich weiß nicht', und weint noch heftiger.)* Können Sie ihr sagen: ‚Es tut mir weh. Genau wie damals, als ich durchgefallen bin und du mich ausgelacht und als angeberisch bezeichnet hast – als wäre ich größenwahnsinnig geworden, nur weil ich es versucht habe, als Einzige in der Familie'? *(Die Klientin sagt es nun, sie macht sich die Worte zu eigen. Sie weint.)* Es ist so schwer. So schwer, auch nur daran zu denken. Aber Sie schaffen es – Sie bringen es auf den Punkt, wie es für Sie war. Was macht Ihre Mutter? *(Die Klientin antwortet: ‚Sie lächelt hinterlistig. Sie bleibt kalt und ohne Rührung – als könne sie mich nicht hören. Als wäre ich gar nicht da.')* Ihre Mutter sieht Sie nicht – Sie sind verletzt. Als wären Sie Luft für sie? *(Weinend nickt die Klientin.)* Sie mussten Ihr ganzes Leben lang mit dieser Verletzung allein fertigwerden. Sie haben Ihren Schmerz versteckt und versucht, sich zu ‚beweisen'? Aber Ihr Schmerz ist wichtig, er ist wirklich wichtig, nicht wahr! *(Die Klientin nickt heftig mit dem Kopf.)*

Können Sie ihr das sagen? Jetzt, hier! *(Die Klientin nimmt die Schultern zurück, richtet sich auf und richtet unmissverständliche, klare Worte an ihre Mutter.)* Wow, das lässt keine Fragen mehr offen! Sie klingen so stark! Als stünden Sie mit beiden Beinen fest auf dem Boden. Können Sie ihr dasselbe noch einmal sagen?"

- Die intensiveren emotionalen Erfahrungen und eindrücklichen inszenierten Begegnungen mit Bindungspersonen – und den häufig verachteten Selbstanteilen – beginnen, in Flow zu kommen (Csikszentmihalyi 1990). Als Flow bezeichnet man einen Zustand der völligen Vertiefung in das, was man gerade tut, ein Aufgehen in einer Tätigkeit, die einen regelrecht absorbiert. Dies ist eine von Grund auf positive, belebende Erfahrung, auch wenn sie beträchtliche Anstrengung erfordert oder gewaltige Herausforderungen zu meistern sind, so wie das Gefangensein beim Spielen eines Musikstücks oder beim Tanzen, wo der Prozess sich quasi des Tänzers bemächtigt und ihn mitreißt. Die Klientin hat sich voll und ganz auf ihr Erleben eingelassen und erschafft zusammen mit der Therapeutin eine intensive, korrigierende emotionale Erfahrung. *Diese Erfahrung geht mit der Anerkennung und Besitznahme der eigenen Verletzlichkeit einher, sodass die Klientin sich vollständiger und ausgeglichener und paradoxerweise auch stärker fühlen kann.* Die Therapeutin hat die Aufgabe, diesen Prozess zu lenken, die Aufmerksamkeit der Klientin zu steuern, wenn sie zu beiläufigen Erinnerungen abschweift oder ins Intellektualisieren verfällt. Sie hilft ihr, die neue Erfahrung zu destillieren und erfolgreich zu synthetisieren und das neue Gewahrsein des Selbst und anderer, das mit dieser Erfahrung einhergeht, in Worte zu fassen. Wenn Klienten ihr Erleben definieren und sich auf imaginäre Interaktionen mit Bindungspersonen einlassen, spüren sie, dass ihnen neue Kräfte zuwachsen.

  Beispiel

  „Was passiert, wenn Sie nun an dieser Wunde rühren? Sie haben gesagt, es sei ‚leichter machbar, weniger überwältigend'. Hm, würden Sie bitte die Augen schließen und dem kleinen, hoffnungslosen Anteil von David sagen, wie es sich anfühlt? … Das war wunderbar, David, ganz real und kraftvoll! Sie sagen ihm, dass er jetzt keine Angst haben muss … dass seine Ängste natürlich sind, aber dass Sie nun zu Ihrer Stärke gefunden haben und wissen, wie Sie ihn beruhigen können … Sie wissen, was er braucht … Können Sie ihm sagen … ihm zeigen, dass alles okay ist? … Wenn Sie das tun, sitzen Sie aufrechter, und Ihre Stimme klingt tiefer. Das ist der ‚erwachsene' Teil von David, der dem verletzlicheren Anteil Trost zuspricht. Wie fühlt es sich für Sie an, dass Sie dazu in der Lage sind?"

Wie gestaltet sich der Abschluss der Phase 2? Für Gary, der gegen Ende von Phase 1 mit seiner Angst und Depression kämpfte, könnte der Abschluss folgendermaßen aussehen:

„Es fühlt sich anders für mich an. Nach unserer Sitzung bin ich nach Hause gefahren, und unmittelbar bevor ich einschlief, wurde mir bewusst, dass ich erneut zu meinem älteren Bruder sprach – zu dem Bruder, den jeder anbetete, auch ich. Ich habe mir so sehr gewünscht … ich sehnte mich danach, sein bester Kumpel zu sein. Und dann sagt er zu mir: ‚Du bringst es einfach nicht, Gary, dummer kleiner Bruder. Aus dir wird nie ein richtiger Mann. Verzieh dich, geh mir aus den Augen.' Doch statt auszurasten, habe ich nur diese ungeheure Traurigkeit empfunden, diese Sehnsucht, hier in meiner Brust. Ich wollte wie er sein, mit ihm zusammen sein … habe mich so sehr nach seiner Anerkennung gesehnt! Und war traurig darüber, nicht so zu sein wie er, keine Aussicht zu haben, jemals so glamourös zu sein, so großartig, so beliebt wie er. Aber dann hörte ich Ihre Stimme, und der Anteil in mir, der sagt: ‚Nun, vielleicht muss Gary gar nicht dieser Glamour-Boy sein. Vielleicht ist es gar nicht schlimm, diesem Ideal des großen Bruders nicht immerzu gerecht werden zu müssen. Ich kann ihm sagen, dass ich anders bin … nicht weniger wert – einfach anders.' Das war irgendwie ganz rührselig. *(Lacht.)* Meine Mutter pflegte zu sagen, dass ich sanfter sei, und ich habe darin irgendwie etwas Schlechtes gesehen. Aber das ist es gar nicht. Ich glaube, ich habe meine sanfte Seite in diesen Sitzungen kennengelernt, und nächste Woche werde ich meine Mutter besuchen und ihr sagen, dass ich nun erkannt habe, dass sie mich eigentlich unterstützen wollte."

Gary ist nicht nur weniger ängstlich und depressiv, sondern auch ausgeglichener. Er ist mit seinen Verletzlichkeiten und Bedürfnissen in Verbindung und kann sie vertreten. Er ist gestärkt.

Phase 3: Konsolidierung

Die wesentlichen Elemente der Phase 3 in der EFIT:

- Die Therapeutin hilft dem Klienten, die Entdeckungen, die er in der Therapie gemacht hat, in neue Positionen zu den praktischen Problemen und Beziehungen in seinem Alltagsleben zu übersetzen. Aus den revidierten Arbeitsmodellen und der neu gewonnenen Fähigkeit, Emotionen als *Kompass* bei der Klärung von Bedürfnissen und Präferenzen zu benutzen, ergeben sich auf natürliche Weise neue Lösungen. Wichtige Entscheidungen können nun mit größerem Selbstvertrauen angegangen und neue Antworten formuliert werden. Die Hauptaufgabe der Therapeutin besteht darin, das neu gewonnene Selbstvertrauen und die Selbstwirksamkeit des Klienten zu bestätigen.

Beispiel
„In der Vergangenheit hätten Sie einfach versucht, sich der Meinung Ihres Chefs anzuschließen und Ihre Gefühle zu verbergen, doch jetzt passiert etwas ganz Neues. Sie können mit Ihrer Angst anders umgehen … Sie haben Nein gesagt! Sie haben sich geweigert, seine Meinung zu teilen, und ihm widersprochen. Und dann haben Sie Ihre eigenen Vorstellungen erläutert … Das ist eine ganz neue Herangehensweise. Wenn Ihnen das gelingt, dann verändern sich die beruflichen Probleme, nicht wahr?“

- Gemeinsam mit der Klientin kreiert die Therapeutin eine Übersicht der therapeutischen Reise und der gegenwärtigen Realität und hebt dabei auf die in den ersten Sitzungen geschilderten Schwierigkeiten ab. Diese Übersicht wird als einfaches, evokatives Narrativ formuliert, das für den Klienten von unmittelbarer Relevanz ist. Es beschreibt und betont insbesondere die Stärken des Klienten und seine neuen Möglichkeiten, mit Herausforderungen umzugehen, und normalisiert einmal mehr die Kämpfe, die er in Bezug auf existenzielle Realitäten und universale Schwierigkeiten gemeistert hat (Yalom 1980). Veränderungen der Emotionsregulation, der kognitiven Bedeutungsrahmen, der Verhaltensreaktionen, zum Beispiel der Vermeidung, sowie die Ebenen und Formen seines interpersonalen Engagements werden in Worte gefasst und mit Leben gefüllt. Die Therapeutin hilft dem Klienten auch, eine Vision für seine Zukunft zu entwickeln, in der er die vertrauten Schwierigkeiten effektiv bewältigen kann. Dadurch wird das Rückfallrisiko minimiert, und der Klient schlägt neue, Wachstum fördernde Wege ein. Die Therapeutin würdigt seine Fähigkeit, sich aus alten, sich selbst verstärkenden Erlebens- und Beziehungsmustern zu lösen, und erleichtert es ihm, sie mental als unterstützende Ersatzbindungsperson zu repräsentieren, die er loslassen, sich aber innerlich auch vergegenwärtigen kann.

Beispiel
„Sie haben es wirklich weit gebracht, James. Vom ‚ultimativen Weichei‘, wie Sie es genannt haben, bis zur direkten Auseinandersetzung mit all diesen Ängsten und der Erkenntnis, dass Sie in dieser Konfrontation Ihren Mann stehen. In den vergangenen Wochen haben Sie … [nennt vier spezifische Veränderungen und neue Formen des Umgangs mit anderen]. Sie haben sich all die alten Geschichten darüber, wer James angeblich ist, vorgenommen und sie auf den Kopf gestellt. Das war sehr schwer. Viele Menschen haben damit ihr Leben lang zu kämpfen. Und Sie waren in der Lage, auf Ihre Liebste zuzugehen und sie um Unterstützung zu bitten und ihr zu sagen, dass Sie die Zukunft mit ihr teilen möchten. Für den alten James wäre das unvorstellbar gewesen! Wie sollte James in Zukunft sein, was wünschen Sie sich? Was wird er tun, vor allem wenn das Thema ‚Weichei‘ ins Spiel kommt?“

Wie sieht der Abschluss von Phase 3 für Gary aus? Er sagt zu mir:

> „Ich habe meine Jobbewerbung zurückgezogen. Die Stelle passt gar nicht zu mir. Im Grunde war es nur wieder ein Versuch, wie mein Bruder zu sein. Ich suche jetzt nach Jobs, die mit meinen Gefühlen, mit meinem Selbstverständnis als Gary vereinbar sind – mit meiner Vorstellung davon, wer ich sein möchte. Das fühlt sich wirklich gut an. Ich hatte auch ein Date und war tatsächlich weniger aufgeregt – der Druck, glänzen zu müssen, hat nachgelassen! Die Überschrift dieser Geschichte war ‚Der schüchterne Gary und seine Suche nach dem Daddy, den er verlor, als er noch sehr klein war – und wie er seinen Bruder auf den Thron hob'. Ich habe mit meiner Mutter darüber gesprochen, und sie hat mich ganz fest umarmt."

4.5 Die Tango-Moves in der EFIT

Die Phasen und Interventionen sind in den verschiedenen Modalitäten weitgehend identisch, und wenn wir den entscheidenden, wiederkehrenden Veränderungsprozess betrachten, der sich in jeder EFT-Sitzung (ungeachtet der Modalität) vollzieht, sehen wir, dass dies auch auf diesen zutrifft. Erinnern wir uns daran, dass die Tango-Moves den gegenwärtigen Prozess widerspiegeln, an die Affektzusammenfügung und -vertiefung, die Choreografie engagierter Begegnungen, das Prozessieren der Begegnung sowie die Integration und Validierung. Im Folgenden beschreibe ich Beispiele für die vier Tango-Moves in der EFIT.

EFT-Tango-Move 1: Spiegeln des gegenwärtigen Prozesses

Dave berichtet mir, dass er infolge seiner Angststörung, derentwegen er schon dreimal stationär behandelt worden sei, keine Entscheidungen treffen könne – ganz gleich, ob es um die Anschaffung eines neuen Autos gehe oder um die neuen Kissen, die seine Frau sich wünsche. Er sagt, dass er das Problem lösen müsse, und zwar rasch, denn sonst würde seine Frau ihn verlassen! Ich höre ihm zu und verfolge aufmerksam den inneren und den interpersonalen Prozess, der sich bereits abspielt, wenn Dave nur daran denkt, eine Entscheidung zu treffen. Er berichtet, dass sein Vater unberechenbar und außerordentlich gewalttätig und seine Mutter depressiv gewesen sei. Man habe ihm als Kind eingetrichtert, dass er selbst schuld sei, wenn der Vater ihn misshandele, denn er verhalte sich wie ein Mädchen – er sei kein Dave, sondern eine „Daniella". In diesem Zusammenhang kommen wir auch auf Frankie, seine Frau, zu sprechen. Als sie mit den neuen Kissen nach Hause kam und er die

Quittung sah, hatte er einen Wutanfall bekommen. Daraufhin hatte seine Frau ihm erklärt, dass sie mit ihm nicht länger leben könne, und das Haus verlassen. Ich benutze Spiegeln und evokative Fragen, zum Beispiel: „Und wie fühlen Sie sich, wenn Sie das sagen?" Oder: „Können Sie hier etwas verlangsamen, damit ich besser verstehe, welche Gedanken Ihnen durch den Kopf schossen, als Sie die Quittung sahen?" Oder: „Was geschieht, ist also Folgendes – und es klingt so, als würde es ganz oft passieren: Sie warten quasi darauf, dass etwas schiefgeht, und wenn es dann so weit ist, steigt diese Wut in Ihnen auf – habe ich das richtig verstanden?" David sagt, dass er, sobald sich seine Wut wieder gelegt habe, „zu dem Schluss" komme, dass er genau so ein „Weichei" sei, wie sein Vater immer gesagt habe – „ein Schwächling und Versager". Nach solchen Zwischenfällen zieht er sich tagelang zurück und verkriecht sich im Keller. Obwohl Dave versucht, in langatmige Geschichten über Entscheidungen, die er einst getroffen und unvermittelt revidiert hat, abzuschweifen, können wir ein inneres Drama identifizieren: Dave ist in einer „gefährlichen" Welt ständig auf der Hut und stets bestrebt, die Kontrolle zu behalten. Sobald irgendetwas ihm den Eindruck vermittelt, dass er die Kontrolle verliert, bekommt er einen Wutanfall, dem sich dann emotionale Betäubung und Vermeidung anschließen. Je mehr er sich darüber sorgt, nicht alles lückenlos unter Kontrolle zu haben, desto wachsamer hält er Ausschau nach Gefahren – und findet sie. Je wütender er explodiert und je rigider er die Kontrolle zu behaupten versucht, desto weniger Raum und Zuversicht bleiben ihm, um Entscheidungen zu treffen oder auf die Hilfe anderer zu bauen, und desto unruhiger und besorgter wird er! Seine Versuche, sich selbst zu schützen, haben sich in ein Gefängnis verwandelt.

Wir beobachten das gleiche Drama, das sich nach zahllosen Wochen, in denen Dave in minuziösen Details Autos geprüft und verglichen hat, entfaltet. Kaum schickte er sich an, den Kaufvertrag zu unterzeichnen, schrillten plötzlich seine inneren Alarmglocken, weil ihm aufging, dass mit dem Auto in Wirklichkeit doch etwas nicht stimmte, und er stürmte wütend aus dem Geschäft. Schritt für Schritt verfolgen wir dieses wiederkehrende Muster auch in der Beziehung zu seiner Frau. Wachsam beobachtet er ihr Verhalten, und wenn sie sich ihm, um einige Minuten verspätet, zum gemeinsamen Fernsehen anschließt, springt er auf und überschüttet sie mit Vorwürfen. Sie zieht sich zurück, er verlangt Erklärungen und verfolgt sie mit seinen Beschuldigungen. Sie explodiert, sagt, dass er unmöglich sei und dass es ein Fehler gewesen sei, ihn zu heiraten. Sie übernachtet mehrere Tage lang im Dachzimmer und ignoriert ihn. Dann fühlt er sich wertlos und „scharwenzelt" um sie herum, doch über kurz oder lang wiederholt sich das Spiel. Je nachdrücklicher er auf gemeinsame Zeit drängt, desto mehr zieht sie sich zurück; je mehr sie sich zurückzieht, desto wütender und fordernder wird er, bis er zu der „Schlussfolgerung" gelangt, als Partner nichts zu taugen. Wir erkennen, dass dieser „Tanz aus Gefahr und Verderben" sich ihrer Beziehung bemächtigt hat und Dave infolgedessen ständig fürchtet, tatsächlich verlassen zu werden. Deshalb „muss“ er die Beziehung pausenlos testen. Mein Bündnis mit Dave wirkt problemlos, und ich sage ihm, dass all dies strapaziös und traurig klingt. Er bemüht sich so sehr, sich innerlich, in seiner Welt und in seiner Beziehung sicher und im Besitz der Kontrolle zu fühlen – ein ganz natürliches Verhalten angesichts der ständigen Gefahr, in der er aufgewachsen ist. Er stimmt mir zu. Wann immer wir diese Beschreibungen in der Therapie wieder aufgreifen, werden sie klarer, und Dave erkennt zunehmend an, dass er in diesem sich selbst erhaltenden Tanz des Verderbens gefangen ist.

EFT-Tango-Move 2: Affektelemente zusammenfügen und vertiefen

Als Dave erneut auf seine Unfähigkeit, Entscheidungen zu treffen und Risiken einzugehen, zu sprechen kommt und das endlose Wägen der Vor- und Nachteile schildert, konzentriere ich mich schlicht auf seine Emotionen. Er sagt, dass die Wut das einzige Gefühl sei, das er wirklich empfinden könne. Ich drossele sein Tempo und fordere ihn auf, in exakt dem Moment zu verweilen, bevor er in „Wut“ gerät. Was geschah in der Sekunde, als er die Hand hob, um den Kaufvertrag für das Auto zu unterzeichnen? Ich stelle Fragen, die sich auf die fünf Elemente der Emotion beziehen, und erhalte folgende Antworten:

SUE: „Was haben Sie in diesem Moment in Ihrem Körper gespürt?“

DAVE: „Ich fühlte mein Herz klopfen, und mir stockte der Atem.“

SUE: „Welche Bedeutungen / Gedanken tauchen mit den Emotionen auf? Was sagen Sie im Stillen zu sich selbst?“

DAVE: „Ich höre diese Stimme sagen: ‚Du wirst das hier vermasseln. Woher willst du wissen, dass du das Richtige tust? Du machst einen Fehler. Du kannst dir nicht sicher sein. Du wirst es vermasseln – mit furchtbaren Folgen‘, und dann kann ich mich nicht entschließen, den Sprung zu wagen.“

SUE: „Was möchten Sie tun, was möchte Ihr Körper tun?“

DAVE: „Ich möchte mir sämtliche Alternativen noch einmal ganz genau ansehen. Aber das funktioniert nicht. Ich möchte weglaufen, nur weg. Aber dann bin ich ein erbärmlicher Feigling. Ich habe diese Generalisierte Angststörung.“

SUE: „Wie sähe die größte Katastrophe aus, die hier vorstellbar wäre?“ *(Diese Frage zielt auf die implizite Wahrnehmung und ergänzt den Bedeutungsrahmen.)*

DAVE: „Ich werde Geld verlieren – versagen – wieder einmal versagen. Es hat alles keinen Sinn.“

Ich fasse diesen Austausch zusammen und äußere die Vermutung, dass er all dies irgendwie in Wut verwandelt, um vielleicht ein gewisses Kontrollgefühl zu erlangen oder um stark zu wirken. Andererseits wäre denkbar, dass ihm die ganze Situation völlig aussichtslos erscheint, ihn frustriert und strapaziert. Dave antwortet: „Von allem etwas, aber in erster Linie weiß ich, wie die Sache mit der Wut funktioniert. Für den Moment fühle ich mich dann wohl wirklich stärker." Ich greife seine Worte auf: „Ich werde es vermasseln – Fehler – weglaufen." Er wird sehr still, als ich diese Elemente wiederhole und sie wieder zusammensetze. Dann sagt er: „Ich denke, ich habe Angst, oder? Angst, nie auch nur ein einziges Mal etwas richtig zu machen?" Ich frage ihn, wie sich dieses Eingeständnis anfühlt, und er antwortet: „Ich fühle mich wie gelähmt – ich erstarre und möchte mich der Situation so schnell wie möglich entziehen." Wir sehen, dass ein und dieselbe Musik sowohl in der Beziehung zu seiner Frau als auch in Situationen erklingt, in denen er eine Entscheidung treffen muss. Gemeinsam präzisieren wir die Erfahrung dahingehend, dass Dave ständig kurz vor der Panik steht; er schwankt zwischen wütenden Kontrollversuchen und der Flucht- oder Erstarrungsreaktion hin und her. Er kann sich selbst nie trauen, und er verurteilt seine panische Angst, einen Fehler zu begehen, als „Schwäche", für die er sich schämt. Er sagt zu mir: Es ist sonderbar, all dies auf diese Weise zusammenzusetzen. Es kommt mir vor, als würde ein fremdes Land plötzlich real, irgendwie wiedererkennbar … vertraut."

EFT-Tango-Move 3: Choreografieren engagierter Begegnungen

Ich frage Dave, wie er sich fühlt, wenn er mir all dies erzählt. Er wendet den Blick ab. Er fragt, ob ich ihn für eine Art Freak halte. Ich bestätige ihm, dass er als Kind niemanden hatte, der ihm Sicherheit vermittelt und ihm gesagt hätte, dass er auf sich selbst vertrauen könne, dass er Fehler machen dürfe und dennoch geliebt werde. Und ich versichere ihm, dass ich sehe, wie tapfer und mutig es von ihm sei, sich all dies einzugestehen und mit mir darüber zu sprechen. Er weint. Ich normalisiere die Wunden und die Folgen der bitteren Ablehnung, die ihn in jungen Jahren prägten. Ich frage ihn, wer außer ihm selbst sagen würde, dass er entscheidungsunfähig sei, dass er ein Versager oder ein Schwächling sei? Er kommt zunächst auf seinen Vater zu sprechen, der ihn erniedrigte; dann erwähnt er seine Frau, und dabei verändern sich sein Gesichtsausdruck und seine Stimme. Wir verbleiben hier und untersuchen, was in ihm vorgeht, wenn Frankie ihm versprochen hat, mit ihm fernzusehen, sich dann aber verspätet und sich schließlich, weil er ihr Vorwürfe macht, konsequent von ihm abwendet. Wir erforschen, wie hilflos, „außer Kontrolle, verängstigt", er sich fühlt. Sie ist die Einzige, der er jemals „irgendwie" vertraut hat. Nun gehen wir die Schritte, um engagierte Begegnungen zu inszenieren. Das bedeutet, die Kernemotionen des Klienten zu intensivieren, damit sie als konkrete, „empfundene" Realität spürbar und zu einem absorbierenden Zustand werden; die Essenz dieser Erfahrung in eine kurze, überzeugende Botschaft an einen wichtigen anderen Menschen zu fassen; den Klienten anzuleiten, die Begegnung zu initiieren, und seine Aufmerksamkeit, falls notwendig, zu refokussieren und die Richtung aufzuzeigen. Diese Aufgabe wird in einer Weise durchgeführt, die die Emotionen, auf die der Klient sich nun immer tiefer einlässt, reguliert.

In der Sitzung mit Dave möchte ich es dem Klienten nun ermöglichen, sich intensiver auf seine Emotion einzulassen, indem ich die Bilder, die er benutzt, wiederhole und ihre zentralen Bedeutungen destilliere. Gleichzeitig „halte" ich ihn, indem ich leise und langsam spreche, um ihm Sicherheit zu vermitteln, und mich aufmerksam auf sein Erleben einstimme. Dann bitte ich ihn, der Frankie, die er vor sich sieht, wenn er die Augen schließt, seine Angst und Hilflosigkeit zu beschreiben. Ich helfe ihm dabei, die Botschaft konkret, einfach und präzise zu formulieren, und er sagt zu seiner Frau: „Ich bin mir meiner selbst nie sicher. Ich bin mir nie sicher, ob du mich liebst – ob ich trotz meiner Wutanfälle und Marotten jemals gut genug für dich sein kann. Deshalb bedränge ich dich, auf mich einzugehen – weil ich mir wünsche, dass du mir mehr Sicherheit gibst. Aber wenn du dich abwendest, verliere ich jede Kontrolle – ich bekomme Angst – panische Angst." Dave weint. Er ist vollständig versunken in der Realität dieser Begegnung. Ich validiere und normalisiere seine Angst, indem ich über den gefürchteten Verlust seiner Bindung spreche. Ich bitte ihn, mir zu sagen, was Frankie auf seine Offenbarung entgegnet, und er lächelt und sagt, dass er vor seinem inneren Auge sieht, wie sie ihn tröstet und ihn „trotz allem liebt – auch wenn ich schwächele". Durch seine Tränen strahlt er mich an. (Später, in einer anderen Sitzung, gestalten wir eine imaginäre Begegnung mit seinem missbräuchlichen, ihn erniedrigenden Vater, der Mutter, die ihn nicht geschützt hat, und schließlich mit seinem zaghaften, jederzeit kurz vor der Panik stehenden Selbst, das ihm immerzu einredet, dass er sich blamieren, als Versager erweisen und am Ende allein und verlassen dastehen werde.)

EFT-Tango-Move 4: Prozessieren der Begegnung

Ich spiegele Dave die Begegnung mit Frankie, und wir erforschen seine Reaktion auf ihr imaginiertes Angebot, ihn zu trösten. Er sagt, dass es ihm gutgetan habe, das Risiko einzugehen und sich zu öffnen. Er wisse, dass sie sich „liebevoll" verhalte, wenn er „freundlich" sei, statt in Wut zu geraten oder sie zu bedrängen. Dieser Trost beruhigt ihn und vermittelt ihm Sicherheit. Ich frage ihn, wie es ihm dabei geht, mit mir über seine sanfte Seite zu sprechen, und ob er noch immer befürchtet, von mir als „Freak" betrachtet zu werden. Lachend antwortet er: „Vielleicht ein bisschen, aber es fühlt sich gut an, hier bei Ihnen zu sein. Sicher. Ich fühle mich gesehen, und das ist gut so." Ich wiederhole die Bereitschaft seiner Frau, auf Daves Verletzlichkeit einzugehen, und validiere, dass sein Gehirn normalerweise nicht auf ein solches Verhalten eingestellt ist, weil ihm dieser Trost als Kind in gefährlichen Situationen verwehrt blieb. Ich möchte sicherstellen, dass er den Trost in sich aufnehmen kann, und bitte ihn, die Augen zu schließen, noch einmal Frankies tröstenden Worten zu lauschen und mir zu sagen, was er in ihrem Gesicht sieht und wie sein Körper sich anfühlt. Ich möchte, dass diese Erfahrung leichter für ihn zugänglich wird, wann immer ihn die Panik zu erfassen droht.

EFT-Tango-Move 5: Integrieren und validieren

Ich bezeichne diesen Schritt manchmal als „eine Schleife binden", denn genau das tun wir hier. Wir fassen den Prozess, der soeben stattgefunden hat, zusammen, fokussieren auf die Emotionen, die auftauchten, und auf Daves neuen Umgang mit ihnen, sein Wagnis, Risiken einzugehen und das unbekannte Gelände zu erforschen und Bedeutungen herauszuarbeiten und zu formulieren. Ich bestätige, wie schwer es ist, sich selbst zu vertrauen und Fehler zu riskieren, wenn man in frühen Jahren gelernt hat, dass es gute Gründe gibt, auf der Hut zu sein und sich auf Katastrophen einzustellen. Ich würdige auch die Stärke, die er beweist, indem er sich mit seiner Angst, nichts wert zu sein, und der Verletztheit, die sich hinter seiner Wut verbirgt, auseinandersetzt. Dave sagt: „Richtig, wenn ich das berühren kann, statt zu meinen Waffen zu greifen, dann kann ich meine Frau – statt sie zu bedrängen und sie von mir fortzutreiben – vielleicht auch bitten, mir beizustehen, wenn ich mich schwach fühle." Ich antworte: „Sie sind ein kluger Mann, Dave. Die neue emotionale Musik verlangt neue Schritte von uns – sie lässt uns einen neuen Tanz tanzen."

Das beste Ergebnis der EFT ist nicht die Besserung der Symptome emotionaler Störungen und nicht einmal die Tatsache, dass sich diese Besserung auch auf andere weniger-als-funktionale Verhaltensweisen auswirkt. Das beste Ergebnis besteht darin, dass die korrigierende therapeutische Erfahrung die Sicherheit, Kohärenz und Resilienz des Selbstgefühls fördert und darüber hinaus auch die Fähigkeit stärkt, andere als responsive Bindungspersonen wahrzunehmen. Die EFT soll die Tür zu all den vielfältigen Stärken öffnen, die mit dieser Sicherheit und ihrem wichtigsten Merkmal, der flexiblen Resilienz, einhergehen. Die Bindungswissenschaft dient als Orientierungshilfe der ständigen Entwicklung und Weiterentwicklung von der Wiege bis zur Bahre. Sie zeigt den Weg zu der emotionalen *Sicherheit* auf, die eine *gesunde* Verbundenheit mit dem Selbst und mit anderen erzeugt. Diese sichere, gesunde Verbundenheit mit dem eigenen Gefühlsleben und den Gefühlen anderer, die wir uns vergegenwärtigen oder denen wir begegnen, ist der Ort, an dem das Selbst lebenslang wächst und sich weiterentwickelt, sodass unsere Klienten ein reiches, erfüllendes Leben leben können.

Eine Übung für zu Hause

Für Sie persönlich

Diese Übung besteht aus vier Teilen.

1. Können Sie den Menschen nennen, der Ihnen am nächsten steht, und/oder den Menschen, zu dem Sie die positivste Verbindung in Ihrem Leben haben – ein ganz besonderer Mensch? Es kann sich um jemanden aus einer früheren oder einer aktuellen Beziehung handeln. Es könnte sogar das Bild einer spirituellen Gestalt sein, die Ihren religiösen Glauben verkörpert. Wählen Sie nun auch jemand Bekanntes aus Ihrem Alltagsleben.
2. Können Sie eine lebhafte, verstörende persönliche Erinnerung abrufen und einen Trigger für sie benennen? Ich erinnere mich zum Beispiel an den Augenblick in einer fremden Stadt, in der ich als Kind begriff, dass ich mich verirrt hatte. Ich erinnere mich auch daran, wie ich in einem leeren Krankenhauszimmer stand und zusah, wie man mein Kind für eine Notoperation in den OP schob. Der Trigger für die erste Erinnerung ist ein plötzliches Engegefühl in der Brust und der Gedanke, dass niemand weiß, wo ich bin, und ich den Weg nach Hause nicht finden kann. Der Trigger für die zweite Erinnerung ist das Bild des Krankenhausgebäudes, in dem die Operation stattfand.
3. Können Sie ruhig sitzen, die Augen schließen und die verstörende Erinnerung triggern? Stellen Sie sich nun zuerst den Bekannten vor, den Sie gefunden haben, bei dem Sie Trost finden. Bewerten Sie auf einer Skala von 1 bis 10, wie beruhigend diese Vorstellung ist. Danach triggern Sie erneut die Erinnerung und stellen sich vor, dass jener besondere Mensch kommt und Sie tröstet. Bewerten Sie dies auf einer Skala von 1 bis 10.
4. Verbleiben Sie bei der Erinnerung an den besonderen Menschen, der Ihnen Trost spendet, und lassen Sie dem Drama Raum, sich zu entfalten. Was sagt oder tut dieser Mensch? Wie reagiert Ihr Körper? Wie verändern sich Ihre Denkprozesse? Bekommen Sie eine andere Vorstellung von dem, was Sie tun, wie Sie handeln können?
   Wie lautet die entscheidende Botschaft jenes besonderen Menschen? Können Sie sich vorstellen, mithilfe ebendieser Botschaft in einer schwierigen Situation, in die Sie jetzt geraten könnten, Trost zu finden?

Auf vielerlei Weise ähnelt diese Übung Teilen des EFIT-Prozesses. Sie steht auch im Einklang mit einer Bindungsstudie von Selchuk et al. (2012).

Für Sie als Profi

Ein depressiver Klient, Martin, erzählt Ihnen Folgendes:

> „Ich weiß, was Sie sagen werden – dasselbe ist auch in der Vergangenheit schon passiert, und so ist es wohl auch. Aber ich bin wieder einmal bei einer Frau abgeblitzt – am Samstag, auf einer Party. Wie ein begossener Pudel habe ich mich davongemacht und den ganzen nächsten Tag damit verbracht, all die Gründe aufzuzählen, weshalb ich bei Frauen einfach nicht landen kann. Es ist aussichtslos. Ich bin einfach nicht das, was Frauen sich vorstellen. Ich werde nie bei einer landen. Manche dieser Frauen waren ja durchaus freundlich, aber ... okay, ich habe eine von ihnen anzumachen versucht, mit ein, zwei Anspielungen auf Sex. Katastrophe! Sie wechselte einfach das Thema. Ich kam mir so blöd vor, dass mir übel wurde. Ich bin dann einfach abgehauen. Weshalb hätte ich noch bleiben sollen! So ist es immer. Ich halte das nicht mehr aus. Vielleicht sollte ich mir eine Kugel in den Kopf schießen oder so." *(Lacht, schließt aber dann die Augen.)*

Wie würden Sie Martin in einfachen Worten zurückspiegeln, was er gesagt hat (Tango-Move 1), um ihm zu helfen, das Drama zu erkennen (dass nämlich die Art und Weise, wie er auf der Party und danach mit seiner Angst umgeht, all seine schlimmsten Befürchtungen bestätigt und aufrechterhält), und um seine schmerzvollen Gefühle und Schlussfolgerungen anzuerkennen?

Martins Arzt hatte ihm die „Diagnose" Depression gestellt, doch wir erkennen hier auch die zentralen Elemente einer lähmenden Angst, intensive Emotionen und erhöhte Wachsamkeit, also Coping-Mechanismen und Attribuierungen, die das Problem verschärfen, sowie Vermeidungsstrategien, die mit inneren Gefühlen und interpersonalen Situationen zusammenhängen.

Wie würden Sie Martin helfen, seine Emotionen mithilfe der einschlägigen Elemente – Trigger, unmittelbare Wahrnehmung, Körperreaktion, Bedeutungsgebung und Handlungstendenz – systematisch zusammenfügen (Tango-Move 2)?

Versuchen Sie, schriftlich festzuhalten, was Sie sagen würden. (Dies ist ein Spiel, es gibt also keine falschen Antworten!)

Zum Merken und zum Beherzigen

- Die Bindungstheorie zeigt dem Therapeuten klare Wege zum Verständnis emotionaler Störungen auf, die mit der modernen Erforschung von Depression und Angst vereinbar sind (und von Barlows UP-Modell beschrieben werden).
- Der bindungs- und erfahrungsorientierte Therapeut entdeckt gemeinsam mit dem Klienten, wie dieser seine emotionale Realität und seine Interaktionen mit Bindungspersonen konstruiert. Der Fokus richtet sich auf den gegenwärtigen Prozess, der sich in der Sitzung entfaltet. Empathische, auf feinfühliger Einstimmung beruhende Responsivität ist der Schlüssel zu diesem Prozess.
- Die Therapeutin ist eine Ersatzbindungsperson, die in der Sitzung einen sicheren Hafen und eine sichere Basis errichtet, die Stärken des Klienten herausarbeitet, die Logik in seinen eingefahrenen Verarbeitungs- und Interaktionsmustern aufdeckt und ihn dann Schritt für Schritt auf neuen Wegen der Konstruktion seiner Emotionen, seiner Selbst- und Fremd-Modelle sowie seiner Interaktionen mit wichtigen anderen begleitet.
- EFIT folgt den Phasen der Stabilisierung, Umstrukturierung der Bindung und der Konsolidierung.
- Der Prozess des generischen EFT-Tangos lässt sich mühelos auf die Einzeltherapie anwenden; ein Großteil der Prozesse, etwa das Zusammenfügen und Vertiefen der Emotion, unterscheidet sich nicht von dem Prozess in anderen Modalitäten. Sofern aber keine reale Bindungsperson aus dem Leben des Klienten in eine Sitzung eingeladen wird, erfolgt Tango-Move 3, die Inszenierung von Enactments mit dem Ziel, interpersonale Muster zu verändern, mit Repräsentationen der Bindungsfiguren, die dann in der Sitzung oder in Begegnungen mit der Therapeutin zum Leben erweckt werden.

5. Emotionsfokussierte Einzeltherapie in der Praxis

Eine Kollegin überwies mir eine Frau (Freia) zur Einzeltherapie. Die Klientin hatte bei der anderen Therapeutin eine Paartherapie begonnen, schien sich keinen Schritt bewegen zu können, wirkte beinahe hysterisch und absolut unfähig, sich in den Sitzungen auf einen Austausch mit der Therapeutin oder auch mit ihrem Partner einzulassen. Offensichtlich war sie mit der Paartherapie zu diesem Zeitpunkt überfordert, doch die Therapeutin sorgte sich um das Wohlergehen der Klientin. Diese erklärte sich mit einer Therapie bei mir einverstanden und hatte nichts dagegen, dass sämtliche Sitzungen aufgezeichnet und transkribiert wurden. Sie gab auch ihr Einverständnis für die Verwendung der Exzerpte in diesem Kapitel.

5.1 Freia: die Vorgeschichte

Mit festem Schritt und strahlendem, aber starrem Lächeln betrifft Freia meine Praxis und erklärt mir hastig, dass sie mich aufsuche, weil sie sich vor Kurzem mit ihrem Ehemann Dan nach 13-jähriger Ehe und anschließender sechsjähriger Trennung in eine Paartherapie begeben habe. Sie wisse, fährt sie fort, dass die Paartherapie nicht funktionieren werde: „Es ist für mich einfach zu schwierig, über solche Dinge zu sprechen. Es gibt Dinge, die ich nun mal nicht vergessen kann und über die ich mit niemandem spreche." Freia berichtet, dass sie 46 Jahre alt sei, in leitender Position für eine Bank arbeite und mit ihrem erwachsenen Sohn und ihrem Hund zusammenlebe. Ihren Ehemann sieht sie gewöhnlich an den Wochenenden. Im Beck'schen Depressions-Inventar erzielt sie 22 Punkte, im Beck-Angst-Inventar 35 Punkte. Beide Werte liegen im mittleren Bereich (ein Wert von 20–28 entspricht einer leichten Depression, 22–35 Punkte entsprechen einem mittleren Angstwert). Allerdings wirkt Freia selbst in Anbetracht der in einer ersten Sitzung zu erwartenden Nervosität regelrecht verängstigt.

Unmittelbar nach dem Austausch der ersten Informationen und Höflichkeiten bricht Freia in heftiges Weinen aus, erklärt aber gleichzeitig, dass sie eigentlich nicht über „die schmerzvollen Dinge", die sie mit sich herumtrage, sprechen wolle. Sie habe ihren Ehemann seit jeher als distanziert erlebt und ihn, solange sie zusammenlebten, regelmäßig angefleht, ihr „zu zeigen, dass du mich willst und mich liebst". Dan habe darauf zumeist geantwortet: „Ich möchte jetzt im Moment nicht reden." Sie schildert, dass sie sich in der Familie, zu der auch Dans drei adoleszente Söhne aus seiner ersten Ehe gehörten, die vorwiegend bei ihnen beiden lebten, im Grunde ausgeschlossen gefühlt habe. Die Jungen sprachen mit ihrem Vater Spanisch, er antwortete auf Spanisch, und sie selbst spürte: „Ich gehöre nirgendwo dazu." In ruhigem Ton berichtet sie, dass sie nach siebenjähriger, zunehmend leidvoller ehelicher Beziehung von einem Mann, der ihr ein Auto verkauft hatte, „belogen und betrogen" worden sei. Sie war davon ausgegangen, dass dieser Mann von seiner Frau getrennt sei, und hatte sechs Monate lang eine Affäre mit ihm gehabt – die dazu führte, dass sie Dan verließ. Als die Ehefrau des Mannes hinter die Affäre kam, brach er auf der Stelle jeden Kontakt zu Freia ab und weigerte sich sogar, mit ihr zu sprechen. Sie weint, als sie mir dies erzählt, und sagt, sie werde damit „einfach nicht fertig", könne auch „mit niemandem darüber sprechen, weil ich mich so sehr schäme. Ich war so blöd." Sie erzählt, dass ihre und Dans Familie sie in aller Öffentlichkeit wegen dieser Affäre aufs Schärfste verurteilt hätten. In der Folge sei der Kontakt zu beiden Familien abgerissen. „Nach außen wirkt es so, als hätte ich alles unter Kontrolle", sagt sie, „ich bin in meinem Job richtig gut, aber es ist alles nur Fassade. Innerlich … ich kann nicht schlafen. Ich kann nicht hinsehen, wenn ich an einem Autohaus vorbeifahre. Ich bekomme keine Luft mehr, wenn ich daran denke, und bin wie besessen davon. Ich muss die ganze Zeit daran denken. Ich habe gegen all meine Regeln verstoßen, gegen all meine Werte. Aber ich sollte es längst verwunden haben – damit fertig sein! Ich kann so nicht weitermachen."

Ich erkundige mich nach ihren Bindungsbeziehungen in ihrer Herkunftsfamilie und frage, bei wem sie Trost suchte und bei wem sie sich sicher gefühlt habe. Auf wen habe sie als Kind zählen können? Ich schlage ihr vor, mir eine Situation zu schildern, in der sie sich in ihrer Familie aufgehoben und sicher gefühlt habe. Sie gibt auf meine Fragen keine Antwort, sondern schaut mich mit leerem Blick an. In atemloser Hast fährt sie dann fort, dass sie aus einer sehr musikalischen Familie stamme und sie von allen das größte Talent besessen habe: „Aber für meinen Vater war nichts, was ich tat, gut genug. Ihm gefielen die musikalischen Darbietungen meiner Schwester besser. Er zwang mich, an wirklich harten Wettbewerben teilzunehmen. Ich musste besser sein, aber selbst wenn ich gewonnen hatte, bekam ich von ihm keine Anerkennung!" Trotz ihrer Beteuerungen, nicht reden zu wollen, bringt Freia ihre emotionalen Schwierigkeiten unumwunden zur Sprache. Mir fällt es leicht, Kontakt zu ihr zu finden und mit ihr mitzufühlen. Ich spüre ihre Angst, mit mir zu sprechen, aber ich spüre auch den Druck, unter dem sie steht und der sie drängt, ihr Leid jemandem anzuvertrauen. Auch ihre nonverbalen Botschaften sind unschwer zu verstehen. Darüber hinaus reagiert sie augenblicklich auf jede meiner mitfühlenden oder bestätigenden Bemerkungen. Schon in dieser ersten Sitzung geht mir durch den Kopf, dass sie geradezu ausgehungert ist nach der Bestätigung und Zugehörigkeit, die ihr in ihrer Herkunftsfamilie versagt blieb. Als ich sie nach ihren Gefühlen frage, nennt sie zunächst rein mechanisch und ohne innere Beteiligung eine Mischung aus Wut auf sich selbst, Scham wegen ihres „Verbrechens" und ihrer Unfähigkeit, damit fertigzuwerden, sowie Traurigkeit über die Affäre an sich und deren abruptes Ende. Mich beeindrucken ihr Verlustgefühl, ihre Hilflosigkeit und ihr Unzulänglichkeitsgefühl ebenso wie ihre Selbstkritik – allesamt Emotionen, die ihre Angst und Depression naturgemäß aufrechterhalten. Am auffälligsten aber ist ihre Agitiertheit. Ich spüre, dass ihr die Energie, die sie brauchte, um ihre Gefühle auszuschalten, verloren gegangen ist. Ich folge ihrer Führung und begegne ihr auf der Ebene, die sie mir in der Sitzung zeigt.

Betrachten wir nun meine Arbeit mit Freia im Lauf von sieben Sitzungen. Ich beschreibe den reinen Prozess (ohne die eher oberflächlichen Inhalte), in dem Freia und ich durch den typischen Verlauf einer Emotionsfokussierten Einzeltherapie tanzen. In der ersten Phase, der Stabilisierung, schaffe ich für Freia einen sicheren Hafen, indem ich die zentralen Elemente ihrer Realität spiegele und ihr Leid in einem Bindungsrahmen validiere und normalisiere (zu den fünf Phasen der EFIT siehe 4. Kapitel). Ich bemühe mich um eine ansprechbare, responsive und emotional engagierte Haltung (A.R.E.).

5.2 Sitzung 1

Die Hauptaufgabe der ersten Sitzung besteht darin, ein Bündnis herzustellen und Freias Leid und ihren Umgang damit empathisch zu spiegeln. Die Betonung liegt auf den ersten beiden Schritten des EFT-Tangos, der Spiegelung des augenblicklichen Prozesses sowie der Affektzusammenfügung und -vertiefung.

Sue: „Würden Sie mir bitte helfen? Sagen Sie mir, ob ich Sie richtig verstanden habe. Sie meinen, Sie müssten in der Lage sein, ‚einen Schlussstrich zu ziehen'. Sie quälen sich und sind ständig über sich selbst enttäuscht – kritisieren Sie sich, weil Sie leiden? *(Freia nickt.)* Sie tragen all diese Schuldgefühle und Schmerzen und Schrecken seit Jahren mit sich herum, ganz allein, weil Sie glauben, Ihr Leid verstecken zu müssen und andere nicht damit ‚belasten' zu dürfen. Sie suchen nie Trost bei anderen und fühlen sich in all diesen Gefühlen gefangen und mit ihnen alleingelassen. Ist das richtig?" [Spiegeln des augenblicklichen Prozesses – emotional und interpersonal und Einordnung in einen Bindungsbezugsrahmen.]

Freia: „Ja. Sie haben es richtig verstanden. Ich habe einer Freundin ein wenig davon erzählt, aber … ich möchte eigentlich nicht, dass jemand von dieser Realität weiß."

SUE: „Von dieser Realität. [Dank der Bindungsorientierung habe ich eine klare Vorstellung von der chaotischen Realität, die sie beschreibt, von ihren Bedürfnissen und Ängsten, und dies hilft mir dabei, mich auf sie einzustimmen.] Hm, ich glaube, Sie sagen mir, dass die Realität, als Sie noch mit Ihrem Mann zusammenlebten, so aussah, dass Sie hungerten – Sie hungerten nach Aufmerksamkeit und Anerkennung, danach, gesehen und geliebt zu werden, für jemanden etwas ganz Besonderes zu sein. Dieses Gefühl hat Ihr Vater Ihnen nicht vermittelt, Ihr Ehemann und Ihre Familie ebenso wenig, und dann tauchte da plötzlich jemand auf, der Ihnen das Gefühl gab, und das war unwiderstehlich. Als träten Sie aus der Dunkelheit ins Licht. Sie konnten nicht einfach umkehren. Sie haben zugegriffen. Aber es war eine Lüge, und dann haben Sie diesen dünnen Faden der Verbundenheit auch noch verloren. Und Sie ergehen sich in Selbstvorwürfen – Sie haben sich jahrelang für Ihren Hunger bestraft – dafür, dass Sie sich etwas genommen haben?"

FREIA *(in Tränen):* Ja. Ja. Dieser Mann machte mir Komplimente, richtige Komplimente! Er sagte, ich sei schön! Und es war alles gelogen." [Sie verliert sich in zahlreichen Details über den Betrug, den sie ihrer Meinung nach hätte durchschauen müssen, über ihren Mann, der ihr auf die Schliche kam, und die Verurteilung durch ihrer beider Familien. Ich höre zu, fasse zusammen und komme dann erneut auf das Bedürfnis zu sprechen, das sie veranlasste, sich mit jenem Mann einzulassen.]

SUE: „Sie haben sich so lange danach gesehnt – für jemanden etwas Besonderes zu sein, gehalten und gesehen zu werden – und dann war alles Schwindel, eine Lüge. Das ist so schmerzhaft!"

FREIA *(spricht schnell und sehr erregt):* „Er ist einfach weggegangen und hat sich geweigert, mit mir auch nur ein weiteres Wort zu wechseln – er hat mir nichts erklärt! Warum lasse ich mir so etwas antun? Ich finde es so beschämend."

SUE: „Hm *(sanft und langsam, weil Freia sehr aufgebracht ist.)* Es ist ein Ausdruck großer Stärke, dass Sie zu mir kommen und so offen mit mir sprechen. Dass Sie das Risiko wagen, sich hier, vor mir, womöglich eine Blöße zu geben und verurteilt zu werden. *(Freia nickt.)* Sie sind gefangen in dieser Spirale fortgesetzter Verletzungen. Sie haben sich die Verbundenheit gegönnt, nach der Sie sich so verzweifelt gesehnt hatten, und am Ende waren Sie, sind Sie noch einsamer als zuvor und machen sich selbst Vorwürfe, weil Sie es erstens zugelassen haben und weil Sie zweitens nicht damit fertigwerden. Sie verurteilen sich, und Sie fühlen sich von anderen verurteilt! Das ist wirklich hart und macht Sie noch verzweifelter, noch einsamer, und Sie müssen sich ständig bemühen, die Fassade aufrechtzuerhalten. Es ist schmerzhaft, mit all diesem Leid und diesen Selbstzweifeln allein zu sein." *(Freia weint)* [Wir bewegen uns fließend zwischen Tango-Move 1, dem Spiegeln des gegenwärtigen Prozesses, und Tango-Move 2, dem Zusammenfügen und Vertiefen der Affektelemente, und berühren die zugrunde liegenden Emotionen in dem Maße, wie es der Stabilisierungsphase angemessen ist.]

FREIA *(sanft):* „Ich kann es niemandem sagen – ich kann es Dan nicht sagen. Ich halte einfach Abstand zu meiner Familie."

SUE: „Wie fühlt es sich denn an, mir diese Dinge zu erzählen – haben Sie jetzt, in diesem Moment, Angst, auch von mir verurteilt zu werden? Was sehen Sie in meinem Gesicht?" [Tango-Move 3: Choreografieren engagierter Begegnungen.]

FREIA *(zögernd):* „Ich fühle mich verstanden! Es fühlt sich an, als könne mir bei Ihnen nichts passieren. Aber es ist schwer, wirklich daran zu glauben. Normalerweise …"

SUE: „Ja, Sie sind daran gewöhnt – Sie erwarten –, verurteilt zu werden, sogar verdammt zu werden, und Sie verurteilen sich selbst. Also muss es sich sonderbar anfühlen, hierher zu kommen und das Risiko einzugehen, mir all das zu sagen und sich verstanden zu fühlen – das ist schwer zu begreifen." [Tango-Move 4: Prozessieren der Begegnung.]

FREIA *(weint erneut):* „Ich habe Ihnen mehr erzählt als jedem anderen Menschen zuvor! Wie konnte ich dermaßen naiv sein! Manchmal sitze ich einfach nur im Auto und schreie. Es holt mich immer wieder ein … ich sehe ein Auto, das mich erinnert … Ich versuche, mich zu beruhigen, aber … ich weiß einfach nicht, wie."

SUE: [Ich fasse das Gespräch erneut zusammen – Tango-Move 5: Integrieren und validieren.] „Es wird ständig getriggert, nicht wahr! Es ist nicht nur etwas, das vor Jahren passierte. Es passiert immer noch, laufend, und es triggert dann auch Ihre Selbstvorwürfe, und so kommt ein Leid zum anderen. Ich habe Sie gerade erst kennengelernt und Ihre Geschichte gehört, aber ich denke, dass jeder von uns, wirklich jeder, der ausgehungert ist nach Liebe und Zuneigung und sich danach sehnt, für jemanden etwas Besonderes zu sein, angenommen zu werden und liebenswert zu sein – dass jeder die Zuwendung annimmt, wenn er sie findet, so, wie eine Pflanze sich dem Licht zuwendet. Wir können dem gar nicht widerstehen. Wir sind so gemacht. Es hatte den Anschein, als ob Sie das, wonach Sie sich Ihr Leben lang vergeblich gesehnt hatten, plötzlich gefunden hätten, und so haben Sie es sich genommen. Weil Sie diesem Mann unbedingt glauben wollten, haben Sie gegen Ihre eigenen Regeln verstoßen. Und sich dann verurteilt – schließlich haben Sie es so und nicht anders in Ihrer Familie gelernt. Seit sechs Jahren tragen Sie diesen Schmerz und diese Scham in sich – meine Güte! Das ist schwer – allzu schwer. Man kann solche Verletzungen nicht ganz allein verarbeiten, das wäre eine Überforderung. Sie leiden, Sie waren bereits angeschlagen, und dann wurden Sie verlassen, abgelehnt, betrogen. Und kamen zu dem Schluss, dies alles womöglich verdient zu haben. Sie glaubten, sich verstecken zu müssen, und so geht es immer weiter. Sie leiden und können sich nicht verzeihen, dass Sie als Ehefrau – als Mensch – nicht perfekt waren, dass Sie sich nicht unter allen Umständen an die Regeln gehalten haben. Dafür haben Sie sich selbst gnadenlos bestraft und Ihr Leid weiter verschlimmert. Habe ich das richtig verstanden?"

FREIA: „Ja, ich habe versagt. Ich habe die Ehe gebrochen und meinen Mann betrogen. Das sagt meine Schwester. *(Lange Pause.)* Aber ich möchte mich nicht länger so fühlen – lässt sich das irgendwie aus der Welt schaffen? Es ist lachhaft!"

SUE: „Nun, wir können es uns gemeinsam ansehen und es gemeinsam verändern, damit Sie nicht länger das Gefühl haben, eine Superfrau-Heilige-Richterin-Perfektion-in-Person sein zu müssen. Damit Sie sich selbst besser verstehen und nachsichtiger mit sich sein können. Ich finde Ihre Geschichte so traurig, ganz und gar nicht lachhaft … nur sehr, sehr traurig. Wir sind nicht dafür gemacht, mit solchen Erfahrungen allein fertigwerden zu müssen – kein Recht darauf zu haben, gehört und gehalten zu werden. Ist es okay für Sie, wenn ich das sage? Vielleicht hat Freia ihre Strafe nun verbüßt?"

FREIA: „Ich fühle mich von Ihnen verstanden. Vielleicht können wir es zusammen angehen." *(Lächelt. Sie ist auch wesentlich ruhiger als zu Beginn der Sitzung.)*

Wenn wir nicht nur die Metasequenz des EFT-Tangos, sondern auch die hier beschriebenen erfahrungsorientierten Interventionen – eigentlich Mikrointerventionen – betrachten, sehen wir, dass die Prozesse der Emotionsverarbeitung und der interpersonalen Muster fokussiert und eingestimmt gespiegelt werden. Wir sehen Validierung und evokatives Fragen; eine Intensivierung des Engagements durch Bilder und Wiederholung; einfache Vermutungen, die noch nicht in die Tiefe des Erlebens vordringen; die Choreografie neuartiger Enactments / Interaktionen (mit der Therapeutin) und interpersonale Umdeutungen.

5.3 Sitzungen 2 und 3

In den nächsten beiden Sitzungen nehmen wir uns Freias „Verbrechen" vor, nämlich „Ehebruch, Verletzung meiner Familienangehörigen, Verletzung meines Ehemannes und natürlich Selbstbetrug". Wir fokussieren vor allem auf die Spiegelung des augenblicklichen Prozesses (Tango-Move 1) und untersuchen Freias inneren Dialog und emotionalen Tanz mit ihrer Traurigkeit und Scham sowie die Art und Weise, wie er sich in ihre inneren Zwiegespräche und ihre Dialoge mit anderen Menschen übersetzt. Wir beschreiben ihre ausgesprochen hohen Erwartungen an sich selbst und klären, dass sie nicht im Traum daran dächte, jemand anderen so streng zu beurteilen wie sich selbst. Wir sprechen über den Richter ohne Gnade, dessen Stimme sie in ihrem Innern hört – sie klingt wie die ihres Vaters. Sie hat sich die Stimme zu eigen gemacht und urteilt, dass sie als Musikerin „versagt", ihre Familie enttäuscht habe und vor allem in ihrer Ehe gescheitert sei. Wir externalisieren ihre negativen Gedanken als „der Richter", der ihr sagt: „Dein Schmerz war in der Vergangenheit nicht von Belang, und er spielt auch jetzt keine Rolle – du verdienst es, zu leiden."

Manchmal fokussieren wir auf die Zusammenfügung und Vertiefung ihrer Emotionen (Tango-Move 2) im Zusammenhang mit ihren „Verbrechen“ und all den Beschuldigungen, die der Richter gegen sie vorbringt: Sie hat das Spiel, in das sie sich mit ihrem Liebhaber verstrickt hatte, nicht durchschaut; sie hat ihren Ehemann verletzt; sie hat die Familie ihres Ehemannes verletzt. Ich stelle ihr eine typische evokative EFIT-Frage: „Was geht in Ihnen vor, wenn Sie mir davon erzählen – was fühlen Sie jetzt, in diesem Moment?“ Sie antwortet zunächst, indem sie ihre oberflächliche, reaktive Wut auf sich selbst schildert, verspürt aber dann einen „Schmerz“ in der Brust – nachdem ich gefragt habe: „Was passiert gerade jetzt, in diesem Moment, in Ihrem Körper?“ Der „Schmerz“ verwandelt sich in das Gefühl, „aufschluchzen“ zu müssen, und als ich sie frage: „Was sagen Ihnen Ihre Gedanken jetzt gerade?“, antwortet sie, dass eine innere Stimme ihr sage: „Du bist dafür verantwortlich. Es ist alles deine Schuld.“ Diese Stimme, so sagt sie, wecke in ihr den Wunsch, wegzulaufen und sich vor aller Welt zu verstecken. Sehen wir nun, wie dieser Prozess der Zusammenfügung zur Vertiefung der Emotion voranschritt.

SUE: [Ich fasse unsere Diskussion zusammen und strebe dann eine weitere Spezifizierung an.] „Können wir kurz noch einmal zurückgehen? Können wir uns auf den Schmerz in Ihrer Brust konzentrieren und auf das ‚Schluchzen‘, das Sie in sich wahrnahmen? Es tut weh, nicht wahr? Ein Teil von Ihnen kasteit sich pausenlos selbst dafür, dass Sie sich einem anderen Mann zugewandt und andere Menschen verletzt haben. Und ein Teil von Ihnen könnte vor lauter Schmerz in Tränen ausbrechen? Richtig?“ *(Freia nickt.)*

FREIA *(plötzlich ruhig und intellektualisierend):* „Ich bin kein schlechter Mensch. Was ist nur über mich gekommen? Es ist mir ein Rätsel! Wie konnte ich es tun?“ [Distanziert sich von der Vertiefung, doch weil mir das Thema relevant erscheint, folge ich ihr. Ich kann später auf den Schmerz zurückkommen.]

SUE: „Ich glaube Ihnen. Sie sind zweifellos ein von Grund auf ernsthafter, verantwortungsbewusster, fürsorglicher Mensch. Und Sie haben sich jahrelang für diese Verletzung, die Sie anderen zugefügt haben, bestraft. [Als positive Bindungsperson beschreibe ich Freias Selbstgefühl mit Worten, aus denen Mitgefühl und Akzeptanz sprechen.] Aber Sie verstehen ganz und gar nicht, wie es passieren konnte. Deshalb gibt es offensichtlich einen Anteil in Ihnen, der den Schluss zieht, dass mit Ihnen etwas nicht stimmt – dass Sie nichts taugen?“

FREIA: „Ja, genau. Der Richter sagt, dass ich ein schlechter Mensch sei oder vielleicht auch nur ein Dummkopf. Und meine Familie, mein Vater und vor allem meine ältere Schwester, sind der gleichen Meinung. Meine Mutter und mein Bruder haben sich überhaupt nicht geäußert.“ [Vielleicht gibt es für die Entwicklung unseres Selbstbildes nichts Schädlicheres als das Gefühl, absolut allein zu sein, ein böser Mensch zu sein, nichts zu taugen und die Isolation deshalb verdient zu haben.]

SUE: „Und das ist wirklich schmerzhaft – sich so verurteilt zu fühlen –, so abgelehnt und ausgestoßen, wenn man dermaßen verwundbar ist. Und ein gewisser Anteil Ihrer selbst stand sogar dahinter und teilte die Ansicht Ihrer Verwandten, und das tut ganz besonders weh."

FREIA: „Ja. Meine beiden besten Freundinnen haben mich unterstützt, aber ... Ich habe wohl auch hohe Erwartungen an mich selbst. Doch meine Schwester macht mich sehr wütend, wenn sie sich ein solches Urteil über mich erlaubt."

SUE: [Wohin soll es nun gehen? In mir klingen die Worte „Rätsel" und „Schmerz" nach. Ich konzentriere mich auf sie und nutze meine eigenen Emotionen als Orientierungshilfe.] „Hm, ein Teil dieser ganzen Quälerei und zwanghaften Beschäftigung mit dem, was passiert ist und was es bedeutet oder ob es etwas Furchtbares über Sie selbst aussagt, hängt damit zusammen, dass Ihr Verhalten für Sie nach wie vor ‚ein Rätsel' ist?"

FREIA: [Schildert weitschweifig, dass sie ihr Leben unter Kontrolle hat und daraus eine Lehre ziehen sollte. Ich höre zu, halte aber an meinem Fokus fest und warte auf die Gelegenheit, die Emotionen erneut zur Sprache zu bringen.] „Aber ich verurteile mich für das, was geschehen ist – auch wenn ich es nicht verstehe. Irgendwie habe ich versagt. Ich versuche die ganze Zeit, dahinterzukommen, aber ... es ist wie ein Zwang. Aus diesem Gefühl führt kein Weg hinaus – dem Gefühl, versagt zu haben."

SUE: „Nun, ich habe den Eindruck, dass Sie es sich rational nur sehr schwer erklären können, aber tief im Innern – im Bauch – wissen Sie, was geschehen ist und dass Sie sich von Ihrem Ehemann ab- und einem anderen Mann zugewandt haben – auch wenn dieses Verhalten dem Menschen, der Sie waren, eigentlich fremd war. Irgendetwas gab es, das all die hohen Erwartungen, die Sie an sich selbst hatten, irgendwie unwichtig machte. Sie sagten, Ihre Beziehung zu Ihrem Ehemann sei ‚schwierig' gewesen und der andere habe Ihnen so ‚geschmeichelt'."

FREIA *(erregt und in Tränen ausbrechend)*: „In meiner Beziehung zu Dan war ich unsichtbar. Unsichtbar für seine Söhne – in meinem eigenen Zuhause. Ich war Luft für sie ... aber ich hätte mich bemühen müssen, daran etwas zu ändern. Stattdessen ..."

SUE: „Hm. *(Ich berühre Freia am Arm, um sie zu trösten und ihre Aufmerksamkeit aufrechtzuerhalten.)* Unsichtbar. Sie haben mir erzählt, dass er von seiner ersten Frau wegen eines anderen Mannes verlassen worden sei und sich in Ihrer Beziehung immer schon stark zurückgezogen habe, sodass Sie ständig das Gefühl hatten, bei ihm anklopfen zu müssen. Ich höre, dass Sie allein waren, ausgeschlossen. Und das macht Menschen verrückt – es ist unerträglich. Sie sind in einer Beziehung, alle Sehnsüchte sind in der Anwesenheit eines Menschen, den Sie lieben, erwacht, aber Sie bekommen keine Antwort! Diese Person zeigt sich einfach nicht! Und plötzlich war jemand da – und er wollte Sie! Sie blicken mich so skeptisch an – lassen Sie mich raten: Der Richter sagt: ‚unzulässige Verteidigung'."

FREIA *(lacht):* „Genau. *(Schweigt und wirkt ruhig.)* Aber es fühlt sich trotzdem so an, als sei ich verantwortlich gewesen. Dan sagt sogar, dass auch er Schuld habe, aber …" [Sie geht über ihr eigenes Leid hinweg, deshalb möchte ich es nun hervorheben.]

SUE: [Ich beschließe, den „Wiederholungsknopf" zu drücken und erneut auf ihre Gefühle zu refokussieren.] „Können wir noch einmal auf Ihre Gefühle zurückkommen? Was geht in Ihnen vor, wenn Sie sagen: ‚Ich war unsichtbar – allein'? *(Freia weint.)* Haben Sie nicht gesagt, dass Sie und Dan nicht miteinander sprachen? Dan und seine Söhne unterhielten sich bei Tisch in einer Sprache, die Sie nicht verstanden. Und offenbar ignorierte Dan ihre diesbezüglichen Bitten. Sie haben gesagt, er sei für Sie nicht da gewesen. Es war, als sei er nicht präsent – Sie waren emotional getrennt. Sie hatten keinen Partner."

FREIA *(weint):* „So behandelt man niemanden, den man liebt." *(Weint stärker – ich frage erneut, was sie empfinde.)* Ich bin so traurig, traurig, traurig. Ich war so einsam, mit vier anderen Menschen im Haus! Ich habe mich so sehr bemüht, eine gute Ehefrau, eine gute Mutter zu sein. *(Ich spiegele und wiederhole ihre Worte mit ruhiger Stimme, langsam sprechend.)* Es war, als wäre ich abgeschrieben worden, ich spielte keinerlei Rolle. Als hätte ich es nicht verdient, geliebt zu werden. *(Kauert sich in den Sessel und schluchzt.)* Ich bekomme keine Luft."

SUE *(Freundlich und langsam sprechend berühre ich Freia sanft an der Außenseite ihres Knies.):* „Ja. Das tut weh. Liebe nicht verdient zu haben, ausgehungert zu sein, sich verzweifelt zu wünschen, gesehen und gehalten zu werden. Genauso war es mit Ihrem Vater, Sie haben sich so sehr bemüht, aber da kam keine Reaktion, keine Bestätigung. Das ist zu schwer, nicht wahr? Als wäre Freia allen anderen Menschen egal. Was haben Sie getan, Freia, als das passierte? Was hat Ihr Körper Ihnen gesagt?"

FREIA: „Mir wurde übel, und ich habe diesen Schmerz, diesen Schmerz in meinem Herzen gespürt, und dann bin ich aufgestanden und gegangen. Ich habe das Zimmer verlassen, und niemand ist mir gefolgt. Niemand verschwendete einen Gedanken an mich. Ich war ganz offensichtlich völlig überflüssig. Und ich habe mich so sehr bemüht."

SUE: „Ja, es tat zu weh. Deshalb sind Sie geflohen. Um sich in Sicherheit zu bringen, um dem Schmerz zu entfliehen – dem Schmerz, den Sie noch immer spüren. *(Freia nickt.)* Ein Schmerz im Herzen. Unsichtbar sein – allein. Deshalb mussten Sie gehen. Freia, würden Sie mich bitte ansehen? *(Sie sieht mich an.)* Sie mussten gehen – ja? Jahrelang dieser Schmerz im Herzen, jahrelanges Bemühen, ohne jemals anerkannt zu werden. Dies ist ein Schmerz, der jeden von uns verrückt macht, uns hilflos macht, als müssten wir sterben. Sie mussten gehen – Sie verhungerten. Aber Sie harrten aus und blieben – und bemühten sich noch mehr … bis Ihnen jemand sein Mitgefühl anbot, und Sie wandten sich ihm zu wie eine Pflanze dem Licht. Ja?“

Freia *(wechselt in einen anderen Tonfall, klingt sachlicher und bestimmter):* „Aber das ist keine Entschuldigung, oder?“

Sue *(Ich lächele, berühre Freia am Arm.):* „Ich glaube, soeben hat sich Euer Ehren, der Richter, gemeldet! Rechtfertigung. Sie müssen sich rechtfertigen, wenn Sie dieser Qual entfliehen? Jedes Neuron Ihres Gehirns ist programmiert, Ihnen zu sagen, dass dieser Schmerz unerträglich ist. Wenn wir rufen und keine Antwort bekommen, geraten wir in Panik und Verzweiflung. Jedes Neuron beginnt zu singen: ‚Jemand muss mich bitte sehen – mir zeigen, dass ich zähle. Dass ich existiere.‘“ [Ich validiere und orientiere mich an dem klaren bindungstheoretischen Verständnis ihres Leidens und ihrer Angst.]

Freia: „Ja – ich war verzweifelt. So, als würde sich an meiner Einsamkeit nie mehr etwas ändern. *(Ruhig.)* Ich glaube nicht, dass ich das verdient habe.“ [Dies ist die eigentliche existenzielle Bedrohung – die Katastrophe –, dass die Isolation nie ein Ende finden wird – wir werden für immer allein sein.]

Sue: „Richtig. Wenn Sie die Augen schließen, sehen Sie Freia, die sich um Dan bemüht und sich wünscht, dass er sich ihr öffnet – die Freia, die am Esstisch saß, ausgeschlossen und allein. So allein. Sehen Sie sie? Sehen Sie ihren Schmerz? *(Freia nickt.)* Können Sie die Augen schließen und ihr sagen: ‚Du bist so verletzt – du hast es nicht verdient, so sehr leiden zu müssen‘?“ [Tango-Move 3: Choreografieren engagierter Begegnungen, diesmal mit Freias verletzlichem, allein gelassenem Selbst.]

Freia *(begibt sich übergangslos in diese imaginäre Begegnung hinein. Ihre Augen sind geschlossen):* „Es ist so einsam für dich. Hoffnungslos. Du hast dich so lange so sehr bemüht. Du hast Witze gerissen, du hast ihn in den Arm genommen, du hast erklärt, du bist wütend geworden, du – du hast das nicht verdient. Du konntest dort nicht länger bleiben … du warst … nicht existent.“

Sue *(sanft):* „Ja. Nichts, was Sie auch taten, erlöste Sie von dem Schmerz. *(Freia schüttelt verneinend den Kopf.)* Die Angst, niemals eine Rolle zu spielen – immer allein zu bleiben, als wären Sie gar nicht existent. [Ich fasse ihre existenzielle Panik zusammen.] Bis dann eines Tages ein Fremder – ein Mann – daherkommt und Freia anlächelt.“

Freia: „Er fand einfach die richtigen Worte. Er war warmherzig. Er machte mir Komplimente – Komplimente –, nur weil ich da war!!! Er war so freundlich, wirklich freundlich!“

SUE: „Als käme die Sonne hinter den Wolken hervor. Sie hatten sich so lange nach diesen Komplimenten, dieser Anerkennung, gesehnt. *(Freia nickt.)* Und dann waren Sie plötzlich für jemanden etwas Besonders. Sie waren wichtig. Er freut sich, Sie zu sehen. Er sieht Sie! Wie fühlt es sich jetzt, in diesem Moment, an, Freia?"

FREIA: „Als fiele mir ein Stein vom Herzen – Erleichterung."

SUE: „Wie hätten Sie das ablehnen können, Freia? Niemand hätte das vermocht. Ausgehungert, und dann plötzlich – ein Festmahl. Hoffnung. Alles, was Sie sich je ersehnt haben, war plötzlich da. Sie strecken die Hand danach aus … ganz menschlich … ganz natürlich. Er sagt: ‚Komm', und Sie wenden sich ihm zu. *(Freia weint und lächelt gleichzeitig.)* Was ist passiert, als ich das gerade sagte? Kann der Richter diesen Schmerz, diese Bedürftigkeit, mitberücksichtigen? Mildernde Umstände – man nennt es ‚menschlich sein'. Sieht er jetzt das ganze Bild? Wie hätten Sie nicht darauf eingehen sollen?" [Ich demonstriere beispielhaft eine mitfühlende Haltung und unterstütze Freias tieferes Sich-Einlassen auf ihren Schmerz und seine Bedeutung, um ihr Mitgefühl mit sich selbst zu wecken.]

FREIA *(lacht)*: „Richtig. Richtig. Wenn sich jemand in einer brennenden Wohnung befindet, macht man ihm auch keine Vorwürfe, wenn er aus dem Fenster springt. Das ist mir klar." [Das Bild, in dem sie ihr Erleben zusammenfasst, ist wunderschön. Dann rekapituliert sie noch einmal und mit meiner Hilfe unser Gespräch. Die Wiederholung ist für ein vorbehaltloses Engagement notwendig und ermöglicht es, neue Bedeutungen neben den alten, ausgetretenen Denk- und Reaktionspfaden zu etablieren.]

SUE: „Schließen Sie erneut die Augen. Sehen Sie Freia, allein und voller Schmerzen? Was möchten Sie ihr sagen – über das ‚Rätsel' –, über das, was Sie über ihre Beweggründe, sich diesem Mann zuzuwenden, erfahren haben?"

FREIA *(weint)*: „Du hast dich so gequält. Du bist fast gestorben. Du warst verzweifelt. Wie hättest du ablehnen sollen? Er hat mir dir gespielt. Er hat gesehen, wie liebesbedürftig du warst. Du musstest nur zugreifen, dir deine Hoffnung zugestehen." [Wir fassen unser Gespräch nun zusammen und stimmen überein, dass ihr innerer Richter im Augenblick zum Schweigen gebracht wurde. Freia willigt ein, den gesamten Prozess zu Hause schriftlich zu schildern. Ich ermutige sie, nach jeder Sitzung so zu verfahren.]

5.4 Sitzung 4

Wir befinden uns nun am Übergang zwischen der Stabilisierung (Phase 1) und der Umstrukturierung (Phase 2). Freia sagt mir, sie habe in ihrer Reflexion über die beiden letzten Sitzungen geschrieben, dass sie vielleicht „ein wenig Trost gesucht habe, als ich mich auf diese Affäre einließ. Es war Sehnsucht – das war das Zuckerbrot, das für mich einfach ‚unwiderstehlich' war." Sie berichtet mir auch, dass die Stimme ihres inneren Richters nun freundlicher klingt, weniger „verurteilend". Sie versteht mittlerweile, dass sie nicht beschlossen hatte, andere Menschen zu verletzen – „als wäre ich ein Monster" –, sondern dass sie sechs Jahre lang durch die Hölle gegangen ist und sich „den Kopf über die Frage zermartert" hat, „ob ich mir selbst verzeihen, nachsichtiger mit mir selbst sein kann". Wir stimmen darin überein, dass sie zwar gegen ihre eigene Regel, „treu zu sein", verstoßen hat, aber nun beginnt, ihren „Schmerz und die Einsamkeit" mitzuberücksichtigen. Im Grunde gibt es eine „vernünftige Freia", die allmählich akzeptiert, was geschehen ist, und dies als „große Erleichterung" empfindet: „Es ist, als sei ein enormes Gewicht von mir abgefallen." Zur vierten Sitzung aber erscheint Freia in aufgelöstem Zustand, weil Dan darauf besteht, dass sie an einem Treffen mit seiner Familie teilnimmt. Sie erläutert mir: „Das bedeutet, dass ich mutterseelenallein in der Höhle des Löwen sein werde. Er sagt, dass ich wahrscheinlich stumm dasitzen und gar nicht erst versuchen werde, mit ihnen zu reden, und dann würde ich mich natürlich allein fühlen. Ich weiß nicht, was ich machen soll. Ich kann ihnen nicht gegenübertreten." Sehen wir nun, wie sich der Tango im Zusammenhang mit diesem Konflikt gestaltet. Ich spiegele und beschreibe zunächst und destilliere das, was sie mir erzählt. Dabei hebe ich die Trigger hervor, das emotionale Erleben und die Bindungsbedeutungen.

EFT-Tango-Move 1: Spiegeln des gegenwärtigen Prozesses

Sue *(Ich benutze Doppeln, indem ich direkt als Freia spreche.)*: „Helfen Sie mir bitte dabei, es scheint, als sagten Sie zu sich selbst: Ich werde mich so ‚ausgeliefert' fühlen. 30 Leute werden mich als ‚untreue, schlecht Ehefrau', als ‚Missgriff' verurteilen. Was geht in Ihnen vor, wenn Sie dies zu mir sagen?"

Freia: „Ich weiß nicht … Es ist wieder die alte Geschichte mit dem Richter." *(Sie schweift zu einer langen Anekdote über Dans Familienmitglieder ab, die zum Teil ebenfalls Affären hatten oder sich scheiden ließen. Dies scheint aber an ihrer Einstellung zu ihrem eigenen Verhalten nichts zu ändern.)*

EFT-Tango-Move 2: Zusammenfügen und vertiefen der Affektelemente

SUE *(Ich spreche langsam und mit sanfter Stimme, refokussierend.)*: „Können wir einen Schritt zurückgehen – noch einmal bei Ihrem Gefühl bleiben? Dies ist Ihr wunder Punkt, sich von anderen beurteilt zu fühlen. Wenn er berührt wird, meldet sich der Richter zu Wort, der in Ihrem eigenen Kopf sitzt. Es ist beängstigend, verurteilt zu werden, zu glauben, dass man nie akzeptiert werden wird. Ist dies der schwierigste Teil? Was sagt Ihnen Ihr Körper jetzt gerade?" [Ich fasse das Triggerelement der Emotion in Worte und lenke die Aufmerksamkeit auf die damit einhergehende körperliche Sensation.]

FREIA: „Mir wird schon übel, wenn ich nur darüber spreche. Ich fühle mich so verwundbar. Dan hat recht, ich sitze bei solchen Gelegenheiten stumm herum und mache mich frühestmöglich aus dem Staub. Ich gebe mich tapfer, aber mir ist übel, beinahe schwindlig. Als könnte ich einfach nichts tun – keinen klaren Gedanken fassen."

SUE: „Es macht Ihnen Angst, bei diesem Gefühl zu bleiben? Ihr Körper sagt: ‚Das ist gefährlich'? Sie sagen sich selbst: ‚Dans Verwandte verurteilen mich, und ich möchte dichtmachen oder weglaufen'? *(Freia nickt nachdrücklich und weint.)* Was ist am gefährlichsten? Dan ist nicht bei Ihnen, oder?" [Ich spreche das Element der Handlungstendenz aus, das ihre emotionale Reaktion begleitet, und deute auch die Botschaft an – die Botschaft, die Freia herausliest. Die Bindungstheorie sagt uns, dass Gefahr und Verletzlichkeit unerträglich sind und desorganisierend wirken, wenn wir ihnen allein ausgeliefert sind – daher das Schwindelgefühl.]

FREIA: „Ja. Am schlimmsten von allem ist, dass seine Familie ihm immer wichtiger sein wird als ich. Ich werde allein sein. Genauso wie damals, als mein Vater meine Schwester mir vorgezogen hat, obwohl ich mir solch große Mühe gab, ihm eine Freude zu machen. Ich schaffe das nicht. Ich werde ganz starr."

SUE: [Ich wiederhole emotionale Anker und benutze Bilder, um die Emotion zu vertiefen. Dabei spreche ich sanft und langsam.] „Das Alleinsein ist unerträglich – überwältigend. Sie erwarten eine Woge der Missbilligung, eine Verurteilung, die exakt der Stimme Ihres eigenen inneren Richters entspricht. Und immer stehen Sie all dem ganz allein gegenüber. Sie leiden. Ihnen ist schwindlig, übel. Niemand sieht Sie. Als seien Sie gar nicht existent. Da ist niemand an Ihrer Seite, wenn Sie sich so ausgeliefert fühlen. Ein Teil von Ihnen sagt, Sie hätten es offenbar nicht anders *verdient* – ansonsten ergäbe es keinen Sinn. Es ist so schwer." [Ich bringe Freias traumatische Isolation mit Ihrem negativen Selbstmodell in Verbindung.]

FREIA: „Ich bin am Boden zerstört. Niemand begreift es. Jeder lässt mich im Stich. Ich bin niemandem wichtig. Wenn Dan mir heute sagt: ‚Ich liebe dich', prallt es einfach an mir ab." [Hier bringt sie die furchtbare Ironie der ängstlichen Bindung auf den Punkt: Wenn Liebe angeboten wird, kann man ihr nicht vertrauen, sie nicht annehmen. Freias Formulierung „am Boden zerstört“ beschreibt treffend ihre Verletztheit und ihre Hilflosigkeit, ihr Unvermögen, mit der Verletzung konstruktiv umzugehen. Sie ist der emotionale Anker, um ihr behutsam zu helfen, den „Kanal zu wechseln“ und sich in der Sitzung auf diesen emotionalen Bereich einzulassen.]

EFT-Tango-Move 3: Choreografieren engagierter Begegnungen

SUE: „Richtig. Bitte schließen Sie die Augen. Sehen Sie Dan? Können Sie sein Gesicht sehen und ihm sagen, dass Sie bei diesen Familientreffen nur stumm dasitzen und dass Sie vielleicht, wenn Sie sich größere Mühe geben …? Was würden Sie ihm jetzt, in diesem Moment, gern sagen?“

FREIA *(schließt die Augen und weint)*: „Aber ich leide. Ich habe Angst. Du bist nicht an meiner Seite, um mir beizustehen. Als wäre ich völlig unwichtig. Es ist immer dasselbe. Egal, wie sehr ich mich bemühe. Du sagst, du möchtest mich unterstützen, aber …“

SUE *(Ich spreche langsam, mit sanfter Stimme, berühre ihr Knie und lasse meine Hand dort liegen.)*: „Ja. Sie haben mit den Menschen, die Sie lieben und von denen Sie abhängig sind, die Erfahrung gemacht, dass niemand Ihren Schmerz sieht, wenn es drauf ankommt – niemand ist für Sie da. Niemand steht Ihnen bei. Wenn Dan sagt, er wolle Sie unterstützen, möchten Sie sagen: ‚Ich glaube dir nicht. Du hilfst mir nicht mit meinem Schmerz – meiner Angst.‘ Können Sie ihm das sagen?“

FREIA *(schließt die Augen)*: „Du lässt mich allein – mit all dieser Missbilligung, einem Tsunami der Missbilligung. Es macht Angst, aber es ist so unendlich traurig. *(Weint.)* Und ich kann überhaupt nichts tun.“

SUE: „Ein Tsunami. Überwältigend. Panikerregend. Aber Sie versuchen, diesen Schmerz auszuschalten, geben sich ‚tapfer‘ und bemühen sich noch mehr. *Und* am Ende geben Sie sich selbst die Schuld. Was brauchen Sie von ihm? Wie kann er Ihnen bei diesen Gefühlen helfen? Können Sie versuchen, es ihm zu sagen?“

FREIA *(spricht leise, mit starrer Miene, sehr angespannt)*: „Du sagst, dass du da seist, aber ich spüre es nicht. Ich möchte, dass du neben mir stehst, meine Hand hältst, an meiner Seite bleibst. Zeig mir, dass ich dir wichtig bin, damit ich nicht so traurig sein muss.“

Daran anschließend bearbeiten wir, wie es sich für Freia anfühlte, diese Worte an Dan zu richten (Tango-Move 4: Prozessieren der Begegnung), und wir feiern (Tango-Move 5: Integrieren und validieren), dass sie etwas ganz Neues getan hat. Sie hat nicht „dichtgemacht“, keine Fassade aufgesetzt und sich auch nicht mit Selbstvorwürfen gequält. Sie hat es gewagt, ihren Schmerz auszusprechen und um das, was sie brauchte, zu bitten. Ich erkenne zufrieden, dass Freia nun zu der selbstsicheren, authentischen Formulierung ihrer Bedürfnisse weitergehen kann, die Teil einer effektiven Abhängigkeit ist. Wir sprechen auch kurz über die Möglichkeit, dass Dan nicht gleichgültig ist, sondern wirklich nicht weiß, *wie* er sie unterstützen könnte. Freias Fähigkeit, ihre Bedürfnisse in Worte zu fassen und ihre Verletzlichkeit nicht zu verhehlen, hilft Dan mehr als alles andere, auf sie einzugehen. Ironischerweise sind das zentrierte, regulierte Selbst und die emotionale Ausgeglichenheit, die sie hier aufbaut, zugleich auch ihre beste Ressource, falls Dan ihren Bedürfnissen tatsächlich nicht gerecht werden kann.

5.5 Sitzung 5

In der fünften Sitzung dreht sich der Schlüsselprozess um eine Begegnung zwischen Freia und ihrer älteren Schwester. Die beiden hatten ihre Mutter im Krankenhaus besucht, und „alles war höflich und unehrlich". Eigentlich wollte sie mit Dan über das Treffen sprechen, konnte sich dann aber nicht dazu überwinden. Gemeinsam untersuchen wir ihr Gefühl, nicht länger die Tapfere spielen zu wollen. Sie erkennt, dass nicht einmal ihre Mutter sie „verteidigt" oder unterstützt, wenn sie von ihrer älteren Schwester „verächtlich behandelt" oder ignoriert wird. Sie hat den Mut gefunden, ihrer Mutter später von „diesen Verletzungen" zu berichten. Ich deute an, dass ihr niemand zu Hilfe kam, als ihre Ehe und ihr Leben zerbrachen – das sei ihre Wahrheit. Niemand ist in all den Jahren je auf sie zugegangen, um ihr beizustehen. Niemand hat gesehen, wie sehr sie darunter litt, für ihre Fehler verurteilt zu werden. Es kommt zu einem Schlüsselmoment, als Freia eine Frage stellt.

Freia: „Wenn es so wehtut, ausgeschlossen zu werden – was soll ich dann machen? Soll ich mich dafür entschuldigen, dass ich leide oder einen Fehler gemacht habe? *(Ich frage sie, welche Gefühle sie bei diesen Worten empfindet. Hält sie es für richtig, sich bei demjenigen zu entschuldigen, der ihr wehgetan hat? Hält sie es für ihre Schuld, dass sie leidet und sich ausgeschlossen fühlt? Sie schweigt recht lange, dann hebt sie den Blick und sieht mich an.)* Vielleicht bin ich ein schrecklicher Mensch. Ein Mensch, der keine Anerkennung verdient."

Sue: „Hm, Sie geben sich selbst die Schuld an Ihrem Leid. Halten Sie es für natürlich und selbstverständlich, dass Sie die Schuldige sein müssen? Falls ja, dann müssen Sie sich einfach noch mehr anstrengen, damit sich vielleicht etwas ändert? Ist das besser auszuhalten als all der Schmerz und die Traurigkeit und die Verlustgefühle – die Hilflosigkeit und Einsamkeit? Ausgeschlossen, außen vor, unsichtbar – wer soll damit fertigwerden? [Bowlby schreibt, dass ein Kind zu dem Schluss kommen wird, böse zu sein, weil es sich dadurch ein gewisses Kontrollgefühl bewahren kann. Dies ist immer noch leichter, als mit der überwältigenden

Panik und dem Schmerz des Verlassenwerdens umzugehen, und kann zumindest kurzfristig durchaus funktional sein. Freias Reaktion ist verständlich, und ich würdige ihre Art, ihren Schmerz zu bewältigen. Gleichwohl ist sie nun in engen, negativen Bildern vom Selbst und von anderen gefangen und grenzt auch ihren Handlungsspielraum ein.] Niemand war für Sie da, als Ihr Leben auseinanderfiel – das ist traurig, beängstigend." [Wenn ich mir nicht sicher bin, fokussiere ich erneut auf den Schmerz. Wenn Klienten sich sicher genug fühlen, um ihren Schmerz in Gegenwart der Therapeutin zulassen zu können, ergeben sich Selbstfürsorge und die Fähigkeit, eigene Bedürfnisse in Worte zu fassen und zu vertreten, auf ganz natürliche Weise.]

FREIA: „Ich war überfordert. Ich hätte jemanden gebraucht. Ich hatte Dan verletzt, ihn konnte ich also nicht bitten. Also setzte ich eine Maske auf und beschloss, dass es meine Schuld sein müsse – ich hatte es nicht anders verdient. Wenn ich immer unsichtbar bin, verurteilt, allein, dann …"

SUE: „… ist das Leben unerträglich. Sie sind so unglaublich stark, Freia, wenn Sie tief in sich hineinsehen und sich mit dieser Traurigkeit und Einsamkeit konfrontieren. Für mich ist es eine Ehre, mit Ihnen arbeiten zu dürfen. Sie finden einen anderen Weg, hier und jetzt. Sich zu öffnen, mit mir zu sprechen, sich Ihren Ängsten und Verletzungen zu stellen und eine Paartherapie mit Dan aufzunehmen – das verdient Respekt!" [Nichts kann das auftauchende Selbstgefühl eines Klienten besser unterstützen als eine authentische, von Herzen kommende Validierung des Therapeuten. Eine neue Reaktion, die soeben in der Sitzung zutage trat, herauszustreichen und sie zu benutzen, um ein Gefühl der Selbstwirksamkeit aufzubauen, ist ebenfalls Bestandteil des fünften Tango-Moves, des Integrierens und Validierens. Erfolg ist nicht etwas, das irgendwann in der Zukunft, vielleicht am Ende der Therapie, zu verzeichnen sein wird. Erfolg stellt sich in der Gegenwart, in der Sitzung ein – und es ist die Klientin, die ihn erzielt.]

5.6 Sitzung 6

Ein Großteil dieser Sitzung war einer imaginären Begegnung mit Freias Vater und der Verarbeitung von Freias Reaktionen gewidmet. Die Sitzung fokussierte also auf die Tango-Move 3 und 4, also das Choreografieren und Prozessieren engagierterer Begegnungen mit wichtigen anderen. In Phase 2, Umstrukturierung, verfolge ich bei Begegnungen dieser Art aufmerksam den Dialog, halte ihn in Gang, wiederhole Auslöser und Bilder und validiere und vertiefe die Emotion, um Freia zu helfen, in dem sich entfaltenden Dialog ein neues Selbstgefühl zu entwickeln und neue Reaktionen zu erproben. Gefördert wird dieser Dialog durch die neu formulierte, kohärentere emotionale Musik. Im Folgenden stelle ich einen Teil dieser Sitzung vor.

Freia ist in bester Stimmung, als sie eintrifft, und berichtet, sie habe Dan erklärt, dass sie ihn nur dann zu dem Familientreffen begleiten würde, wenn klar sei, dass er ihr „den Rücken stärke, sich um sie kümmere und ihre Hand halte". Er hatte ihr zugehört und eingewilligt. Sie hatte ihm auch gesagt: „Dass wir einander nicht nahe waren und ich mich nicht gehört fühlte, hat diese ganze Kaskade in Gang gesetzt. Deshalb habe ich ständig diese Angst, nicht gut genug zu sein. Ich brauche deine Hilfe." Gemeinsam feiern wir ihr Verhalten. (Unter dem Gesichtspunkt der Bindung betrachtet ist klar, dass eine solche Anerkennung der Verletzlichkeit und die Bitte um Beistand und Zuwendung ein positives Zeichen der Stärke und Weiterentwicklung sind – im Unterschied zu den ständigen Bemühungen um Selbstregulation und Selbstberuhigung. Dass Freia ihre Bedürfnisse äußern kann, ist nicht das Ergebnis einer „Fertigkeit", die sie in der Therapie erlernt hat, sondern Teil eines organischen, auf einer neuen emotionalen Erfahrung beruhenden Prozesses.)

FREIA: „Ich möchte es nicht mehr klaglos hinnehmen und so tun, als sei ich tapfer. Ich möchte auf meine Gefühle hören. Zu meiner Mutter habe ich sogar gesagt: ‚Ich tue so, als machte es mir nichts aus, aber ich leide Tag für Tag an allem, was passiert ist.' Sie war schockiert. Und mich selbst hat es ebenfalls ein wenig schockiert, dass ich diese Worte aussprechen konnte."

SUE *(Ich bin beeindruckt und hocherfreut.)*: „Wow. Das ist etwas! Erstaunlich. Sie haben überlebt, indem Sie Ihre Verletzungen beiseitegeschoben und versucht haben zu tun, was man von Ihnen erwartete. Und jetzt gehen Sie dieses Risiko ein – das ist neu. Wie fühlt es sich an?"

FREIA: „Ungemütlich! *(Wir lachen beide.)* Meine Familie muss immer alles, was ich sage und tue, verurteilen, deshalb … in dieser Weise aus mir herauszugehen … die Maske fallen zu lassen …"

SUE: „Ja. Und Sie haben das Urteil angenommen und gelernt, sich auch selbst zu verurteilen, Ihre Verletzung zu verbergen und sich Vorwürfe zu machen, weil Sie danach hungerten, Anerkennung zu finden. Dan um Unterstützung zu bitten und Ihrer Mutter zu sagen ‚Ich leide' ist also etwas Neues – zu sagen: ‚Ich habe es verdient, unterstützt zu werden!' Aber ich glaube, letztlich dreht sich alles um Ihren Vater, oder?"

FREIA: „Ja. Als Kind wollte ich ihm unbedingt gefallen, ich habe mich so bemüht und mich sowohl in der Schule als auch musikalisch ausgezeichnet, was für ihn ja so wichtig war. Aber ich konnte seinen Standards nie Genüge tun. Nie. Gegenüber meiner Schwester und meinem Bruder hat er sich anders verhalten. Und Mutter sagte ja nie ein Wort. Alles tanzte nach seiner Pfeife."

SUE: „Das wurde also zur Regel. Sie haben sich daran gewöhnt, alles zu geben, um sich auszuzeichnen und seine Zustimmung zu gewinnen, aber die Botschaft lautete, dass Sie Anerkennung oder Beifall nicht verdienten. Es war Ihre Aufgabe, eine Möglichkeit zu finden, ihm zu gefallen, und wenn Ihnen das nicht gelang – nun ja, dann stimmte offensichtlich mit Ihnen etwas nicht!“

Freia *(lächelt):* „Sie treffen aber auch immer den Nagel auf den Kopf! Ich habe ständig gegrübelt: ‚Was mache *ich* falsch, warum ist er nie mit mir zufrieden?‘ Als Jugendliche habe ich ihn irgendwann direkt gefragt, und er sagte lediglich, dass er stets der Meinung gewesen sei, ich könnte noch bessere Leistungen bringen. Das habe ich nie vergessen, all die Jahre nicht, auch wenn ich versuche, mich nicht damit zu belasten. Es gehört der Vergangenheit an.“

Sue: „Wirklich? Wenn ich Sie ansehe, kann ich Ihrem Gesicht die Verletzung und Verwirrung jetzt noch, in diesem Augenblick, ablesen. Sie fragen sich noch immer: ‚Woran lag es, dass er mit mir so streng war, mich so kritisch beurteilte?‘ Wollen wir ihn gemeinsam fragen? Lassen Sie uns dieses Gespräch jetzt, gleich hier, mit ihm führen. Schließen Sie bitte die Augen. Können Sie ihn sehen, so, wie Sie ihn als Teenager gesehen haben – als Sie sich vergebens bemühten, ihm zu gefallen, und Ihren Schmerz hinter einer Maske versteckten? Was möchten Sie ihm sagen?“

Freia *(mit geschlossenen Augen, konzentriert, mit leiser Stimme):* „Warum war ich nie gut genug? Ich habe mir solche Mühe gegeben. Es tut weh … *(Wendet sich mir zu.)* Aber er hat sich geändert, er ist jetzt alt und weniger fordernd. Ich möchte ihn nicht verletzen.“

Sue: „Hm. Vielleicht wären Sie eine schlechte Tochter, wenn Sie sich das Gespräch auch nur vorstellen? *(Freia nickt zögernd.)* Und Sie haben sich immer so sehr bemüht, eine gute Tochter zu sein? *(Freia nickt erneut.)* Können Sie ihm jetzt, nur für sich selbst, sagen: ‚Ich möchte dich nicht verärgern, aber ich muss dir sagen, dass ich all die Jahre gelitten habe – du hast mich verletzt. Ich habe mein ganzes Leben lang meine Angst versteckt, dass mit mir etwas nicht stimmt, und so getan, als wäre alles in bester Ordnung – ich habe eine Maske getragen‘.“

Freia *(schließt die Augen, schweigt lange):* „Ich dachte immer – nein, ich wusste, dass mit mir etwas nicht stimmte. Du hast es nie erfahren, aber ich habe mir Tag für Tag den Kopf darüber zermartert, was ich falsch mache. Wenn ich es herausgefunden hätte, hätte ich es vielleicht besser machen könnte, vielleicht. Das war schmerzhaft.“ *(Mit lauter Stimme.)*

Sue *(Ich spiegele und wiederhole Freias Worte.):* „Wie fühlt es sich an, diese Worte jetzt auszusprechen?“

Freia: „Es hilft. Es ist entlastend. Aber es ist auch beängstigend – beängstigend.“

Sue: „Richtig. Es bedeutet, aus dem gewohnten Tanz mit ihm herauszutreten, nicht wahr? Aus dem Tanz, in dem Sie immer versuchten, ihm zu gefallen, sich mit der Frage quälten, was Sie falsch machten, und sich hinter einer Maske versteckten. Was wird nun geschehen – wovor haben Sie Angst – was wird er tun?“

Freia: „Ich habe Angst, dass er genauso wütend auf mich werden wird wie früher, als ich ein Kind war. Er wird sagen: ‚Das ist nicht die Wahrheit. Ich habe dich immer geliebt. Du bist meine Tochter', und dann fühle ich mich noch schlechter. *(Ich frage sie, wie es sich für sie anfühlt, wenn er ihre Verletzung einfach ignoriert, und sie weint. Dann schließt sie spontan die Augen, um mit ihm zu sprechen.)* Aber du hast mir *immer* dieses Gefühl gegeben, mich immer gedrängt, es besser zu machen und immer noch besser. Das ist die Wahrheit, und das weißt du auch! Ich habe nie herausgefunden, was ich tun könnte, um deine Anerkennung zu finden, nie. Jetzt bin ich über 40 Jahre alt und habe all diese Zeit damit verbracht, mich mit der Frage zu quälen, was mit mir nicht stimmt." [Freia fasst nun ihren Schmerz über die Ablehnung durch ihren Vater und die Auswirkungen auf ihr Selbstgefühl in Worte. Sie öffnet sich ihrem Erleben, reagiert auf seine Nuancen, lässt sich vorbehaltlos auf die Erfahrung ein, drückt sich kohärent und klar aus. Unter der Bindungsperspektive handelt es sich hier um eine regulierte Erforschung von Schwierigkeiten und Ängsten, wie sie für sicher gebundene Menschen typisch ist. Unter einem EFT-Blickwinkel entspricht diese Entlastung den Ereignissen, die in Paartherapien unter der Bezeichnung „Erweichen" erforscht werden – einer regulierten Äußerung von Ängsten und Bedürfnissen, die konstruktives Handeln ermöglicht. Dieses „Erweichen" sagt auch ein erfolgreiches Ergebnis und Follow-up der EFT für Paare voraus.]

Sue: „Was wünschen Sie sich von ihm, Freia? Was würde Ihnen jetzt, in diesem Moment, helfen? Sagen Sie es ihm."

Freia *(schiebt das Kinn vor und blickt entschlossen drein):* „Ich möchte, dass du mir zuhörst und mir sagst, dass es dir leidtut."

Sue: „Dass er Ihnen sagt, wie sehr er es bedauert, dass Sie so lange leiden mussten – dass es ihm zu Herzen geht – dass Sie ihm wichtig sind. Dass Sie mehr verdient haben als Richtersprüche. Sagen Sie's ihm."

Freia *(mit geschlossenen Augen, ruhig, aber kraftvoll sprechend):* „Wie konntest du mir das antun? Ich habe mich nach deiner Zustimmung gesehnt – danach, dass du Freude hast an dem, was ich tat. Aber du hast mir nichts gegeben. Du hast mich zum Tode verurteilt. Du hast mich hungern lassen, Vater. Ich war ausgeschlossen – alle anderen wurden mitsamt ihren Fehlern akzeptiert. Nie hast du etwas gesagt, wenn meine Geschwister Mist gebaut haben. Ich habe mich in unserer Familie eigentlich immer fehl am Platz gefühlt."

Sue *(Ich dopple sanft, um die Emotion zu vertiefen.):* „Ja – ‚Ich wurde nie akzeptiert. Du hast mich abgeurteilt und ausgehungert. Deshalb meine dauernden Selbstzweifel. Ich habe mir die Schuld an allem gegeben, mich als Versagerin betrachtet, inakzeptabel. Und dann ist dasselbe wieder mit Dan passiert, und ich kam wieder nicht weiter. Wie sehr habe ich mir seine Zustimmung gewünscht, wie sehr habe ich mich bemüht und fühlte mich dabei innerlich leer und wund [dies sind ihre Worte aus einer früheren Sitzung] – ausgehungert und unerwünscht. Aber ich habe versucht, gute Miene zum bösen Spiel zu machen, bis mein Leben zerbrach. Und ich war mir sicher, dass es meine eigene Schuld war, deshalb habe ich mich jahrelang gequält und mir den Kopf zermartert. Aber mit dir, Vater, hat es angefangen. Du warst derjenige, der mich nach Liebe und Anteilnahme hungern ließ.' *(Freia nickt und weint die ganze Zeit.)* Wie fühlt es sich an, mich das sagen zu hören, Freia?"

FREIA *(unter Tränen):* „Traurig, traurig, traurig. Ich habe so viele Jahre damit verschwendet, die Fehler bei mir zu suchen. *(Schließt erneut die Augen und spricht zu ihrem Vater.)* Jeder sagt, wie toll du bist, aber zu mir warst du einfach nur gemein. Du warst so gemein zu mir. Ich bin wahnsinnig wütend auf dich. Vielleicht ist es mir deshalb so schwergefallen, so eine sentimentale Karte zum Vatertag für dich zu besorgen. Ich will nicht herumzicken, aber … du warst für mich alles andere als ein toller Vater, das ist die Wahrheit. *(Öffnet die Augen und sieht mich an.)* Es ist schwer, das zu sagen! Fühlt sich fast an, als sei ich alles andere als eine gute Tochter."

SUE *(Ich beuge mich vor, spreche mit sanfter Stimme und berühre Freia hin und wieder am Arm.):* „Ja. Sie sind *so sehr* daran gewöhnt, ihm nur ja alles recht zu machen und ihm zu beweisen, dass Sie so sind, wie er es sich gewünscht hat. Sie dürfen es nicht riskieren, sein Missfallen zu wecken. Es ist schwer, ihm die Stirn zu bieten und zu sagen, wie sehr er Sie enttäuscht hat. Die einzige Möglichkeit, irgendetwas von ihm zu bekommen und die Hoffnung, geliebt zu werden, nicht völlig zu verlieren, bestand darin, Ihren Schmerz stumm und klaglos zu erdulden, indem Sie wie gewohnt dachten: ‚Ich muss etwas Böses an mir haben.' Es ist schwer, sich das Recht zu nehmen, wütend auf ihn zu sein? *(Freia nickt.)* Schwer, ihm zu sagen: ‚Du hast mir vorenthalten, was ich brauchte, was mir ein guter Vater gegeben hätte. Du hast dich an mir nicht erfreut, mir nicht gezeigt, dass du mich wertschätzt.'"

FREIA *(blickt düster zu Boden):* „Das ist richtig. Das ist richtig, aber er würde sagen, ich sei undankbar und er habe mich nur angetrieben, weil er mein Bestes wollte. *(Ich bitte sie, mit seiner Stimme zu sprechen, um ihr zu antworten.)* Er sagt: ‚Du übertreibst. Dir ist es immer gut gegangen.'"

SUE: „Hm, würden Sie ihm bitte sagen, wie es sich anfühlt, dermaßen missachtet zu werden – als ob Ihr Schmerz und Leid überhaupt keine Rolle spielte? Dass Sie sich deshalb nur umso einsamer und ausgeschlossener fühlten, umso hilfloser?" *(Freia nickt nachdrücklich.)*

FREIA *(schließt die Augen, spricht ruhig):* „Hör auf, hör einfach auf damit – versuch nicht, mich abzufertigen. Das ist beängstigend, aber ganz gleich, ob du wütend wirst oder schweigst oder was auch immer, ich muss dir diese Dinge sagen. Ich möchte nicht mein Lebtag hinter dieser Fassade leben und mich als schlechter

Mensch fühlen. Hör mir zu!" *(Ich fordere sie auf, dies noch einmal zu ihm zu sagen. Sie wiederholt ihre Worte. Hier wechselt sie auf natürliche Weise zu einer selbstsicheren, tief empfundenen Schilderung ihrer Bedürftigkeit.)*

SUE: „Wie fühlt es sich nun an, das zu sagen? Zu sagen: ‚Ich habe das Recht, auf dich wütend zu sein. Zu verlangen, dass du mir zuhörst. Ich war darauf angewiesen, von dir akzeptiert zu werden – ich habe mich so sehr nach deiner Zustimmung gesehnt'?"

FREIA *(ruhig und klar):* „Ja, ich habe das Recht. Es fühlt sich jetzt gut an. Aber ich weiß, dass er mir nicht antworten kann. Er bliebe einfach stumm. Er weiß nicht, wie er reagieren sollte, wirklich nicht. Komisch, ich erkenne das Muster, das ganze Muster. Ich bin wirklich gut darin, mich selbst abzuurteilen. Das habe ich von ihm übernommen."

SUE *(lachend):* „Ja. Ja, tatsächlich. Sie wollten eine gute Tochter sein – Ihrem Vater gefallen. Sie haben Ihre Lektion sehr gut gelernt. Und vielleicht kann sich Ihr Vater wirklich nicht ändern. Aber Sie können es, und Sie tun es. Sie verändern das Muster, jetzt, in diesem Moment; Sie ergreifen die Zügel und entscheiden, wie Ihre Realität aussieht und wie Sie damit so umgehen können, dass Sie sich stark fühlen. *(Freia zieht die Schultern hoch und kichert entzückt.)*

5.7 Sitzung 7 (gekürzt)

In Panik schickte Freia mir vor der Sitzung eine E-Mail. Sie hatte ihren ehemaligen Liebhaber auf der Straße getroffen und war schockiert über ihre Reaktion: Sie hatte Panik bekommen und war in Tränen ausgebrochen. Doch statt sich wie üblich voller Scham zu verstecken, hatte sie all ihren Mut zusammengefasst und Dan angerufen, um ihn um Hilfe zu bitten. Als er sie tatsächlich tröstete, konnte sie seinen Beistand annehmen. Danach rief sie ihre beste Freundin an, die ihr sagte, dass die Panik verständlich sei, denn schließlich sei sie ein „Opfer" dieses Mannes, der ihre Verletzlichkeit für sich ausgenutzt habe. Freia fühlte sich durch die Worte der Freundin bestätigt. Sie brachten das krasse Gegenteil ihrer eigenen früheren Überzeugung – „Ich bin die Schuldige in dieser Geschichte" – zum Ausdruck. Doch dann begann sie sich erneut zu fragen, wie sie so dumm hatte sein können, auf diesen Mann hereinzufallen. Sie berichtet mir: „Er hat mich benutzt, aber ich hätte Nein sagen sollen." Das frustrierte mich, und in eher mechanischer Weise wies ich sie darauf hin, dass ihre Selbstverurteilung eine gut eingeübte Fähigkeit sei und dass sie tatsächlich die Wahl gehabt habe. Doch niemand von uns könne sein Lebtag ohne Zustimmung, Anerkennung, Akzeptanz und Zugehörigkeit leben. Wir alle wollten gesehen und angenommen werden. Wir seien programmiert, diese liebevolle Verbundenheit zu suchen. Dann höre ich meine unbeteiligt klingende Stimme und zentriere mich erneut, aktiviere meine Empathie und bitte Freia, sich vor ihrem inneren Auge die einsame, leidende Freia vorzustellen. *Wenn wir zweifeln oder unser Gleichgewicht verloren haben, stimmen wir uns erneut auf den Schmerz des Klienten ein; das ist eine gute Maxime.* Freia kommt meiner Bitte nach, und ich fordere sie auf, dieser Freia klar darzulegen, was sie diesem Selbstanteil in der Vergangenheit stets zugeflüstert hat: Dass sie unendlich stark sein und ihr einsames, schmerzendes Herz ignorieren müsse. Sie solle das Liebesversprechen, das sie dem Gesicht ihres Exliebhabers ablas, einfach missachten und weiterhin hungern. Sie beginnt zu sprechen, blickt mich dann aber an und bricht in Lachen aus. Gemeinsam lachen wir über die nun offensichtliche Ungeheuerlichkeit dieser Forderung. Sie sagt, sie habe verstanden, dass sie sich damit nicht weiter quälen könne. Sie könne es sich nicht länger antun. Dann wird sie ernst und sagt, dass sie im Hintergrund tatsächlich die Stimme ihrer älteren, sehr religiösen Schwester May höre, die ihr das erzählt.

Wir destillieren ihre Gefühle gegenüber dieser Schwester heraus und inszenieren in der Sitzung eine Begegnung mit ihr. Freia stellt sich vor, wie May ihr ins Gesicht psalmodiert: „Selbstsüchtig, selbstsüchtig, selbstsüchtig." Wir untersuchen Freias Reaktion: sie fühlt sich plötzlich „restlos erledigt". Gemeinsam können wir formulieren, dass sie es schlichtweg satthat, ständig zu versuchen, den Erwartungen ihrer Schwester (hinter der ein aus ihrem Vater, den Angehörigen ihres Mannes und dem Richter in ihrem eigenen Innern zusammengesetzter Chor steht) Genüge zu tun. Mit ruhiger Stimme erklärt sie May: „Lass mich einfach in Ruhe." Ich erweitere dies: „Lass mich einfach in Ruhe. Ich bin in Wirklichkeit gar nicht so schlecht. Ich bin ein guter Mensch, der Liebe braucht, Sicherheit und Zugehörigkeit." Freia sagt dies in eigenen Worten zu May, und erstaunlicherweise „entschwindet" die Schwester – eine „enorme Erleichterung". May und ihre Verurteilungen haben ihre alte Macht verloren. Freia fügt hinzu, dass die Vorstellung, ihre Maske abzusetzen und ihre Verletzlichkeit einzugestehen, neu und ein wenig beängstigend sei. Sie möchte nicht, dass May sie so sieht. Ich bestätige, dass ihre Fassade für sie ein Panzer war, der ihr auf einer bestimmten Ebene Sicherheit gab, sie aber auf einer anderen vereinsamen ließ. Nun kann sie selbst entscheiden, wem sie vertrauen mag und bei wem sie es wagt, Risiken einzugehen. Freia stellt sich vor, May zu sagen, dass sie Angst hat, ihre Verletzlichkeit zu zeigen, weil die Schwester dies ausnutzen und sie umso schmerzhafter verletzen könnte. Sie spricht zu diesem Bild ihrer Schwester und weiß sehr wohl, dass May niemals in der Lage sein wird, sie wirklich zu akzeptieren. Sie erkennt, dass es „lähmend" wäre, sich zu öffnen und sich die Realität einzugestehen, dass May sich um ihren Schmerz überhaupt nicht schert. Diese Schwester verlangt anderen Perfektion ab. Ich frage, ob der Richteranteil in Freia diesbezüglich gemeinsame Sache mit May macht.

FREIA: „Nein. Nein. Mein eigener Richteranteil ist nun freundlicher, mitfühlender. Ich möchte mich nur einfach nicht unmaskiert zeigen, weil ihre Ablehnung mich verletzt."

SUE: „Hm, also gegenüber May müssen Sie weiterhin auf der Hut sein, aber *Sie* verlangen sich selbst keine Perfektion mehr ab? *(Freia nickt.)* Sie können also entscheiden, bei wem Sie sich sicher fühlen und wen Sie auf Distanz halten wollen. Sie müssen sich die Perfektionsforderungen Ihrer Schwester nicht mehr anhören? Sie können sich selbst ein wenig nachsehen, dass Sie menschlich sind? Wenn Sie selbst sich akzeptieren können, spielt Mays Zustimmung vielleicht gar keine so große Rolle mehr?"

FREIA *(lacht aus vollem Herzen):* „Sehr interessant. Ja, das gefällt mir. Das ist überraschend, nicht wahr? Es ist so einfach. Gar kein Big-bang-Moment oder so. Ich kann mir selbst mehr und mehr verzeihen ... wenn sie es nicht kann ... nun ja ... *(lacht).* Das ist eine Erleichterung. Eine so große Erleichterung."

SUE: „Sie werden gut damit leben können, denke ich. Sie haben so viel gelernt, und so schnell. Sie sind so stark, so tapfer, und es klingt, als ob Sie nun auch einen anderen Tanz mit Ihrem Mann tanzen und lernen, liebevoller mit sich selbst umzugehen. Vielleicht kann May nicht so reagieren, wie Sie es sich erwünscht haben. Vielleicht muss sich May an ihre Verurteilungen klammern. Die Frage lautet, fühlen Sie sich jetzt gelähmt? Erinnern Sie sich? Das ist das Wort, das Sie selbst benutzt haben, um zu beschreiben, wie diese Aburteilungen auf Sie wirken."

FREIA: „Nein, nein, überhaupt nicht. Das war vermutlich nur die alte Angst. Wahrscheinlich ist sie in ihrer Selbstgerechtigkeit gefangen."

SUE: „Können Sie die Augen schließen und ihr sagen: ‚Ob du es akzeptierst oder nicht, für mich ist mein Schmerz wichtig. Und ich kann akzeptieren, dass es Situationen gab, in denen ich nicht weiterwusste, Zeiten, in denen ich nach einem Ausweg gesucht habe, um mich von dem Schmerz zu befreien – und Dinge getan habe, die mir heute leidtun."

FREIA *(aufgeregt):* „Ja. Ja. Ja. Das trifft in mir auf Widerhall, Sue. Für mich ist mein Schmerz wichtig, und ich werde nicht den Rest meines Lebens damit verbringen, mich zu verdammen, deshalb musst du gar nicht erst sagen ... hm ..."

SUE: „Vielleicht so: ‚Du musst mir gar nicht erst sagen, wer ich bin und ob ich ein guter Mensch bin oder nicht'?"

FREIA: „Genau. Das zu sagen fühlt sich gut an."

Ich bitte Freia nun, die Augen zu schließen, alles zusammenzufassen und zu ihrer Schwester so zu sprechen, wie es sich für sie richtig anfühlt. Dies tut sie sehr redegewandt. Sodann bitte ich sie, das Ganze zu wiederholen, sich dabei selbst aufmerksam zuzuhören und darauf zu achten, dass ihre Worte wirklich tief empfunden sind. Sie wiederholt die Aufgabe. Ich erläutere, dass sie diesen Ort nun jederzeit, wann immer sie wolle, aufsuchen und sich diese Botschaft erneut anhören könne.

Anschließend fassen wir die Sitzung zusammen und beschreiben die bewältigten Risiken sowie die Entdeckungen (Tango-Move 5: Integrieren und validieren). Wir stimmen darin überein, dass Freia nun beginnen sollte, sich vorwiegend auf die Paartherapie mit Dan zu konzentrieren, und dass die nächste Sitzung bei mir unsere letzte sein wird.

5.8 Letzte Sitzung (Sitzung 8)

Wir sprechen über Freias Ängste vor der Paartherapie und wie schwer es ihr fällt, Dan zu vertrauen und sich auf seine Worte zu verlassen, wenn er ihr seine Wertschätzung und Fürsorge versichert. Ich bestätige dies im Licht ihrer Tendenz, jederzeit mit Missbilligung zu rechnen, sodass das Gefühl, akzeptiert zu werden, nach wie vor „sonderbar" und „neu" ist. Wir sind uns einig, dass es schwierig ist, loszulassen und sich im Licht der Liebe eines anderen Menschen zu sonnen, wenn man sein Gehirn darauf trainiert hat, jederzeit auf einen „Tsunami der Missbilligung" vorbereitet zu sein. Freia sagt, dass sie sich meine Bilder merken wird, weil sie ihr gefallen. (Sie sagt mir nichts anderes, als dass evokative Bilder in den meisten Fällen mehr bewirken als kognitive, einsichtsorientierte Erklärungen.) Sie gesteht, ein „großes, großes Risiko" eingegangen zu sein und Dan gesagt zu haben, dass sie wieder bei ihm einziehen wolle. Er habe zustimmend reagiert, doch seien sie beide noch sehr „vorsichtig". Freia räumt ein, dass es ihr innerlich bisweilen noch immer Schwierigkeiten bereite, diese Akzeptanz als ihr gutes Recht zu betrachten. Im Großen und Ganzen sei sie, was die Beziehung zu Dan anlange, weit zuversichtlicher. Auch ihre Beziehung zu ihrer Mutter sei nun enger geworden, und sie plant, Dan zu den Treffen seiner Familie zu begleiten. In Gegenwart ihrer Schwester ist sie gelassener, und sie hat sich in gutem Sinn damit abgefunden, dass sie ihren Vater, der nun gebrechlich ist, sich aber ihr gegenüber auch liebevoller verhält, nicht unbedingt zur Rede stellen muss. Insgesamt ist sie weniger depressiv. Ihre Ängste haben ebenfalls nachgelassen. Mit strahlendem Lächeln sagt sie: „Ich habe das Gefühl, ich mache es wirklich gut. Ich fühle mich heute in meiner Haut wohler als seit vielen, vielen Jahren."

Ich frage Freia: „Was ist aus dem ‚Tsunami der Missbilligung' geworden?" Sie lacht: „Er spielt nicht mehr die Hauptrolle. Irgendwie ist er in die Ferne gerückt, oder vielleicht habe ich schwimmen gelernt!" Sie fährt fort: „Wenn die alte Musik wieder angeht, denke ich an unsere Sitzungen, und dann fällt mir vor allem ein: ‚Mein Schmerz zählt.' Sie haben mir mit ihrem Verhalten immer gezeigt, dass mein Schmerz zählt,

Sue! Und das hilft mir tatsächlich, wenn ich meine Schwester treffe. In unserer Familie hat sich immer alles darum gedreht, wer der Beste ist, und sie wird sich immer berufen fühlen, über andere zu urteilen, aber ich muss mich dem nicht mehr beugen. Und außerdem ist sie diejenige, die etwas verliert, denn ich könnte ihr eine gute Schwester sein." Ich erläutere, sie wisse nun, dass sie es sich nicht zu eigen machen müsse, wenn andere ihre Absichten und ihre emotionale Realität verkennen. Sie stimmt mir zu.

Ich frage Freia, wie es ihrem inneren Richter gehe, und sie berichtet: „Diese Stimme ist leiser geworden. Sie raubt mir nicht länger den Atem. Sie war erstickend, aber ich bin nun nachsichtiger mit mir selbst. Und manchmal höre ich Ihre Stimme in meinem Kopf, und das hilft mir." Sie greift das Bild des „Hungerns" wieder auf und sagt, es habe ihr geholfen, sich ihre Affäre zu verzeihen. Ich würdige all die Veränderungen, die sie gemeistert hat, ihre Tapferkeit und ihre Offenheit. Gemeinsam lassen wir die Geschichte unserer Sitzungen Revue passieren und weben ein kohärentes Narrativ über Freia, die „schwimmen" lernte und gelernt hat, freundlich zu sich selbst zu sein.

SUE: „Können Sie die verzweifelte Freia sehen, die nicht schlafen konnte und sich einsam fühlte und diese Therapeutin hier aufsuchte? Was möchten Sie ihr heute sagen?"

Freia *(mit geschlossenen Augen):* „Ich kann ihr sagen: ‚Du musst nicht bis an dein Lebensende für diese Affäre zahlen. Du hast gezahlt. Du hast genug gelitten. Und es ist nicht die Aufgabe von Menschen wie deiner Schwester, dich zu definieren.'"

SUE: „Aha. Das ist ausgezeichnet. Wie fühlt es sich an, diese Worte auszusprechen? Können Sie ihr dasselbe noch einmal sagen?" *(Freia tut es.)*

FREIA: „Es fühlt sich friedvoll an – und nach viel Raum." *(Lächelt mich strahlend an.)*

SUE: „Sie hat es also verdient, geliebt zu werden? Sie kann ihre Bedürfnisse sogar äußern und ihre Wunden in Worte fassen, statt eine Maske zu tragen und ihre Verletztheit zu verstecken? *(Freia nickt, deshalb bitte ich, zu ihrem leidenden Selbst zu sprechen.)* Ich habe den Eindruck, dass Sie stolz auf das sind, was Ihr verletzlicher Teil hier geleistet hat. Ist das richtig? *(Freia nickt.)* Können Sie es ihr sagen?"

FREIA: „Hm, das ist nicht ganz einfach, aber … ja. *(Schließt die Augen.)* Du hast mit dir gerungen und hast es geschafft. Ich bin stolz auf dich. *(Blickt mich an.)* Das muss ich noch ein wenig üben." *(Kichert.)*

SUE *(Ich beuge mich vor und berühre Freias Knie.)*: „Nun, ich bin stolz auf Sie, Freia. Es war wunderbar, mit Ihnen zu arbeiten, mit Ihnen diese Reise zu unternehmen. *(Freia bekommt feuchte Augen.)* Könnte es sein, dass Sie das, weswegen Sie hergekommen sind, nun getan haben?"

FREIA: „Ja, ich habe das Gefühl, dass sich sehr viel verändert hat – ich fühle mich ganz anders. Wissen Sie, ich habe diese Frau kennengelernt, die in der Lage ist, jene Teilchen in meinem Gehirn zu finden, die mir zu sehen helfen, was geschehen ist."

SUE: „Oh, ich glaube nicht, dass es so war. Sie selbst haben es geschafft, Freia. Ich möchte, dass Sie das verinnerlichen. In den ersten Sitzungen haben Sie fast ununterbrochen geweint, und schauen Sie sich jetzt an!"

FREIA: „Ja, wir haben über sehr viele sehr schmerzhafte Dinge gesprochen, mit denen ich jetzt besser umgehen kann. Vielen Dank."

SUE: „Ich danke Ihnen – danke für Ihr Vertrauen."

Am Ende dieser Sitzung füllte Freia das Beck-Angst-Inventar aus und erreichte einen Wert von 4. Im Beck-Depressions-Inventar erzielte sie einen Wert von 5 – eine drastische Verbesserung. Ich fragte mich, ob ich es womöglich mit einem Erwartungsproblem zu tun hatte. Hatte sie sich bemüht, mir einen Gefallen zu tun oder mir zu danken, indem sie sich als gute Klientin erwies? Rückblickend denke ich aber, dass die Verbesserung der Werte abbildete, wie sie sich in den Sitzungen präsentierte. Sie stand für die Veränderungen, die Freia durchlief. Vor allem im Hinblick auf ihre somatischen Symptome, das Gefühl, wackelig zu sein, oder das Schwindelgefühl, die in den ersten Sitzungen im Vordergrund standen, war ein deutlicher Unterschied zu verzeichnen. Dasselbe gilt für ihre Labilität zu Beginn der Therapie und ihr ständiges Weinen. Auch ihre Beantwortung von Items wie „Ich habe ständig Angst, dass das Schlimmste passieren könnte", die sich von „mäßig" zu „überhaupt nicht" veränderte (im Test beschrieben mit den Worten „sehr unangenehm, aber ich konnte es aushalten"), entsprach dem Eindruck, den sie in den Sitzungen vermittelte. In den letzten beiden Sitzungen wurde sie zwar bei manchen Themen sehr nervös, fasst sich aber rasch wieder. Sie war nicht mehr nah am Wasser gebaut, sondern ausgeglichener, ruhiger und zuversichtlicher. Der Gesamteindruck und ihre Testergebnisse spiegelten auch ihr weniger negatives, weniger selbstkritisches Selbstgefühl und die Veränderungen in ihren interpersonalen Beziehungen wider – ihre veränderte Wahrnehmung anderer Menschen.

Mit Freia zu arbeiten war insofern nicht schwierig, als sie einen guten Zugang zu ihren Emotionen hatte, auch wenn sie in den frühen Sitzungen sehr labil und desorganisiert war. Es ist interessant zu beobachten, wie sie in den Sitzungen auf meine evokativen Bilder reagierte: Sie nahm sie auf und benutzte sie dann selbst. Ein solches Verhalten signalisiert mir, dass Klienten auf meine Intervention gut ansprechen und rasche Fortschritte machen werden. Wäre Freia mit ihren Gefühlen nicht so gut in Verbindung gewesen, hätte sich der Prozess ähnlich gestaltet, wäre aber langsamer vonstattengegangen, und ich hätte stärker refokussieren und führen sowie mehr Interventionen nutzen müssen, um Affektelemente zusammenzufügen und zu vertiefen. Freia hat in diesen Sitzungen sehr gut mitgearbeitet und sich dann vorbehaltlos auf die Paartherapie mit ihrem Mann eingelassen. Sie hat ihr Haus verkauft und ist wieder bei ihm eingezogen, hat sich mit seiner Familie und ihren eigenen Angehörigen ausgesöhnt und auch einen Weg gefunden, um sich mit ihrer älteren Schwester zu versöhnen.

- Finden Sie zwei Stellen in dem Transkript, an denen Sie etwas anders gemacht hätten. Was hätten Sie getan? Formulieren Sie eine Begründung, weshalb ich so interveniert habe, wie ich es tat.
- Finden Sie drei Stellen, an denen die Interventionen mit den im 3. Kapitel beschriebenen Grundsätzen erfolgreicher Veränderung übereinstimmen oder sie illustrieren.
- Was wäre Ihnen im Hinblick auf eine Therapie mit dieser Frau am schwierigsten erschienen, wenn Sie ein Beratungsgespräch mit ihr geführt hätten?

6. In der Emotionsfokussierten Paartherapie heilen und gesund werden

„Wie Ehepartner auf alltägliche Hilfsersuchen und Bitten um Unterstützung reagieren, ist möglicherweise folgenreicher als die Art und Weise, wie sie Meinungsverschiedenheiten austragen."

– K. T. Sullivan, L. A. Pasch, M. D. Johnson und T. N. Bradbury (2010, S. 640)

„Liebe liegt nicht einfach herum wie ein Stein. Sie muss gemacht werden, genau wie Brot, immer wieder, stets aufs Neue."

– Ursula K. Le Guin

Eine langjährige Paarbindung wird im Allgemeinen als eines der wichtigsten Ziele im Leben betrachtet (Roberts & Robins 2000). Mithin überrascht es nicht, dass mittlerweile fast zwei Drittel der Psychotherapeuten in Nordamerika Paartherapien anbieten oder dass Beziehungskrisen zu den häufigsten Gründen zählen, weshalb sich Menschen in Therapie begeben. Allerdings stellen viele Therapeuten fest, dass die Arbeit mit Paaren ein wahrlich herausforderndes Unterfangen ist und geradezu einem „Hubschrauberflug durch einen Tornado" gleichkommen kann (*New York Times*, 3. April 2012). Liebesbeziehungen gibt es unübersehbar überall – und dennoch sind es komplizierte Dramen, die niemand je vollends im Griff hat. Paartherapeuten benötigen eine klare Orientierung, um mit dieser Komplexität arbeiten zu können. Das Feld hält dafür Konzepte über das Wesen und die definierenden Faktoren enger Beziehungen bereit. Wir können intime Beziehungen als einen Vertrag betrachten, für den das jeweilige Verhandlungsgeschick der Partner ausschlaggebend ist; als unvermeidliche, unbewusste Wiederholung der eigenen Beziehung zu Elternfiguren; oder als kameradschaftliche, auf Respekt gründende Freundschaft. Ebenso können Beziehungen in einem allgemeinen Sinn als soziale Konstrukte verstanden werden oder als Funktionen der Biologie und der biologischen Imperative. In diesem Buch betrachten wir Beziehungen unter dem Blickwinkel der integrativen, eigenständigen Wissenschaft von der Bindung im Erwachsenenalter, auf die wir die Paartherapie folgerichtig stützen (Johnson 2004, 2013). Liebesbeziehungen sind Bindungen, und Bindungsbeziehungen sind eine entscheidende Überlebensstrategie, mit deren Hilfe wir uns der Nähe wichtiger anderer Menschen, ihrer Unterstützung und ihres Schutzes versichern, damit wir die Aufgabe, mit den Ungewissheiten und Gefahren des Lebens fertigzuwerden, mit ihnen teilen können. Unter dieser Voraussetzung können wir der Welt aufgeschlossen und neugierig begegnen und in relativer Sicherheit heranwachsen und uns entwickeln. Wie schon Mozart sagte: „Liebe schützt das Herz vor dem Abgrund."

6.1 Studien über die bindungsorientierte EFT für Paare

Die Bindungsperspektive und die Emotionsfokussierte Paartherapie enthalten all die maßgeblichen empirischen Erkenntnisse über Beziehungsschwierigkeiten und -krisen (Gottman et al. 1998). Beide betonen:

- Das Potenzial negativer Emotionen, wie sie beispielsweise in der Mimik Ausdruck finden, um die langfristige Stabilität und Zufriedenheit in Beziehungen vorherzusagen.
- Die Bedeutsamkeit des Prozesses oder des Charakters des emotionalen Engagements und der Art, wie Partner miteinander kommunizieren (der Prozess an sich ist wichtiger als der Inhalt oder die Häufigkeit von Auseinandersetzungen).
- Die Toxizität negativer Zyklen von Forderungs-Rückzugs-Verhalten und „Mauern".
- Die Notwendigkeit für Zyklen der wechselseitigen Beruhigung für die Beziehungsstabilität.
- Die Macht positiver Emotionen, die in der Verhaltensforschung als positives Sentiment charakterisiert werden, in der EFT-Welt aber die sichere Verbundenheit bezeichnen.

In der EFT werden all diese Faktoren in den Bindungskontext eingeordnet und bindungstheoretisch erklärt. Zum Beispiel vermag Bindung überzeugend zu erklären, weshalb das „Mauern" oder „Dichtmachen" in engen Beziehungen erwachsener Menschen so zerstörerisch ist. Fehlende emotionale Responsivität macht die Erwartung einer sicheren Verbundenheit zunichte und führt zu überwältigendem Trennungsschmerz. Bindung erklärt auch, weshalb Ehemänner in glücklichen, sicheren Beziehungen Bindungsproteste und -beschwerden akzeptieren können, ohne den Impuls zu verspüren, sich zurückziehen, weshalb sie offener für die unausgesprochenen Kontaktwünsche sind, die solche Verhaltensweisen kommunizieren, und weshalb sie sich weniger rasch kritisiert fühlen (Johnson 2003b).

Studien über Veränderungsprozesse und Ergebnisse psychotherapeutischer Verfahren zeigen, dass die EFT gemäß dem Standard der American Psychological Association im Vergleich zu anderen Methoden die höchste – oder ideale – Stufe an empirischer Validierung der Paar- und Familientherapie repräsentiert (Sexton et al. 2011). Diesem Standard entsprechend wurde EFT in mehreren randomisierten und kontrollierten Studien validiert. Die Therapie erzielte konsistente positive Ergebnisse mit großen Effektstärken; sie wurde im direkten Vergleich mit anderen Interventionen (der traditionellen verhaltenstherapeutischen Ehetherapie) untersucht, zeigte stabile Resultate bei langfristigem Follow-up und wurde (in bislang neun Studien über Veränderungsprozesse) mit Blick auf die erklärten Veränderungsmechanismen des Modells validiert. Sie wurde auch erfolgreich benutzt, um unterschiedliche Probleme in unterschiedlichen Populationen in schwierigen Beziehungen zu bearbeiten. Die einzige signifikante Lücke in der Forschung ist darauf zurückzuführen, dass EFT bisher nicht systematisch mit Blick auf die Ergebnisse in unterschiedlichen kulturellen Gruppen getestet wurde. Allerdings wurde das Verfahren in der therapeutischen Praxis erfolgreich adaptiert und in der Arbeit mit traditionellen und nicht traditionellen Paaren, schwulen und heterosexuellen Paaren, muslimischen und christlichen Paaren, osteuropäischen und kalifornischen Paaren, Militärangehörigen und Zivilisten, monogamen und polyamoren Paaren sowie Paaren mit niedrigem und hohem Sozialstatus eingesetzt (siehe Johnson, Lafontaine & Dalgleish 2015 für eine Forschungsübersicht sowie ↗ http://www.iceeft.com für eine vollständige Auflistung der Studien und Forschungsberichte).

Weil Beziehungsschwierigkeiten Störungen der psychischen Gesundheit nach sich ziehen können und umgekehrt, ist es besonders wichtig, dass EFT nachweislich ohne weitere Umstände effektiv für Paare adaptiert werden kann, die mit Problemen wie Depression und PTBS zu kämpfen haben (Dalton et al. 2013; Denton, Wittenborn & Golden 2012). Stress in der Paarbeziehung geht mit einer ganzen Bandbreite an Stimmungs- und Angststörungen sowie mit Substanzmissbrauch einher (Bhatia & Davila 2017). Wie schon erwähnt, werden Depressions- und Angstsymptome im Lauf der Zeit durch Beziehungsschwierigkeiten verschärft. Gleichzeitig sinkt mit dem Auftreten von Symptomen die Zufriedenheit (Whisman & Baucom 2012). Höhere Grade an ängstlicher Bindung verstärken offenbar den Zusammenhang zwischen Konflikt und Depression (Scott & Cordova 2002). Negative Erfahrungen in Beziehungen sagen, vor allem wenn sie mit Betrug oder Demütigung zusammenhängen, wie es bei Affären der Fall ist, Depressionsepisoden voraus (Cano & O'Leary 2000). Auch die fehlende Unterstützung seitens des Partners erhöht das eigene Depressionsrisiko (Wade & Kendler 2000). Am aufschlussreichsten aber ist vielleicht der Befund, dass die subjektiv wahrgenommene Kritik des Partners einen Rückfall bei zahlreichen Störungen vorhersagt (siehe dazu den Forschungsbericht von Hooley 2007). Diese Ergebnisse unterstreichen, wie sehr die Kritik seitens des Partners schmerzt – unter dem Blickwinkel der Bindungswissenschaft absolut logisch.

Erforschung der Veränderungsprozesse

Zwar hat man Veränderungen der Bindungskategorien und -stile infolge psychodynamischer Langzeittherapien für Einzelklienten nachgewiesen (Diamond et al. 2003; Fonagy et al. 1995), doch die Veränderungen der Bindungssicherheit in der Paar- und Familientherapie wurden kaum bzw. gar nicht erforscht, obwohl zentrale Interaktionen mit Bindungspersonen gerade in diesen Behandlungsverfahren besonders gut zugänglich sind und die Muster der Bindungsreaktionen ins Auge springen und potenziell modifiziert werden können. Vor einigen Jahren wies unser Labor durch eine Studie nach, dass 20 EFT-Sitzungen die Bindungssicherheit sowohl von ängstlichen als auch von vermeidenden Partnern verbessern kann. Dieser Effekt war auch bei einem Follow-up nach zwei Jahren noch nachweisbar (Burgess Moser et al. 2015; Wiebe et al. 2016). Zusätzlich untermauert wurden die Ergebnisse dieser Studie durch bildgebende Untersuchungen, die ergaben, dass die Gehirne der Partnerinnen nach den EFT-Sitzungen besser als vorher in der Lage waren, die haltende Hand des Partners als Sicherheitssignal zu benutzen, sodass die Frauen sich deutlicher beruhigten, während sie auf einen angekündigten kleinen Elektroschock warteten (Johnson et al. 2013). Diese Ergebnisse bestätigen die Annahmen der Bindungstheorie und unterstreichen den positiven Einfluss, den die EFT auch auf der physiologischen Ebene ausübt. Die Bindungswissenschaft im Allgemeinen und die emotionsfokussierte Therapie im Besonderen stehen auch im Einklang mit Studien über die neurophysiologischen Prozesse in Paarbeziehungen (Greenman, Wiebe & Johnson 2017).

Was habe ich als Therapeutin, die eine Stärkung emotionaler Verbundenheit und die Herausbildung sicherer Bindungen anstrebt, und insbesondere als EFT-Therapeutin zu erwarten, wenn ich mir diese Fülle an Studien anschaue? Erstens sagen mir diese Untersuchungen, dass ich, sobald ich eine EFT-Ausbildung absolviert und die Bindungsprinzipien verstanden habe, erwarten kann, dass 70 bis 73 Prozent der Paare, die mich aufsuchen, nach acht bis 20 Therapiesitzungen nicht länger unglücklich sein werden. Sie werden Veränderungen vorgenommen haben, die von Dauer sind. Ein noch höherer Prozentsatz, nämlich annähernd 86 Prozent der Paare mit Beziehungsschwierigkeiten, berichtet nach der Therapie von signifikanten Verbesserungen der Beziehung, selbst wenn sie bei Beendigung der Behandlung noch nicht alles erreicht haben, was ihnen ursprünglich vorschwebte. Diese Forschung versichert mir, dass ich mit Paaren selbst dann, wenn sie mit psychischen Problemen wie Depression und Angst – insbesondere infolge traumatischer Erfahrungen – zu kämpfen haben, in einem Beziehungskontext arbeiten und Verbesserungen der Beziehungsqualität sowie der Symptome emotionaler Störungen erzielen kann. Die Forschung ermutigt mich, ein wirklich kollaboratives Arbeitsbündnis mit beiden Partnern zu schließen, die Emotionen nach und nach zu vertiefen und offenere, engagiertere und in höherem Maß affiliative Interaktionen in die Wege zu leiten. Besonderer Wert ist dabei auf wechselseitig responsive Interaktionen zu legen, die in der EFT als Wiedereinbinden / *Reengagement des sich zurückziehenden Partners* oder als *Erweichen des Anklägers* bezeichnet werden und sich im Kontext von Veränderungsereignissen in der Therapie entwickeln. In der EFT-Literatur zu Paarbeziehungen und Paartherapien werden sie als Halt-mich-fest-Gespräche bezeichnet. Die Forschung verschafft mir eine solide, sichere Basis, auf der ich stehen kann. Sie macht mir Hoffnung und gibt mir die Richtung vor, wenn mich Paare in meiner Praxis aufsuchen.

6.2 Bindung als Orientierungshilfe beim Erkennen des Problems und bei seiner Lösung in der Paartherapie

Was ist das eigentliche Problem bei Beziehungsschwierigkeiten? Der Kandidaten sind viele: ein Konflikt als solcher; unterschiedliche Erwartungen und Kommunikationsstörungen; eingespielte Reaktionen, die sich automatisiert haben und keine Spielräume mehr lassen; Unterschiede des Temperaments, der Ziele, der psychischen Gesundheit und der Verbindlichkeitsebenen. Bowlby hätte empfohlen, über zerstörerische Meinungsverschiedenheiten hinauszublicken und die *Deprivation* – den Verlust der eingestimmten Responsivität oder den Mangel daran – als den Schlüssel zu betrachten. Hören wir Tim und Sarah in einem ihrer schwierigsten Momente zu:

TIM: „Ich möchte nicht über diesen Anlass, den du immerzu übertreibst, um mich ins Unrecht zu setzen, sprechen. Du bauschst die ganze Sache auf."

SARAH: „Du glaubst ganz offensichtlich nie, was ich sage! Ich sage dir die Wahrheit, und du gehst darüber hinweg, als sei es Unfug. Du hörst mir überhaupt nicht zu."

TIM: „Ich kann mit diesen dauernden Klagen nicht umgehen. Es hat keinen Zweck. Du fixierst dich immer nur auf das, was ich alles falsch mache, und im Grunde gibt es nichts, was ich richtig machen könnte. Gestern habe ich dir Blumen mitgebracht, aber das zählt nicht, oder?"

SARAH: „Wie war es denn, als ich krank wurde? Du hast dich überhaupt nicht um mich gekümmert. Ich werde übersehen. Stehe nicht auf deiner Agenda. Als ich die Nasennebenhöhlen-OP hatte, hast du mich im Krankenhaus gerade einmal zehn Minuten lang besucht. Und mein ganzes Eis aufgegessen! Ich wurde wach, du warst weg, und das Eis, das die Krankenschwester mir gebracht hatte, war auch weg!"

TIM: „Du hattest mir gesagt, ich könnte es haben. Ich will nicht darüber sprechen." *(Wendet sich mit leerem Gesichtsausdruck ab.)*

Sarah: „Du bist überhaupt nicht einfühlsam. Als ich aus dem Krankenhaus entlassen wurde, hast du mich ins Auto gesetzt und zu Hause abgeladen."

Tim *(schweigt. Dann seufzt er.)*: „Das ist so sinnlos – frustrierend. Mit dieser Geschichte ist es genauso wie mit allen anderen, sie verändert sich und bekommt ein Eigenleben. Ich bin im Unrecht. Ich habe im Grunde nichts zu sagen. Ich muss zurück an die Arbeit."

Eine bindungsorientierte EFT-Therapeutin erkennt hier ein Drama emotionaler Unverbundenheit und unbefriedigter Bindungsbedürfnisse, das die Alarmsirenen schrillen lässt und tiefe Angst vor Ablehnung und Verlassenwerden durch ebenjenen Partner weckt, den man am meisten braucht. Tim reagiert auf den Alarm, indem er „dichtmacht" und „mauert". Sarah wirft ihm seine mangelnde Responsivität vor und überschüttet ihn mit Kritik. Beide gehen mit ihrer Verletzlichkeit in einer Weise um, die die Verletzlichkeit des anderen triggert und ihrer beider Verzweiflung und Isolation aufrechterhält oder sogar verstärkt. Sarah fürchtet, für Tim nicht wichtig zu sein, und versucht verzweifelt, ihn zu einer Reaktion zu bewegen, bringt aber Wut und Empörung zum Ausdruck. Tim will sich seinem Gefühl, versagt zu haben und abgelehnt zu werden, entziehen, indem er sich zunächst verteidigt und Sarah widerspricht, um sich dann aber zurückzuziehen. *Beide bestätigen sich wechselseitig laufend ihre schlimmsten Ängste, Bindung zu verlieren.* Als Sarah eine Weile später zu ihrem emotionalen Gleichgewicht zurückgefunden hat, kann sie „den Kanal wechseln", auf Tim zugehen und sagen: „Es fühlt sich an, als sei dir mein Schmerz gleichgültig, Tim. Ich rufe dich, und niemand ist da, niemand kommt. Ich bin allein. Das tut weh." Aber Tim ist weiterhin in seiner Hilflosigkeit und seinem Gefühl, versagt zu haben, gefangen. Statt sich auf ihre Verletzlichkeit einzustimmen, sagt er: „Ich bemühe mich so sehr, aber immer vergebens. Vielleicht bin ich wirklich nicht derjenige, der dir hier helfen kann." Und der Zyklus beginnt von Neuem.

Die Emotionen, die hier zutage treten, insbesondere das Gefühl der Bedrohung, das sich wie ein roter Faden durch die ganze Episode zieht, sind allesbeherrschend, ja desorganisierend. Statt als lang ersehnter sicherer Hafen erweist sich der / die andere als eine Quelle der Ungewissheit, der Gefahr, des Leidens. Angst engt unsere kognitiven Fähigkeiten und Reaktionsmöglichkeiten ein. Die Partner verlieren die Kontrolle über ihren Tanz und werden von Hilflosigkeit erfasst. Dieser Prozess macht sie beide anfälliger für psychische Gesundheitsprobleme, beispielsweise Depression und Angst. Unter der Bindungsperspektive betrachtet wird jede Intervention, der es nicht gelingt, die emotionale Musik deutlich zu verändern und die Gefährdung der Bindung direkt anzusprechen, bestenfalls minimale Ergebnisse von begrenzter Dauer erzielen. So schreibt Zajonc (1980): „Der Affekt beherrscht die soziale Interaktion, er ist die Hauptwährung, in der soziale Interaktion gehandelt wird" (S. 152). Wenn jedoch, wie es bis vor wenigen Jahren der Fall war, die Emotion lediglich unter dem Aspekt der Spannungsabfuhr und Katharsis betrachtet wird, ist sie im Hinblick auf die therapeutische Veränderung in der Paartherapie natürlich kein hilfreicher Fokus, und tatsächlich wurde sie bis zur Einführung der EFT im Allgemeinen eher gemieden. EFT betrachtet die Emotion als eigentliches Ziel und als aktiven Veränderungsfaktor, der in der Lage ist, das einflussreichste organisierende Element der Paarbindung – die wechselseitige emotionale Responsivität beider Partner – tief greifend zu modifizieren. Wie in der EFT-Literatur häufig erwähnt, dient die Emotion als bedeutender Organisator der Interaktionen – sie ist die Musik zum Paartanz. Und einen Tanz zu verändern, ohne die Musik zu verändern, ist fast unmöglich.

In der EFT wird das Beziehungsproblem für das Paar mit Blick auf die Art und Weise, *wie* sie zusammen tanzen und wie ihre emotionalen Signale den anderen aus dem Gleichgewicht bringen und in eine schmerzvolle Isolation hineintreiben, formuliert. Dieses Isolationsgefühl ist für das Nervensystem ein Gefahrensignal, welches das Reaktionspotenzial einschränkt und den negativen Tanz des Paars in Gang hält. Das Fehlen einer sicheren Verbindung macht auch die Fähigkeit zunichte, in schwierigen, angespannten Interaktionen „den Kanal zu wechseln" und erfolgreich aufeinander einzugehen. Die Lösung für dieses Problem besteht darin, den Partnern erstens zu helfen, ihre Beziehung als einen Bindungstanz zu begreifen, ihre wechselseitige Beeinflussung wahrzunehmen und anzuerkennen und sich zusammenzutun, um ihren negativen Tanz nach und nach zu entschleunigen und der Unsicherheit, die er erzeugt, entgegenzuwirken. Zweitens ist es notwendig, den Partnern zu helfen, einen positiven Tanz aufzunehmen, in dem sie sich einander annähern und ihr Bedürfnis nach sicherer Verbundenheit befriedigen können. Studien über Veränderungsereignisse in der EFT und die von der Bindungswissenschaft beschriebenen zentralen Elemente der sicheren Bindung zeigen, dass der zentrale Aspekt dieser positiven Bindungstänze die oben schon erwähnten Halt-mich-fest-Gespräche sind. Diese Interaktionen, in denen beide Partner lernen, ihre schmerzvollen Gefühle auszuhalten, zu benennen und dem anderen mitzuteilen – das heißt, emotional zugänglich und responsiv zu sein und sich aufeinander einzulassen –, wirken als entscheidende korrigierende emotionale Erfahrungen. In solchen Situationen werden Ängste vor Bindungsverlust gelindert und die Arbeitsmodelle vom Selbst und von wichtigen anderen transformiert. Das Repertoire des Interaktionsverhaltens erweitert sich. Die Veränderungsereignisse sagen übereinstimmend nicht nur Erfolg bei Beendigung der EFT und bei einem Follow-up voraus (Greenman & Johnson 2013), sondern auch Veränderungen der Bindungsqualität, insbesondere im Fall der ängstlichen Bindung, sowie Veränderungen der maßgeblichen Beziehungsfaktoren, etwa der Vergebung von Verletzungen (Makinen & Johnson 2006). Die Beziehung kann dann für beide Partner neu definiert werden – als sicherer Hafen, den man aufsuchen, und als sichere Basis, von der aus man aufbrechen kann.

Wie sähe ein Halt-mich-fest-Gespräch von Tim und Sarah aus? In Phase 1 der EFT, der Stabilisierungsphase (in der paartherapeutischen Literatur als Deeskalation bezeichnet), hilft die Therapeutin ihnen, ihren negativen Tanz zu identifizieren. Sie beschließen, ihn als den Eiscreme-Tanz zu bezeichnen. Sarah fühlt sich in diesem Tanz im Stich gelassen und übersehen und versucht deshalb, ihren Partner zu erreichen, indem sie „Anklage gegen ihn erhebt". Er hört ihre Beschuldigungen und wendet sich ab, weil er schon „auf der Anklagebank" sitzt. In den EFT-Sitzungen beginnen sie zu begreifen, wie sie sich gegenseitig in einen Alarmzustand versetzen und zum Selbstschutz greifen. Häufigkeit, Tempo und Schwung des Zyklus nehmen ab. Zum Beispiel kann Tim nun fragen: „Ist dies eine dieser Situationen, in denen du das Gefühl hast, dass ich dich dir selbst überlasse, weil du mir gleichgültig bist? Ich möchte nicht, dass du dich so fühlst." Die Tatsache, dass er fragt, ist für Sarah beruhigend und öffnet einem Gespräch anderer Art die Tür. In den Halt-mich-fest-Gesprächen in Phase 2 (Umstrukturierung) verändern beide Partner die Ebene und den Kanal ihrer Kommunikation. Tim kann sagen: „Ich wende mich ab. Ich weiß nicht, was ich sonst tun soll. Ich werde von diesem furchtbaren Gefühl, ein totaler Versager zu sein, überwältigt, deshalb laufe ich davon. Aber ich möchte, dass das aufhört. Ich liebe dich und wünsche mir, dass du mir vertrauen kannst. Vielleicht brauche ich deine Hilfe. Bin ich gut genug für dich, auch wenn ich manchmal Mist baue?" Sarah beruhigt ihn und spricht dann über ihre eigenen Ängste, für Tim und alle anderen Menschen nicht wichtig zu sein. Dieses Gefühl hat maßgeblich zu ihren früheren Depressionen beigetragen. Sie sucht die Verbindung zu Tim und findet evokative Worte: „Ich bin mir nie wirklich sicher, dass irgendjemand meine Verletzungen und Ängste ernst nehmen wird – dass ich überhaupt ein Recht habe, das zu erwarten. Ich muss wissen, dass ich dich rufen kann und dass du alles geben wirst, um für mich da zu sein. Ist das in Ordnung?" Destillierte Botschaften der Angst und Bedürftigkeit wecken Anteilnahme und Empathie in uns Menschen, es sei denn, wir werden durch absorbierende Affektregulationsaufgaben blockiert, weil wir unsere Angst oder Wut regulieren müssen. Vorgänge dieser Art führen Paare in einen Tanz der sicheren Bindung hinein, der in unserem sozialen und bindungsorientierten Gehirn als extrem signifikant kodiert ist. Diese Vorgänge verändern, wie Partner sich selbst und wie sie einander sehen, und somit verändern sie auch ihre inneren Arbeitsmodelle. Sie verändern ihr Kompetenzgefühl und ihre Zuversicht, was ihre Beziehung angeht, und eröffnen neue Ebenen der expliziten Responsivität, die mit langfristigem Beziehungsglück assoziiert sind (Huston et al. 2001). Die Bindungsliteratur lässt keinen Zweifel daran, dass sicher gebundene Erwachsene im Kontext dieser Veränderungsereignisse ihre Bedürfnisse eher anerkennen und Unterstützung leichter gewähren und erbitten können. Sie neigen überdies in Konfliktsituationen seltener zu verbaler Aggressivität oder zu emotionalem Rückzug (Simpson, Rholes & Phillips 1996; Senchak & Leonard 1992).

6.3 Fallformulierung und Assessment

Weil Assessment in der EFT für Paare an anderer Stelle eingehend beschrieben wurde (Johnson 2004; Johnson et al. 2005), fasse ich sie hier lediglich kurz zusammen. Zur Selbstbeurteilung der Zufriedenheit in der Beziehung haben die EFT-Studien mehrheitlich die Dyadic Adjustment Scale (DAS; Spanier 1976) und in den vergangenen Jahren zunehmend auch den Couples Satisfaction Index (CSI; Funk & Rogge 2007) benutzt. Andere spezifische Fragebögen wie das Beck-Depressions-Inventar (Beck et al. 2013 [1996]) und das Beck-Angst-Inventar (Beck 2007 [1993]) sowie die in Anhang 1 dieses Buchs beschriebenen Bindungsfragebögen können nach eigenem Ermessen der Therapeuten eingesetzt werden. Viele Therapeuten arbeiten auch mit dem A.R.E.-Fragebogen aus meinem Buch *Halt mich fest* (Johnson 2019 [2008], S. 58), um sich einen raschen Eindruck von der Art und Weise zu verschaffen, wie Partner mit ihren Bindungsbedürfnissen und Ängsten vor Bindungsverlust umgehen.

6.4 Beginn der Therapie: der Prozess der ersten Sitzungen

Die erste Aufgabe einer jeden Therapie besteht darin, ein Sicherheit vermittelndes therapeutisches Bündnis herzustellen. Freilich ist in der Paartherapie der Komplikation Rechnung zu tragen, dass diese Sicherheit mit zwei Klienten gleichzeitig geschaffen und aufrechterhalten werden muss, die einander gegenüberstehen und in unterschiedlichen Universen leben, die häufig miteinander kollidieren. Die Herstellung dieser Sicherheit ist ein entscheidender Bestandteil des Prozesses, in dem die Therapeutin das Paar kennenlernt und eine Atmosphäre der Offenheit, Aufrichtigkeit und Explorationsfreude schafft. Gleichwohl dienen ihr die ersten Sitzungen auch zur Begutachtung der Partner und ihrer Beziehung, zur Überprüfung möglicher Kontraindikationen der EFT, die der emotionalen Sicherheit in den Sitzungen, die für eine effektive Intervention unabdingbar ist, abträglich wären. Zu solchen Kontraindikationen zählen fortgesetzte Gewalttätigkeit zwischen den Partnern, fortgesetzte unbehandelte Suchterkrankungen, die mit den Bindungsbedürfnissen in Konkurrenz treten, oder laufende Affären, die den Wiederaufbau von Vertrauen in die Paarbeziehung untergraben. Darüber hinaus muss die Therapeutin klären, ob sie die Behandlungsziele der Klienten mittragen kann und ob die Ziele der Partner überhaupt miteinander vereinbar sind. Als meine Klientin Mary meiner Formulierung zustimmt, dass die Therapie ausschließlich auf das Ziel fokussieren sollte, die „kaputte Persönlichkeit“ ihres schweigsamen, depressiven Ehemannes zu verändern, und sie keinerlei Interesse zeigt, auch sich selbst zu erforschen, bedeute ich ihr, dass sich kein Paartherapeut diesem Ziel anschließen oder es, realistisch betrachtet, erreichen könne. Auch ihr Ehemann ist mit diesem Ziel keineswegs einverstanden! Die Therapeutin spiegelt in solchen Situationen die Position beider Klienten wider und klärt ab, was in einer Paartherapie möglich ist und auf welches realistische Ziel sie hinarbeiten kann.

Der in der EFT-Literatur beschriebene Assessmentprozess besteht aus zwei gemeinsamen Sitzungen und je einer Einzelsitzung (Johnson 2004; Johnson et al. 2005). Diese Einzelsitzung ist vertraulich. Wenn jedoch Themen zur Sprache kommen, die in einer gemeinsamen Sitzung bearbeitet werden müssen, damit die Therapie Erfolg haben kann, teilt die Therapeutin den Klienten mit, dass sie ihnen dabei helfen wird, über die Dinge so zu sprechen, dass sie ihren Therapiezielen näher kommen werden. Solche Sitzungen sind notwendig, damit die Therapie nicht durch Geheimnisse oder unerforschte Konflikte unterhöhlt wird, die der Therapeutin nicht bewusst sind. Die Einzelsitzung bietet Gelegenheit, die Geschichte der persönlichen Beziehungen zu erforschen, zum Beispiel zu klären, an wen sich Klienten in der Kindheit gewandt und auf wen sie sich verlassen haben. Erfahrungen wie Verletzungen, Verrat oder Verlassenwerden in der Kindheit, die die Entwicklung von Vertrauen untergraben, werden ebenso thematisiert wie Einschüchterung oder Missbrauch in der aktuellen Paarbeziehung (siehe die mit dem EFT-Ansatz bezüglich der Gewalt in Paarbeziehungen vergleichbare Zusammenfassung von Bograd & Mederos 1999). In der Einzelsitzung kann der Therapeut die Klienten auch fragen, wie sie ihre Partnerin / ihren Partner grundsätzlich erleben, ob es rivalisierende Bindungen, etwa Affären, gibt oder sexuelle Angelegenheiten wie zum Beispiel einen zwanghaften Pornografiekonsum, die sie gegenüber der Partnerin oder dem Partner nur ungern aufdecken wollen.

Aus der therapeutischen Erfahrung wissen wir, dass qualifizierte EFT-Therapeuten mit den Geheimnissen, die in Einzelsitzungen offenbart werden, relativ problemlos und konstruktiv umgehen können. Betrug und Verrat lassen sich allerdings schwerlich über lange Zeit aufrechterhalten und sind für eine künftige sichere Verbundenheit eindeutig toxisch. Assessment und Behandlung werden hier nicht voneinander getrennt. So entspricht die Beschreibung des negativen Interaktionszyklus eines Paars in der Sitzung formal dem zweiten Schritt des EFT-Modells, beginnt aber oft schon in der ersten Sitzung. Das Assessment kann mithilfe von Fragebögen erfolgen, wird aber mit derselben Grundhaltung durchgeführt wie die übrigen EFT-Sitzungen. Der Prozess ist kooperativ und respektvoll; die Betonung liegt auf der Klärung des Erlebens beider Klienten sowie auf der Erarbeitung eines kohärenten Verständnisses dieses Erlebens, der Beziehungsprozesse und -muster. Weil es sowohl in entwickelten als auch in Schwellenländern an Beziehungsedukation nahezu vollständig mangelt, besteht das elementarste Bedürfnis der meisten Partner zu Beginn einer Therapie darin, gehört zu werden und sich vergewissern zu können, dass ihre Geschichten einen Sinn ergeben, dass weder sie selbst noch ihr Partner oder ihre Partnerin verrückt oder böse sind und dass Beziehungen verstanden und gezielt beeinflusst werden können – kurzum: dass es Hoffnung gibt. Die EFT-Therapeutin kann sich auf ihre Perspektive, auf ihre Fähigkeiten und auf eine solide Forschungsgrundlage stützen, um diese Hoffnung zu bestätigen.

Das Assessment umfasst gewöhnlich zwölf Fragen:

1. Wie gelangte das Paar zu dem Entschluss, eine Therapie aufzunehmen – was war der Auslöser, und wie stehen die Partner jeweils zu einer Therapie?
2. Welche Ziele hat jeder der beiden, und welche Veränderungen sind im Fall einer erfolgreichen Therapie zu erwarten?
3. Wie hat sich das Paar kennengelernt, wie sind sie zusammengekommen (falls sie wirklich zusammen sind), und wie sah ihre Beziehung zu Beginn aus?
4. Wann und wie liefen die Dinge aus dem Ruder, und was halten die Partner jeweils für die entscheidenden Ursachen ihrer misslichen Situation?
5. Wie haben die beiden einander verunsichert oder verletzt? Gibt es spezifische Verletzungen wie Im-Stich-Lassen in Momenten besonderer Bedürftigkeit, Affären oder einen Vertrauensbruch?
6. Wodurch werden Konflikte oder Phasen der Distanzierung ausgelöst und aufrechterhalten, und wie enden sie?
7. Wie regulieren die Partner ihre schwierigen Emotionen, wenn sie sich nicht aneinander wenden und beieinander Hilfe suchen können?
8. Wo sieht jeder der beiden die Stärken der Beziehung? Haben sie noch Spaß miteinander, gibt es gemeinsame Aktivitäten, Zuneigungsbekundungen und Sex?
9. Gibt es Momente, in denen ihre Verbindung spürbar wird und „gefühlt" werden kann – Momente, in denen sie für einander da sein können – oder Beziehungshighlights aus der Vergangenheit, an denen sie sich festhalten?
10. Sind beide Partner nach wie vor entschlossen, an ihrer Beziehung zu arbeiten? Falls nicht – was ist die Hauptursache der Ambivalenz?
11. Können sie Ihnen ein Bild von ihren Interaktionen an einem typischen Tag vermitteln, ein Bild vom Tagesablauf, von ihrer gemeinsamen Zeit?
12. Womit hat das Paar im Alltag zu kämpfen – Erziehungsfragen, berufliche Schwierigkeiten, Gesundheitsprobleme, Depression, Angst, Suchterkrankungen oder andere psychische Beeinträchtigungen? Wie wirken sich diese Faktoren auf ihre täglichen Interaktionen aus?

Die Reaktionen der Partner werden geerdet und konkret untersucht, damit die Therapeutin und das Paar sich ein Bild davon machen können, wie die Partner interagieren, sich in Konflikten verhaken oder auf Distanz gehen, Beziehungsschwierigkeiten zu lösen versuchen und ihre Emotionen in entscheidenden Momenten regulieren. Der bindungstheoretische Bezugsrahmen ist der Art und Weise, wie die Therapeutin Informationen erläutert und integriert, inhärent. Sie formuliert bestätigende, normalisierende Kommentare wie: „Alle Paare geraten in ihrem Beziehungstanz gelegentlich ins Stocken, denn jeder von uns reagiert empfindlich auf negative Reaktionen seines Partners. Schließlich sind unsere Partner sehr wichtig für uns, und wir müssen uns auf sie verlassen können." Oder: „Jeder hat manchmal das Gefühl, von seinem Partner übersehen zu werden. Und es ist wirklich hart, sich in einer Beziehung allein zu fühlen. Jeder leidet darunter, selbst die Stärksten unter uns, denn als Menschen sind wir nun einmal so programmiert."

Während der Assessmentphase werden die Partner dazu angeregt, miteinander zu interagieren, damit die Therapeutin die sich entfaltenden Interaktionsmuster direkt erkennen kann. Ich könnte zum Beispiel fragen: „Glauben Sie, dass Ihr Partner wirklich weiß, wie schwer es für Sie ist und wie aufgewühlt Sie sind? Können Sie es ihm bitte sagen? Helfen Sie ihm, Sie zu verstehen." Im Allgemeinen geht die Therapeutin davon aus, dass die Aussicht auf Trennung und die ihr innewohnende Bedrohung emotionales und interaktionales Chaos erzeugen. Oft ahnen Partner gar nicht, wie stark sie einander negativ beeinflussen, denn sie haben mehr als genug damit zu tun, ihre eigenen überwältigenden Emotionen zu kontrollieren und zu versuchen, die unlösbar erscheinenden Schwierigkeiten, in denen sie stecken, zu lösen. Niemand kann vorbehaltlos auf den anderen zugehen und in verständlicher Weise über seine Bedürfnisse und Ängste sprechen. Selbst wenn es entsprechende Ansätze gibt, fehlen den Partnern das Vertrauen und die Empathie, ohne die positive Reaktionen nicht möglich sind. Der Selbstschutz ist, wie schon erwähnt, zum Gefängnis – ja zur Einzelhaft – geworden!

Studien belegen, dass EFT-Interventionen die Herstellung eines therapeutischen Bündnisses fördern und dass Therapieabbrüche, ein großes Problem im Bereich der Paartherapie, im Allgemeinen selten sind. In einer Untersuchung über die Faktoren, anhand deren sich die Ergebnisse der EFT voraussagen lassen, erklärte das therapeutische Bündnis 20 Prozent der Ergebnisvarianz (Johnson & Talitman 1997). Dieser Anteil ist doppelt so hoch wie die durch das Bündnis bedingte Ergebnisvarianz in der Einzeltherapie. Wenn man annimmt, dass für das Bündnis drei Faktoren konstitutiv sind – die Beziehung zum Therapeuten, die Vereinbarung der Ziele und die Einigung über die vom Therapeuten festgelegte Aufgabenrelevanz –, so wird das Ergebnis der EFT in erster Linie durch das Element der Aufgaben vorgegeben. Dies stimmt mit dem einhelligen Feedback überein, das EFT-Therapeuten von ihren Klienten erhalten. So sagte Paul nach der fünften Sitzung zu mir:

„Ich weiß nicht, woher Sie all das wissen, aber die Art und Weise, wie Sie arbeiten, ist für uns genau richtig. Sie haben unsere Beziehung und all unsere Auseinandersetzungen wirklich erfasst. Und wenn Sie den Kern der Sache herausschälen, wird auf einmal alles klar. Ich weiß zum Beispiel, dass ich anfangs überhaupt nicht kooperativ war. Ich wollte mich nicht an meine Frau wenden und das Risiko wagen, emotionale Dinge zu sagen, habe es aber getan, weil ich innerlich wusste, dass Sie uns auf das hinlenken würden, was wirklich wichtig ist. Wir reden hier nicht planlos um den heißen Brei herum, sondern sprechen über Dinge, die mich wirklich berühren. Ich weiß, dass wir uns genau darum kümmern müssen."

Die Integration von bindungs- und erfahrungsorientierten Interventionen, die das therapeutische Bündnis in der EFT charakterisiert, zeigt uns, dass alles, was unsere Klienten tun, ganz gleich, wie selbstdestruktiv es auf den ersten Blick erscheinen mag, verstehbar wird, sobald wir uns auf ihre emotionale Realität einstimmen und ihrem Schmerz wirklich zuhören, vor allem dem Schmerz darüber, von anderen nicht gesehen und nicht akzeptiert zu werden. Die Art, wie jeder von uns mit seinen Emotionen und mit anderen Menschen umgeht, enthält eine tiefe, organische Logik. Niemand ist davor gefeit, von den unvorhergesehenen Konsequenzen unserer erlernten Selbstschutzmaßnahmen und Interaktionsgewohnheiten an irgendeinem Punkt im Leben überwältigt zu werden. Wenn wir uns als Therapeuten auf unsere Klienten einstimmen, besteht die einzig mögliche Reaktion auf diese Konsequenzen im Mitgefühl. Die wichtigste therapeutische Intervention, die maßgeblich zum Aufbau eines stabilen, resilienten Bündnisses in der EFT beiträgt, ist die urteilsfreie Spiegelung der inneren und äußeren Realitäten des Klienten – freilich in ständiger Verbindung mit Validierung und Normalisierung. Die Therapeutin demonstriert die sichere Bindung, indem sie bewusst dafür Sorge trägt, ansprechbar, responsiv und emotional engagiert zu bleiben. Sie bespricht den Therapieprozess und jede Reaktion, die Klienten darauf entwickeln mögen, ohne Vorbehalte. So könnte ich beispielsweise sagen: „June, bitte helfen Sie mir hier. Mir scheint, als ob Sie immer das Thema wechseln und sich über mich ärgern, wenn ich Sie bitte, ein wenig länger bei Ihren Gefühlen zu verweilen und ihnen nachzuspüren. Vielleicht fällt es Ihnen schwer – vielleicht sind Sie nicht daran gewöhnt? Möglicherweise muss ich Ihnen ein wenig mehr helfen, oder möchten Sie mir mit Ihrer Reaktion einfach sagen, dass Sie sich bedrängt fühlen und ich damit aufhören soll?" Die Therapeutin ist eine Ersatzbindungsperson und stimmt sich ebenso wie eine feinfühlige Mutter auf die Verletzlichkeit ihrer Klienten ab, indem sie die wunden Punkte und die Schwierigkeiten, die sie bereiten, anspricht, wann immer sie zutage treten.

Es gehört mittlerweile auch zur Standardpraxis, Paaren zu Beginn der Therapie die Lektüre des Buchs *Halt mich fest* (Johnson 2019 [2008]) zu empfehlen. In dem Buch werden Bindungsprozesse anhand zahlreicher Bilder und Geschichten von Paaren, die in der EFT aus ihrer Unsicherheit und Unverbundenheit herausfinden und eine verlässlichere Beziehungssicherheit aufbauen, erläutert und normalisiert.

Wir haben die Schritte des EFT-Tangos bereits in den Kapiteln 3 und 4 untersucht. Der allgemeine Prozess in den Phasen der EFT für Paare wurde in der paartherapeutischen Literatur vielfach erläutert (siehe die zahlreichen Einträge auf der Publikationsliste der Webseite ↗ http://www.iceeft.com und in den Grundlagentexten der EFT, zum Beispiel Johnson 2009 [2004]). Deshalb sollen die wichtigsten Tango-Metainterventionen in der Paartherapie sowie die damit einhergehenden Veränderungsprozesse im Folgenden untersucht und im Anschluss daran in Beschreibungen der verschiedenen Therapiephasen integriert werden. Bei der Durchführung von Tango-Move 1, der Spiegelung des gegenwärtigen Prozesses, fokussiert der Therapeut zum Beispiel speziell auf die Beschreibung wesentlicher Elemente der negativen Interaktionszyklen des Paars und auf deren Konsequenzen für die Bindung. Er externalisiert diesen Tanz gewissermaßen, um den Partnern vor Augen zu führen, wie sie selbst ihn konstruieren, ihn aber auch als einen Prozess erkennen, der sich ihrer Beziehung bemächtigt hat und den sie gemeinsam unter Kontrolle bringen können.

6.5 Phase 1: Stabilisierung – Prozesse und Interventionen

In der ersten Phase der Paarintervention geht es vor allem um die Deeskalation des negativen Zyklus oder Tanzes, der gewöhnlich dadurch zustande kommt, dass einer der Partner Vorwürfe und Kritik äußert und der andere sich daraufhin distanziert und mauert. Irgendwann beherrscht dieser Tanz die gesamte Paarbeziehung und erzeugt Unsicherheit und Verzweiflung. Das Ziel der ersten Therapiephase besteht folgerichtig darin, die Beziehung zu stabilisieren, indem neue Hoffnung geweckt und den Partnern ein Gefühl der Selbstwirksamkeit vermittelt wird. Die Hauptaufgaben bestehen darin, den negativen Zyklus in der Paarbeziehung zu beschreiben und den Partnern zu helfen, ihn zu unterbrechen. In diesem Sinne hilft die Therapeutin beiden Partnern, ihre liebevolleren Gefühle so zusammenzuführen, dass die positiven Affekte ebenso gestärkt werden wie die Bereitschaft der Partner, sich aufeinander einzulassen. Sobald die Partner eine Metaperspektive beziehen und den negativen Tanz als ihren gemeinsamen Feind benennen können, begegnen sie einander mit größerer Akzeptanz, und die Beziehung gestaltet sich positiver. Ein vorwurfsvoller, agitierter Partner, der bislang behauptet hat: „Meine Frau ist so kalt. Sie ist für mich keine Seelenverwandte. Die Wahrheit ist, dass man unmöglich mit ihr zusammenleben kann, und ihre ganze Familie ist genauso“, erklärt nun: „Ich habe nie begriffen, wie sensibel sie meine Botschaften, dass ich mehr von ihr brauche, aufnimmt. Ich glaube, ich klinge manchmal sehr kritisch. Gestern Abend sagte sie zu mir: ‚He, nun mal langsam. Fühlst du dich jetzt gerade ausgeschlossen? Ich kann diesen Druck spüren, dieses Versagergefühl, das du bekommst. Unser Spiraltanz geht wieder los.

Lass uns nicht aufeinander losgehen. Wir müssen das nicht tun'. Es hat sich hier doch etwas geändert, oder nicht?" Dieses Paar erkennt den Tanz und nimmt eine Koregulation auf. Die beiden helfen einander, das Gleichgewicht zurückzuerlangen und gemeinsam konstruktiv zu handeln.

Wenn Komorbiditäten wie Depression oder Angst Teil des klinischen Bildes sind, werden sie in die Beschreibung des Zyklus einbezogen. Die Art und Weise, wie sie negative Interaktion sowohl triggern als auch aufrechterhalten, wird beschrieben. Negative Beziehungsereignisse triggern Symptome, zum Beispiel eine Depression, und die Depression wiederum bewirkt, dass der/die Betroffene den Partner sozial weniger unterstützen kann. Weniger Unterstützung führt zu Beziehungsschwierigkeiten und mitunter bei beiden Partnern zu weiterem Symptomverhalten (Bhatia & Davila 2017). Frühere traumatische Beziehungserfahrungen, die wir als Verletzungen in Bindungsbeziehungen bezeichnen und die in einem entscheidenden Moment der Bedürftigkeit die Bindungserwartungen durch Betrug oder Im-Stich-Lassen zunichtemachen, werden ebenfalls in diese Beschreibung aufgenommen.

Der Tango in Phase 1 der EFT

Wir können die Beschreibung der Begleitungsphasen in der EFT nun mit den wiederkehrenden Prozessen und Interventionen in Verbindung bringen, die der EFT-Tango vorsieht.

EFT-Tango-Move 1: Spiegeln des gegenwärtigen Prozesses – Beschreibung des Teufelstanzes

Die Anzahl der zentralen wiederkehrenden Muster, die Paarinteraktionen charakterisieren und die Qualität der Bindungsbeziehung definieren, ist begrenzt. In krisengeschüttelten, schwierigen Beziehungen lassen sich vier negative Zyklen identifizieren (Johnson 2008):

1. Der relativ kurze, scharfe Zyklus *Angriff-Angriff*, für den eskalierende Aggression und kritische Schuldzuweisungen typisch sind. EFT-Therapeuten nennen den Zyklus „Such den Bösewicht", weil die Auseinandersetzung sich immer um die Frage dreht, wer für die Beziehungsschwierigkeiten verantwortlich ist und wer weniger liebenswert ist als der andere. Dem anderen die Schuld zu geben wirkt angesichts der Woge der Verzweiflung, die die Paarbeziehung mitzureißen droht, einen Moment lang entlastend, weil es das illusorische Gefühl vermittelt, die Kontrolle in der Hand zu haben.

2. Der häufigste, oft endlos wiederholte Zyklus *Kritik-Rückzug*. Dieser spezielle Zyklus sagt nachweislich die Beendigung der Beziehung voraus (Gottman 1999); EFT-Therapeuten bezeichnen ihn oft als „Protestpolka", weil einer der Partner die Unverbundenheit ausdrücklich und häufig auf aggressive, den Schmerz über die Getrenntsein verschleiernde Weise beklagt.
3. Der Zyklus *Erstarren und Fliehen*, in dem beide Partner erschöpft und entmutigt den Rückzug antreten und sich verschließen. Für den zuvor verfolgenden Partner ist dies oft der Beginn des Trauerns um die Beziehung und der Distanzierung.
4. Der Zyklus *Chaos und Ambivalenz*, in dem ein Partner Nähe einfordert. Sobald sie gewährt wird, aktiviert die mit dem Angewiesensein auf den anderen verbundene Verletzlichkeit eine defensive Distanzierung, die den anderen Partner zu frustriertem Rückzug veranlasst. Dieser Zyklus spiegelt zumeist einen desorganisierten Bindungsstil wider, weil der aktive Partner zunächst Verbundenheit sucht, ihr aber dann ausweicht und sich zurückzieht.

Diese ambivalenten Reaktionen hängen mit traumatischen Bindungserfahrungen in der Kindheit zusammen, in der Nähe ersehnt wurde, aber immer mit Gefahr und überwältigendem Schmerz einherging. Ebenso wie die Bindungspersonen aus der Vergangenheit verkörpern die Partner dann eine Quelle der Sicherheit und zugleich eine Quelle der Gefahr, denn jede Interaktion ist eine potenziell unmögliche Entscheidung zwischen Isolation und gefährlicher Verbundenheit. Je komplizierter die Aufgaben der Emotionsregulation und je chaotischer und überwältigender die Bindungsgeschichte der Partner, desto zahlreicher sind im Allgemeinen die Elemente des Zyklus und desto schneller und unwiderstehlicher die Trigger und die emotionale Musik im Tanz des Paars (Johnson 2002).

Welchen Prinzipien folgt der EFT-Therapeut, wenn er den Zyklus eines Paars, der sich in der Sitzung entfaltet, benennt und auf diese Weise bändigt? Erstens muss er als aufmerksamer Beobachter die maßgeblichen Dialogmuster des Paars identifizieren. Hierbei sind nonverbale Beiträge oft von entscheidender Bedeutung. Jemand, der sich gewöhnlich zurückzieht, wird unter Umständen explodieren, wenn er seine Emotionen nicht länger unterdrücken kann. Gleichwohl bleibt der Rückzug seine habituelle Strategie, deren Trigger oft sehr klar zu erkennen ist. So berichtete mir Neil, dass er, wenn seine Frau ihn verfolgt und Beziehungsprobleme zur Sprache bringt, „auf der Stelle rauswolle". Die Mikroschritte, um den Zyklus zu beschreiben, was Teil des ersten Tango-Moves ist – Spiegeln des gegenwärtigen Prozesses –, sehen wie folgt aus:

- Der Therapeut identifiziert die *spezifischen Schritte* im Tanz des Paars und beschreibt sie mit einfachen, neutralen, anschaulichen Worten, vorzugsweise mit Verben.

„Fred, wenn Sie anfangen, mit dieser ruhigen, aber angespannten Stimme zu schildern, dass Ihre Beziehung entgleist sei und dass Mary sich verändern müsse, fällt mir auf, dass Sie, Mary, den Kopf abwenden, wegsehen und immer mehr verstummen. Dann wechseln Sie das Thema. Fred, Sie zeigen dann Ihre Verärgerung und zählen alle Punkte auf, in denen Mary sich verändern soll. Klingt das in Ihren Ohren zutreffend?"

- Der Fokus liegt hier auf der Art und Weise, wie das Paar sich in seinem Tanz bewegt, das heißt auf den Mustern der Verbundenheit und Unverbundenheit. Der Therapeut identifiziert auch *an der Oberfläche auftauchende Emotionen,* die mit den Schritten einhergehen, und beobachtet zum Beispiel, dass Mary dichtzumachen scheint, so, als empfinde sie nichts, während Fred mit wachsender Anspannung spricht.
- Der Therapeut *setzt die Schritte eines jeden Partners zu denen des anderen in einer endlosen Spirale in Beziehung.* Auf diese Weise demonstriert er, dass der Tanz des Paars eine sich selbst in Gang haltende Feedbackschleife darstellt. Er *beschreibt und deutet den Zyklus als den Feind* – der Feind ist also weder die andere Person noch sind es die Unterschiede zwischen den Partnern.

„Fred, je stärker Sie versuchen, Ihren Standpunkt klar zu machen und Mary zu sagen, in welcher Hinsicht sie sich bessern müsse und wie frustriert Sie sind, je mehr Sie sie bedrängen, Ihnen zuzuhören, desto entschiedener wenden Sie, Mary, sich ab und machen dicht. Sie schließen ihn und seine Erklärungen, inwiefern Sie ihn enttäuschen, aus, oder? Und je entschlossener Sie dichtmachen und ihn ausschließen, desto nachdrücklicher setzen Sie, Fred, nach – Sie machen Ihren Standpunkt klar. Und dann, Mary, bekommen Sie das Gefühl, dass er Ihnen ‚Vorträge' hält, und Sie verschließen sich noch mehr, bis dann schließlich, wie Fred es ausdrückt, ‚jeder erschöpft aufgibt und wir tagelang nicht miteinander sprechen'. Sie sind beide in diesem schrecklichen Tanz aus Vorträgen und Dichtmachen gefangen. Dieser Tanz beherrscht Ihre ganze Beziehung, ganz gleich, ob Sie über die Kinder sprechen, über Sex oder über gemeinsame Zeit."

- Der Therapeut ergänzt dieses Bild um einen *normalisierenden Rahmen* und um *die Konsequenzen, die sich für die Bindung ergeben.* Bindungstheorie und EFT-Literatur dienen ihm als Landkarte der Schritte und Strategien der Interaktion und wie sie mit der Konstruktion der inneren Emotionen und der Arbeitsmodelle vom Selbst und von anderen zusammenhängen. Auf dieser Grundlage kann er alle drei sicher erschließen und miteinander in Verbindung bringen.

„Viele Paare manövrieren sich mit dieser Art von Tanz in eine Sackgasse, und wenn man dort erst gelandet ist, ist der eigentliche Tanz schwierig zu erkennen. Nach einer Weile gewinnt er aber die Kontrolle über Sie. Er wird zum Selbstläufer. Oft fühlt es sich so an, als wären Sie auf einem anderen Planeten. In diesem Tanz ist jeder von Ihnen allein, fühlt sich ungehört und unwichtig, ganz gleich, was Sie sagen. Sie fühlen sich kritisiert und unzulänglich, halten sich für eine schlechte Partnerin und einen schlechten Partner, und dann erscheint es sicherer, sich zu ducken, um weiterer Kritik auszuweichen. Trifft das auf Sie zu? Helfen Sie mir bitte, wenn ich etwas falsch verstanden habe."

- Es ist hilfreich, die Partner anzuregen, ihrem negativen Tanz einen Namen zu geben, damit sie ihn auf einer Metaebene identifizieren können, sobald er passiert.

Wenn der Zyklus klar ist, spiegelt der Therapeut ihn kontinuierlich wider, sobald er in der Therapie aktiviert und / oder in den Geschichten über Auseinandersetzungen oder über frühere Ereignisse erkennbar wird. Im Lauf der Zeit erkennen die Paare ihren Zyklus immer öfter auch ohne Hilfe, sodass die Inputs des Therapeuten zwar weiterhin einen festen Bestandteil jeder EFT-Sitzung bilden, aber mit Fortschreiten der Therapie oft nur als Hintergrund dienen.

EFT-Tango-Move 2: Affektelemente zusammenfügen und vertiefen

Die wichtigste Fähigkeit der kompetenten Paartherapeutin ist das *Wechseln des Kanals,* zum Beispiel vom großen Bild des Paartanzes zum Mikrokosmos der Konstruktion der Emotionen des Individuums und seiner inneren Welt.

Ebenso wie in der im 4. Kapitel beschriebenen EFIT bewegt sich die Therapeutin in die innere Welt beider Klienten, die ständig durch die Interaktionen mit dem Partner aktiviert wird, hinein und hilft den Partnern, mit den sanfteren, tieferen, bindungsorientierten Emotionen unter der Oberfläche des Interaktionstanzes in Berührung zu kommen. Dies sind die Emotionen, die Menschen häufig vor ihren Partnern wie auch vor sich selbst verstecken und die sie verwundbar machen. Ebenso wie in der EFIT verkörpert die Therapeutin eine Haltung der Neugier und stellt evokative Fragen nach den Triggern, den unmittelbaren Wahrnehmungen, Körperreaktionen, Gedanken, Schlussfolgerungen und sich abzeichnenden Handlungstendenzen. Sie beschreibt und destilliert die Herausbildung und Äußerung geklärter und besser regulierter Emotionen.

Die Therapeutin macht auf die Momente aufmerksam, die die Prozesse einer sicheren Bindung blockieren. Solche Momente sind in der Paartherapie noch deutlicher zu erkennen als in Einzelsitzungen. Sie beobachtet und beschreibt, *wie* die Partner über ihre bindungsbedingte Verletzlichkeit und ihre Bindungsbedürfnisse sprechen, vor allem wenn diese Bedürfnisse als beschämend oder als inakzeptabel empfunden werden, und hilft den Klienten, sie als einen wesentlichen Teil des Menschseins zu begreifen. Sie achtet auch darauf, welche generellen Überzeugungen hinsichtlich der Responsivität anderer geäußert werden. Die Therapeutin identifiziert die eingefahrenen Strategien der Affektregulation und erforscht, wie die Partner mit Trennungsschmerz umgehen. Dabei achtet sie ganz besonders auf extreme Wachsamkeit in Bezug auf die Responsivität des Partners, auf angestaute angstbedingte Aggression, auf betäubenden Rückzug und Immobilität, auf desorientierend wirkende Momente der Affektüberflutung und auf das rasche Wechseln zwischen Kampf und Flucht. Während diese Strategien zum Einsatz kommen, *bemerkt die Therapeutin, wie die Bindungsbotschaften verzerrt werden oder dermaßen mehrdeutig ausfallen, dass sie jeden Versuch einer Einstimmung vereiteln.* Nachdem Marjorie geweint hat, weil sie sich in ihrer Ehe seit einiger Zeit einsam fühlt, wechselt sie in einen verächtlichen Tonfall und erklärt Pete, ihrem Mann: „Selbst ein Vollidiot würde begreifen, dass ich in solchen Situationen auf Hilfe angewiesen bin. Aber das würde natürlich voraussetzen, dass du mir zuhörst!“ Sie kann ihre Einsamkeitsgefühle nicht klar in Worte fassen und bringt lediglich Wut zum Ausdruck. Die nächste Blockierung der Bindung ist unschwer abzusehen: Als sie ihre Einsamkeitsgefühle zur Sprache bringt, traut Pete dieser Offenlegung nicht und reagiert mit wachsamer Distanz. Eine weitere Blockade taucht auf, als er mit ein wenig Hilfe seitens der Therapeutin seine Empathie aktivieren und auf Marjorie zugehen kann; sie ist unfähig, auf diesen ersehnten, aber fremdartig wirkenden Stimulus zu reagieren, und beginnt stattdessen, Pete anzuschreien. Die einfachste Möglichkeit, diese Blockierungen zu identifizieren, anzuerkennen und beide Partner sicher hindurchzugeleiten, besteht für die Therapeutin darin, sich auf die Aufgaben der Affektregulation einzustimmen, die sich aus den Interaktionen der Partner ergeben.

EFT-Tango-Move 3: Choreografieren engagierter Begegnungen

Bei der Gestaltung von Begegnungen insbesondere in Paarsitzungen intensiviert die Therapeutin, wie schon im 3. Kapitel erwähnt, zunächst die Kernemotionen der Klienten, sodass diese als Realität klar „empfunden“ werden. Sie bringt den Kern dieser Realität mit einfachen Worten auf den Punkt und leitet die Beteiligten dann an, sich kurz und überzeugend mit dem anderen Partner auszutauschen. Falls erforderlich, korrigiert sie den Fokus und die Richtung. Wenn ein Partner den anderen unterbricht, sorgt sie dafür, dass derjenige, der an der Reihe war, weitersprechen kann. In der vierten Sitzung übergehe ich Clydes rationalisierende Reaktionen auf das „Coaching-Verhalten“ seiner Frau, indem ich die lähmende Verzweiflung, „die paralysierende Blendung durchs Scheinwerferlicht“, die er in früheren Sitzungen identifiziert hat, evokativ wiederhole und aktiv erforsche. Wir konzentrieren uns auf diese Realität, bis er die Essenz dieser Erfahrung als ein Gefühl des „Nie-gut-genug-Seins“ und des „Nicht-gewollt-Werdens“ charakterisiert. Ich bitte ihn, dies seiner Partnerin zu erklären. Mit Aussprechen seiner Realität wird sie klarer, und diese Offenlegung ist in sich selbstbehauptend.

Die beiden letzten Tango-Moves in der EFT für Paare – Move 4, Prozessieren der Begegnung, und Move 5, Integrieren und validieren – entsprechen im Wesentlichen denen in der EFIT. Ich könnte Clyde beispielsweise fragen, wie es sich anfühlt, seiner Frau diese „Nie-gut-genug“-Realität zu offenbaren, und ihr helfen, sich auf diese Realität wirklich einzulassen, statt ihm vorzuwerfen, dass sie nichts anderes als ein „Problem seines neurotischen inneren Kindes“ sei. Anschließend würdige ich mit beiden Partnern, dass sie diese neue Art von Interaktion gemeistert haben.

In der EFT-Phase der Umstrukturierung der Bindung (siehe unten) werden diese Begegnungen schließlich zu eindrücklichen Bindungserfahrungen. Aus diesem Grund baut die Therapeutin die Dynamik – dass stufenweise Drama des Offenlegens schmerzvoller Ängste und Bedürfnisse sowie die Herausbildung einer feinfühligen Responsivität seitens des zuhörenden Partners – in solchen Begegnungen nach und nach auf.

Der EFT-Tango in der Paartherapie: ergänzende Hinweise

Die an die Paarmodalität angepassten Modifizierungen der Tango-Moves können getrennt beschrieben werden, bilden aber einen festen Bestandteil des modalitätenübergreifenden EFT-Tangoprozesses. Ein ums andere Mal wird der Interaktionszyklus, sobald er in Gang kommt, ebenso gespiegelt wie die Erfahrungen, die beide Partner in Worte fassen. Diese Erfahrungen werden gebündelt, vertieft und destilliert. Dies geschieht je nach Therapiephase auf unterschiedlichen Ebenen und mit unterschiedlicher Intensität. Klar herausgearbeitete, auf dem Prozess der Affektzusammenfügung beruhende Botschaften werden beschrieben und zur Gestaltung neuer, engagierterer Begegnungen oder Enactments zwischen den Partnern benutzt. Die Art und Weise, wie die Partner diesen Dialog jeweils erleben, wird verarbeitet. In Tango-Move 5, Integrieren und validieren, wird der gesamte Prozess zusammengefasst und auf eine Weise gewürdigt, die das Kompetenz- und Wirksamkeitspotenzial beider Partner anerkennt. Dieser integrierende Dialog trägt zur Reduzierung ihrer negativen Ansichten über die Beziehung bei und ermöglicht es ihnen, ihre Beziehungsprobleme, ihren Partner, das Potenzial an sicherer Verbundenheit sowie ihr Selbstwert- und Kompetenzgefühl in neue Narrative zu fassen und sich als Team zusammenzuschließen, um praktische Probleme zu lösen.

Im Anschluss an den Prozess der Emotionszusammenfügung (Tango-Move 2) und als Bestandteil des Prozesses der engagierten Begegnungen (Tango-Move 3) kann

Pete Marjorie zum ersten Mal überhaupt gestehen, dass er sie „einschüchternd" findet und tatsächlich reflexhaft „dichtmacht" – nicht aus Gleichgültigkeit, sondern weil er sich dem „Urteil der Inkompetenz", das er aus ihrem Mund erwartet, verzweifelt entziehen möchte. Marjorie ist schockiert und verwirrt und versucht, Petes Botschaft abzutun, doch die Therapeutin hilft ihr, diese Begegnung weiter zu prozessieren, und so beginnt sie, auf neue Weise zuzuhören und sich von ihren „in Stein gemeißelten" Annahmen über Pete und Männer im Allgemeinen ein klein wenig zu distanzieren. Dies ist ein Fortschritt. Der Tango wird *fokussierter und mitreißender*, während das Paar den Prozess der Spiegelung des gegenwärtigen Prozesses durchläuft, in dem die Beschreibung des Teufelstanzes besonders betont und die Unsicherheit und Isolation, die dieser Tanz erzeugt, klar sichtbar werden. Nicht das Verhalten eines einzelnen Partners, sondern der Tanz selbst wird als das Problem des Paars benannt – als Problem indes, das sie gemeinsam entschärfen und an dem sie etwas ändern können. So kann Marjorie zu Pete sagen: „Ich möchte jetzt nicht wieder mit unserem Eiertanz anfangen, okay? Wenn du dich jetzt gerade von mir kritisiert fühlst, tut es mir leid. Ich weiß, dass ich sehr ruppig daherkomme."

Spezialisierung der Techniken für die EFT mit Paaren: das Risiko reduzieren, die Kugel abfangen und den Kanal wechseln

Die spezifischen, im 3. Kapitel erläuterten Interventionen – Spiegeln der inneren und der interaktionalen Realität, Validieren und evokatives Fragen – sind auch ein fester Bestandteil der Arbeit mit Paaren. Allerdings gibt es darüber hinaus einige Interventionen, die für die Paarsitzungen erforderlich und besonders relevant sind. Bei der Vorbereitung von Enactments in Phase 1, in der „neue" Emotionen als eigene Gefühle anerkannt und gegenüber Bindungspersonen in der Sitzung (statt wie in der Einzeltherapie in imaginären Interaktionen) zum Ausdruck gebracht werden, spielen die beiden Interventionen „Das Risiko reduzieren" *(slice it thinner)* und „Die Kugel abfangen" *(catch the bullet)* eine besonders wichtige Rolle. Beide Interventionen helfen der Therapeutin, Interaktionen zwischen den Partnern erfolgreich zu steuern und den Prozess zu erforschen, in dem Partner das Risiko wagen, sich gegenüber dem anderen zu öffnen, oder die Schwierigkeiten zu untersuchen, auf neue Botschaften eines Partners zu reagieren.

Als die Therapeutin Pete zum ersten Mal bittet, gegenüber Marjorie einzugestehen, dass ihre Wutausbrüche eine Panikreaktion in ihm auslösen, erstarrt er buchstäblich in seinem Sessel. Er antwortet, das sei überflüssig, weil Marjorie ja gehört habe, was er zur Therapeutin über seine Reaktion gesagt habe. Es noch einmal zu wiederholen sei „blöd". Die Therapeutin hilft ihm, zu erforschen, weshalb er sich nicht auf das Risiko einlassen möchte, mit seiner Frau zu sprechen, wenn er sich verletzlich fühlt.

Sie hilft ihm, auf diesen Prozess zu fokussieren und das Risiko dann zu reduzieren. Das geringere Risiko besteht darin, die generelle Angst, sich zu öffnen, zu thematisieren. Mithilfe der Therapeutin kann Pete Marjorie erklären, dass ihn der Gedanke, über Gefühle dieser Art zu sprechen, „nervös" mache: „Du wirst mich auslachen und mich für einen Narren halten, und dann fühle ich mich zermalmt." Die Therapeutin würdigt seinen Mut, das Risiko gewagt zu haben, und Pete antwortet mit breitem Grinsen. Doch dann bestätigt Marjorie, die noch immer in ihrer Frustration und ihrer Angst, im Stich gelassen zu werden, gefangen ist, Petes Ängste, als sie sagt: „Nun, vielleicht ist es *närrisch,* sich als erwachsener Mann vor Angst zu verkriechen, nur weil die eigene Frau wütend ist." In dieser Situation fängt die Therapeutin die Kugel ab, indem sie sich an Marjorie wendet und sie fragt: „Was geht in Ihnen vor, wenn Pete ein solches Risiko wagt und sich Ihnen öffnet? Ich habe den Eindruck, als hätte ein Teil von Ihnen sich genau das gewünscht – sich gewünscht, dass er sich öffnet und Ihnen sein Herz zeigt. Aber offenbar fällt es Ihnen sehr schwer, seine Botschaft wirklich anzunehmen. Es fällt Ihnen schwer, darauf zu antworten. Sie hören gar nicht, dass er sich nur deshalb Sorgen macht, weil Sie für ihn so wichtig sind. [Mit diesen Worten sendet die Therapeutin Marjorie eine beruhigende Botschaft.] Sie glauben gar nicht, dass es in Ihrer Macht steht, ihn zu zermalmen! Was empfinden Sie, wenn ich darüber mit Ihnen spreche?" Marjorie sieht verwirrt aus und blickt ihrem Partner ins Gesicht. Dann sagt sie mit sanfter Stimme: „Hast du wirklich Angst davor, dass ich dich auslachen würde? Ich bin nie davon ausgegangen, dass es für dich eine Rolle spielt, was ich denke!" Die Therapeutin fordert Marjorie auf, Pete Folgendes zu sagen: „Ich habe jetzt gerade Schwierigkeiten, dich wirklich zu hören – deine Musik klingt völlig anders. Ich habe noch nicht ganz begriffen, dass das, was ich sage, eine solche Wirkung auf dich ausübt." Nachdem Marjorie diesen Gedanken in eigene Worte gefasst hat, nimmt das Paar einen Schritt nach vorn in Richtung Verbundenheit.

Die Fähigkeit der Therapeutin, ihr Gleichgewicht zu wahren, sich einzustimmen, den Fokus nicht zu verlieren und engagiert zu bleiben – das heißt, einen sicheren Hafen und eine sichere Basis für Erkundungen zu schaffen –, ist in allen Modalitäten der EFT von maßgeblicher Bedeutung. In der Paartherapie geschieht es allerdings besonders leicht, dass die Therapeutin den Fokus verliert und in Verwirrung gerät. Sie muss dem Erleben beider Klienten *folgen,* deren gemeinsame Erfahrung zusammensetzen und sie dann systematisch in neue Interaktionsformen *hineinführen.* Die Technik, die in dieser Situation zum Einsatz kommt, wird als *Wechseln des Kanals* bezeichnet. Hilfreich ist sie insbesondere bei der Arbeit mit eskalierten Paaren, die in ihren Interaktionen sehr rasch von einem Thema aufs nächste kommen und dabei auch die Ebenen ihres Engagements immer wieder wechseln. Die Fähigkeit, den Therapieprozess gelegentlich anzuhalten (im wörtlichen Sinn, zum Beispiel mit der

Intervention: „Stopp. Können wir einen Moment innehalten? Ich möchte zurückkommen auf/die Aufmerksamkeit lenken auf ...") und den Kanal zu wechseln, um die Arbeit konstruktiv fortsetzen zu können, ist in sämtlichen Sitzungen – sei es mit Einzelklienten, mit Paaren oder mit Familien – entscheidend. EFT-Therapeuten wechseln den Kanal gewöhnlich auf folgende Weise:

- Wechsel von der Vergangenheit auf die Gegenwart: „Ja, das ist vor vielen Jahren passiert, aber was fühlen Sie jetzt, in dem Moment, in dem Sie darüber sprechen?"
- Wechsel vom Individuum auf den Zyklus / den interpersonalen Kontext: „Sie halten sich also selbst für ‚faul', aber es klingt im Grunde so, als hätten Sie vor diesem Tanz, der Ihre Beziehung beherrscht, kapituliert, was dann alle Bemühungen umso schwieriger macht."
- Wechsel von der Kognition, von Fluchten in abstrakte Diskussion und Reden über irgendetwas zu engagierter Erforschung der Emotion: „Ja, das ist faszinierend. Aber können wir kurz einen Schritt zurückgehen. Sie haben vor ein paar Minuten das Wort ‚niedergeschmettert' benutzt. Bitte helfen Sie mir, was passierte in Ihrem Körper, als Sie das Wort aussprachen?"
- Wechsel vom Inhalt auf den Prozess: „Ja, das ist wichtig, aber ich möchte kurz innehalten und noch einmal auf Ihren gemeinsamen Tanz zurückkommen. Es scheint, als bliebe hier neben all diesen Auseinandersetzungen über Aufgaben und all die Geschichten über bestimmte Vorfälle für nichts anderes mehr Raum. Aber der Tanz – die Art und Weise, wie Sie beide sich miteinander bewegen, aufeinander reagieren – bleibt immer derselbe. Sie ... und dann ..., und es scheint einfach keine Lösung zu geben. Sie schaffen es nicht, sich zusammenzutun und einander zu helfen."
- Wechsel von der Diagnose oder Etikettierung des Verhaltens zur Beschreibung von Verhaltensmustern: „Sie halten sie für ‚verrückt' und gebrauchen das Etikett, das der Arzt benutzt hat. Was ist das, ‚Borderline'? Sie verstehen nicht, weshalb ihre Frau erst Ihre Nähe einfordert und dann, wenn Sie ihr nahe sein wollen, auf Distanz geht? Ist es so?"

In jeder Sitzung vergegenwärtigt die Therapeutin sich laufend den interpersonalen Kontext, das heißt die systemische Tanz-Zyklus-Perspektive, die individuelle persönliche Perspektive, den gesamten Bindungsrahmen und die therapeutische Richtung – das Anstreben der Ziele der EFT. Dies mag anfangs schwierig wirken, wird aber im Lauf der Zeit genauso wie das Spielen eines Musikinstruments Teil des Körpergedächtnisses.

6.6 Phase 2: Umstrukturierung der Bindung – Selbst und System

Alle Tango-Moves sind Teil der Phase 2 der EFT, und wir können nun einfach beschreiben, wie sich der Veränderungsprozess in dieser Phase entfaltet und wie sich diese Moves in den Veränderungsprozess integrieren. Während es in Phase 1 vorwiegend darum geht, den Blickwinkel des Paars zu erweitern, indem die Art ihres Tanzes geklärt und die Ebene der emotionalen Musik des Tanzes verändert wird, besteht das Ziel in Phase 2 darin, das Bewusstsein beider Partner für ihre Bindungsbedürfnisse und Verlustängste zu vertiefen und Interaktionen zu gestalten, die durch wechselseitige Einstimmung und Zugänglichkeit, durch Responsivität und Engagement geprägt sind. In Phase 2 dreht sich alles um die Herausbildung einer effektiven Abhängigkeit mit dem Ziel, dass zurückgezogene Partner aufgeschlossener und engagierter werden und die anklagenden Partner lernen, auf weiche und evokative Weise um die Erfüllung ihrer Bedürfnisse zu bitten. Diese Phase gipfelt in spezifischen und speziellen engagierten Begegnungen oder Enactments in der Paartherapie (EFT) und Familientherapie (EFFT), die wir als Wiedereinbinden und *Erweichen* oder auch als Halt-mich-fest-Gespräche bezeichnen. Bei diesen Begegnungen werden beide Partner angeleitet, einander einen sicheren Hafen und eine sichere Basis anzubieten. Im Idealfall sind beide imstande, aufeinander zu- und einzugehen. Diese Halt-mich-fest-Gespräche zur Stärkung der Bindung sagen nicht nur einen therapeutischen Erfolg bei Beendigung der EFT (Greenman & Johnson 2013) und positive Follow-up-Ergebnisse voraus, sondern auch Reduzierung der ängstlichen und der vermeidenden Bindung (Burgess Moser et al. 2015). Der grundlegende Veränderungsprozess umfasst drei Schritte: Angeleitet von der Therapeutin entdeckt und destilliert jeder Partner seine Ängste vor Bindungsverlust und wagt nach und nach das Risiko, mit seinem Partner / seiner Partnerin auf kohärente, evokative Weise zu sprechen. Dem zuhörenden Partner hilft die Therapeutin in einer Reihe von Interaktionen, mit stetig wachsender Akzeptanz auf diese Ängste zu antworten. Sobald dies geschieht, kann der Verletzlichkeit teilende Partner seine spezifischen Bindungsbedürfnisse offenlegen und darum bitten, dass sie erfüllt werden. Der / die andere antwortet nun fürsorglich, anteilnehmend und beruhigend. Solche Ereignisse sind auf zahlreichen Ebenen transformativ. Sie verändern die existenziellen Realitäten beider Partner, die in „heißen" kognitiven Arbeitsmodellen verkapselten Definitionen des Selbst und anderer, die habituellen Strategien der Affektregulation und das persönliche Gefühl der Selbstwirksamkeit in der Beziehung.

Pete kann seine tiefe Angst, als unzulänglich oder, wie sein Vater es nannte, als „nicht Manns genug" wahrgenommen zu werden, identifizieren. Ihm wird klar, dass er ständig nach Anzeichen dafür sucht, in Marjories Augen „Fehler zu machen", und dass diese Angst ihn „völlig lähmt". Marjorie kann ihn nun besser hören und empathisch auf ihn reagieren. Weinend erläutert Pete seine Bindungsbedürfnisse und vermittelt seiner Frau, dass es allzu schwierig sei, mit ihr zu tanzen, während sie ihn dermaßen streng verurteile. Er sehne sich danach, dass sie ihm versichere, ihn als ihren Partner erwählt und angenommen zu haben, auch wenn er nie vollkommen sicher und stark sein werde. Während er spricht, wird Pete präsenter und engagierter, und auch Marjorie ist nun in der Lage, ihre „panische Angst" einzugestehen – und zu erforschen –, nie für jemanden wichtig zu sein und sich für alle Zeiten ausgeschlossen zu fühlen, weil „es so schwer ist, jemanden wie mich zu lieben". Pete kann mit eingestimmter Fürsorglichkeit reagieren, während seine Frau aktiv auf ihn zugeht und ihm ihr Bindungsbedürfnis anvertraut, aus seinem Mund zu hören, dass sie „gebraucht wird, dass du mich bei dir haben willst, dass ich zu dir gehöre". Die therapeutische Praxis, aber auch die Forschungsergebnisse sagen uns, dass solche Interaktionen, in denen Verletzlichkeit offenbart und gemeinsam gehalten wird, klassische korrigierende emotionale Erfahrungen darstellen, die eine unsichere Paarbeziehung in eine sichere Bindung verwandeln und zu dauerhaften Veränderungen im Selbst beider Partner wie auch im System führen.

Der Prozess der Phase 2 in der Paartherapie

Die in Phase 2 benutzten Tangointerventionen zielen auf eine tiefere Ebene und verlangen von den Partnern, sich auf bedeutsamere persönliche Risiken einzulassen. Tango-Move 2, vor allem die *Vertiefung* des Gewahrseins und der Äußerung der Emotionen, wird hier besonders wichtig, weil die Verletzlichkeiten der Partner konkretisiert und spezifiziert werden. Diese Phase der Vertiefung führt zu einem intensiveren und in höherem Maß verändernden Austausch während der engagierten Begegnungen, die in Tango-Move 3 gestaltet werden. Erfahrungsorientierte Techniken wie die eingestimmte Prozessspiegelung, evokatives Fragen, Vermutungen, Umdeutungen und Validierungen werden auch in Phase 2 der EFT für Paare weiterhin benutzt, wenngleich mit verstärkter Fokussierung und Intensität. Die Technik, die nahezu exklusiv der Phase 2 der EFT vorbehalten bleibt, ist das *Säen von Bindungssamen* (Johnson 2009 [2004]), das gewöhnlich als Auftakt zur Choreografie engagierterer Interaktionen im Tango-Move 3 eingesetzt wird oder um dabei auftauchende Blockaden zu bearbeiten. Das Widerstreben eines Partners gegen das Risiko, auf den anderen zuzugehen, wird validiert und gleichzeitig durch das einfache Bild möglicher sicherer Interaktionen herausgefordert. Diese Technik ist besonders hilfreich, wenn die Partner selbst diese Sicherheit weder in ihren Herkunftsfamilien noch in ihren Liebesbeziehungen erlebt haben und sich kein Bild von einer sicheren Interaktion machen können. Die Therapeutin entwickelt eine Vorstellung von einer sicheren

Interaktion in einem bestimmten Moment, um den Partnern ein fremdes, jedoch potenziell positives Bild zu vermitteln. Sie könnte beispielsweise sagen:

> „Ja, ich verstehe, dass Ihnen allein der Gedanke, sich an Ihre Partnerin zu wenden, wenn Sie sich verletzlich fühlen, merkwürdig vorkommt. Sie wissen ja nicht, was womöglich dabei herauskommt. Bislang konnten Sie sich gar nicht vorstellen, sich an Ihre Partnerin zu wenden und zu ihr zu sagen: ‚Ich habe Angst und würde mich am liebsten verstecken, aber eigentlich wünsche ich mir, dass du mir bei dieser Angst hilfst, damit ich ihr nicht ganz allein ausgeliefert bin.' Die Vorstellung, das zu sagen, erscheint Ihnen sonderbar. Sie können sich nicht vorstellen, dass sich Ihre Partnerin von diesen Worten berührt fühlen und den Wunsch haben könnte, Sie zu trösten. Sie haben ausschließlich Bilder von anderen, die sich verächtlich von Ihnen abwenden. Deshalb ist es so schwer, sie vielleicht ein klein wenig näher an sich heranzulassen, oder? Was geht in Ihnen vor, wenn ich das zu Ihnen sage?"

Diese Intervention, das *Säen von Bindungssamen,* scheint die Sehnsucht nach Bindung zu wecken und die Vorstellung des Klienten von dem, was künftig möglich sein würde, zu erweitern.

Wie schon erwähnt, wird die emotionale Erforschung der zentralen Themen und Trigger in Phase 2 vertieft. Die Emotionen nehmen eine existenzielle Färbung an. Die Therapeutin räumt dem Prozess der Erforschung von Emotionen wie Angst, Scham und Traurigkeit, die zuvor beschrieben und zusammengefügt wurden, mehr Zeit ein. Um das emotionale Erleben zu vertiefen, benutzt sie gewöhnlich Wiederholungen und Bilder sowie die emotionalen Anker, die der Klient bereits identifiziert hat, um ihn in der Erfahrung zu *halten* und deren Bedeutung zu destillieren. Das Ziel besteht darin, das Bewusstsein der Klienten für ihre Verletzlichkeit an ihren Grenzen zu erweitern und ihre Toleranz zu stärken, Verletzlichkeit zu fühlen. Diese hängt gewöhnlich mit Bindungssehnsüchten und mit katastrophischen Ängsten vor Isolation und Beziehungsverlust zusammen. Wie bereits erwähnt, werden hier die Kerndefinitionen des Selbst und anderer entdeckt und erforscht; maßgebliche Bindungserfahrungen werden intensiver durchgearbeitet. Weil Klienten an diesem Punkt auch erkennen, wie wichtig es ist, dass die Therapeutin in der Sitzung über längere Zeiträume mit dem Partner / der Partnerin arbeitet, können sie dies leichter tolerieren.

Dieses tiefere Sich-Einlassen auf die Emotion bahnt den authentischeren und intimeren Offenlegungen den Weg, für die die Halt-mich-fest-Gespräche charakteristisch sind. Im Allgemeinen beginnt die Therapeutin, besonders aktiv mit dem stärker zurückgezogenen Partner zu arbeiten und ihm zu helfen, dem / der anderen nach und nach seine Bindungsbedürfnisse und Verlustängste zu offenbaren. Diesem hilft sie dann, die Botschaften aufzunehmen, anzuerkennen und angemessen darauf zu reagieren. Die Therapeutin fordert den zurückgezogenen Partner auf, diesen Prozess der Suche nach sicherer Verbundenheit zu initiieren, bevor sie den mehr anklagenden Partner bittet, die gleichen Risiken einzugehen. Auf diese Weise verhindert sie, dass die beiden in ihr gewohntes Szenarium zurückfallen, in dem der Ankläger sich verletzlich macht, indem er den anderen zu erreichen versucht, der darauf mit verstärktem Mauern oder überhaupt nicht reagiert. Freilich müssen sich beide Partner auf dem Tanzboden befinden, um eine neue Art von Tanz gestalten zu können.

Dieser Prozess der Entdeckung weicherer Kerngefühle, ihrer Destillation und der Offenlegung von Ängsten wie auch Bedürfnissen wird anschließend mit dem anklagenden Partner wiederholt. Sobald dieser komplettiert ist, entlocken die wechselseitige Zugänglichkeit, Responsivität und innere Beteiligung ausgereifte Bindungsereignisse und -reaktionen. Die Therapeutin verleiht diesen Reaktionen zusätzlichen Nachdruck und erläutert die Bedeutung, die sie für die Partner sowie für die Verbundenheit in der Beziehung besitzen. In der Literatur werden sie als *Erweichen* bezeichnet, weil beide Partner sich nun auf ihre verletzlicheren Emotionen einlassen können. Anklagende Partner haben ihre eher aggressive Einstellung abgemildert, zurückgezogene Partner ihr festes Bollwerk abgebaut. Die intensiveren und in höherem Maß strukturierten Enactments, in denen zurückgezogene Partner sich öffnen und aktiv definieren, wie sie sich die Beziehung wünschen, während die anklagenden Partner ihre Bedürfnisse von einer Position der Verletzlichkeit vorbringen, lassen neue Tänze entstehen, neue Zyklen positiver Bindungsinteraktionen, die eine sichere Verbundenheit erzeugen – mitunter zum ersten Mal im Leben der Klienten. Tango-Move 2 und 3 sind für diese sanfter stimmenden Veränderungsereignisse im Rahmen der Halt-mich-fest-Gespräche ausschlaggebend. Das intensivere Erleben der Bindungsemotionen bewirkt, dass die Partner direkter aufeinander zugehen, fördert ihr Mitgefühl und den Wunsch nach Verbundenheit. Die Essenz der Bindung ist empfundene und mitempfundene Verletzlichkeit. Tango-Move 5, das Validieren oder Würdigen, besitzt in Phase 2 der EFT und EFFT oft eine andere Qualität. Als Therapeutin bin ich oft tief berührt, wenn Partner oder eine Mutter und ihr Kind zueinanderfinden – womöglich zum ersten Mal überhaupt. Natürlich ist es auch in der EFT für Einzelklienten bewegend zu sehen, wie aus einer imaginären Begegnung mit einem geliebten Menschen eine tiefere Ebene der Verbundenheit hervorgeht. Aber Teil dieses Dramas sein zu dürfen, das sich zwischen Partnern in der Sitzung entfaltet, die mit unsicheren Schritten einer Verbundenheit zustreben, ist wie kaum etwas anderes dazu geeignet, der eingestimmten Therapeutin ans Herz zu gehen. Ich neige sogar dazu, mit Tränen in den Augen und voller Dankbarkeit zu würdigen, was meine Klienten mich auf so konkrete und unmittelbare Weise über mein eigenes Menschsein lehren.

Wie können wir die Entfaltung der Phase 2 in der Emotionsfokussierten Therapie für Paare beschreiben? Pete wird zu Beginn ermutigt, sich seiner Angst, in Marjories Augen „nie Manns genug" zu sein, zu stellen. Er beginnt, diese Angst, für alle Zeiten von anderen als nicht ebenbürtig empfunden zu werden, nicht nur zu benennen, sondern sie wirklich zu fühlen, zu tolerieren und in ihr umherzuwandern. Auf einer existenziellen Ebene löst dies tiefe Resignation und Hilflosigkeit aus, die er in Worte fasst, während die Therapeutin ihm hilft, Tango-Move 3 – eine engagiertere Interaktion – zu wagen. Danach hilft die Therapeutin Marjorie, Pete zuzuhören und ihm zu sagen, dass sie nie verstanden habe, dass sie mit ihren Kommentaren diese Gefühle in ihm wecke. Sie wolle nicht, dass er in diesem Schmerz gefangen sei. Danach fragt die Therapeutin Pete, wie Marjorie ihm in dieser emotional so schwierigen Lage helfen könnte. (Man beachte, dass die EFT-Therapeutin nicht zu Containment und Selbstberuhigung rät, sondern aktiv die Koregulation der schwierigen Emotionen anregt.) Pete antwortet ihr auf die Frage und kann dann auch seiner Frau sagen, dass er sich von ihr die Botschaft wünscht, etwas Besonderes und wichtig für sie zu sein und dass sie ihn auch dann in diesem Licht sehen werde, wenn er etwas falsch mache. Marjorie reagiert empathisch und fürsorglich, und ihr Mann weint vor Erleichterung und Staunen. Während der Prozess sich entfaltete, hat die Therapeutin auch Marjorie dabei geholfen, in dem Vertiefungsprozess, der Bestandteil des dritten Tango-Moves ist, nach und nach mit ihrer eigenen Angst in Berührung zu kommen. Sie kann ihre Befürchtung in Worte fassen, dass Pete ihre Angst für „irrelevant" erachten wird, sollte sie es wagen, auf ihn zuzugehen. Das würde für sie bedeuten, für immer allein zu sein. Die Therapeutin normalisiert diese Ängste und unterstützt Marjorie, damit diese sich auf ihre weicheren Emotionen konzentrieren kann, statt zu versuchen, ihrem Mann vorzuschreiben, wie er ihrer beide Eheprobleme lösen soll. Die Therapeutin geleitet sie durch eine Reihe strukturierter Enactments, in denen sie ihr Gewahrsein vertieft und es anschließend mit Pete, der nun responsiv und engagiert ist, teilt. Sie kann über ihr Bedürfnis sprechen, von ihm beruhigt zu werden, wenn sie sich ihren Schmerz darüber, dass sie sich nie auf andere Menschen verlassen konnte, eingesteht. Beide Partner vermitteln einander eine gegenläufige Bindungserfahrung, die heilend wirkt und es ihnen ermöglicht, ihre Modelle des Selbst und anderer zu revidieren und ihr emotionales Repertoire zu erweitern. Halt-mich-fest-Gespräche machen unsere Welt zu einem sichereren Ort, an dem wir darauf vertrauen können, dass andere für uns da sein werden.

Die Therapeutin sollte sich der oben beschriebenen Blockaden, die den Bindungsprozess erschweren, durchgehend bewusst sein, wenn sie diese positiven Zyklen der Zugänglichkeit und Responsivität gestaltet. In Phase 2 gilt es vor allem, Verletzungen in Bindungsbeziehungen durchzuarbeiten, das heißt Momente größter Bedürftigkeit, in denen die Bindungserwartungen verletzt wurden. Solche Verletzungen wurden in erster Linie im Zusammenhang mit dem Paarzyklus in den Sitzungen der ersten Phase beschrieben, müssen aber nun direkt bearbeitet und geheilt werden, damit das Paar neue Ebenen der Zugänglichkeit und Responsivität erreichen kann. Das Vergebungsgespräch und die Heilung solcher Verletzungen stellen eine spezifische Form der Halt-mich-fest-Gespräche dar. Als zum Beispiel Marjorie ihrer Angst, sich Pete anzunähern, auf den Grund geht, erinnert sie sich an eine Verletzung, die sie in den vorangegangenen Sitzungen bereits erwähnt hatte. Sie hatte sich gewünscht, dass er sie zu einer medizinischen Behandlung begleiten würde, doch er hatte ihr Bedürfnis in ihren Augen als „unreif" abgetan und sie allein gelassen. Die Schritte dieses Gesprächs, die Schilderung des Schmerzes über die Verletzung, das Zuhören des Partners und die Tatsache, dass er die Verantwortung für das Geschehen übernimmt, die Unterstützung des verwundeten Partners, damit er verstehen kann, in welchem Gemütszustand der andere sich in jener Situation befand, die kohärente, auf die Bindung abhebende Äußerung des Schmerzes und die Unterstützung des anderen, damit er seine Reue und sein Mitgefühl auf eine Weise äußern kann, die der Heilung der Verletzung zuträglich ist, werden detailliert in der EFT-Literatur beschrieben (Johnson 2009 [2004]; Zuccarini et al. 2013).

Unter dem EFT-Blickwinkel werden außereheliche Affären, ein häufiges Thema in der Paartherapie, als Verletzung in einer Bindungsbeziehung betrachtet. Gewöhnlich gibt es einen Moment des akuten Schmerzes, der all das mit der Untreue verbundene Leid quasi in sich konzentriert. Die EFT-Therapeutin ordnet Ereignisse, wie schon erwähnt, in den Bezugsrahmen der Bindung ein und hilft dem verletzten Klienten, diesen Schmerz zuzulassen, zu regulieren und Worte für ihn zu finden, die im verletzenden Partner Empathie und Reue wecken, sodass er den anderen / die andere trösten und seiner Zugänglichkeit und Zuverlässigkeit versichern kann (MacIntosh, Hall & Johnson 2007; Johnson 2005). Solche Verletzungen können verstanden werden, wenn man sie im Bezugsrahmen der Bindung betrachtet und in diesem Rahmen den Prozess der Vergebung und Versöhnung unterstützt.

6.7 Phase 3: Konsolidierung

In der dritten Phase der EFT für Paare sollen die Veränderungen, die sich in den vorangegangenen Sitzungen in den Partnern selbst und zwischen ihnen vollzogen haben, stabilisiert, gefestigt und gefeiert werden. Darüber hinaus hat die Therapeutin die Aufgabe, den Partnern dabei zu helfen, die Lösung praktischer Probleme als Team in Angriff zu nehmen. Die vorangegangenen Sitzungen haben sich vorrangig auf den Prozess der Affektregulation und des Sich-Einlassens auf ein Gegenüber und erst in zweiter Linie auf den Inhalt der Schwierigkeiten und Probleme konzentriert. Die neu erworbene Sicherheit im Umgang mit dem eigenen Gefühlsleben und mit eng vertrauten Menschen erhöht die Toleranz für Unterschiede und verbessert die Kooperation sowie die Koordination von Reaktionen und Empathie, sodass bislang unlösbar erscheinende Probleme nun relativ einfach gelöst werden können. Die Therapeutin kann ein zielgerichtetes Gespräch zwischen den Partnern allein dadurch unterstützen, dass sie mithilfe der Technik des Spiegelns – Tango-Move 1 – die Aufmerksamkeit immer wieder auf das Thema zurücklenkt. Als beispielsweise Pete und Marjorie offen über ihre Probleme mit ihren Kindern diskutieren, stellen sie fest, dass sie als Eltern praktisch dieselben Ziele verfolgten. Allerdings zieht Pete es vor, eher partnerschaftlich mit der Teenie-Tochter zu interagieren, während Marjorie, die sich stärker um die Sicherheit des Mädchens sorgt, zu einem autoritären Stil neigt. Als Pete Marjorie zuhören und ihre Ängste um die Tochter lindern kann, können sie Erziehungspläne ins Auge fassen, die ihnen beiden entgegenkommen. Die Therapeutin ermutigt sie, sich mit inhaltlichen Fragen auseinanderzusetzen und sich dabei ihre neu erworbene Offenheit und Responsivität zunutze zu machen. Sicherheit erhöht die Flexibilität und verbessert die Fähigkeit, Optionen zu prüfen. Die Therapeutin würdigt diese neue, partnerschaftliche Umgangsweise. Pete und Marjorie scheinen auch buchstäblich mehr Energie in den Prozess investieren zu können, weil sie nicht länger auf der Hut sein müssen, um sich vor bedrohlichen Manövern zu schützen. Die Effektivität der EFT wird durch die edukative Vermittlung von Kommunikations- oder Problemlösungsfertigkeiten nicht verbessert (James 1991), sehr wohl aber durch das gemeinsame Erleben des neu erworbenen emotionalen Gleichgewichts und das organische, natürliche Erlernen neuer Möglichkeiten, aufeinander zuzugehen und sich einander zu öffnen.

Die Therapeutin spiegelt, validiert und feiert den neuen Paartanz der positiven Responsivität (ein besonders intensiver Tango-Move 5) und hilft den Partnern, ein neues, integratives Narrativ der Art und Weise, wie sie ihre Beziehung verändert und sich selbst von der Hilflosigkeit zur Selbstwirksamkeit weiterentwickelt haben, zu erarbeiten. Dieses Narrativ soll in der Zukunft als Referenzpunkt dienen und es dem Paar erleichtern, mit Schwierigkeiten fertigzuwerden (Johnson 2009 [2004]). EFT-Therapeuten gehen davon aus, dass ihre Klienten ihre Beziehung und sich selbst in der Beziehung weiterentwickeln werden. Follow-up-Untersuchungen belegen, dass dies tatsächlich der Fall ist. Therapeutische Beobachtung und Bindungswissenschaft legen die Vermutung nahe, dass die nach einer Emotionsfokussierten Therapie für Paare zu verzeichnenden niedrigen Rückfallquoten mit den folgenden fünf Faktoren zusammenhängen:

1. Mit dem unwiderstehlichen Belohnungspotenzial, das den positiven Bindungsinteraktionen, die nachklingen und dem Paar als sicherer Hafen und sichere Basis dienen, inhärent ist. Das menschliche Gehirn ist darauf programmiert, an dieser entscheidenden überlebensorientierten Information festzuhalten.

2. Mit der neu erworbenen Fähigkeit beider Partner, sich trotz ihrer Verletzlichkeit eine innere Kohärenz und Ordnung zu bewahren. Diese Fähigkeit ist mit einer besseren Affektregulation und sichereren Verbundenheit assoziiert.
3. Mit den Veränderungen, die sich infolge der sichereren Interaktionen in der sexuellen Beziehung und der wechselseitigen Fürsorglichkeit vollzogen haben.
4. Mit der einflussreichen Erinnerung an die Risiken, die in Worte gefasst wurden und eine Antwort fanden, und an das Vertrauen, das belohnt wurde. Diese Erinnerung vermag Wunden zu lindern und hilft, Fehleinstimmungen zu korrigieren.
5. Die Neudefinition enger Beziehungen als verstehbar und zu bewältigend und das Selbst als kompetenter Interaktionspartner.

Bei Beendigung der EFT kennen die Partner die Musik, haben verstanden, weshalb sie so unwiderstehlich ist, und wissen, wie sie harmonisch gemeinsam tanzen und die Musik und ihre Schritte verändern können, wenn etwas schiefgeht.

All diese Phasen erfordern mehr Zeit und häufigere Wiederholungen, wenn die Beziehungskonflikte durch psychische Probleme zusätzlich erschwert werden (zur EFT und Posttraumatischen Belastungsstörung siehe Johnson 2002). Unter diese Probleme fallen extreme Zurückgezogenheit einschließlich des Asperger-Syndroms, Sprachstörungen (Stiell & Gailey 2011) sowie extrem eskalierende Interaktionen. All diese Schwierigkeiten erwachsen im Kontext unzulänglich entwickelter Strategien der Affektregulation und interpersonaler Zyklen der Verbundenheit und Unverbundenheit in Bindungsbeziehungen. Paare, deren Interaktionen extrem eskalieren, können Therapeuten in Alarmzustand versetzen und überfordern. Weil EFT-Therapeuten solche Eskalationen zumeist als einen verzweifelten Kampf um Kontrolle verstehen, wenn die Gefahr, zurückgewiesen und im Stich gelassen zu werden, unabwendbar erscheint, können sie die Verletzlichkeit hinter der offen zutage tretenden Aggression ansprechen und mit den Techniken des Spiegelns und der Umdeutung arbeiten. Sie verhalten sich auch direktiver und greifen lenkend in die Paarinteraktionen ein, um Tempo herauszunehmen und den Tanz, dessen Rhythmus beide Partner mitreißt, zu spiegeln. So wandte sich die Therapeutin beispielsweise mit folgenden Worten an Pete und Marjorie:

> „Ich möchte, dass Sie genau hier innehalten. Stopp. Sie sind beide in diesem Such-den-Bösewicht-Gespräch gefangen, wo Sie sich gegenseitig beweisen, schlechte Partner und fast nicht liebenswert zu sein! Sie drücken sich gegenseitig Stempel auf, provozieren einander, rühren an Ihre wunden Punkte und gießen Öl ins Feuer. So bleibt es nicht aus, dass Sie sich beide verbrennen. Es fing damit an, dass Sie, Marjorie, berichteten, von Pete im Stich gelassen worden zu sein, weil er Sie nicht ins Krankenhaus begleitete, und als Sie, Pete, sich verteidigten, indem Sie Ihre

Frau als Despotin bezeichneten, die Sie herumkommandieren will. Ich möchte gern zurückkommen auf …"

Sodann spiegelt die Therapeutin einfühlsam die sanfteren zugrunde liegenden Gefühle beider Partner, ihre Verletzungen und Ängste und lenkt das Gespräch auf eine sicherere Ebene.

6.8 Neue Richtungen für bindungsorientierte Paarinterventionen

Die neue, durch die Bindungswissenschaft erschlossene Sichtweise zeigt Therapeuten, die Paaren beim Aufbau positiverer und dauerhafterer Beziehungen unterstützen, neue Wege auf, um die Paartherapie in den Dienst der Gesundheit und Zufriedenheit zu stellen.

Beziehungstraining

Sobald wir Liebe und Bindung verstehen, können wir Paare lehren, Beziehungsprobleme zu verhindern oder erfolgreich zu lösen. Die Integration der bindungstheoretischen Sicht auf Liebe und Paarinterventionen führte zur Entwicklung eines neuen, präventiven Edukationsprogramms mit der Bezeichnung *Hold Me Tight®: Gespräche, die die Liebe stärken* (Johnson 2016 [2009]). Dieses Programm beruht auf dem Buch *Halt mich fest: Sieben Gespräche über lebenslange Liebe* (Johnson 2019 [2008a]), das sich an die breite Öffentlichkeit richtet. Dem Buch liegen die jahrelange EFT-Forschung und -Praxis sowie die Bindungswissenschaft zugrunde, auf die sich diese Praxis stützt. Die positiven Ergebnisse dieser Paarseminare wurden vor wenigen Jahren in mehreren Studien mit Teilnehmern aus der allgemeinen Bevölkerung unter der Leitung von Berufsanfängern und von erfahrenen Trainern repliziert (Kennedy et al., im Druck; Conradi et al. 2017). Mittlerweile wird es in vielen verschiedenen Sprachen rund um den Globus angeboten. Auf der Grundlage einer speziell für Christen adaptierten Version von *Hold Me Tight* mit dem Titel *Created for Connection* (Johnson & Sanderfer 2016) wurde es für die Arbeit mit christlichen Paaren sowie für Seminargruppen, die von den Kirchen angeboten werden, adaptiert. Es ist durchaus interessant zu sehen, dass die biblischen Geschichten über das Wirken Jesu Christi Beispiele für Ansprechbarkeit, Responsivität und emotionales Engagement (A.R.E.) enthalten und mittlerweile faszinierende Literatur über Gott als Bindungsperson zur Verfügung steht. *Hold Me Tight®* ist das erste Beziehungstraining, das auf einem klaren, fundierten Verständnis der Liebe zwischen erwachsenen Partnern und auf einer gründlich erforschten Methode zur Verbesserung und Aufrechterhaltung von Liebesbeziehungen beruht. Es spiegelt das Potenzial der Bindungswissenschaft wider, unser kulturelles Bewusstsein für das Wesen von Liebesbeziehungen im Erwachsenenalter genauso zu verändern, wie sie unser Bewusstsein für die Bedürfnisse der Kinder und für unsere Erziehungsmethoden verändert hat (Weitere Informationen finden Sie unter: ↗ https://www.holdmetight.de).

Interventionen bei körperlichen Gesundheitsproblemen

Seit einigen Jahren zeichnet sich eine klare Verbindung ab zwischen dem physiologischen Geschehen und der körperlichen Gesundheit einerseits sowie der Qualität sozialer Unterstützung und enger zwischenmenschlicher Beziehungen andererseits. Dass immer häufiger Paartherapien zur Intervention bei medizinischen Problemen empfohlen werden, ist daher nachvollziehbar (Baucom et al. 2012). Positive enge Beziehungen beeinflussen spezifische Gesundheitsindikatoren. So besteht nachweislich ein Zusammenhang zwischen Interaktionen mit Bindungspersonen (Familienangehörigen und Partnern) und niedrigeren Blutdruckwerten, nicht aber zwischen anderen sozialen Interaktionen und niedrigen Messwerten (Gump et al. 2001; Holt-Lunstad et al. 2003). *Bindungsinteraktionen regulieren die Physiologie; Partner werden als Repräsentanten der Sicherheit oder Gefahr, das heißt auf der Ebene der emotionalen und physiologischen Realität, internalisiert.* Belegt sind spezifische Zusammenhänge zwischen Gesundheitszustand und Bindung, zum Beispiel zwischen chronischen Schmerzen und unsicherer Bindung. Ängstliche Bindung scheint insbesondere mit kardiovaskulären Erkrankungen assoziiert (McWilliams & Bailey 2010). Auffällig sind insbesondere Zusammenhänge zwischen Herzerkrankungen, Immunschwäche und chronischem Stress einerseits und Beziehungsfaktoren wie feindseliger Kritik oder aber Beruhigung und subjektivem Sicherheitsgefühl andererseits (Pietromonaco & Collins 2017; Uchino, Smith & Berg 2014). Die Entwicklung interpersonaler Unterstützung gilt mittlerweile als wesentliches Element der Gesundheitsvorsorge und des positiven Umgangs mit Erkrankungen. Deshalb erscheint es sinnvoll, dass das Hold Me Tight®-Beziehungstraining in das Protokoll zur Nachbehandlung von Herzinfarkten und in das Management von Herzerkrankungen integriert wurde. Unter der Bezeichnung „Healing Hearts Together“ wird dieses Training routinemäßig in einer großen Herzklinik im kanadischen Ottawa angeboten (Tulloch et al. 2017). Vorläufige positive Ergebnismessungen liegen bereits vor (Tulloch, Johnson, Greenman, Demidenko & Clyde 2016). Mike, in dessen Brust ein neues Herz schlägt, erzählte mir:

> „Just in der Situation, in der meine Welt zusammenbrach und ich so verletzlich war wie nie zuvor, begannen Lise und ich uns darüber zu streiten, wie viel Wein

ich trotz meiner Medikamente trinken dürfe. Ich wusste, dass mein Herzschlag durch die Decke gehen würde, und ich war dermaßen aufgeregt, dass ich gar nicht mehr an meine Medikamente gedacht habe. Und Lise wurde immer niedergeschlagener. Wir brauchten Hilfe. Ich bin darauf angewiesen, dass sie mich unterstützt, weil mein neues Herz sonst nicht mitspielt und ich meine Angst nicht unter Kontrolle bringen kann."

Auch für Paare, die mit Problemen wie Parkinson, Krebs und Diabetes kämpfen, wurde das Beziehungsprogramm adaptiert. Wie die vor vielen Jahren von House, Landis und Umberson (1988) durchgeführte Studie zeigte, ist emotionale Isolation für die Gesundheit schädlicher als Rauchen, Adipositas oder mangelnde Bewegung. Indem die Bindungswissenschaft der Biologie ebenso wie auch der sozialen Verbundenheit Rechnung trägt, hält sie gezielte Präventions- und gesundheitsfördernde Programme bereit, die der toxischen Vereinsamung entgegenwirken.

Fürsorglichkeit und Sexualität in der EFT für Paare

Die Bindungsrealitäten prägen die beiden anderen zentralen Elemente erwachsener Beziehungen, nämlich Fürsorglichkeit und Sexualität. Die Landkarte, die wir der Bindungswissenschaft verdanken, hilft dem Therapeuten hier wie auch in jedem anderen Bereich, Schwierigkeiten zielgerichtet zu verstehen und zu bearbeiten.

In sehr unsicheren Bindungsbeziehungen wird die Fürsorglichkeit tendenziell wenig eingestimmt und kaum effektiv sein. Die Strategien der Anteilnahme und Fürsorge haben einen zwanghaften und kontrollierenden Charakter und beruhen auf unzutreffenden Interpretationen der Bedürfnisse des Partners. Menschen mit extrem vermeidendem Bindungsverhalten neigen dazu, ihre eigenen Bedürfnisse ebenso wie die ihrer Partnerin / ihres Partners zu ignorieren; sie sind weniger empathisch und nicht unbedingt davon überzeugt, dass andere der Anteilnahme wert sind (Feeney & Collins 2001). Dies scheint auch auf gleichgeschlechtliche Beziehungen zuzutreffen (Bouaziz et al. 2013). Wichtig für den Paartherapeuten ist die Beobachtung, dass unterschwellige Signale, ein subliminales Priming, welches das Sicherheitsgefühl stärkt, mitfühlende und unterstützende Verhaltensweisen aktiviert (Mikulincer et al. 2001, 2005). Dieser Priming-Effekt weist Parallelen zur therapeutischen Erfahrung in der EFT auf, denn hier kommt es kaum je vor, dass Partner, selbst solche mit vermeidendem Bindungsverhalten, auf die in zentralen Bindungsinteraktionen zum Ausdruck gebrachte Verletzlichkeit des anderen nicht eingehen können, wenn sie vom Therapeuten entsprechend unterstützt werden. Ein Beispiel dafür ist Andrew, zu Beginn der Therapie die personifizierte Sprach- und Reglosigkeit. Als Louise, seine Frau, zehn Wochen später beschreibt, wie sehr es sie schmerzt, dass sich ihre

Träume von gemeinsamer Nähe nicht erfüllt haben, ist Andrew in der Lage zu sagen: „Wenn du weinst, bin ich völlig verwirrt. Ein Teil von mir möchte dann nur noch davonlaufen. Aber dann erinnere ich mich an all das, was du hier in diesen Sitzungen gesagt hast, und mein Körper fühlt sich wärmer an. Ich möchte nicht, dass du leidest, und ich möchte dich nicht verletzen. Ich möchte dich trösten. Ich weiß nur nicht genau, wie. Kannst du mir helfen?"

In den vergangenen Jahren ist die Literatur über Sexualität und Bindung geradezu explodiert (siehe den Forschungsbericht von Mikulincer & Shaver 2016; Johnson 2017). Konzeptuell wie auch klinisch ist nachvollziehbar, dass die für eine sichere Bindung charakteristischen Eigenschaften, nämlich Ansprechbarkeit/Offenheit, Responsivität und ein eingestimmter, engagierter Umgang miteinander, auch der Fähigkeit zugutekommen, Intentionen zu interpretieren, Signale zu koordinieren und im Schlafzimmer zueinander zu finden. Die Sicherheit prägt die Zuversicht und das Wohlbehagen und erleichtert es, Sinnlichkeit zu erforschen und in sexuellen Interaktionen loszulassen und zu spielen (Birnbaum et al. 2006). Beiläufiger, distanzierter Sex, eine ausschließliche Konzentration auf Leistung und Sensation mit wenig Intimität und geringer sexueller Befriedigung sind häufiger bei vermeidenden Partnern anzutreffen, während eine Fokussierung auf Sex als Liebesbarometer und auf Nähe zum Partner/zur Partnerin bei ängstlich gebundenen Menschen vorwiegen. Vor allem bei Frauen geht die Unsicherheit mit einem eher schwachen sexuellen Selbstwertgefühl und stärkerer Angst einher. Eine sichere, positive Beziehung gilt im Allgemeinen als das beste Rezept für sexuelle Erfüllung (Johnson & Zuccarini 2010). Dies spiegelt sich in der Tatsache wider, dass Klienten bei Abschluss einer emotionsfokussierten Paartherapie regelmäßig von einer wesentlichen Verbesserung ihres Sexuallebens, von häufigerem und in höherem Maße befriedigendem Sex berichten (Wiebe et al., in Vorbereitung). Dem entspricht auch die Beobachtung, dass die Grade an Nähe und Feinfühligkeit, die sich wahrscheinlich durch eine EFT erhöhen, die entscheidenden Faktoren sind, die unsichere Bindung und niedrige sexuelle Befriedigung sowohl bei Paaren mit Beziehungsschwierigkeiten als auch bei zufriedenen Paaren miteinander verbinden (Peloquin et al. 2013; Peloquin et al. 2014).

Mithin dient die Bindung als eine Brücke, die es uns ermöglicht, Sexualität und Bezogenheit auf spezifische, schlüssige Weise in die Paartherapie sowie in sexualtherapeutische Interventionen einzubeziehen (Johnson 2017). Übereinstimmend mit Hawton, Catalin und Fagg (1991) zeigt die EFT-Erfahrung, dass die Kommunikationsmuster, die sich zu Beginn der Therapie beobachten lassen, die Berichte der Partner über ihre sexuelle Befriedigung vorhersagen und dass sich darüber hinaus die sexuelle Beziehung verbessert, wenn sich diese Muster verändern. Dies ist vor allem mit Blick auf die Befriedigung der Frauen relevant, denn sämtliche Erkenntnisse über weibliche Erregung lassen darauf schließen, dass Frauen den Grad der sicheren

Verbundenheit in einer Beziehung überwachen, bevor sie es zulassen, ihre körperliche Erregung als Begehren zu erleben; zudem stellt sich dieses Begehren häufig nicht als spontane Lust ein, sondern in Reaktion auf das Gefühl, vom anderen begehrt zu werden (Gillath et al. 2008; Basson 2000).

Die EFT-Therapeutin hilft Paaren, Zyklen der sexuellen Interaktion zu beschreiben, ganz gleich, ob diese die vorwiegenden Muster eines Paars widerspiegeln oder ihnen entgegenstehen. Tendenziell vermeidende, zurückgezogene Männer suchen in ihrem sexuellen Tanz aktiv Kontakt, werden aber oft abgewiesen, weil sie in anderen Zusammenhängen keine sichere emotionale Verbundenheit gewähren. Wenn die Therapeutin diesen Partnern hilft, sich auf ihre Emotionen einzulassen und das Bedürfnis, sich begehrt zu fühlen, in Worte zu fassen, kann dies den Eindruck der / des anderen, lediglich als Instrument zum Erreichen des Orgasmus zu dienen, verändern und im Schlafzimmer für ein neues Klima sorgen. Neue Perspektiven, die das Sexualverhalten zu den Bindungsrealitäten in Beziehung setzen, charakterisieren die neuen, zielgerichteten Interventionen. EFT-Therapeuten werden zumeist von der organischen Basis ausgehen – von der inneren Basis der Emotionen und ihres körperlichen Ausdrucks –, um neue, positive sexuelle Zyklen einzuleiten, und sich nicht auf Top-down-Interventionen – an Fertigkeiten oder Techniken orientierte Interventionen – verlassen. Als Terry für die tiefe Versagensangst Worte findet, die seiner erektilen Dysfunktion zugrunde liegt, und seine Frau ihm nicht nur tröstend zuspricht, sondern ihm auch sagt, dass der beste Teil am Liebemachen für sie seine zärtlichen Berührungen seien, wird er zuversichtlicher. Er und seine Frau können gemeinsam, als Team, mit dem gelegentlichen Verlust seiner Erektion umgehen.

Für die Arbeit mit gleichgeschlechtlichen Paaren gelten dieselben Prinzipien und Techniken (Allan & Johnson 2016; Johnson & Zuccarini 2011). Es ist von faszinierender Ironie, dass gerade die Personengruppe, die in der Öffentlichkeit mit Promiskuität in Verbindung gebracht wird, nämlich junge Schwule, eine Hinwendung zu Monogamie und Verbindlichkeit vollzieht, während heterosexuelle Paare heute stärker zu distanzierteren, weniger verbindlichen, offenen Beziehungen oder seriellen Verhältnissen neigen. Gleichwohl ist diese Entwicklung verständlich. Wenn Beziehungen als illegal gelten, fällt es schwer, auf eine sichere Bindung zu hoffen und an Verbindlichkeit zu glauben. Die Forschung zeigt, dass heute rund 82 Prozent der männlichen schwulen Bevölkerung langfristige Beziehungen anstreben (Gotta et al. 2011). Der bindungsorientierte Therapeut trägt der bindungswissenschaftlichen Erkenntnis Rechnung, dass Menschen biologisch auf romantische Liebe und auf die von Bowlby sogenannten hierarchischen Bindungen programmiert sind. Wir können simultan Bindungen zu einer überschaubaren Anzahl von Menschen haben, die uns wichtig sind, haben aber gewöhnlich eine zentrale, primäre Bindungsperson und werden darum kämpfen, diese Beziehung zu behalten und zu schützen. Die sichere

Bindung ist eine primäre, überaus funktionale Lebensstrategie und in distanzierteren, wenig verbindlichen Beziehungen schwerlich herzustellen. Bindung fordert uns aktiv heraus, einige der alten Mythen und Konventionen im Zusammenhang mit der Sexualität zu hinterfragen, zum Beispiel die Annahme, dass die langfristige Beziehung zu einer bestimmten Person zu einer Vertrautheit führt, die jede Erotik abtötet, während nichts die Leidenschaft mehr befeuert als das immer Neue. Diese Sichtweise verwechselt das lebendige, aktive Engagement, das eine sichere Verbundenheit charakterisiert, mit fehlender Intimität und Responsivität. Auch in Liebesbeziehung gibt es Momente der Unverbundenheit, auf die aber eine Neueinstimmung und eine Reaktivierung des Engagements folgen, sodass sich die Partner im Lauf ihrer Beziehung stets aufs Neue ineinander verlieben.

6.9 Schlussbetrachtung

Acevedo und Aron (2009) haben mit einer hirnbildgebenden Studie nachgewiesen, dass die physiologischen Reaktionen auf einen Partner bei einem bestimmten Anteil frisch verliebter bzw. langjähriger Partner identisch waren. Diese Beobachtung lässt vermuten, dass die romantische Liebe ungleich mehr ist als eine flüchtige Reaktion, sondern die Zeit überdauern kann. In einer weiteren Untersuchung, die dieselben Forscher zusammen mit weiteren Kollegen durchführten, gaben 40 Prozent der Eheleute, die seit mehr als zehn Jahren verheiratet waren, an, „sehr verliebt ineinander" zu sein (O'Leary et al. 2012). Die Wissenschaftler appellierten daraufhin an Paartherapeuten, auf die gezielte Gestaltung der Reaktions- und Verhaltensweisen zu fokussieren, die wir Liebe nennen, statt alles andere, nur nicht diese Reaktionen, zu bearbeiten und zu hoffen, dass die Liebe dann zurückkehren werde. Natürlich muss der Therapeut, um sich dieser Herausforderung stellen zu können, über ein detailliertes, klares Verständnis der Liebe an sich verfügen. Dieses Verständnis finden wir in der Bindungswissenschaft. Die zentrale Bindungsfrage „Bist du für mich da?" begleitet implizit (und bisweilen auch explizit) alle schwierigen Beziehungen, selbst wenn die Partner ihr Leid vielleicht nicht unter diesem Blickwinkel auszudrücken wissen. Die übereinstimmenden klinischen Auskünfte von Paaren, die Tatsache, dass es in emotionsfokussierten Paartherapien, der Forschung und der Praxis nach zu urteilen, nicht zu Therapieabbrüchen kommt, und die allgemeinen Ergebnisse der EFT verweisen auf die *Relevanz,* die diese Fokussierung auf Liebe und emotionale Verbundenheit für unsere Klienten besitzt. Sehr häufig hören EFT-Therapeuten Bemerkungen wie: „Sie haben hier wirklich den Kern der Sache berührt. Diese Bindungsgeschichte trifft den Nagel auf den Kopf. Zum ersten Mal kann ich mir das Ganze erklären." Die Bindungswissenschaft und die auf ihr beruhende therapeutische Praxis dienen Paartherapeuten als Hafen und Basis der Sicherheit, die ihnen Zuversicht und Kreativität vermitteln. Fest im Boden der Bindungswissenschaft wurzelnd, kann sich das Feld der Paartherapie weiterentwickeln und ein neues Niveau erreichen.

Eine Übung für zu Hause

Für Sie persönlich

Können Sie ein Muster oder einen negativen Zyklus identifizieren, in dem Sie sich mit einer Partnerin / einem Partner oder jemandem, den Sie lieben, verfangen? Können Sie die Schritte dieses negativen Tanzes mit möglichst einfachen Worten beschreiben? Stellen Sie sich dabei vor, dass Sie beobachten, was beide Beteiligte tun – wie sich jeder von ihnen bewegt. Versuchen Sie, mit Abstand und ohne zu beurteilen zuzuschauen, und achten Sie auch darauf, wie die Aktionen des einen in einer Feedbackschleife die Reaktionen des anderen Partners triggern („Je mehr du ..., desto stärker ... ich, und je stärker ich ..., desto ...").

Wie gehen Sie in diesem Drama mit Ihren verletzlichsten Emotionen um? Welche Signale würden Sie dem / der anderen senden – wie bekäme er / sie zu sehen? Wie könnte eine empathische Therapeutin Ihrer beider Tanz so zusammenfassen, dass Sie sich wahrgenommen und sicher fühlen? Wie könnte die Therapeutin die Gefühle, die Sie an der Oberfläche gezeigt haben, spiegeln und die zugrunde liegenden, verletzlicheren Gefühle, die Sie in dieser Situation empfinden, ansprechen – vor allem die auftauchende Angst, Ihre Bindung zu verlieren?

Versuchen Sie niederzuschreiben, was diese Therapeutin sagen könnte.

Für Sie als Profi

Ein Paar, Zena und Ted, verstrickt sich in seinem üblichen negativen Zyklus, der wie folgt aussieht:

ZENA *(spricht in sehr ruhigem, sachlichem Tonfall und macht sich schriftlich Notizen):* „Ich halte das nicht für eine hilfreiche Diskussion, Ted. Mir ist es gleichgültig, auf welche Weise wir die Rechnungen zahlen, mach es, wie du willst. Es gibt viele Möglichkeiten. *(Zählt drei komplizierte Alternativen auf.)* Ich begreife nicht, weshalb man sich wegen praktischer Dinge wie dem Bezahlen von Rechnungen aufregen sollte." *(Beginnt zu schildern, wie ihre Schwester und deren Ehemann das Thema handhaben.)*

TED *(erregt und wütend):* „Darum geht es doch gar nicht! Ich habe gesagt, dass wir nie über irgendetwas sprechen, das mit uns zu tun hat! Wann darf ich mich denn aufregen – sag's mir, du bleibst doch immer die Ruhe selbst. Ich habe darüber gesprochen, dass ich mir wegen des Geldes Sorgen mache. Ich brauche keinen Vortrag über das, was deine Schwester tut. *(Schlägt sich mit der Hand aufs Knie.)* Wenn ich eine Wirtschaftsprüferin hätte heiraten wollen, hätte ich mir eine gesucht. Du bist wie eine Laufschriftanzeige, die unentwegt Ratschläge parat hat. *(Legt die Hände auf seine Augen.)* Ich habe gar nicht mehr das Gefühl, dass wir ein Paar sind."

ZENA *(blinzelt heftig, atmet tief ein und lehnt sich in ihrem Sessel zurück):* „Nun sei doch bitte vernünftig. Ich begreife wirklich nicht, worüber du dich so aufregst. Offenbar bis du ständig auf 180. Manche Männer wären froh darüber, eine Frau zu haben, die ihnen bei solchen Problemen helfen kann. Aber scheinbar ist es mittlerweile völlig egal, was ich zu tun versuche ... *(Lange Pause, sie streicht sich wiederholt mit einer Hand über die andere.)* Dies ist eine dieser Situationen, in denen ich, wären wir zu Hause, kapitulieren und nach oben in mein Arbeitszimmer gehen würde, um abzuwarten, bis du dich wieder beruhigt hast. Du weißt meine Anstrengungen einfach nicht zu würdigen."

TED *(zur Therapeutin gewandt):* „Sie versteht nicht, weshalb ich mich aufrege. Vielleicht begreife ich es selbst nicht? Bin ich irre? Begreifen Sie, weshalb ich mich aufrege?"

Wie würden Sie den Zyklus dieses Paars mit möglichst einfachen Worten spiegeln, die offensichtlichen Bindungskonsequenzen mitberücksichtigen und mit einer Formulierung schließen, die ebendiesen Tanz als das Problem dieser Beziehung identifiziert?

Wie würden Sie Teds Frage im Lichte der Bindungsbedürfnisse und Verlustängste beantworten, ohne den Standpunkt seiner Partnerin abzuwerten oder sie zu kritisieren?

Versuchen Sie aufzuschreiben, was Sie sagen würden. (Dies ist ein Spiel, es gibt also keine falschen Antworten.)

Zum Merken und zum Beherzigen

- Damit die Paartherapie zielführend und effektiv sein kann, benötigt die Therapeutin eine Landkarte, um sich über das eigentliche Wesen von Liebesbeziehungen, über das, was schiefgehen kann, und das, was notwendig ist, um den Schaden wiedergutzumachen, zu orientieren.
- Emotionale Unverbundenheit und Entbehrung – unbefriedigte Bindungsbedürfnisse nach Trost, Unterstützung und Fürsorglichkeit – liegen unglücklichen Beziehungen zugrunde. Die Lösung besteht darin, emotionale Ansprechbarkeit, Responsivität und Engagement zu ermöglichen (A.R.E: „Are you there for me?" – „Bist du für mich da?").
- EFT für Paare erfüllt die Kriterien, die die Couple und Family Division der American Psychological Association für den höchsten Grad an empirischer Validierung vorgeben. Sie verändert nachweislich die Qualität der Bindung in Paarbeziehungen.

- Die Therapiephasen – Stabilisierung, Umstrukturierung der Bindung und Konsolidierung – sowie der therapeutische Veränderungsprozess und maßgebliche Interventionen sind in EFT und EFIT identisch. Die entscheidenden Tango-Moves sind in den verschiedenen Modalitäten dieselben, abgesehen von einigen Modifizierungen, die notwendig werden, wenn die Therapeutin es in der Sitzung statt mit einem einzelnen Klienten mit zwei Parteien zu tun hat, die sich nicht selten bekämpfen. Der negative Zyklus – der „Teufelsdialog" im Zusammenhang mit dem EFT-Tango-Move Spiegeln des gegenwärtigen Prozesses – wird detaillierter beschrieben, und bestimmte Interventionen wie *Die Kugel abfangen* und *Bindungssamen säen* spielen eine wichtigere Rolle und werden häufiger eingesetzt.
- Die vier Zyklen unglücklicher Beziehungen, in denen die Partner abwechselnd verfolgen und flüchten, sind *Such den Bösewicht, Kritisieren und Rückzug, Erstarren und Fliehen* sowie *Chaos und Ambivalenz.*
- Die Paartherapeutin muss in der Lage sein, auf einen anderen Kanal umzuschalten und die Klienten auf die Gegenwart zu fokussieren, auf den Zyklus statt auf die Fehler des anderen, auf die Emotion statt auf abstrakte Diskussion, auf den Prozess statt auf den Inhalt und auf konkretes Verhalten statt auf Etikettierungen und Diagnosen.
- Wie üblich, werden Blockaden, die der Gestaltung effektiver Abhängigkeit entgegenstehen – zum Beispiel frühere Verletzungen, die es den Partnern in der Sitzung schwer machen, Risiken einzugehen –, gezielt thematisiert. Die EFT-Therapeutin bearbeitet solche Blockaden mit dem Klienten und „erweicht" sie. Sodann können Bindungsereignisse – Hold Me Tight®-Gespräche –, die sowohl die Sicherheit in der Beziehung der Partner als auch deren Arbeitsmodelle des Selbst verändern, stattfinden. In Bindungsereignissen werden die Tango-Moves 2 bis 4 intensiviert, bis die Partner neue Ebenen eines sicheren Engagements erreicht haben.
- Das Verständnis von Liebesbeziehungen und der entscheidenden Bedeutung emotionaler Responsivität ermöglicht uns, neue Beziehungstrainingsprogramme zu entwickeln, zum Beispiel das Hold Me Tight®-Beziehungstraining, um Beeinträchtigungen der körperlichen Gesundheit, die Beziehungen auf eine harte Probe stellen, zu bearbeiten und andere Facetten von Liebesbeziehungen, etwa Sexualität und Fürsorglichkeit, in einem neuen Licht zu sehen.
- Was Sie verstehen, können Sie gestalten. Die Bindungswissenschaft lässt uns eine neue Ära der Konzeptualisierung von Liebesbeziehungen und der Entwicklung effektiver Paartherapien erleben.

7. Emotionsfokussierte Paartherapie in der Praxis

Die Literatur zur Paartherapie enthält zahlreiche Fallbeispiele und Transkripte erfolgreicher Veränderungsprozesse in der EFT sowie Trainings-DVDs über unterschiedliche Therapiephasen und mit unterschiedlichen Paaren (siehe ↗ https://www.eft-paartherapie.de/shop sowie ↗ https://www.iceeft.com für eine Liste der einschlägigen Literatur und DVDs). Statt einen weiteren solchen Fall vorzustellen, gebe ich in diesem Kapitel eine Sitzung mit einem schwierigen Paar wieder. Die beiden waren chronisch unglücklich miteinander und hatten Schwierigkeiten, die sich der Heilung ihrer Beziehung entgegenstellten.

7.1 Sarah und Galen: die Hintergrundgeschichte

Dieses Paar hatte seit mehreren Jahren wiederholt einen EFT-Therapeuten konsultiert und die Behandlung mehrmals abgebrochen. Dem Therapeuten zufolge schafften sie es, die Stabilisierungsphase zu bewältigen. Ihr negativer Zyklus ist deeskaliert. Eine sichere Basis zur Einleitung positiver Bindungszyklen wurde geschaffen, doch nun kommt der Therapeut nicht weiter. Jeder Fortschritt scheint blockiert.

Sarah kam in ihren 20ern als Immigrantin nach Nordamerika. In ihrer Herkunftsfamilie wurde sie als Kind körperlich misshandelt und sexuell und emotional missbraucht und erniedrigt, vor allem von einem älteren Verwandten. Sie lernte Galen kennen, heiratete ihn und bekam rasch hintereinander zwei Kinder. Mittlerweile blicken sie auf „jahrzehntelange heftigste Kämpfe“ zurück. In den ersten Ehejahren hatte Sarah Galen verfolgt und sich schließlich auf wütende Drohungen, ihn zu verlassen, und „Dichtmachen“ verlegt. Daraufhin begann Galen, sie zu verfolgen. Sarah räumt ein, sich gewohnheitsmäßig mit „brutalen Beschimpfungen“ gegen Galen zu „verteidigen“ und „ihn mit Kugeln zu durchsieben“.

Nach einem Gewaltausbruch vor vielen Jahren verbrachte Galen die Nacht im Gefängnis, wurde aber nicht angeklagt. Körperliche Gewalt war allerdings weder in der Zeit, in der sie in Therapie waren, noch zum Zeitpunkt der hier wiedergegebenen Sitzung ein Thema. Vor dieser Konsultation hatte Sarah eine ganze Armee von Anwälten beauftragt, sich aber zu einem weiteren Versuch, die Beziehung zu verändern, bereiterklärt. Beide Partner hatten weder in der Kindheit noch miteinander eine sichere Bindungsbeziehung erlebt. Galen berichtet, Liebe und Anerkennung nie erfahren zu haben, und Sarah scheint mit einem „komplexen Traumasyndrom" zu kämpfen, da sie als Kind offenbar eine „Verletzung menschlicher Verbundenheit", wie die Traumaexpertin Judith Herman (2010 [1992]) es bezeichnet, erlebt hat. Andere Menschen sind dann eine aktive Angstquelle und werden gleichzeitig dringend benötigt, um die Angst zu lindern. Als ich dem Therapeuten, der mir den Fall schilderte, zuhörte, ging mir durch den Kopf, dass man bei Sarah, wäre sie vor Jahren in der Klinik, in der ich arbeitete, vorstellig geworden, zweifellos eine Borderline-Persönlichkeitsstörung diagnostiziert hätte. Vor Beginn meines Gesprächs mit dem Paar sage ich zu mir selbst: „Dies ist also ein ‚Traumapaar' (Johnson 2002; Greenman & Johnson 2012), dessen panische Angst vor Bindungsverlust und Wachsamkeit für Gefahr und Verletzung ständig abrufbar sind. Diese Sensibilität wurde durch einen chronischen Konflikt seit über 20 Jahren noch erhöht. Hier ist Fingerspitzengefühl angesagt."

Der Therapeut gab mir als Ziel der Sitzung vor, die Deeskalation zu unterstützen und eine der Hauptblockaden, die den Fortschritt in Phase 2 der EFT vereitelten, durchzuarbeiten – in diesem Fall Sarahs mangelnde Fähigkeit, Galens Bemühungen um Kontakt, die ihn gleichzeitig so verletzlich machten, wahrzunehmen und anzuerkennen und diesen neuen Signalen zu vertrauen. Erst dann wäre eine korrigierend wirkende Erfahrung der sicheren Verbindung möglich. Der Therapeut berichtet mir, dass das Paar seinen negativen Tanz und die Art und Weise, wie sie sich wechselseitig beeinflussen, kenne und dass Galen nun das Risiko wage und auf seine Partnerin zugehe, aber regelmäßig vor eine Wand aus Misstrauen und Sarkasmus laufe. Sarah selbst sieht sich entweder als „zurückgezogen in meinen Schildkrötenpanzer" oder als „Kriegerin", die jederzeit auf „Kampfmodus" umschalten könne.

In den wenigen Minuten vor Beginn der Sitzung wendet Sarah sich mit der Frage an mich: „Gibt es tatsächlich Menschen, die sich Liebe erhoffen? Ganz ehrlich?" Ich habe keine Chance, ihr noch vor Beginn der Sitzung zu antworten.

7.2 Beratungsgespräch

Nachdem wir uns einander vorgestellt und ein wenig Small Talk gemacht haben, beginnen wir.

Sarah *(zu mir):* „Also, ich glaube, diese Sache funktioniert, aber … wie ist es, wenn zwei Menschen nun einmal nicht zueinander passen, sich einfach auseinanderentwickeln?"

SUE: „Oh, ich bin mir gar nicht sicher, ob zwei Menschen überhaupt jemals langfristig zueinander ‚passen'. Die meisten von uns wissen nicht, wie man ‚eng tanzt', zusammen tanzt, aber wenn alles gut geht, können wir es einander lehren. Wenn wir einander wichtig sind, bleiben wir und bemühen uns und lernen. Es gibt nicht den perfekten anderen, der irgendwo da draußen auf uns wartet. Freilich laufen manche Beziehungen reibungsloser. Ich habe gehört, dass Sie beide, als Sie sich kennenlernten, nicht gerade ein Übermaß an Vertrauen und Sicherheit mitbrachten. Aber es klingt so, als hätte sich seither einiges getan – mit Ihrem Kampf für die Beziehung beweisen Sie eine Menge Mut!"

GALEN: „Wir haben es nie so weit gebracht, dass wir händchenhaltend zusammen den Sonnenuntergang betrachten! *(Lacht.)* Es ist eher so, dass ich mich daran gewöhnt habe, dass unsere Beziehung ein Kampf ist!"

SARAH *(zu mir)*: „Mittlerweile bleibe ich aber stumm – ich sage kein Wort mehr. Wir haben uns bekriegt wie Katze und Hund."

GALEN: „Und jetzt tanzt sie überhaupt nicht mehr mit mir! Wir haben einen Punkt erreicht …"

SARAH: „Zufriedenheit … friedlicher …"

GALEN: „Aber ich würde gern weitergehen. Wissen Sie, es ist schwierig … Was wäre der nächste Schritt?"

SUE: „Ah, jetzt möchten Sie wissen, wie Sie den Punkt ‚Zusammen den Sonnenuntergang betrachten' erreichen können? – Ja? Sie wünschen sich mehr Gemeinsamkeit mit Sarah?" *(Galen nickt.)*

GALEN: „Aber ich möchte nichts sagen, was dann dazu führt …"

SUE: „… dass Sie sich streiten. *(Galen nickt.)* Sie sagen sich also selbst, dass Sie vorsichtig sein sollten, zurückhaltend? Vielleicht auf ein Zeichen von ihr warten sollten, das Ihnen signalisiert, dass Sie willkommen sind?"

GALEN: „Genau, genau. Aber ich bekomme kein Zeichen."

SUE: „Es läuft also mittlerweile ruhiger – weniger gefährlich. Und Sie stehen wartend draußen vor der Tür – und sagen: ‚Hier bin ich – ich möchte dir nahe sein. Lässt du mich rein?'" [Spiegeln des gegenwärtigen Prozesses – Einleitung des Übergangs zu Tango-Move 1 – die wesentlichen Elemente seiner Position in Worte fassen.]

GALEN: „Ich warte. Ich warte." *(Blickt Sarah an.)*

SUE *(an Sarah gewandt)*: „Was geht in Ihnen vor, wenn dieser Mann sagt: ‚Sarah, ich warte draußen vor der Tür'?"

SARAH *(lächelt)*: „Hm, ich mag es, wenn er mir hinterherläuft. Ich verfolge niemanden mehr. Das ist viele Jahre her. Aber manchmal habe ich Lust, einen Krach anzuzetteln, damit im Haus mal etwas los ist. Wenn ich mich zurückziehe … irgendwie fühle ich mich immer noch abgelehnt. Machtverlust. Aber wenn du mich nicht verfolgen willst, ist es okay. Mir ist es egal."

SUE: „Hm. Selbst wenn die Streitigkeiten schlimm sind, vermitteln sie Ihnen doch ein Gefühl der Verbundenheit? Sie können sich zurückziehen, aber es fühlt sich wie ein Verlust an – Sie haben weniger Macht – Sie leiden noch immer. Es ist fast so, als ob ein Teil von Ihnen sagte: ‚Ich brauche dich und ich möchte, dass du zur Tür hereinkommst und mir sagst, dass du mich willst, denn tief in meinem Innern fühle ich mich noch immer abgelehnt.' Habe ich das richtig verstanden?"

SARAH: „Irgendwie schon. Er war nicht ehrlich zu mir, als wir geheiratet haben. Ich habe mich kundig gemacht und Dinge über seine Familie herausgefunden, die er mir nicht erzählt hatte."

SUE: „Und dann schrillten Ihre Alarmglocken. *(Sarah nickt.)* Sie haben gute Gründe für Ihre Wachsamkeit. Die Menschen, die Ihnen nahestanden, als Sie klein waren, erwiesen sich als gefährlich, deshalb schrillten die Alarmglocken. Und dann begann dieser lange Kampf mit Galen, und Sie haben sich gegenseitig furchtbar wehgetan. *(Sarah nickt erneut;* Validierung ihrer Wachsamkeit.) Und Sie, Galen, Sie haben schreckliche Angst, einen Fehler zu machen, deshalb warten Sie … auf ein Signal von ihr. *(An Sarah gewandt:)* Aber es ist, als würden Sie zu ihm sagen: ‚Willst du nicht kommen und mich abholen? Ich gehe das Risiko nicht ein. Ich weiß nicht einmal, wie man die Tür öffnet.'"

SARAH: „Wenn er unten einschläft, lasse ich ihn dort. Aber dann bin ich sauer, weil er nicht zu mir ins Bett kommt. Und wenn er dann kommt, bin ich noch immer sauer. Es ist so … ‚Aha, jetzt bist du also hier, sieh an!'" [Was wir hier sehen, sind klassische Fesseln der Ausweglosigkeit: Sie kann es nicht riskieren, auf ihn zuzugehen, merkt aber, dass ihr etwas fehlt; und wenn er ihr nahe kommt, weckt er ihren Groll, und sie weist ihn ab. Der Weg zu heilender Verbundenheit bleibt versperrt.]

SUE: „Hm. Sie weigern sich also, ihm hinterherzulaufen, aber wenn er nicht hinter Ihnen herläuft, macht es Sie wütend. *(Sarah lacht.)* Er wartet auf ein Zeichen von Ihnen, dass Sie ihn bei sich haben wollen, ist das richtig, Galen? *(Galen nickt.)* Keiner von Ihnen beiden hat, was er sich wünscht. Sie haben einen Waffenstillstand geschlossen, aber … und es scheint, als ob Sie beide nicht wirklich wüssten, wie eine gute Beziehung für Sie aussehen könnte? Das ist für Sie unbekanntes Gelände – fremd. Deshalb trauen Sie sich kaum, sich zu rühren. Aber es ist, als ob Sie, Sarah, sagten: ‚Ich fühle mich noch immer abgelehnt. Ich habe einen wunden Punkt, der mich schmerzt. Ich bin darauf angewiesen, dass du mir zeigst, dass du mich willst – dass du kommst und mich abholst.' Richtig?" [Intensivierte Bindungsbotschaft, Klärung ihres Signals. Vorbereitung der Arbeit in der Sitzung – Fokussierung auf ihre Schwierigkeit, auf seine Bemühungen um Nähe einzugehen.]

SARAH: „Ja, dem stimme ich zu. Ja … Ich kann mich nicht weiter verbiegen. Ich kann nicht mehr klettern. Schließlich gab es diese Situationen … *(wendet sich an Galen),* in denen du nicht für mich da warst. Meine Schwester musste mich nach der Geburt unseres zweiten Kindes aus dem Krankenhaus abholen. Solche Dinge."

SUE: „Ja. Diese Erinnerungen sind immer noch schmerzlich, nicht wahr? *(Sarah nickt zustimmend.)* Und sie erinnern Sie daran, wie gefährlich es ist, auf ihn angewiesen zu sein – sich auf ihn verlassen zu wollen – sich ihm zu öffnen. Sie brauchen seine Hilfe. Nach all den Auseinandersetzungen können Sie keine Gipfel mehr erklimmen, um ihn zu erreichen. [Galen hört und sieht angespannt zu. Vielleicht zeige ich ihm ein anderes Bild von seiner Frau, als er es zu sehen gewohnt ist.] Sie brauchen seine Hilfe, um damit fertigzuwerden. Sie wurden tief verletzt – und die Ablehnung tut immer noch weh. Sie können nicht auf ihn zugehen – Sie wissen nicht einmal, wie Sie ihm diese Botschaft senden könnten – wie Sie ihm die Tür öffnen könnten? Es kostet unendlich viel Mut, sich zu öffnen und es auszusprechen?" [Ich fokussiere durchgängig auf ihre Blockade – ihr Widerstreben, ihm zu vertrauen –, spiegele und validiere sie. Auch dies ist Teil des ersten Tango Moves, Spiegeln des gegenwärtigen emotionalen Prozesses.]

SARAH: „Ja. Ich musste lernen, unabhängig zu sein. Deshalb komme ich jetzt so herrisch rüber. Aber … es wäre eigentlich ganz schön, wenn er sich gelegentlich auch mal kümmerte. Wir haben einander furchtbar verletzt. Ich fühlte mich jahrelang total hängen gelassen, und er hat ebenfalls gelitten." [Die Formulierung sagt mir, dass sie die Deeskalationsphase wirklich erreicht haben. Sie kann seinen Schmerz anerkennen.]

SUE: „Wenn er sich kümmerte – wenn er sich um *Sie* kümmerte –, vor allem in Bezug auf dieses Problem, diesen Wunsch nach einer neuen Verbundenheit, die Ihnen nicht wirklich vertraut ist, die Sie sich aber wünschen – weil Sie darunter leiden, dass sie Ihnen fehlt, weil es Sie schmerzt. Sich zu streiten war eine furchtbare Methode, um Verbindung aufzunehmen, aber … sich zurückziehen hilft auch nicht."

SARAH: „Wenn er sich um die VISA-Abrechnung kümmern würde – ich habe ihn vor ein paar Tagen gebeten, die Konten abzustimmen. *(Wechselt zu einem emotional weniger intensiven Thema.)* Er sagte: ‚Nein, bitte mich nicht um so etwas.'"

SUE: „Sie brauchen seine Unterstützung jetzt, während Sie sich auf dieses neue emotionale Territorium begeben. Und offenbar bringt es nichts, um Hilfe zu bitten – nicht einmal, wenn es um einfache Aufgaben geht? Sie sagen hier etwas sehr Wichtiges, Sarah. Sie wollten ihn an Ihrer Seite haben, aber er wusste nicht, wie, und deshalb haben Sie um sich geschossen und dichtgemacht. Aber es tut noch immer weh – das Bedürfnis, sich erwünscht, gewollt zu fühlen –, denn Sie sind ein Mensch." [Tango-Move 2: Verbindung ihrer körperlichen Gefühle und der Bedeutungsgebung in ihrem aktuellen Narrativ mit der Annäherung an die tiefere Emotion unter der schützenden Aggressivität.]

SARAH *(schnell und mit hoher Stimme sprechend):* „Ich lasse mich von ihm nicht umsorgen, weil er das noch nie auch nur versucht hat. Es ist keineswegs so, dass ich die Tür verriegele!"

SUE: „Richtig. Ein Teil von Ihnen möchte, dass er auf Sie zugeht und Ihnen hilft, sich ihm anzunähern. Aber Sie können die Tür nicht öffnen – trotz Ihrer Sehnsucht, bei aller Wut und Entschlossenheit, nicht bedürftig, sondern unabhängig zu sein. Sie sehnen sich noch immer danach, sich mit Galen verbunden zu fühlen." *(Sarah lächelt mich an und nickt.)*

SARAH: „Diesen Anteil meiner selbst mag ich überhaupt nicht, ich kann ihn nicht ausstehen."

SUE *(ruhig und freundlich):* „Niemand kann diesen Teil in sich ausstehen. Er bringt Risiken mit sich. Können Sie ihm sagen: ‚Ich weiß im Moment nicht, wie ich die Tür öffnen könnte. Es ist nicht sicher, es ist zu riskant.'?" [Tango-Move 3: die geklärte emotionale Reaktion als Musik für einen neuen Tanzschritt – eine engagiertere Begegnung – benutzen.]

SARAH *(mit einer halben Drehung in Richtung Galen):* „Ich weiß nicht, wie. Ich weiß nicht, wie. Ich weiß nicht, wie ich dich einlassen kann."

GALEN *(schaut mich an):* „Und das ist dann für mich eine Zurückweisung – es verwirrt mich. Und dann versuche ich, allein damit klarzukommen."

SUE: „Ja. Das ist ganz normal, ganz natürlich. Sie beide sind in diesen Tanz hineingeraten und wussten schon vorher, dass es hochgefährlich ist, jemanden zu brauchen. Sie haben ja nie erlebt, wie ein sicherer, harmonischer Tanz aussieht. Deshalb war es nur natürlich, dass Sie um sich geschlagen und Ihre Waffen in Stellung gebracht haben, wenn Sie das Gleichgewicht verloren und einander verletzten. Aber nun sehen Sie sich an! Sie lernen, offen zu sein, und leisten harte Arbeit. Sie hören auf den Schmerz, der Sie auffordert, einander noch eine Chance zu geben, die Liebe zu lernen – das ist doch unglaublich! [Tango-Move 5: Validieren.] Die Ironie, Galen, besteht darin, dass Sie sich ja gar nicht so bedroht, so abgelehnt fühlen würden, wenn Sie diese Lady nicht so liebten. Sie würden sie sehen und auf sie reagieren wie auf ein Kind, das Ihre Hilfe braucht – aber stattdessen bekommen Sie panische Angst, erneut in diese Auseinandersetzungen hineinzugeraten und einander wehzutun. Sie sind verunsichert und tun gar nichts."

GALEN: „Ich liebe sie. Ich möchte sie nicht verletzen."

SUE: „Ja. Ich glaube Ihnen. Was geht in Ihnen vor, wenn sie sagt: ‚Ich weiß nicht, wie ich dich einlassen kann'?" [Technik des evokativen Fragens – Teil des vierten Tango-Moves: Prozessieren der choreografierten Begegnung.]

GALEN: „Ich fühle mich abgelehnt. Nicht so, als wäre ich Teil eines Paars."

SUE: „Ein Teil von Ihnen sagt: ‚Vielleicht will sie mich gar nicht'? Und das wäre entsetzlich."

Galen: „Ja. Entsetzlich. Und sie hat es ja gesagt, wenn wir uns gestritten haben. Deshalb versuche ich, einfach nur den Frieden zu wahren … aber sie versteht das ganz anders."

Sue: „Richtig. Bleiben wir genau hier einmal, das ist ein ganz wichtiger Moment. Sie beide schaffen es nicht, Ihre Distanz zu überwinden, obwohl Sie gemeinsam eine ganz neue Richtung einschlagen könnten. So geht es vielen Menschen. Ihre Herzensdame, Galen, befindet sich in einer merkwürdigen Position, die ihr Angst macht – eine Position, die sie nicht kennt. Sie fragt sich, ob sie Ihnen vertrauen kann, und ruft sich all die Situationen in Erinnerung, in denen sie verletzt wurde, enttäuscht wurde – all die schmerzvollen Verletzungen. Jetzt hat sie Angst davor, Ihnen die Tür zu öffnen. *(Ich schaue Sarah an, beuge mich vor, sie nickt. Ich lege meine Hand auf ihr Knie.)* Sie wissen, dass Sie mehr wollen, doch bei dem Gedanken an einen weiteren Streit fühlen Sie sich wie gelähmt – verunsichert. Und Sie warten darauf, dass sie Ihnen eindeutig signalisiert, dass sie es wagen wird, Ihnen näherzukommen. Aber das eindeutige Signal bleibt aus, und Sie ziehen den Schluss: ‚Sie will mich sowieso nicht mehr.' Dann schlussfolgert sie, dass Sie nicht auf sie zugehen werden, und der Schmerz erfasst sie aufs Neue. Am Ende fühlen Sie sich beide abgelehnt – allein in einer ausweglosen Lage. Das ist schwer, wirklich schwer." [Rückkehr zu Tango-Move 1: Spiegeln des gegenwärtigen, die Beziehung definierenden emotionalen Tanzes unter dem Bindungsblickwinkel. Die Therapeutin beschreibt auch die Blockade – die entscheidende Sackgasse in der Beziehung dieses Paars.]

Galen: „Genau. Ja. Ganz genau. Ich weiß nicht, dass sie auf ein Signal von mir wartet! Ich will es nicht vermasseln."

Sue: „Richtig. Sie sind hier sehr, sehr vorsichtig. Sie sehen nicht, dass sie Ihre Hilfe braucht? Dass sie die Tür nicht öffnen kann, sondern darauf angewiesen ist, dass Sie eintreten und sie abholen – ihr zeigen, wie Nähe geht? *(Er sieht Sarah an, als wüsste er nicht, wer sie ist.)* Aber Sarah, Sie haben große Schwierigkeiten, ein eindeutiges Signal zu senden, oder? Sie schaffen es nicht, ihm zu signalisieren: ‚Komm, hol mich ab, hilf mir'?" [Dies ist eine der typischen Blockaden, die der Wiederherstellung der Bindung und der Wiedervereinigung entgegenstehen – sie kann um das, was sie braucht, nicht bitten.]

Sarah *(freundlich):* „Ich mache das nicht – ich will nicht, dass er – dass er – sich um mich kümmert."

Sue *(Ich beuge mich vor, spreche freundlich und langsam.):* „Ja. Vielleicht haben Sie sich nie gehalten gefühlt, nie getröstet, umsorgt und umhegt, nie gelernt, in der Geborgenheit dieser Nähe loszulassen und zu entspannen. Deshalb sagt Ihr Gehirn Ihnen: ‚Machst du Witze? … Sei auf der Hut! … Das Einzige, was dabei rauskommt, ist Zank und Streit … es ist nicht sicher.' *(Sarah beginnt zu weinen.)* Aber nun sind Sie ganz allein. Und Sie fühlen diesen Schmerz. Denn als Sie Galen kennenlernten, haben Sie die Sehnsucht nach dieser sicheren Verbundenheit zugelassen, oder nicht? Doch dann wurden Sie verletzt, sehr verletzt. Und so erscheint es Ihnen sicherer, ohne diesen Schmerz zu leben und die Sehnsucht aufzugeben?" [Tango-Move 2: Vertiefung des emotionalen Konflikts zwischen der Sehnsucht und der Angst vor Verletzung.]

SARAH: „Ich kann den Schmerz aus der Vergangenheit einfach nicht hinter mir lassen. Ich kann nicht vergessen."

SUE: „Sie müssen nicht vergessen, Sarah. Ihre Schmerzen sind wichtig. Aber Sie und Galen können einander helfen, damit umzugehen und sie zu überwinden. Ich denke, einen Teil dieser Arbeit haben Sie in Ihrer Therapie schon geleistet. Im Moment aber habe ich den Eindruck, als sagten Sie zu GALEN: ‚Ich kann es jetzt nicht riskieren. Ich brauche deine Hilfe – ich kann die Tür nicht öffnen. Ich weiß nicht einmal, wie es sich wirklich anfühlt, geliebt zu werden – kann mir nicht vorstellen, mich darauf einzulassen.' Hm …"

SARAH *(freundlich und sehr zögerlich)*: „Ich kann einfach nicht darüber sprechen. Ich weiß nicht, wie. *(Zu Galen gewandt:)* Ich weiß nicht, wie ich dich um Hilfe bitten kann – mich auf dich verlassen kann." [Sarah vollzieht den dritten Tango-Move selbstständig.]

SUE *(freundlich):* „Und es fühlt sich, wie ich glaube, gefährlich an. Sie haben gelernt, selbst für sich zu sorgen – achtzugeben – und zu kämpfen. Und mit Galen ist es Ihnen genauso ergangen. Deshalb sagen Sie zu ihm: ‚Ich weiß nicht, wie ich die Tür öffnen kann, damit wir lernen können, auf neue Weise miteinander zu tanzen – auf eine weniger gefährliche Weise, einander nahe.' Aber Sie haben gerade jetzt den Schritt getan und ihm gesagt, wie schwer es für Sie ist." [Ein kurzer Wechsel in den vierten und fünften Tango-Move: Prozessieren der Begegnung und Integrieren und validieren.]

SARAH: „Ja. Und das ist ermutigend." *(Lächelt zaghaft.)*

SUE: „Aber Galen – ich höre auch, dass Sie vorsichtig sind. Sie wollen nicht wieder in einen Krieg hineingeraten. *(Galen nickt.)* Wissen Sie, wie Sie um sie werben können – ihr helfen können, einen Schritt in Ihre Richtung zu tun? Haben Sie damals um sie geworben?"

GALEN *(lächelt):* „Ja, hab ich. Und es hilft mir sehr, zu wissen, dass sie jetzt meine Hilfe braucht. Ich möchte für sie da sein. [Dies bestätigt die Einschätzung des behandelnden Therapeuten. Galen nimmt sein Engagement wieder auf und versucht, für seine Frau präsent zu sein.] Zu wissen, dass sie mich braucht! *(Er wendet sich ihr zu.)* Ich muss das mit eigenen Ohren hören. Wirklich."

SUE *(Ich vertiefe seine Botschaft.):* „Sie sagen: ‚Es ist auch für mich beängstigend, nach all unseren Streitigkeiten und Verletzungen wieder Nähe zu suchen. Aber wenn ich weiß, dass du mich brauchst … vielleicht kann ich dann herausfinden, wie ich dir helfen kann. Vielleicht kann ich dir helfen, dich sicher genug zu fühlen, um mir näher zu kommen. Aber es ist auch für mich beängstigend.' Können Sie ihr das sagen?"

GALEN *(zu mir gewandt):* „Was, wenn ich einen falschen Schritt tue und ihr auf die Zehen trete? Da ist diese Unsicherheit. Ich könnte etwas falsch machen. Aber – wenn sie mich braucht – dann, ja, dann weiß ich die Antwort!"

SUE: „Ah, es ist so hilfreich für Sie zu wissen, dass Sie ihr wichtig sind – dann wissen Sie, wie es weitergehen könnte. Ihre Vorsicht hat Sie gelähmt, der Gedanke: ‚Ich darf hier keinen einzigen falschen Schritt tun.' Doch wenn Sie jetzt hören, dass Sarah hinter all dieser Distanz und dem Auf-der-Hut-Sein noch immer unter der Ablehnung leidet und Ihre Hilfe braucht … wenn Sie hören, dass sie sich auf diesem Gebiet nicht auskennt und gar nicht weiß, wie es sich anfühlt, sich geborgen und geliebt und umsorgt zu fühlen – und dass sie deshalb nicht auf Sie zugehen und etwas riskieren kann, dann fühlt sich das für Sie besser an, klarer, oder? *(Galen nickt.)* [Wiederholung, um ihm zu helfen, dieses neue Bild von seiner Frau zu konsolidieren und sich in diesem neuen Wissen um sie zu bemühen.] Wie fühlt es sich in Ihrem Körper an, zu hören, dass sie sozusagen erstarrt ist darauf wartet, dass Sie sie umwerben – ihr helfen, sich Ihnen anzunähern?" [Tango-Move 4: Prozessieren der Begegnung, die Galen und Sarah hier gestalten.]

GALEN *(lachend):* „Ich bekomme Gänsehaut. *(Ich bedeute ihm mit einer Handbewegung, diese Worte an Sarah zu richten. Er wendet sich ihr zu.)* Zu begreifen, dass du meine Hilfe brauchst – anzuklopfen und dir den Hof zu machen! Uiuiui!" *(Sarah fängt an zu kichern.)*

SUE: „Können Sie das annehmen, Sarah? Können Sie sehen, dass er wirklich nach dem Weg sucht, Sie zu erreichen?"

SARAH: „Nun … ich gebe mir Mühe. Aber der Drache erhebt sein Haupt. Der Teil in mir, der mich beschützen möchte."

SUE: „Und was sagt dieser Drache zu Ihnen? *(Sarah schweigt.)* Vielleicht sagt er, dass Galen Sie einmal mehr enttäuschen wird?" [Deutung am äußersten Punkt Ihres Erlebens, um den Prozess des zweiten Tango-Moves voranzutreiben – die Vertiefung der Emotion, die ihren Tanz mit Galen prägt.]

SARAH: „Fühlt sich gut an. Gut. Aber es wäre ein Vertrauensvorschuss. Es wird ein Vertrauensvorschuss sein. *(Wendet sich Galen zu.)* Als ich es in der Vergangenheit versucht habe, endete es im Streit. Du hast mich angebrüllt." [Erneut intensiviert Sarah das Engagement – Tango-Move 3 –, ohne dass die Therapeutin darauf drängt. Mit fortschreitender Therapie fließt der Tango immer natürlicher, das Paar übernimmt die Regie von der Therapeutin und gestaltet den Prozess selbstständiger.]

SUE: „Wie fühlen Sie sich bei diesen Worten? Es ist ein Vertrauensvorschuss. Und früher ist das schiefgegangen – Sie wurden tief verletzt. Wenn Sie hören, dass er sich wünscht, dass Sie sich öffnen …"

SARAH *(mit sanftem Blick):* „Es macht Angst. Woher soll ich wissen, was passieren wird? Ich fühle mich nicht sicher."

SUE *(Ich beuge mich vor und berühre Sarah am Arm.):* „Ja. Sie sagen, dass Sie in einer schwierigen Lage sind – eine furchterregende Position. Der Gedanke, den Vertrauensvorschuss zu riskieren, sich die Hoffnung zu erlauben, dass Galen für Sie da sein wird. Es ist wie: ‚Ich erlaube mir selbst, mich nach deiner Liebe zu sehnen – lasse meine Hoffnung zu – nach all dem Schmerz. Ich werde …'" [Tango-Move 2: Vertiefung der Emotion, Untersuchung der katastrophischen Angst, die Sarah lähmt.]

SARAH: „… irgendwie nackt sein. Es ist schon beängstigend, jetzt tatsächlich so weit gekommen zu sein!"

SUE: „Ja. *(Anerkennung ihrer Ambivalenz.)* Ein Teil von Ihnen kommt gar nicht umhin, Sie zu warnen: ‚Tu's nicht, tu's nicht!' *(Sarah nickt wiederholt.)* Sie könnten aufs Neue verletzt werden. Aber Sie haben von einem Vertrauensvorschuss gesprochen, das heißt, Sie haben sich nicht einfach verweigert. Sie haben gesagt: ‚Es *wird* ein Vertrauensvorschuss *sein.*' Und Sie haben recht. Er könnte Sie verletzten, denn Sie würden Ihre Waffe und Ihre Rüstung einen Moment lang ablegen. Sie haben mir gleich zu Anfang, vor der Sitzung, diese Frage nach der Liebe gestellt. Ein Teil von Ihnen kämpft immer noch damit und fragt: ‚Kann ich darauf hoffen?' Allein damit, dass Sie hergekommen sind, haben Sie etwas riskiert. Und Sie brauchen seine Hilfe – um den inneren Drachen, der Sie schützt, zu beruhigen? *(Sarah nickt.)* Sie beide jagen sich gegenseitig eine Heidenangst ein. Es klingt, als ob jeder von Ihnen die verletzlichen Seiten des anderen genau kennt. Und so können Sie zuschlagen oder den anderen draußen in der Kälte stehen lassen. Aber nun haben Sie unbekanntes Gelände betreten. Und Sie, Sarah, fragen: ‚Kann es jemanden geben, der wirklich für mich da ist? Was passiert, wenn ich mich öffne und nackt dastehe – kann ich mir diesen Vertrauensvorschuss überhaupt leisten?' Es ist so schwer. Was geht in Ihnen vor, Sarah, während wir sprechen? Es ist ein solches Wagnis, sich zu öffnen und ihm die Chance zu geben, Sie zu halten – zu umwerben?" [In solchen Momenten der EFT wird die existenzielle Bedeutsamkeit des Ringens eines Partners überaus deutlich – die Themen Isolation, Konflikt, Entscheidung sowie die Angst vor Hilflosigkeit treten klar zutage.]

SARAH *(mit sanfter Stimme):* „Kann man das machen? Gibt es tatsächlich Menschen, die so etwas machen? Ich frage Sie. Vielleicht kann Liebe überhaupt nicht funktionieren." [Diese Art Frage bricht der Therapeutin das Herz, und sie muss darauf eine authentische Antwort geben können!]

SUE: „Ja. Menschen machen so etwas. Und es macht uns allen Angst. Aber es ist besonders beängstigend, wenn die Menschen, auf die Sie zählten, als Sie noch klein waren, Sie verwundet haben, Sie verraten haben. Wenn Sie von diesen Menschen gelernt haben, dass Nähe gefährlich ist, und wenn Sie und Ihr Partner nicht wissen, wie man eine sichere Beziehung aufbauen kann. Sie und Galen haben sich in

Ihre Kämpfe verstrickt. Aber Menschen öffnen sich einander. Wir wollen etwas – etwas wirklich Wichtiges."

SARAH: „Ja – ich wünsche mir die Verbundenheit. Ich möchte sie erleben. Ich glaube nicht, dass ich sie überhaupt je kennengelernt habe." *(Sie weint.)*

SUE: „Hm, es ist schwer, ohne sie zu leben, oder? *(Sarah nickt.)* Selbst wenn wir sie nie hatten, wissen wir, dass es etwas gibt, wonach wir uns sehnen – und dessen Fehlen wehtut. Das ist traurig – Sie haben es nie erlebt, das ist so schmerzvoll. Und die Sehnsucht ist immer noch da. Können Sie es ihm sagen? [Direktes Aktivieren der angeborenen Sehnsucht nach Bindung. Tango-Move 3: Choreografieren einer engagierten Begegnung im Anschluss an die Vertiefung der Emotion.]

SARAH *(zu mir)*: „Ich habe diese Verbundenheit noch nicht einmal mit meiner eigenen Mutter erlebt! Mich hat niemand beschützt – niemand stand mir zur Seite! Ich weiß nicht, wie es geht … diese Sache mit der Verbundenheit." *(Sie weint.)*

SUE: „Ja, deshalb ist es so riskant, auch nur zu hoffen – hier zu sitzen und zu Galen zu sagen: ‚Ich brauche deine Hilfe. Ich bin darauf angewiesen, dass du zu mir kommst, mich abholst und mir hilfst, die Tür zu öffnen. Es ist traurig und furchterregend – und ich wünsche mir noch immer diese Verbundenheit.' [Vertiefung der Emotion durch Doppeln.] Können Sie es zu ihm sagen?" *(Ich deute auf Galen.)*

GALEN *(mischt sich ein)*: „Ich werde dir zeigen, wie man es macht. Ich möchte es dir zeigen. Ich will dir helfen. Ich bin vielleicht kein Experte, aber ich glaube, dass ich es schaffe – ich wünsche es mir. Seit ich Vater bin, habe ich einiges gelernt, und mein Onkel sagte zu mir …"

SUE *(Ich unterbreche ihn, um aufs Thema zurückzukommen – Refokussieren.)*: „Galen, Sie möchten für sie da sein, sie von ihrem Schmerz befreien – ihr helfen, sich geborgen und sicher zu fühlen – ja. Sagen Sie es ihr."

GALEN *(zu Sarah)*: „Ich ertrage es nicht, dich hier sitzen und weinen zu sehen. Ich will dir zeigen, wie es geht. Ich werde da sein. Manchmal werde ich Fehler machen, aber … wenn ich weiß, dass du meine Hilfe brauchst … vielleicht sind es schwere Fehler …" *(Verliert seinen Fokus.)*

SUE: „Sie wollen nicht, dass sie leidet? Sie wollen für sie da sein? Ihr helfen, sich sicher zu fühlen und nicht ihr ganzes Leben damit zu verbringen, sich mit schussbereitem Gewehr zu schützen – das macht so einsam. Aber es ist so schwer für sie, das Risiko zu wagen – zu vertrauen. Können Sie es ihr noch einmal sagen?" [Refokussieren und ihn in Tango-Move 3 halten.]

GALEN *(zu Sarah, beugt sich vor, sanft, aber eindringlich)*: „Ich möchte einfach für dich da sein, Sarah." *(Sarah starrt Galen an.)*

SUE *(sanft)*: „Können Sie ihn hören, Sarah? Können Sie die Tür ein klein wenig öffnen?"

SARAH: „Ich ringe mit mir. Meine Gedanken rasen – vertrauen?"

SUE: „Ja, es ist sehr schwer. Ein solches Risiko, nach all Ihren Verletzungen. Wie kann er Ihnen helfen? Hier, jetzt, wie kann er Ihnen helfen?"

GALEN *(mit Nachdruck):* „Sag es mir. Sag es mir. Was brauchst du von mir, was soll ich tun?"

SARAH *(wechselt den Kanal, flüchtet sich in Humor):* „Jetzt, hier? Gar nicht – zu viele Zuschauer!"

SUE *(Sarah ist ausgestiegen, deshalb verleihe ich seinen Bemühungen um Annäherung zusätzlichen Nachdruck.):* „Wow, Galen. Sie suchen die Verbindung genau in diesem Moment. Es ist fast, als würden Sie sagen: ‚Ich habe nur dieses klare Signal gebraucht – diese Botschaft, dass du mich brauchst. Ich will dir helfen – ich will dir nicht wehtun.' Was ich sehe und höre ist, dass Sie jetzt, in diesem Moment, wirklich an ihrer Seite sind. Dieses Gefühl ist unwiderstehlich. Zu sehen, dass sie in ihrer Angst gefangen ist, und zu wissen, dass sie sich die Verbundenheit wünscht, feuert Sie an! Sie wollen wirklich für sie da sein, sich um sie kümmern, nicht wahr?" [Intensivierung seiner Botschaft und ihrer Bindungssignifikanz.]

GALEN: „Ja. Es kommt mir vor, als wäre ich aufgewacht – meine Güte. Ich weiß gar nicht, wie ich es ausdrücken soll – zu ihr durchdringen – ich weiß nicht, wie ich ihr dieses Gefühl vermitteln kann – mir glauben zu können, mir zu vertrauen, mir eine Chance zu geben."

SARAH *(zu mir, sie wechselt den Kanal – spricht in sachlichem Tonfall):* „Ja – wie baut man Vertrauen auf?"

SUE: „Genau so! Sie tun es bereits. Nach dem, was ich gehört habe, hatten Sie, Sarah, in den Zeiten vor Galen überhaupt keinen Grund, jemals wieder einem Mann zu vertrauen – sich in die Hände eines Mannes zu begeben. Aber Sie und Galen – Sie haben sich gemeinsam abgestrampelt, ohne überhaupt zu wissen, wie man einen sicheren, schützenden Raum errichtet, und jetzt sind Sie hier. Und Sie stellen diese gewaltigen, schwierigen Fragen. Sie gehen winzig kleine Risiken ein und bitten ihn, Ihnen bei Ihrer Angst zu helfen. Das ist erstaunlich. Das ist mutig. Und Galen, auch Sie überwinden Ihre Ängste, die Angst, sich wieder in Auseinandersetzungen zu verstricken, einen falschen Schritt zu machen und Sarah zu enttäuschen. Sie gehen auf sie zu, richtig?" [Tango-Moves 4 und 5: Prozessieren der Begegnung sowie Validieren und Integrieren des laufenden Prozesses.]

GALEN *(zu Sarah):* „Ja. Ja, ich gehe auf dich zu, ich suche deine Nähe. Ich wünsche mir, dass du mir den Vertrauensvorschuss gewährst."

SARAH *(wirkt plötzlich klein und schüchtern):* „Ich … ich weiß nicht, was ich sagen soll. Mir ist sehr … unbehaglich zumute."

SUE: „Sie sind so etwas nicht gewöhnt. Es behagt Ihnen nicht. Wenn wir Angst haben und die Musik neu für uns ist, machen wir schwerlich Sprünge wie eine Ballerina – vielmehr haben wir unser Gleichgewicht verloren. Wir haben Angst, dass der andere uns fallen lässt. *(Sarah kichert.)* Sie haben gesagt, dass Sie sich die

Verbundenheit mit Galen gewünscht haben, doch nun, da er hier ist, fühlen Sie sich unbehaglich. Anders. Hier ist er, energiegeladen, und bittet Sie, das Risiko einzugehen und sich ihm zu öffnen, eine neue Art des Tanzes mit ihm zu beginnen." [Rückkehr zum ersten Tango-Move: Spiegeln des gegenwärtigen Prozesses.]

SARAH: „Ja, das sehe ich. Aber ich kämpfe ebenfalls. Ich will die Verbindung. Aber ich bin nicht sicher, ob ich den Schritt in die Richtung tun soll – verstehen Sie das?"

SUE: „Und ob! Ja. Sie wünschen sich die Nähe, aber ein Teil Ihres Gehirns sagt Ihnen: ‚Bist du verrückt? Sei auf der Hut! Belasse es bei dem, was du kennst, streiten oder dichtmachen. Bring diese Hoffnung, diese Sehnsucht zum Schweigen und warte ab, der Feind zeigt sich früh genug! Du kennst ihn doch.'" [Ich dopple sie, um sie in ihrer Emotion zu halten, und validiere ihre Angst sowie die Notwendigkeit, wachsam zu bleiben.]

SARAH: „Bis jetzt ist der Feind noch immer aufgetaucht. Ich hatte einen Vater und fünf Brüder. Und dann brach unser Krieg aus, deshalb …"

SUE: „Sie sind eine Kämpferin – eine leidenschaftliche Kämpferin. Können Sie ihm Folgendes sagen: ‚Es fällt mir so schwer, die Waffen zu strecken und dich um Hilfe zu bitten – dir zu zeigen, dass ich hierbei Hilfe brauche. Es kostet mich Überwindung zuzugeben, dass ich mir die Verbundenheit wünsche, aber nicht auf dich zugehen kann, weil es mir Angst macht. Es ist furchterregend.' Ist das okay so? *(Sie nickt nachdrücklich.)* [Einstimmung und empathische Interpretation sind hier dank der EFT-Landkarte der Emotionen und der Bindungsbedeutungen relativ einfach.] Zu sagen: ‚Ohne deine Hilfe kann ich diese Angst nicht überwinden', ist wie ein Sprung ins Leere. Wenn es so ist – können Sie es ihm sagen?"

SARAH *(zu mir gewandt, unter Tränen lächelnd):* „Sie sind so gut!" [Potenzieller Ausstieg – Ablenkung.]

SUE: „*Nein!* Ich kenne lediglich den Tanz. *Sie* sind es, die gut sind, mutig sind. Sie wagen diesen Schritt. Ich habe nur die Richtung aufgezeigt, für ein wenig Sicherheit gesorgt. Können Sie es ihm sagen?" [Wenn die Therapeutin weiß, dass sie sozusagen auf Kurs ist, kann sie fortfahren und gleichzeitig Raum für Widerstand und Ambivalenz lassen.]

SARAH *(zu Galen):* „Kannst du die Signale aufnehmen, wenn ich eine Bitte ausspreche? Manchmal reiße ich Witze, aber du verstehst sie nicht!"

SUE *(zu Sarah):* „Oh, verstehe ich Sie? Sie haben ein Signal gesendet, ein Signal über ihren Wunsch nach Verbundenheit, aber Sie haben ihn in einen Witz gekleidet. Das Signal ist verschleiert. Das verringert das Risiko. *(Sie lacht und stimmt zu.)* Aber so versteht er es nicht! Und ihr Kriegerinnen-Selbst sagt: ‚Sei nicht blöd – bilde dir nicht ein, dass er antworten wird. Er wird dich wieder enttäuschen! Zur Hölle mit dieser ganzen Risikogeschichte.'"

SARAH: „Genau. Ja …"

SUE: „Ja. Ich glaube, so geht es jedem von uns, wenn wir uns nicht sicher fühlen. Wir versuchen, uns zu verstecken, und wollen gleichzeitig gefunden werden. Wir wollen nicht, dass man unsere wunden Punkte sieht. Ich mache es mit meinem Ehemann genauso. Ich rufe auf Griechisch, und dann werde ich sauer, weil er meine Botschaft nicht versteht. *(Wir lachen alle.)* Ich erwarte von ihm, dass er meine Botschaft versteht, ohne dass ich das Risiko eingehen muss, mich klar auszudrücken. Ich erwarte von ihm, dass er weiß, welch große Angst sich hinter meinen Worten verbirgt. Aber er versteht die Botschaft nicht. [Disziplinierte Selbstoffenbarung mit dem Ziel, Scham zu normalisieren und zu verhindern, ist Teil der EFT.] Risiken einzugehen ist so schwer – zu bitten – gesehen zu werden – aus der Deckung zu kommen und einen Vertrauensvorschuss zu geben. Wir riskieren schmerzhafte Verletzungen. Wir wünschen uns Verbundenheit ohne Risiko. Mir geht es genauso! *(Wechsel des Tonfalls.)* Aber Galen ist hier *(er ist sehr präsent, sehr engagiert, sitzt vorgebeugt)*, und er möchte Ihnen zuhören. *(Langsam.)* Sarah, wenn er Ihnen wirklich zuhört – er ist hier! *(Sarah blickt zu ihm hinüber, studiert seinen Gesichtsausdruck.)* Es muss schwer für Sie sein, Sarah, darauf zu vertrauen, dass diese Verbundenheit – die nie erreichbar gewesen ist – nun angeboten wird. Er möchte für Sie sorgen." [Seine Botschaft kann ihre Sehnsucht wecken, ihre Angst beschwichtigen und ihr existenzielles Dilemma lösen. Ich wiederhole sie lediglich.]

SARAH *(bricht weinend zusammen)*: „Ich will es, ich sehne mich danach. So allein. Aber jetzt weiß ich nicht, wie ich mich darauf einlassen kann, ich weiß nicht, wie es sein wird … Woher soll ich wissen, ob es real ist?" *(Blickt auf den Boden.)*

GALEN *(sanft)*: „Ich will dir helfen, Sarah. Ich möchte, dass du dich … dass du dich … geliebt fühlst."

SUE: „Sarah, bitte sehen Sie Galen an. Haben Sie gehört, was er gesagt hat? *(Sie blickt ihn an.)* Galen, würden Sie es bitte noch einmal sagen. *(Er wiederholt seine Worte. Sarah sieht verwirrt aus. Sie ist an den äußersten Punkt dessen gelangt, was ihr vertraut ist, und bricht all ihre Regeln.)* Sie sind so mutig, Sarah. Sie versuchen aufzunehmen, was er sagt, und zu antworten: ‚Ich will mich verbunden fühlen, Galen.' Es muss Ihnen Angst machen, diese Bedürftigkeit zu fühlen und zuzugeben, dass Sie Hilfe brauchen, um mit ihr fertigzuwerden. Sie kannten bisher nur eine Möglichkeit, um zu überleben: Sie haben sich bewaffnet oder dichtgemacht – andere als Feinde gesehen. Jetzt erleben Sie einen Kampf anderer Art, richtig? Aber Sie wagen den Sprung – weg von der Einzelkämpferin – Sie zeigen Galen, wo er Sie abholen kann! Was geht in Ihnen vor, wenn er zu Ihnen sagt: ‚Ich möchte, dass du dich geliebt fühlst'?" [Tango-Move 4: Prozessieren der Begegnung.]

Sarah *(blickt immer wieder zwischen Galen und mir hin und her. Spricht mit ruhiger, eindringlicher Stimme)*: „Ich möchte nicht allein sein. Ich habe das Gefühl, immer allein zu sein, und ich bin immer, immer allein gewesen."

Sue: „Ja, ja. *(Sanft.)* Sie sagen ihm: ‚Ich muss mit mir ringen, um dir diesen Vertrauensvorschuss zu geben, um das Risiko zu wagen – es tut einfach so weh, allein zu sein. Ich will nicht allein sein. Ich kann nicht länger allein sein. Ich brauche deine Hilfe.' [Spiegeln ihres existenziellen Dilemmas, der Essenz eines jeden komplexen Traumas, nämlich der Entscheidung zwischen der Gefahr der Isolation und der Gefahr potenzieller Verbundenheit und Retraumatisierung. Die Bindungssehnsucht ist hier stärker als die Angst.] Können Sie sie hören, Galen? Was geht in Ihnen vor, wenn sie das sagt?"

Galen *(lächelt und streckt die Hand nach Sarah aus):* „Ich höre sie – ich höre dich. Ich möchte dich in den Arm nehmen. Dich umarmen. *(Sarah nickt und lächelt.)* Es war so anstrengend – all diese Auseinandersetzungen – sie haben uns das Leben so schwergemacht – und das Leben unserer Kinder."

Sue: „Können Sie ihn hören, Sarah – können Sie es aufnehmen?"

Sarah *(lächelt unter Tränen):* „Ich höre ihn. Ich höre ihn. Es fühlt sich gut an."

Sue *(Plötzlich merke ich, dass unsere Zeit längst um ist.):* „Hm, aber wenn Ihre Kinder Sie jetzt sehen könnten! Sie halten diese schwierigen Gefühle aus! Statt davor wegzulaufen, sind Sie ehrlich, mutig, trotz gewaltiger Ängste – Sie lernen zu vertrauen! Respekt. Dies ist der Beginn eines Ringens ganz anderer Art, eines Kampfes, den Sie mit Ihrem Therapeuten fortsetzen können, indem Sie kleine Risiken wagen und lernen, einander zu helfen. Zu lernen, zum anderen nach Hause zu kommen. Niemand hat Ihnen beiden je gezeigt, wie das geht – Sie haben so etwas wie eine sichere Verbundenheit nie erlebt – Sie wussten nicht, wie man sie herstellt, und haben sich in einem Tanz verfangen, der Ihre schlimmsten Ängste ein ums andere Mal bestätigt hat. Aber schauen Sie, wie weit Sie es nun gebracht haben. Das ist etwas Besonderes. Es ist großartig. Galen, Sie haben gesagt: ‚Ich stehe da, warte auf ein Signal von ihr, kann mich nicht rühren, und aus Angst, etwas falsch zu machen, gehe ich nicht auf sie zu.' Sarah, Sie haben gesagt: ‚Ich kann mich ihm nicht zuwenden. Es macht mir zu große Angst. Ein Vertrauensvorschuss. Ich will nicht allein sein, aber … ich brauche deine Hilfe, um die Nähe zulassen zu können. Um den Mut aufzubringen. Komm und hilf mir, aus der Deckung zu kommen, mein Gefängnis zu verlassen. Ich brauche deine Hilfe.' Schauen Sie nur, was Sie geschafft haben! [Tango-Move 5.] Das ist erstaunlich. Ich empfinde es als eine Ehre, mit Ihnen arbeiten zu dürfen."

Die Sitzung ist zu Ende. Nach einer kurzen Pause gibt die Gruppe von Externen, die sich die Videoaufzeichnung dieser Sitzung angesehen haben, dem Paar ein Feedback in Form außerordentlich anerkennender, sie unterstützender und ermutigender Botschaften. Sie sollen dem Paar die Erfahrung vermitteln, gesehen, gehalten, verstanden und unterstützt zu werden – eine sichere Basis zu haben –, und den weiteren Fortschritt in der Therapie anregen.

7.3 Kommentierung der Sitzung

Dieses Transkript entspricht im Wesentlichen dem Originalwortlaut. In der Sitzung habe ich allerdings in höherem Maß gespiegelt und Wiederholungen formuliert, um die Partner dabei zu unterstützen, sich emotional möglichst intensiv auf den erfahrungsorientierten Prozess einzulassen. Wenn Menschen Bedrohungen an einem unbekannten emotionalen Ort verarbeiten, sind sie nach meiner Erfahrung darauf angewiesen, mindestens fünf- bis sechsmal einen Hinweis, eine Formulierung zu hören, bevor sie sie überhaupt aufnehmen können. Die Therapeutin wird dabei quasi zur „Amygdalaflüsterin" – so, wie man ein unruhiges Pferd beruhigt, hilft sie dem von Angst überfluteten Klienten, der gegen jedes neue Element Blockaden oder Widerstände errichtet, nach und nach zu entspannen und einen winzigen Bruchteil an Neugier auf das neue Element aufzubringen, sich ihm anzunähern und es, unterstützt durch Beruhigung und Herunterregulierung der Gefahr, in sich aufzunehmen, sodass er die bestehenden Organisationsmuster seines Lebens langsam verändern kann.

Diese Sitzung ist vor allem deshalb interessant, weil wir sehen, wie die Blockaden des Bindungsprozesses auftauchen und die Herstellung von Momenten effektiver Abhängigkeit verhindern. Auf diese Weise manifestiert und erhält sich die Unsicherheit. Solche Blockaden, die einander in einer Kaskade der Desorganisation und Verzweiflung verstärken, lassen sich in Untersuchungen der „Fremden Situation" mit Müttern und Kindern, aber auch in EFT-Sitzungen beobachten. Wir können sie wie folgt zusammenfassen:

- Verlust des emotionalen Gleichgewichts bei Trennungsschmerz bis hin zu reaktiver Überflutung oder Betäubung. Die organisierte Verbindung zum Selbst und zum innersten emotionalen Erleben geht verloren. Unter diesen Umständen ist die Einstimmung auf die eigenen Bindungsemotionen erheblich erschwert. Interessanterweise betrachtet die Bindungswissenschaft die präzise, kohärente Kommunikation seitens der Hauptbezugsperson über bindungsrelevante Emotionen als wichtigste Determinante des Bindungsstils, den das Kind später entwickeln wird (Shaver, Collins & Clarke 1996). Diese Person hilft dem Kind, auf kohärente Weise Gefühle zu identifizieren, über sie nachzudenken und im Einklang damit zu handeln, und führt ihm dadurch beispielhaft eine Theory of Mind in Aktion vor. So kann das Kind sich selbst im Gegenüber wiederfinden.

  Beispiel
  Dieses Bindungsthema kann sich in der Praxis des Therapeuten wie folgt zeigen. Ein Klient sagt: „Also, ich bin pausenlos wütend. All diese Kleinigkeiten bringen mich auf die Palme. Aber … eigentlich weiß ich gar nicht, was mich so wütend

macht." Oder: „Mir geht es gut. So etwas passiert nun mal. Was meinen Sie mit Ihrer Frage – was dabei in mir vorgeht? Ui, haben Sie das Auto gesehen, das gerade vorbeiraste – der hatte ein Tempo drauf!"

- Eine Unfähigkeit, klare, kohärente emotionale Botschaften für die Bindungsperson zu formulieren und auf diese Weise ihre Bindungsreaktionen zu aktivieren. Freilich sind klare Signale schwierig, wenn wir überflutet werden oder uns wie betäubt fühlen oder wenn wir im Kampf-oder-Flucht-Modus gefangen sind.

  Beispiel
  In der psychotherapeutischen Praxis sagt eine Klientin mit tonloser Stimme: „Ich weiß nicht, was ich brauche. Ich bin nur immer traurig. Ich habe ganz bestimmt nicht geheiratet, um ständig allein gelassen zu werden. Du lässt mich immer sitzen." Oder: „Ich hätte dir gar nicht sagen sollen, wie ich mich fühle. Wenn du mich liebtest, wüsstest du es ohnehin." In die Appelle um eine innigere Verbundenheit mischen sich oft widersprüchliche Gefühle oder Botschaften. Die ihnen inhärente Bedrohung überfordert die Fähigkeit des Partners / der Partnerin, die Botschaften zu dekodieren. So sagte eine Klientin zu mir: „Ich möchte, dass er reagiert, mich versteht. Aber gesehen werden, wirklich als verletzlich wahrgenommen werden – das möchte ich lieber nicht."

- Eine Unfähigkeit, positive Reaktionen in sich aufzunehmen und sich ihrer tröstenden Wirkung zu überlassen. Wir sehen in der Praxis, dass manche Partner auf Trost und Beruhigung drängen, sie aber doch nicht anerkennen, ihr nicht vertrauen oder sie nicht integrieren können und sie stattdessen ignorieren.

  Beispiel
  In der Praxis der Therapeutin bittet Cory seinen Partner Steve darum, ihn zu trösten und ihm Sicherheit zu geben. Steve geht darauf ein, doch Cory nimmt es nicht an, sondern sagt stattdessen: „Wenn du es jetzt kannst, dann frage ich mich, wo du in den vergangenen Jahren gewesen bist! Du sagst doch bloß, was ich deiner Meinung nach gern hören würde." Dies bringt Steve in eine echte Zwickmühle.

- Eine Unfähigkeit, sich auf eine Partnerin / einen Partner einzustimmen und ihre / seine Fürsorglichkeit zu erwidern. Die schon erwähnten Bindungsblockaden treten im Individuum auf, aber natürlich blockieren manche Menschen auch die Empathie oder Fürsorglichkeit gegenüber dem Partner / der Partnerin.

  Beispiel
  In der Sitzung berichtet mir Joan: „Ja, ich sehe Bills ‚Verletzung', wie Sie es nennen, durchaus. Aber darauf einzugehen – damit würde ich all die schlimmen

Dinge vergessen machen, die er mir angetan hat. Er möchte doch nur aus der Verantwortung genommen werden." Vermeidend gebundene Partner verschließen sich just in dem Moment, in dem der / die andere verletzlich wird.

- Eine Unfähigkeit, einen sicheren Hafen und eine sichere Basis in neue Bedeutungen der Modelle des Selbst und anderer zu integrieren und zu lernen, das Vertrauen in sie als Ressource zu nutzen. Die Revision eines Arbeitsmodells setzt die Fähigkeit voraus, eine spezifische neue Erfahrung zu verallgemeinern. Dies fällt mitunter schwer.

  Beispiel
  In der Sitzung ignoriert Jim die neue Responsivität seiner Partnerin. Er sagt zu mir: „Ja, sie behauptet zwar jetzt, dass ihr etwas an mir liegt, und ich höre es. Es hilft auch. Aber am Ende glaube ich einfach nicht, dass man überhaupt irgendjemandem trauen kann. Heute sagt sie es, aber was wird morgen sein und übermorgen? Wenn es ihr gefällt, geht sie wieder auf mich los."

Sarah scheint auf einer bestimmten Ebene in der Sitzung zu merken, dass sie sich bisweilen ungemein reaktiv verhält und in Interaktionen mit ihrem Mann leicht getriggert wird. Sie sendet Botschaften, die ihre Verletzlichkeit in der Bindungsbeziehung und ihre Bindungsbedürfnisse hinter Aggression und scheinbarer Distanziertheit verbergen. Dies wiederum weckt Galens Angst, abgelehnt zu werden, und fördert seine Distanzierung. Gleichwohl bearbeiten wir die Blockierung ihrer Fähigkeit, sich seiner fürsorglichen Botschaft zu öffnen. Wie in der EFT bei Blockaden üblich, stimmen wir uns auf den Prozess ein, identifizieren die Blockade, machen sie sichtbar, validieren sie und massieren sie, so, wie eine Masseurin einen harten oder verkrampften Muskel massiert.

Im Anschluss an diese Sitzung setzten Sarah und Galen die Therapie bei ihrem EFT-Therapeuten fort. Galen arbeitete weiterhin daran, emotional engagiert zu bleiben, Sarahs Angst wahrzunehmen und auf ihre Bedürfnisse einzugehen (und umgekehrt). Er half ihr dabei, das Misstrauen, das ihr das Überleben ermöglicht hatte, ein Stück weit zu überwinden und sich vielen korrigierenden Erfahrungen der sicheren Verbundenheit mit ihm zu öffnen. Sarah gelang es nach und nach, sich vorwiegend auf ihre Schwierigkeiten, Galen zu vertrauen, und weniger auf seine Fehler zu konzentrieren. Sie ist eine Traumaüberlebende, die durch chronische Unsicherheit und traumatische Bindungserfahrungen versehrt wurde. Deshalb braucht sie viel Zeit, um ein Grundvertrauen in ihren Mann entwickeln zu können – gerade so, wie er Zeit braucht, um dasselbe zu tun und sein Vertrauen mit seiner Frau zu festigen. Auch das Problem, dass Sarah im Alkohol Zuflucht suchte, musste bearbeitet werden. Ihr Trauma wurde überdies reaktiviert, als ihr Vater starb und sie anlässlich seiner Beerdigung in ihr Elternhaus zurückkehrte. Wie üblich in der EFT-Praxis mit Paaren, die unter komplexen Traumatisierungen leiden (MacIntosh & Johnson 2008), entwickelten Sarah und Galen im Lauf der Zeit immer häufiger positive, stabilere und besser integrierte Bindungsaktionen. Ihr Selbstgefühl verbesserte sich ebenso wie ihrer beider Fähigkeit, einander zu unterstützen und dabei zu helfen, das emotionale Gleichgewicht wiederzuerlangen, wenn Ablehnung oder Verlassensein getriggert wurden. Galen war zunehmend besser in der Lage, Sarahs Genesung von den Folgen des frühen Missbrauchs zu unterstützen und ihr zu helfen, das Grundvertrauen aufzubauen, das einen Eckpfeiler der Bindungssicherheit bildet.

Das Gefühl, ein Felt Sense, von Sicherheit verbessert die Kommunikationskompetenz (Anders & Tucker 2000), und so überrascht es nicht, dass eine zentrale Realität in den Beziehungen zahlreicher erwachsener Traumaüberlebender darin besteht, dass es Partnern extrem schwerfällt, die Bindungssignale eines Überlebenden korrekt zu lesen und anteilnehmend darauf zu reagieren. Diese Signale sind zumeist verzerrt durch defensive Aggression oder Betäubung und kommen deshalb nicht an. Das Ausbleiben der erhofften Reaktion verstärkt nicht allein die Panik und Verzweiflung des Überlebenden, sondern auch die Entfremdung und Mutlosigkeit des anderen Partners. *Überlebende sind auf die Unterstützung ihrer Partnerinnen und Partner angewiesen. Sie sind weniger gut in der Lage, auf erfolgversprechende Weise darum zu bitten.* Menschen, die Kindesmissbrauch überlebt haben, neigen in hohem Maß dazu, einen desorganisierten Bindungsstil zu entwickeln (Shaver & Clarke 1994; Alexander 1993). Die emotionalen Wechsel von extremer Vulnerabilität und Bedürftigkeit zu extremem Vermeidungsverhalten und Kontaktabbrüchen, die für diesen Bindungsstil typisch sind, erleben Partner als verwirrend und lassen sie verzweifeln, sodass sie ihre Empathiefähigkeit einbüßen. Goleman (1995) schreibt dazu: „Sich auf andere Menschen einzustimmen setzt ein Mindestmaß an innerer Ruhe voraus“ (S. 112).

Interventionen und die Bearbeitung dieser und ähnlicher Blockaden, die die Folgen der Traumatisierung aufrechterhalten, durchbrechen den Teufelskreis, den wir in Paartherapien so häufig beobachten, in denen unsichere Verbundenheit und massive Beziehungsschwierigkeiten die traumabedingte Angst und Depression verstärken. Zusammen mit weiteren Symptomen konsolidieren sie die Unsicherheit und den Zusammenbruch der Beziehung. Bei der Arbeit durch alle Modalitäten mit traumatisierten Klienten dürfen Therapeuten bestimmte Aspekte nicht vergessen. Dazu zählen neben der Tatsache, dass sich der Aufbau eines therapeutischen Bündnisses im Allgemeinen schwieriger gestaltet, auch die Notwendigkeit spezifischer Psychoedukation, um über die Auswirkungen von Traumata zu informieren, ein höheres Maß an Gewalt, Eskalation und Substanzmissbrauch sowie die Notwendigkeit, Gefühlsstürme durchzustehen und emotionales Containment zu gewährleisten (ein Beispiel für Handhabung von Flashbacks in Paarsitzungen beschreiben Johnson und Williams-Keeler, 1998). Darüber hinaus sind Rückfälle und Rückschritte unvermeidlich. Es gilt, emotionale Risiken zu titrieren und zu reduzieren und die Klienten bei jedem einzelnen Schritt zu unterstützen. Gleichwohl ist das Potenzial einer emotionsfokussierten, bindungsorientierten Therapie, den existenziellen Kern traumatischer Verletzungen zu erreichen, in der Sitzung mit Sarah und Galen unverkennbar. Der naheliegende, natürliche Platz, um Verwundungen auszuheilen, ist in den Armen des Menschen, den wir lieben. In diesem Sinn schreibt der Traumaforscher van der Kolk (2014): „Mehr als alles andere definiert die Fähigkeit, sich in der Gemeinschaft mit anderen Menschen sicher zu fühlen, unsere psychische Gesundheit" (S. 354). Die Bindungswissenschaft geht noch einen Schritt weiter, indem sie uns lehrt, dass wir, um zu heilen, zu wachsen und zu gedeihen, in der Lage sein müssen, uns an einen Menschen zu wenden, den wir wertschätzen und dem wir vertrauen, wenn wir uns verletzlich fühlen, und zu wissen, dass er uns hören und sich uns zuwenden wird.

1. Finden Sie zwei Stellen in dem Transkript, an denen Sie sich vielleicht anderes verhalten hätten. Was hätten Sie getan? Formulieren Sie eine Begründung für meine Intervention.
2. Finden Sie drei Interventionen, die denen in Kapitel 3 erläuterten Prinzipien erfolgreicher Veränderung entsprechen oder sie illustrieren.
3. Wenn Sie dieses Paar in einem Beratungsgespräch gesehen hätten – was hätte die Arbeit mit den beiden Ihrer Meinung nach besonders schwierig gemacht?

8. Wiederherstellung der Familienbande in der Emotionsfokussierten Familientherapie

„Zwischen zwei Menschen gibt es tatsächlich keine wichtigeren Kommunikationen als solche, die emotional geäußert werden, und keine für die Konstruktion und Rekonstruktion der Arbeitsmodelle vom Selbst und von anderen entscheidendere Information als diejenige, die etwas über die Gefühle für den anderen aussagt.“

– John Bowlby (1988, S. 156 f.)

„Der Wert der Bindungstheorie besteht darin, die Bindungsbedürfnisse sichtbar zu machen, die problematischem Verhalten zugrunde liegen. ... Die Bindungstheorie erweitert das systemische Verständnis der Therapie, weil sie Therapeuten hilft, die einzigartige Bedeutung disruptiver Verhaltensweisen im Kontext der Beziehung zwischen Mutter und Kind zu verstehen.“

– Marlene M. Moretti und Roy Holland (2003, S. 245 f.)

Bowlby (1944) war vermutlich der erste Familientherapeut und der erste Therapeut, der mit der Systemtheorie (Bertalanffy 1968) arbeitete und die enormen entwicklungspsychologischen und klinischen Implikationen erfasste, die den Zyklen der sich selbst erhaltenden negativen Interaktionsmuster in intimen Beziehungen zukommen. Ebenso wie in der Individual- und der Paartherapie sorgt die Bindungsperspektive auch in der Arbeit mit Familien für einen Paradigmenwechsel, der gezielte Interventionen ermöglicht, die sowohl die einzelnen Familienangehörigen als auch die Familie als ganze verändern. Louis richtete in unserer letzten Familiensitzung folgende Worte an mich:

> „Es hat sich etwas verändert. Ich habe das Gefühl, meine Tochter, meine Emma, wiederbekommen zu haben. Vermutlich ging es weniger um ‚Trotz‘ und ‚Regeln‘ als um echte Verzweiflung. Das Leben ist für die jungen Leute von heute schwierig. Mithilfe meiner Frau kann ich meinem Kind jetzt vielleicht beistehen und ihm helfen, mit diesen Gefühlen fertigzuwerden. Wir haben das gemeinsame Abendessen wieder eingeführt. Wir haben früher nie Gespräche geführt, wie wir sie hier führen konnten. Jeder konnte sein Herz ausschütten und fand im anderen einen sicheren Hafen. Das hat auch mir und meiner Frau geholfen.“ *(Seine Frau lächelt ihm zu.)*

Die spezifischen Bindungsstrategien, beispielsweise zwischen einem Vater und seinem Sohn, üben einen synergistischen Einfluss auf die übrigen Familienmitglieder aus. Sie prägen die übrigen Beziehungen und die Art und Weise, wie jeder Einzelne die Familie und die Familienkultur erlebt. Unsichere Partner berichten in zahlreichen Studien von einer weniger positiven Familienatmosphäre (siehe u.a. Finzi-Dottan et al. 2003). Sie erzielen auch niedrigere Werte bei Messungen des Familienzusammenhalts (der emotionalen Bindungen zwischen den Angehörigen) und der Anpassungsfähigkeit der Familie (ihrer Fähigkeit, ihre Regeln in Reaktion auf Veränderungen anzupassen). In der Familientherapie wird der Fokus auf Bindung in einer spezifischen Beziehung geweitet, um das Familiendrama insgesamt zu erfassen. Patricia und ihre Mutter haben eine problematische Beziehung, in der Patricia ängstlich versucht, ihre distanzierte, regelorientierte Mutter zu Reaktionen zu bewegen. Patricia flüchtet sich in dramatische suizidale Gesten, die ihren erschreckten Vater zu wortlosem Rückzug veranlassen. Patricia und ihre Mutter sind in einem Zyklus aus Kritik und wildem Protest gefangen. Dieser Zyklus verändert sich nur dann, wenn die Tochter zu ihrem Vater durchdringen kann und er ihre Verletzlichkeit hört, liebevoll darauf reagiert und Patricia zudem vor den kritischen Urteilen ihrer Mutter in Schutz nimmt. Ebenso wie in der Einzel- und Paartherapie zeigt der bindungstheoretische Bezugsrahmen der Familientherapeutin einen klaren Weg auf, Beziehungen zu sehen und zu gestalten und die verletzlichsten Mitglieder, Kinder und Heranwachsende, in ein sicheres Zuhause, in einen sicheren Hafen zu bringen. Die sichere Verbundenheit fördert auch die Fähigkeit der Kinder, ihren Horizont zu erweitern und schließlich als zuversichtliche Erwachsene in die Welt hinauszugehen.

Um über das Individuum und die Dyade hinaus auch die Familie untersuchen zu können, rufen wir uns die Kernaussagen der Systemtheorie noch einmal in Erinnerung. Sowohl Bowlby (1969) als auch Bertalanffy betonten die Einflusskraft zusammenhängender Interaktionssequenzen, durch die von den Beteiligten vorhersagbare Reaktionen im Gegenüber ausgelöst werden, sodass stabile, die Homöostase prägende und Abweichungen begrenzende Feedbackschleifen entstehen (Johnson & Best 2003). Um ein lebendes Verhaltenssystem zu begreifen, darf man nicht lediglich die Teile sehen, sondern muss das Ganze in den Blick nehmen. Ein sich zurückziehender Vater veranlasst sein Kind zu aufmerksamkeitssuchendem, agierendem Verhalten. Jeder Versuch, das Kind zu behandeln, ohne gleichzeitig mit dem sich zurückziehenden, unresponsiven Vater zu arbeiten, wird scheitern. Die Stabilität des Systems kann so starr sein, dass sie beengend und einschränkend wird. Ein gesundes System ist offen und flexibel und kann sich neuen Umständen anpassen.

Zweitens haben wir uns Kausalität nicht als schnurgerade Linie vorzustellen. Kausalität ist niemals statisch oder linear. Ergebnisse werden von Prozessen vorgegeben, davon, *wie* Dinge geschehen. Viele verschiedene Anfänge können ein und dasselbe Resultat zeitigen. Deshalb erhalten das Beobachten und Nachvollziehen reziprok determinierender, in beide Richtungen verlaufender Prozesse vorrangige Bedeutung. Dieses Prinzip besagt, dass die Systemtheorie in der Praxis nicht pathologisierend ist, sondern annimmt, dass Menschen sich in engen, dysfunktionalen Mustern verfangen, die sich aus mancherlei „guten“ Gründen entwickeln können und dann nur schwer zu verändern sind.

Drittens enthält die Systemtheorie an sich nichts, was einen Fokus auf die innere Welt, auf das Gefühlsleben, ausschlösse. Die Art und Weise jedoch, wie sie im familientherapeutischen Feld implementiert wurde, schloss die Emotion aus – trotz Bertalanffys Empfehlung, dass der beste Weg zur Veränderung darin bestehe, die *definierenden Elemente* eines Systems ausfindig zu machen und zu verändern, und dazu zählt zweifellos die Art der emotionalen Kommunikation. Auch die innere Motivation wurde zugunsten struktureller Faktoren wie Hierarchie und Grenzen wenig betont – von Lichtgestalten wie Minuchin und Fishman (1981) einmal abgesehen, die die Macht der Zugehörigkeit zum Familientanz erkannten.

Die Systemtheorie unterstützt die für die EFT charakteristische Fokussierung auf die Gegenwart. Bindungstheoretiker gehen davon aus, dass starre persönliche Realität und Reaktionen nicht durch voreingenommene Wahrnehmungen, sondern durch den fortlaufenden *Prozess der Bestätigung in aktuellen Interaktionen* aufrechterhalten werden.

8.1 Unterschiede zwischen EFFT und EFT

Was die Ziele angeht, so betrifft der entscheidende Unterschied zwischen Emotionsfokussierter Paar- und Emotionsfokussierter Familientherapie die Wechselseitigkeit. Während die Therapeutin mit Paaren eine wechselseitige Ansprechbarkeit, Responsivität und emotionales Engagement zu erarbeiten versucht (selbst wenn dieser Prozess manchmal für eine gewisse Zeit auf einen der beiden Partner stärker als auf den anderen konzentriert werden muss), versucht die Therapeutin in der Familientherapie in erster Linie, den Eltern zu helfen, die mit der Bindung zusammenhängende Verletzlichkeit ihrer Kinder zu verstehen und eine unterstützende, eingestimmte Responsivität zu entwickeln. Die Kinder wiederum lernen durch die Therapie, diese Art Fürsorge anzuerkennen und anzunehmen. Die Therapeutin hilft den Eltern, zu einem sicheren Hafen und einer sicheren Basis für ihr Kind zu werden, dem es daraufhin besser gelingt, sich wie ein sicher gebundenes Kind zu verhalten. Kinder mit sicherer Bindung bleiben reguliert und geraten nicht in Panik, wenn Bindungspersonen vorübergehend unerreichbar sind; sie können ihre Gefühle und Bedürfnisse verständlich formulieren und sich deshalb mit klaren Anliegen an ihre Eltern oder eine Mutter- / Vaterfigur wenden. Und sie können sich der Fürsorge und Anteilnahme anderer öffnen, um sie zur Regulierung schwieriger Gefühle zu benutzen. Dieser Prozess führt zum Aufbau von Zuversicht und vermittelt ein Gefühl der Kompetenz im Umgang mit der inneren wie auch der äußeren Welt. Darüber hinaus unterstützt er positive Arbeitsmodelle vom Selbst und von anderen. In der EFFT wird die Eltern-Kind-Beziehung auf eine Weise transformiert, die das Wachstum und die Resilienz des Kindes oder des Jugendlichen ebenso fördert wie das positive Selbstwirksamkeitsgefühl der Eltern.

Aufgrund des Charakters der Mutter-Kind-Bindung (oder Vater-Kind-Bindung) liegt das Gewicht in der EFFT auch weniger als in der Paartherapie auf der Förderung von Ebenbürtigkeit und Intimität. In der im 9. Kapitel beschriebenen Fallstudie erhält der Vater Rückendeckung in seinem Bedürfnis, dass der Sohn seine Vorgaben und Grenzen respektieren möge. Die Vertrautheit, die sich entwickelt, ist der Ebene und Intensität der Beziehung zwischen einem Elternteil und dem heranwachsenden Sohn angemessen. Der Vater wird ermutigt, seinem Sohn Fürsorge anzubieten und ihn zu unterstützen, sich aber an seine Frau zu wenden, um seine eigenen Bedürfnisse nach emotionalem Beistand zu befriedigen.

8.2 Unterschiede zwischen EFFT und anderen familientherapeutischen Verfahren

Was ist das Neue an einem bindungsgestützten Verfahren wie der EFFT? Worin unterscheidet sich das Modell von anderen Familientherapien, die heute praktiziert werden? Ein Vergleich fördert folgende Unterschiede zutage:

1. EFFT ist von Grund auf systemisch und fokussiert auf die Beobachtung und die Veränderung der Interaktionsmuster, die den Familientanz bestimmen. Viele heutige Verfahren, insbesondere die eher verhaltenstherapeutisch orientierten, legen stattdessen besonderen Wert auf das Coaching der Eltern oder auf die Vermittlung von Kommunikationsskills. Hinter diesen Strategien steckt die Überzeugung, dass sie emotional besetzte negative Interaktionen zwischen den Familienmitgliedern in positivem Sinn verändern werden (Morris, Miklowitz & Waxmonsky 2007). Auf ähnliche, aber mit Blick auf die EFFT eher relevante Weise lehrt John Gottman Eltern, ihre Kinder in Bezug auf Emotionen und Emotionsregulation zu coachen (Gottman, Katz & Hooven 1997).
2. Andere systemische Verfahren inszenieren gewöhnlich neuartige Begegnungen, um die habituellen Muster der Macht- und Kontrollverteilung und die Koalitionen in einer Familie zu hinterfragen (Minuchin & Fishman 1981), während bindungsbasierte Methoden, insbesondere die EFFT, speziell auf die Muster der Distanzierung und Unverbundenheit abheben, die eine konstruktive, entwicklungsfördernde Erziehung und die Schaffung sicherer Bindungen erschweren.

3. Viele Therapieverfahren arbeiten grundsätzlich in jeder Sitzung mit der ganzen Familie als Gruppe. Die meisten benutzen das kognitive Reframing, um die Bündnisse zwischen den Anwesenden zu verändern (Minuchin & Fishman 1981). EFFT hingegen beginnt und endet mit der Familieneinheit insgesamt, doch finden auch Sitzungen mit den verschiedenen familiären Subsystemen statt, d.h. Sitzungen nur mit den Eltern, nur mit dem Kind, das Probleme hat, zusammen mit einem Elternteil, mit beiden Eltern und diesem Kind oder mit der Geschwistergruppe aus einer Familie.

4. Das auffälligste und wirklich einzigartige Merkmal der EFFT ist die Fokussierung auf die Emotionen, die den Tanz in der Familie *organisieren,* und auf den Prozess, in dem diese Emotionen evoziert, destilliert, vertieft und reguliert werden, sodass neu zugänglich werdende Gefühle auftauchen und das gesamte Familiengespräch in die Richtung von Offenheit, Responsivität und sicherem, empathischem Engagement verändern können. Systemische Familientherapien zielen eher auf die einschränkend und einengend wirkenden Interaktionsmuster und Positionen in diesen Interaktionen ab statt auf die gelebte Erfahrung der Tänzer des Tanzes (Merkel & Searight 1992). (Dies gilt nicht für die Arbeit von Virginia Satir, 1967, die die emotionale Entwicklung und Kommunikation ins Zentrum ihrer Arbeit rückte.) Minuchin, der vielleicht bekannteste Pionier auf dem Gebiet der Familientherapie, räumt heute ein, dass „das Ignorieren der Emotion der größte Fehler war, den wir in der Familientherapie gemacht haben", und dass es ihm heute überhaupt nicht schwerfällt, den Nutzen des aktiven Arbeitens mit dem emotionalen Erleben – mit der Musik des Tanzes in Bindungsinteraktionen – anzuerkennen (Vortrag, Networker Symposium, Washington, DC, März 2017).

5. Enactments, die Gestaltung von Interaktionen zwischen Familienmitgliedern, verlaufen in einer bindungsorientierten Therapie anders als in anderen familientherapeutischen Verfahren. Sie sind emotional stärker aufgeladen und zielen in höherem Maß auf die Herstellung eines sicheren Engagements. Diese Orientierung unterscheidet sich von der Arbeitsweise von Therapeuten wie Bowen (1978), der schizophrene Familien erforschte und das Konzept der Symbiose bekannt machte, das zahlreiche Familientherapeuten veranlasste, die Differenzierung zwischen Selbst und anderen und die Herstellung von Grenzen als zentrales Ziel der Familieninterventionen zu unterstreichen. Bindungstheoretisch gesprochen, ist die Differenzierung ein Entwicklungsprozess, der sich *mit* anderen vollzieht anstatt *in Abgrenzung von* anderen, und das natürliche Ergebnis einer sicheren Bindung darstellt: Die Eltern stimmen sich auf ihr Kind ein, erkennen es an und lassen zu, dass es exploriert und sich von ihnen differenziert.

8.3 Bindungsmodelle in der Familientherapie

EFFT hat viele Merkmale mit anderen bindungsorientierten Modellen der Familienintervention gemeinsam. Beispiele wären etwa Daniel Hughes' (2007) Dyadische Entwicklungspsychotherapie (DDP) und Guy Diamonds (2005) Bindungsgestützte Familientherapie (ABFT). Sie allesamt gehen davon aus, dass Jugendliche, die sich in Therapie begeben, erneut eine Beziehung zu ihren Eltern knüpfen müssen, um echte Autonomie erwerben zu können. Unabdingbare Voraussetzung dafür ist eine neue Ebene kohärenter, responsiver emotionaler Kommunikation. All diese Verfahren behandeln ein breites Symptomspektrum, das sowohl internalisierende Störungen (wie Depression) als auch externalisierende (wie Verhaltensstörungen) umfasst. Gemeinsam ist ihnen auch die Annahme, dass Bindungsprobleme wie Ablehnung, Vernachlässigung und Im-Stich-Lassen häufig durch Konflikte verdeckt werden, die mit Verhaltensproblemen (beispielsweise mit der Vernachlässigung häuslicher oder schulischer Pflichten) zusammenhängen und dass die Therapie empathische, eingestimmte Gespräche über Beziehungsbrüche und Verletzungen in Bindungsbeziehungen fördern muss.

All diese Verfahren klären Interaktionsmuster, indem sie die Bindungsbedürfnisse herausarbeiten, die problematischen Verhaltensweisen zugrunde liegen. Stärker, als es im familientherapeutischen Feld üblich ist, betonen sie die emotionale Präsenz und die Einstimmung auf die Familienmitglieder sowie den Versuch, mit Emotionen und emotionalen Schwierigkeiten zu arbeiten. In der Praxis teilt das DDP-Modell den erfahrungsorientierten Bezugsrahmen mit der EFFT. Es weist überdies zahlreiche Parallelen zu den Kernbestandteilen der EFFT auf (Hughes 2004, 2006). DDP betont die Schaffung einer feinfühligen, spiegelnden und emotional eingestimmten Verbundenheit zwischen Therapeut und Kind, zwischen Bezugsperson und Kind sowie zwischen Therapeut und Bezugsperson. In direkter Parallele zur EFFT unterstreicht das Modell die gemeinsame Organisation des emotionalen Erlebens und die Gestaltung neuer, korrigierender emotionaler Bindungserfahrungen in der Sitzung. Die Art und Weise, wie Hughes die vier sogenannten PACE-Elemente – *playfulness* (Verspieltheit), *acceptance* (Akzeptanz), *curiosity* (Neugier) und *empathy* (Empathie) – betont, ist jedem EFFT-Therapeuten vertraut. Sowohl EFFT- als auch DDP-Therapeuten sind emotional präsent und arbeiten mit nonverbalen Signalen, zum Beispiel Tonfall, Tempovorgaben und Wiederholung und dem Sprechen mit Doppeln (der Stimme des Kindes), um die emotionale Realität des Kindes oder Heranwachsenden zu vergegenwärtigen. Beide spiegeln und beschreiben auf evokative Weise, dass es durchaus verständlich ist, wenn ein Adoptivkind erstarrt oder sich seinen Eltern widersetzt, weil dieses Verhalten eine natürliche Reaktion auf seine Angst darstellt, auf ihre Verfügbarkeit nicht vertrauen zu können und von ihnen im Stich gelassen zu werden.

Die entscheidenden Unterschiede zwischen diesen Modellen bestehen darin, dass die ABFT entschieden stärker kognitions- und symptomorientiert durchgeführt wird als die DDP und die EFFT und dass die DDP in großem Umfang bei jüngeren Kindern und zumeist bei Kindern in Pflegefamilien oder Adoptionssituationen eingesetzt wird. Bislang hat sich das ABFT-Modell in der Ergebnisforschung in höherem Maß bewährt als die Dyadische Entwicklungspsychotherapie und die Emotionsfokussierte Familientherapie (Diamond, Russon & Levy 2016).

8.4 Emotionsfokussierte Familientherapie

Bevor wir uns die emotionsfokussierte Familientherapie detaillierter ansehen, ist ein wichtiger Aspekt dieser Therapie hervorzuheben, der in den traditionellen familientherapeutischen Verfahren weitgehend fehlt. Ausdrücklich trägt die EFFT der Tatsache Rechnung, dass sowohl die Mutter / der Vater als auch das Kind durch ihre Interaktionen in bindungsorientierten Dramen in ihren Emotionen und ihrem Kernselbstgefühl zutiefst beeinflusst werden – auch wenn natürlich der Elternteil für die Organisation der Beziehung in höherem Maß verantwortlich ist als das Kind oder der / die Jugendliche. Gute Erziehung und Betreuung von Kindern ist ein bewegliches Ziel. Nicht selten sind Eltern gefangen zwischen dem angstgetriebenen Wunsch, ihr Kind behüten und beschützen zu wollen, und der Vorstellung, dass dieses Kind auch einmal Verantwortung übernehmen und erwachsen werden muss. Wenn Eltern spüren, dass sie die Verbindung zum Kind verloren haben, reagieren sie auf diese schmerzliche Erkenntnis oft mit reaktiver Kritik und Kontrolle. In den Augen des Kindes verlieren sie dadurch ihre Eigenschaft als sichere Basis. Dass die Eltern oft unterschiedliche Erziehungsvorstellungen haben, bedeutet eine zusätzliche Belastung des elterlichen Bündnisses und der Paarbeziehung. Zudem müssen beide mit dem Einfluss fertigwerden, den ihre eigenen Bindungsmodelle auf ihre Responsivität gegenüber dem Kind ausüben. So sind Eltern oft in ihrer Frustration, Angst und Hilflosigkeit gefangen und zutiefst beschämt angesichts ihrer vermeintlichen Unzulänglichkeiten in der Erziehung ihrer Kinder. Die EFFT geht grundsätzlich davon aus, dass *Eltern auf Unterstützung angewiesen sind, um ihre eigenen Emotionen im Zusammenhang mit ihren Aufgaben als Eltern zu verstehen und zu regulieren. Nur so können sie zu ihrem inneren Gleichgewicht finden und dies auch ihrem Kind ermöglichen.* Anders als in der DDP wird die EFFT-Therapeutin Eltern nicht nur in einer Einzelsitzung unterstützen, in der das Familienproblem besprochen wird. Stattdessen arbeitet sie aktiv in einer Paarsitzung mit beiden Partnern, um die mit der Elternrolle zusammenhängenden Schwierigkeiten zu verstehen und das Leiden daran zu regulieren, damit sie für ihre Kinder zu besseren Bindungspersonen werden können. Die Therapeutin erkennt an und bestätigt, dass es keine perfekte Mutter und keinen perfekten Vater gibt, sondern eine hinreichend gute Elternschaft tatsächlich gut genug ist und dass die Aufgabe, ein Kind beim Heranwachsen zu begleiten, stets eine Herausforderung darstellt. Statt Erziehungsskills als kognitive Skills an sich zu vermitteln, werden neue korrigierende Erfahrungen der Verbundenheit geschaffen und neue Perspektiven aufgezeigt, die das Kind zu neuen Reaktionen veranlassen. Ebenso wie in der EFT für Paare haben wir auch in der Emotionsfokussierten Familientherapie die Erfahrung gemacht, dass die Eltern in den letzten Sitzungen der Familientherapie zueinanderfinden und im offenen Gespräch mit ihrem Kind bessere und effektivere Erziehungsweisen formulieren. Die empathische Einfühlung der Therapeutin in die Fallstricke der Elternschaft schafft einen sicheren Kontext, in dem die Eltern ihre Emotionen regulieren und lernen können, sich selbst als Eltern, aber auch das Kind, das ihren Schmerz verursacht, besser zu akzeptieren.

Vor diesem Hintergrund bestehen die Ziele der EFFT darin, die strapaziösen Interaktionszyklen zu modifizieren, die Konflikte verschärfen und eine sichere Verbundenheit von Eltern und Kindern untergraben. Darüber hinaus gilt es, positive Zyklen der Ansprechbarkeit und Responsivität in Gang zu bringen, die dem heranwachsenden Kind als sicherer Hafen und sichere Basis dienen (Johnson 2004; Furrow et al., im Druck). Wie schon in den vorangegangenen Kapiteln erörtert, findet die Therapie in drei Phasen statt: In der Stabilisierungsphase erfolgt die Deeskalation negativer Interaktionszyklen; in der Umstrukturierungsphase wird die Bindung durch sicherere, engagiertere Interaktionen und die Bearbeitung von Triggern, Ängsten, Verletzungen und Bedürfnissen neu strukturiert; in der Konsolidierungsphase werden Veränderungen integriert und neue Narrative der familiären Probleme und Problemlösungen konstruiert. Dieser familientherapeutische Prozess umfasst gewöhnlich zehn bis zwölf Sitzungen. An den ersten beiden Sitzungen nimmt typischerweise die ganze Familie teil. Sobald das Netzwerk der Bündnisse identifiziert wurde, die Sichtweise der einzelnen Familienmitglieder auf das Problem geklärt und das problematische Verhalten des Kindes oder Jugendlichen in den Kontext der familiären Bindungsmuster eingeordnet wurde, können die Sitzungen mit jeder beliebigen Kombination von Angehörigen durchgeführt werden. Auch hat jedes Familienmitglied die Möglichkeit, in einer Einzelsitzung mit der Therapeutin zu sprechen.

Die Therapeutin konzentriert sich auf zwei Aufgaben: Die Erhellung und Neuverarbeitung bindungsrelevanter Emotionen und emotionaler Reaktionen und die schrittweise erfolgende Revision wichtiger Interaktionsmuster, um eindrückliche Bindungsmomente anzubahnen, die die Sicherheit in der Beziehung erhöhen. Ebenso wie in der EFIT und der EFT fokussiert die Therapeutin auf die Emotion als organisierendes Element von Interaktionen. Sie entdeckt und destilliert die Erlebensweise der Klienten gemeinsam mit ihnen, das heißt, sie verhält sich nicht wie ein Coach.

Die EFFT-Therapeutin verlässt sich auf das Potenzial neuer emotionaler Signale und Interaktionen, neue Verhaltensweise auszulösen und die Erwartungen, Wahrnehmungen sowie Beziehungsmodelle sowohl der Eltern als auch des Kindes zu revidieren, statt formale Anweisungen zu geben, Skills zu vermitteln oder als Expertin Grenzen und Hierarchien umzuformulieren oder zu manipulieren. Die Anerkennung, Validierung und Äußerung von Bindungsbedürfnissen ist ein ebenso zentraler Bestandteil der EFFT wie die Arbeit mit der Frustration und Verzweiflung, die das Kind oder der/die Jugendliche wegen der Unverbundenheit empfindet. Die explizit geäußerte Verletzlichkeit des Kindes veranlasst die Eltern gewöhnlich zu fürsorglichen Reaktionen. Die Therapie durchläuft die gleichen Schritte wie die Emotionsfokussierte Therapie für Paare, das heißt, die Therapeutin vollzieht die Schritte des EFT-Tangos mit den einzelnen Familienmitgliedern in je eigenen Sitzungen.

8.5 Assessment in der EFFT

Um sich einen ersten Eindruck vom Funktionieren einer Familie zu machen, arbeiten EFT-Therapeuten mit einem Selbstbeurteilungsfragebogen, zum Beispiel mit dem Inventory of Parent and Peer Attachment (IPPA; Armsden & Greenberg 1987). Das IPPA ermöglicht der Therapeutin ein erstes Verstehen davon, wie der/die Jugendliche die eigene Familie sowie seine/ihre Peerbeziehungen wahrnimmt und Vertrauen, Kommunikation und Entfremdung in diesen Beziehungen erlebt. Dieses Messinstrument enthält u.a. folgende Aussagen, die auf einer Skala von 1 bis 5 bewertet werden: „Meine Mutter verlangt mir zu viel ab“, oder: „Ich kann mich auf meine Mutter verlassen, wenn ich das Bedürfnis habe, jemandem mein Herz auszuschütten.“ Hohe Werte auf den Vertrauens- und Kommunikationsskalen werden Studien zufolge in erster Linie im Zusammenhang mit Angst vor Bindungsverlust erzielt, während Entfremdung sowohl im Zusammenhang mit Angst vor Bindungsverlust als auch mit Vermeidung eng assoziiert ist (Brennen, Clarke & Shaver 1998). Ein anderes Messinstrument, nämlich das McMaster Family Assessment Device (FAD; Epstein, Baldwin & Bishop 1983), besteht aus sieben Subskalen: Affektive Responsivität, Affektive Beteiligung, Verhaltenskontrolle, Kommunikation, Problemlösung, Rollen und Allgemeines Funktionsniveau der Familie. Hier bewerten die Familienmitglieder Aussagen wie: „Aktivitäten zu planen ist schwierig, weil es oft zu Missverständnissen kommt.“ Besonders interessant für den EFFT-Therapeuten sind die ersten beiden Subskalen. Sie enthalten u.a. folgende Aussagen: „Wir zeigen uns nicht gegenseitig unsere Liebe“, und: „Man wird für andere erst interessant, wenn etwas für sie wichtig ist.“

Im Allgemeinen aber begutachtet der Therapeut die Familie als Bindungsumwelt und die Art und Weise, wie jeder Einzelne diese Umwelt erlebt, indem er den Mitgliedern zuhört, auf sie eingeht und die Interaktionen beobachtet, die sich live, vor seinen Augen, in der Sitzung entfalten. Er fokussiert auf die A.R.E.-Aspekte der Interaktion: Wie offen oder *ansprechbar,* feinfühlig, *responsiv* und *emotional engagiert* gehen die Familienmitglieder miteinander um? Können sie kooperieren, um einen sicheren Hafen zu errichten? Besonders wichtig in Bezug auf die Adoleszenz ist die Frage, ob die Familie als sichere Basis dient, von der aus die / der Heranwachsende aufbrechen, Risiken wagen und seine Welt erforschen kann, um dann aber auch wieder zurückzukehren und bei Bedarf von den Familienressourcen zu profitieren. Wie Daniel J. Siegel (2013) in seinem Buch *Brainstorm: The Power and Purpose of the Teenage Brain* (Dt.: *Aufruhr im Kopf: Was während der Pubertät im Gehirn unserer Kinder passiert,* 2015) schreibt, entwickeln Jugendliche sich in Richtung einer wechselseitigen Abhängigkeit, die es von einer Isolation nach dem Motto „Ich mache alles allein" klar zu unterscheiden gilt. Das adoleszente Gehirn sucht naturgemäß neue Erfahrungen, vertiefte Beziehungen zu Gleichaltrigen, auf die der / die Jugendliche sich verlassen kann, sowie wachsende emotionale Intensität und kreativeres Denken. Gleichzeitig muss es desorientierend und oft verstörend wirkende neue Realitäten verarbeiten. Weil das Explorationssystem und das Bindungssystem, das den sicheren Hafen sucht, in diesem Lebensabschnitt oft zueinander in Konkurrenz treten, bereitet es den Eltern Mühe, sich den Bedürfnissen des Kindes, das abwechselnd gehalten und losgelassen werden möchte, anzupassen. Während das Kind um sein inneres Gleichgewicht kämpft und entwicklungsbedingt die Fähigkeit erwirbt, Perspektivenwechsel vorzunehmen, wird den Eltern oft klar, dass ihnen seine neue Sicht und Beurteilung der gemeinsamen Bindungsbeziehung keineswegs behagt. Ob ein Jugendlicher „in einer Meinungsverschiedenheit seine Autonomie behaupten kann", ist in einer bindungsgestützten Therapie weniger wichtig „als die Aufgabe der Entwicklung von Autonomie als Hintergrund, vor dem Beziehungen entweder aktiv aufrechterhalten werden oder signifikant bedroht sind" (Allen 2008, S. 425). *Anhaltende, kontinuierliche Verbundenheit potenziert die Individuation.* Deshalb achtet der Therapeut nicht nur darauf, ob der / die Jugendliche Unterstützung bei seinen Eltern suchen und die Beziehung nutzen kann, um schwierige Gefühle zu regulieren. Vielmehr will er auch wissen, ob der / die Heranwachsende sich von seinen Eltern differenzieren und distanzieren und einen Teil seiner Sicherheitsbedürfnisse in Peerbeziehungen befriedigen kann.

Wie an anderer Stelle (Johnson 2004, 11. Kapitel) beschrieben, geht die EFFT-Therapeutin bei der Beurteilung von Familienproblemen wie folgt vor:

- Die Therapeutin verfolgt, wie die Interaktions- oder Tanzmuster der Familie organisiert sind. Wer unterstützt wen? Verbündet sich mit wem? Wie berechenbar, rigide oder negativ sind die familiären Interaktionen, und wer reagiert auf Verzweiflung und bietet Trost an? In dem Fall, den ich im folgenden Kapitel vorstelle, gestaltet sich der entscheidende Familientanz folgendermaßen: Der Sohn verhält sich trotzig und ist wütend auf seinen Vater; der Vater versucht zu argumentieren und lässt nicht locker; der Sohn „macht dicht", summt vor sich hin und schaut den Vater nicht an, doch sein nonverbales Verhalten verrät, wie erregt er ist – er schlägt sich ständig aufs Bein. Die Mutter wirft dem Vater vor, nie zu Hause zu sein, und bekennt, dass das Verhalten ihres Sohnes sie restlos überfordert; der Vater macht geltend, dass er weder beruflich noch zu Hause irgendetwas ändern könne, und zieht sich dann zurück. Die Mutter weint – es kommt zu einer kurzen Pause – dann hebt der Zyklus aufs Neue an. Wenn wir die Interaktion zwischen den Eltern betrachten, so ist die Mutter zu einer verzweifelten, panischen Verfolgerin geworden, während der Vater distanziert und emotional abwesend ist und täglich 12 bis 14 Stunden arbeitet. Der Konflikt in der Paarbeziehung verschärft das Außer-Kontrolle-Drama mit ihrem wuterfüllten Sohn. Was die Interaktion zwischen dem Vater bzw. der Mutter und dem Sohn angeht, so verhält sich der Sohn aggressiv und bedrohlich, was wir als seinen Protest gegen die Distanziertheit und das Unbeteiligtsein des Vaters verstehen, der darauf mit logischen Regeln und weiterer Distanzierung reagiert. Die Mutter versucht, auf den Sohn einzugehen, wird aber von ihrem eigenen Leid und ihrer Agitiertheit völlig überwältigt. Der Sohn reagiert darauf wiederum mit Wutanfällen und Suiziddrohungen.
- Die Therapeutin stimmt sich auf den emotionalen Ton der Familie – die Tanzmusik – ein. Die stärksten negativen emotionalen Ladungen, die im 9. Kapitel beschrieben werden, betreffen die Vater-Sohn-Beziehung sowie die Beziehung zwischen Vater und Mutter. Sohn und Mutter wirken sehr verzweifelt, sehr bedrückt, schwanken zwischen Wut und Angst, während der Vater relativ sachlich bleibt und seinen Sohn ebenso wie seine Frau für unvernünftig und unkontrolliert hält. Doch je kontrollierter er selbst sich verhält, desto wütender und ängstlicher werden sein Sohn und seine Frau. Der Sohn berichtet, bei der Mutter Trost zu finden, bringt dieses Bedürfnis aber auf extrem inkongruente Weise zum Ausdruck, indem er mit den Händen fuchtelt und ständig das Thema wechselt. Es ist hilfreich, auf der Grundlage der Beobachtung präzise zu formulieren, welche Strategien der Affektregulation jedes Familienmitglied gewöhnlich einsetzt und wie diese Strategien die Qualität der Bindungsbeziehung zu den Angehörigen beeinflussen. (Für eine allgemeine Zusammenfassung der Prozesse, durch die die Entwicklung der Emotionsregulation bei Kindern im Familienkontext zum Beispiel durch die als Vorbild dienende Emotionsregulation der erwachsenen Bezugspersonen beeinflusst wird, siehe Morris, Steinberg & Silk 2007.)

- Die Therapeutin hört sich die Geschichte der Familie an und erfragt die wichtigsten familiären Ereignisse, mögliche Krisen in jüngerer Zeit und die Art und Weise, wie sie von den einzelnen Mitgliedern erlebt wurden. Sie erkundigt sich auch danach, wie die Angehörigen das augenblickliche Problem jeweils verstehen. Wer macht wen für das Problem verantwortlich? Die Therapeutin stellt evokative Fragen, indem sie zum Beispiel wissen möchte, was passiert, wenn der Sohn einen Wutanfall bekommt und gewalttätig wird, und wie Vater und Mutter jeweils damit umgehen.
- Die Therapeutin beobachtet die Ansprechbarkeit, Responsivität und das emotionale Engagement der Familienmitglieder und stellt entsprechende direkte Fragen: Wer wendet sich hilfesuchend an wen, und ist ein solcher Appell erfolgreich? Eine zentrale Frage lautet immer, auf welche Weise die Eltern als Fürsorge- und Bindungspersonen den Schmerz und die Bedürfnisse des Kindes unterdrücken oder ignorieren und wie sie ihr Kind sehen und sein negatives Verhalten verstehen. Haben die Eltern selbst in ihren Herkunftsfamilien oder als Partner jemals sichere Bindungen erlebt (oder handelt es sich für sie um ganz und gar fremdes Gelände?), und haben aktuell oder in der Vergangenheit Eltern-Kind-Interaktionen stattgefunden, wie sie für eine sichere Bindung typisch sind?
- Die Therapeutin prüft und erforscht das entstehende therapeutische Bündnis und die Therapieziele, die für jedes einzelne Familienmitglied und für die Familie insgesamt formuliert werden können. Sie achtet besonders darauf, wie offen die Familienmitglieder für ihre Fragen und Interventionen sind und wie leicht oder schwierig es ist, eine Verbindung zu ihnen herzustellen.

Während sich dieser Prozess entfaltet, lernt die Therapeutin die meisten problematischen Interaktionszyklen besser zu verstehen und erkennt, wie sie die Symptome, derentwegen die Familie zur Therapie kommt, triggern und aufrechterhalten. Klar wird dabei auch, welche Interaktionen verändert werden müssen, damit die Bindungsbeziehungen sicherer werden können und eine ruhigere Atmosphäre in der Familie einkehren kann. Die Fokussierung auf den Tanz, die Linse der Bindungstheorie und die emotionale Musik geben der Therapeutin festen Boden unter den Füßen, ganz gleich, wie chaotisch oder fehlreguliert die Familie sein mag.

Auch der Assessmentprozess kann von der Forschung über sichere Bindungen in der Adoleszenz profitieren, denn sie sagt der Therapeutin, wonach zu suchen ist und welches Ziel dem Therapieprozess gesetzt werden kann. In einer der Studien äußerten sicher gebundene Jungen in Situationen, in denen sie mit der Mutter in einen Konflikt gerieten und / oder die Verbindung zu ihr verloren, weniger Wut, bewahrten sich ihre Assertivität und wechselten in den Modus der Metaverarbeitung der Kommunikation (indem sie die Interaktion zum Beispiel mit den Worten kommentierten: „Wir wollen beide Gehör finden, aber es funktioniert nicht“). Diese Fähigkeit ermöglicht die Wiederherstellung der Beziehung und das neuerliche Zusammenfinden (Kobak et al. 1993). Eine sichere Bindung wurde auch mit offener, effektiver Kommunikation mit den Eltern ebenso wie engen Freunden in Verbindung gebracht. Umgekehrt sind Schwierigkeiten, anderen Menschen eigene innere Zustände präzise zu vermitteln, offenbar ein robuster Marker der unsicheren Bindung.

Vermeidend gebundene Jugendliche entwickeln mit höherer Wahrscheinlichkeit Verhaltensstörungen und Substanzabhängigkeiten, während ängstlich gebundene Teenager, die hochsensibel auf ihre soziale Umwelt reagieren, häufig agieren, um gegen wahrgenommene Ablehnung oder Im-Stich-gelassen-Werden zu protestieren und die Aufmerksamkeit der Eltern zu wecken.

Untersuchung des Elternbündnisses im Assessmentprozess der EFFT

Wenn die Beziehung der Eltern unverkennbar konflikthaft und schwierig ist, steht es dem Therapeuten frei, auf Elemente aus dem im 6. Kapitel beschriebenen, in der Paartherapie gebräuchlichen Assessmentverfahren zurückzugreifen. Es ist jedoch wichtig, daran zu denken, dass das Ziel der Emotionsfokussierten Familientherapie darin besteht, in der Paarbeziehung ein stabiles Gleichgewicht und eine sichere Verbundenheit zwischen den Partnern herzustellen, um die gemeinsame Elternschaft zu verbessern und reibungslosere Abläufe innerhalb des Fürsorgesystems zu ermöglichen. Das heißt, es geht nicht in erster Linie um die Herstellung oder Wiederherstellung einer sicheren Bindungsbeziehung des Paars selbst. Die entscheidende Frage im Assessmentprozess lautet daher, wie die augenblickliche Beziehung der Eltern ihre Fähigkeit unterstützt oder beeinträchtigt, für das Kind da zu sein und eine stimmige Erziehungsstrategie zu entwerfen. Stärker vermeidende oder ängstliche Ehepartner berichten von weniger gegenseitiger Anpassung und Kooperation in Erziehungsfragen, dafür von intensiveren Konflikten. Darüber hinaus wird der Zusammenhang zwischen einer unsicheren Bindung der Eltern und diesen Aspekten der gemeinsamen Erziehungsverantwortung durch die Anpassung in der Paarbeziehung vermittelt (Young, Riggs & Kaminski 2017). Für Familientherapeuten ist es nicht überraschend, dass Ehekonflikte für Kinder inhärent traumatisierend sind; was sie vielleicht nicht wissen, ist die Tatsache, dass Forscher mittlerweile aktiv den Standpunkt vertreten, dass eine Paartherapie an sich problematische Verhaltensweisen der Kinder zu reduzieren oder zu verhindern vermag (Zemp, Bodenmann & Cummings 2016). Nachvollziehbar wird diese Auffassung im Lichte neuer Erkenntnisse, die zeigen, wie sensibel Kinder auf Konflikte zwischen den Eltern reagieren, dass sie sich selbst die Schuld an solchen Konflikten geben und dass die Distanzierung der Eltern voneinander eine Fehlanpassung des Kindes zuverlässiger vorhersagt als offen ausgetragene Feindseligkeit.

Allem Anschein nach sind Kinder nicht in der Lage, sich an Konflikte zwischen den Eltern zu gewöhnen, im Gegenteil: Sie reagieren immer sensibler darauf. Jüngere Kinder bringen ihre Verzweiflung und Hilflosigkeit durch externalisierendes Verhalten zum Ausdruck (Aggression und Ungehorsam), während Heranwachsende vorwiegend internalisierende Symptome, zum Beispiel eine Depression, entwickeln. Wichtig ist auch, dass eine konstruktivere Verständigung der Eltern über ihre Konflikte der emotionalen Sicherheit ihrer Kinder zugutekommt und deren prosoziales Verhalten langfristig fördert (McCoy, Cummings & Davis 2009). Freilich beeinflusst auch der Bindungsstil die Einstellung zu den Aufgaben der Elternschaft, an denen sich häufig Konflikte zwischen Partnern entzünden. Eltern mit sicherem Bindungsstil nehmen die Elternschaft als weniger bedrohlich wahr, machen sich weniger Sorgen und empfinden die Elternrolle eher als eine Bereicherung (Jones, Cassidy & Shaver 2015). Bindungsvermeidung prägt (vor allem bei Männern) die Einstellung frischgebackener Eltern zu ihren neuen Pflichten, das heißt zur Arbeitsaufteilung in den ersten zwei Jahren nach der Geburt des Kindes. Eltern mit vermeidendem Bindungsstil haben eher den Eindruck, dass die Kinderbetreuung sie in ihrer Autonomie einschränkt und an der Verfolgung anderer Lebensziele hindert (Fillo, Simpson, Roles & Kohn 2015).

Die US-amerikanische Adverse Childhood Experience-Studie (ACE), an der 18.000 Probanden teilnahmen (Felitti et al. 1998), belegt nicht nur starke Korrelationen zwischen widrigen Kindheitserfahrungen wie dem Verlust von Bezugspersonen oder Missbrauchserlebnissen und psychischen oder körperlichen Gesundheitsproblemen im erwachsenen Leben, sondern auch eine Verkürzung der Lebenszeit. Diese und ähnliche Ergebnisse bestätigen die Überlegung, dass Therapeuten den Einfluss, den Konflikte und gegenseitige Entfremdung der Eltern auf ihre Kinder ausüben, aufmerksam berücksichtigen und bearbeiten sollten. In zahlreichen Versionen der traditionellen Familientherapie wurde die Beziehung zwischen den Eltern mehr oder weniger ignoriert. Die Forschung legt hingegen nahe, dass Kinder nicht in erster Linie ein „Dorf“ brauchen, um sich optimal entwickeln zu können, sondern ein engagiertes, kooperationsfreudiges Elternteam. EFFT-Therapeuten, die zumeist auch Emotionsfokussierte Paartherapien anbieten, sind in idealer Weise auf die Verbundenheit und Unverbundenheit von Eltern eingestimmt. Aus diesem Grund können sie untersuchen, wie die Responsivität in dieser Beziehung die Familie insgesamt sowie das Kind, dessen Verhalten Probleme bereitet, beeinflusst. In der Praxis ist es nicht ungewöhnlich, dass Eltern gegen Ende einer EFFT mehrere Paarsitzungen empfohlen werden, in denen sie ihre Bindung und ihr Elternbündnis festigen können.

8.6 Phasen der EFFT

In der ersten Phase der EFFT, der Stabilisierungsphase, rückt der Therapeut das aktuelle Problem in den Fokus und untersucht die Dynamik zwischen den relevanten Familienmitgliedern. Gleichzeitig validiert er die Wahrnehmung dieses Problems durch die einzelnen Mitglieder und identifiziert und spiegelt deren negative Interaktionsmuster (den Tanz). Sodann nimmt er eine Neurahmung des Familienproblems vor, indem er es auf die negativen Muster der Unverbundenheit zurückführt, die ein kooperatives Problemlösen verhindern. Er fokussiert dabei auf die Schaffung einer sicheren emotionalen Atmosphäre und normalisiert die Schwierigkeiten der Familie, ohne irgendjemandem Schuld zuzuweisen (Palmer & Efron 2007). Während sich die Schritte der wichtigsten negativen Interaktionszyklen nach und nach zu erkennen geben, können die ihnen zugrunde liegenden Emotionen entdeckt, destilliert und aufgedeckt werden (dies ist der in den Tango-Moves 1 und 2 in die Wege geleitete Prozess). Zumeist ist weder den Eltern noch den Kindern bewusst, wie sie einander beeinflussen und dass sie in einem Kreislauf aus Schamgefühlen und Schuldzuweisungen gefangen sind. Entweder interpretieren sie das Verhalten des/der anderen im denkbar schlechtesten Licht und unterstellen einander böse Absichten oder sie versinken in Reaktion auf ihr vermeintliches Versagen als Elternteil oder Kind in lähmenden Schamgefühlen.

In dieser Phase ist es besonders wichtig, die Emotionen der Eltern zu regulieren und zu prozessieren, damit sie sich wieder erden und einen inneren Raum öffnen können, um sich empathisch in ihr Kind einzufühlen. Unter dem Blickwinkel der Bindung betrachtet, sind die Stürme, die mit den verschiedenen Entwicklungsübergängen in der Kindheit und Adoleszenz einhergehen, furchterregend, wenn man keine zuverlässige Vater- oder Mutterfigur an seiner Seite hat. Doch auch für die Eltern ist es furchterregend, sich als hilflose Versager zu fühlen und nicht in der Lage zu sein, das eigene Kind zu beschützen, anzuleiten oder sich ihm verbunden zu fühlen. Schon früh hat man Bowlbys Arbeit zum Vorwurf gemacht, dass sie den Müttern eine allzu große Verantwortung aufbürdet und ihnen abverlangt, pausenlos responsiv auf ihre Kinder einzugehen. Später wurde diese Fehlinterpretation korrigiert, zum Beispiel durch Tronick (2007), der keinen Zweifel daran ließ, dass sich auch die beste Mutter, deren Kind sicher an sie gebunden ist, überaus häufig nicht auf seine Bitten um Nähe einstimmt. Allerdings ist die Wahrscheinlichkeit hoch, dass ebendiese Mütter merken, wenn sich ihr Kind verzweifelt und hilflos fühlt, und die Verbundenheit daraufhin wiederherstellen. Eine Beziehung ist ein ständiger Strom eingestimmter Verbundenheit, Fehler und Irrtümer und Korrekturen. Solange sie jedoch grundsätzlich sicher ist, sind solche Irrtümer lediglich kleine Schrittfehler im Tanz, ohne jedoch Ablehnung oder katastrophisches Im-Stich-Lassen zu signalisieren. Freilich muss die Verletzlichkeit des Kindes ebenso wie die der Eltern anerkannt werden. Unter dem EFFT-Blickwinkel betrachtet, erweisen sich die als „Verstrickung" bezeichneten Verhaltensweisen, die in den Diagnosen von Familientherapeuten häufig auftauchten und sich unweigerlich auf Mütter bezogen, als eine natürliche Reaktion nicht nur auf die Befürchtung, ein geliebtes Kind nicht schützen oder sich nicht effektiv mit ihm verständigen zu können, sondern auch auf den Druck, mit dieser Gefahr allein, ohne den verlässlichen Beistand eines Partners, fertigwerden zu müssen.

Gegen Ende der Phase 1 nimmt die Therapeutin eine Neurahmung der individuellen, reaktiven und an der Oberfläche zutage tretenden Reaktionen vor, indem sie sie als Teil eines größeren Interaktionstanzes charakterisiert, den die zugrunde liegenden primären Emotionen (zum Beispiel Angst, Verletztheit, Traurigkeit und Versagens- oder Verlustgefühle) sowie unbefriedigte Bindungsbedürfnisse antreiben. Der Zugang zu den primären Emotionen und das gemeinsame Gespräch darüber (Tango-Move 3) wecken fast immer die Empathie und Responsivität aller Familienmitglieder und tragen zur Deeskalation bei (Johnson et al. 2005).

Die zweite Phase der EFFT, die Umstrukturierung der Bindung, stützt sich auf die elementaren Tangoprozesse, Interventionen und erfahrungsorientierten Techniken, die auch in der ersten Phase zum Einsatz kommen. Allerdings verfügen die Familienmitglieder nun über eine sicherere Basis und verstricken sich weniger leicht in reaktive negative Zyklen und Zuschreibungen. Das Ziel der Phase 2 besteht darin, positive Bindungserfahrungen zwischen den Eltern und ihrem Kind zu erleichtern. Die Therapeutin bewegt den jungen Klienten zu expliziteren, tiefer empfundenen Äußerungen seiner Ängste vor Bindungsverlust und choreografiert seine Bemühungen, eine Verbundenheit mit den Eltern aufzubauen und sich ihrer Unterstützung zu vergewissern. Empathisch bearbeitet sie die Widerstände gegen solche Bemühungen, zum Beispiel die Angst des Kindes, von den Eltern zurückgewiesen zu werden. In ähnlicher Weise veranlasst sie die Erwachsenen, ihre Schwierigkeiten, sich aufgeschlossen und responsiv zu verhalten, anzuerkennen und zu bearbeiten, etwa ihre Angst, sich in ihrer Verletzlichkeit zu zeigen oder als „perfekte" Eltern zu versagen. Die Therapeutin hilft beiden Elternteilen, eingestimmt und engagiert zu bleiben und auf die Kontaktbemühungen ihres Kindes bestätigend, authentisch und fürsorglich zu reagieren. (Dieser Prozess entspricht dem Tango-Move 3: Choreografieren engagierter Begegnungen.)

Diese Interaktion ist ein Bindungserlebnis, das der Gestaltung der sicheren Verbundenheit in der Emotionsfokussierten Therapie für Paare ähnelt – mit zwei Unterschieden: Erstens verläuft der Prozess in der EFFT weniger reziprok als in der EFT. Beide Elternteile werden von der Therapeutin in der Haltung unterstützt, gegenüber dem Kind der Stärkere und Klügere zu sein, der ihm helfen kann, seine zugrunde liegenden Bindungsgefühle und -bedürfnisse anzuerkennen. Die Eltern wiederum sind angehalten, emotionale Unterstützung und Nähe bei einander zu suchen. Alleinerziehenden wird empfohlen, bei hilfreichen anderen, imaginierten oder realen Personen Unterstützung zu suchen und sich den Beistand, den die Therapeutin in der Sitzung anbietet, zunutze zu machen. Oft zielt die Arbeit der Therapeutin darauf, den Eltern zu ermöglichen, ihre eigene Verletzlichkeit zu entdecken und anzuerkennen, während sie ihr Fürsorgeverhalten in der Sitzung erforschen. Auf diese Weise wird es ihnen erleichtert, für das Kind präsenter zu sein und sich besser einzustimmen. Zum Beispiel könnte der Therapeut einer Mutter, die vor lauter Sorge wegen ihrer Tochter und deren gefährlicher Verhaltensweisen außer sich ist, helfen, mit ihren zugrunde liegenden Gefühlen in Berührung zu kommen, die sie zu ihrer zwanghaften Tendenz treiben, Probleme lösen und Ratschläge erteilen zu wollen, über die sich die Jugendliche dann einfach hinwegsetzt. Die Mutter kommt mit der Hilflosigkeit und Angst unter der Frustration in Verbindung, die sie veranlasst, der Tochter ständig zuzusetzen. Wenn beide dann mit dem Therapeuten zusammenkommen, kann die Mutter die Angst und Hilflosigkeit, die sie verspürt, wenn die Tochter ihre Ratschläge und ihren Schutz in den Wind schlägt, schlüssiger und besser reguliert in Worte fassen. Die Mutter beschreibt ein Bild, das sie sich mithilfe des Therapeuten „ausgemalt“ hat, und wendet sich mit folgenden Worten an ihre Tochter: „Ich sehe dich mit geschlossenen Augen und völlig regungslos mitten auf der Straße stehen. Schwere Lastwagen rollen auf dich zu. Ich stehe am Straßenrand und schreie lauter und lauter. Ich bin panisch, außer mir. Aber du fühlst dich lediglich kritisiert, kehrst mir den Rücken und versteckst dich. Ich kann rein gar nichts tun. Ich möchte nicht ständig herummeckern und wütend sein. Wie kann ich dir helfen zu erkennen, dass ich Angst um dich habe? Wie kann ich dir vielleicht auch helfen, dich mit deinen Bedürfnissen an mich zu wenden? Ich möchte für dich da sein.“ In der EFFT findet ein erfolgreiches Bindungsgespräch statt, wenn die Mutter (oder der Vater) ihre eigene Emotion zu regulieren vermag und für das Kind ansprechbar wird, sich responsiv verhält und emotional engagiert ist. Unter dieser Voraussetzung kann das Kind / der Jugendliche dann mithilfe der Therapeutin über Ängste und Bedürfnisse sprechen und die Verbindung zu den Eltern suchen, die nun einen sicheren Hafen und eine sichere Basis verkörpern.

Zweitens bleibt die emotionale Intensität in dieser zweiten Phase der Bindungsgespräche häufig in geringerem Maß erhalten als in der EFT für erwachsene Paare. Der dringende Wunsch und Impuls der Eltern, auf ihre Kinder einzugehen und sie zu behüten, ist gewöhnlich leichter zugänglich und stärker als ihre Bereitschaft, einen Partner zu trösten, von dem sie seit vielen Jahren verletzt wurden. Und sobald die Abwehrstrategien seltener eingesetzt werden, können sich Jugendliche der neuen Responsivität ihrer Eltern leichter öffnen. Die Therapeutin titriert die emotionale

Intensität junger Klienten mit ganz besonderer Aufmerksamkeit, vor allem wenn sie noch sehr jung und / oder sehr instabil sind. Wie schon erwähnt, achtet sie sorgfältig auf das Tempo und ist darauf bedacht, heranwachsenden Klienten abwechselnd zu helfen, sich mit schwierigen Gefühlen auseinanderzusetzen, und sie zu kognitiver Reflexion anzuregen, um die Emotionalität der Sitzung der Fähigkeit des Jugendlichen anzupassen, sie zu ertragen und zu verarbeiten.

Die in solchen Sitzungen strukturierten positiven Begegnungen sind ein prototypisches Beispiel für die responsiven Interaktionen, die in mehreren Hundert Studien über die Mutter-Kind-Bindung eine sichere Bindung definieren. Wenn diese Begegnungen in der EFT mit erwachsenen Klienten erfolgen, üben sie nachweislich einen signifikanten Einfluss auf die Bindungssicherheit sowohl vermeidend als auch ängstlich gebundener Menschen aus (Burgess Moser et al. 2015). Erlebnisse dieser Art werden vom menschlichen Gehirn als dermaßen wichtig kodiert, dass ihr Affekt die Qualität der Beziehungen innerhalb der Familie *überproportional beeinflusst.* In gleicher Weise ist der familiäre Zusammenhalt für die gesunde Entwicklung *unverhältnismäßig wichtig. Diese Art zielgerichteter, systematischer Gestaltung oder Choreografie zentraler definierender Bindungsinteraktionen bedeutet für die Praxis der Familientherapie einen ganz entscheidenden Fortschritt.*

Kontinuierlich nimmt die Therapeutin auch Umdeutungen und Normalisierungen der unbefriedigt gebliebenen Bindungsbedürfnisse junger Klienten vor und hilft diesen dabei, die erlebte, schmerzvolle Frustration dieser Bedürfnisse zu verarbeiten. Amy beispielsweise sitzt stumm und steif in ihrem Sessel, doch gelegentlich bricht es aus ihr heraus, und sie setzt zu verbalen Attacken auf ihre Mutter an. Doch nach vielen ruhig und mit sanfter Stimme artikulierten empathischen Spiegelungen und evokativen Fragen nach den Gefühlen, die sie in Situationen empfindet, in denen sie einmal mehr beschließt, ihrer Mutter Tabletten und Alkohol zu stehlen, kann sie über den Verlust sprechen – und weinen –, den sie empfand, als der neue Freund der Mutter bei ihnen einzog. Die Therapeutin destilliert ihre Angst, durch den Freund ersetzt worden zu sein, und erkennt die Berechtigung ihres Bedürfnisses an, von der Mutter Sicherheit vermittelt zu bekommen. Sie hilft Amy, einen zentralen Moment schlüssig zu schildern, in dem sie sich von der Mutter im Stich gelassen fühlte. Der Mutter wiederum, die zunächst erklärte, dass 16-Jährige „unabhängig" sein sollten, erleichtert sie es, zu einer neuen Ebene der Resonanz und empathischen Verbundenheit zu finden. Schlüsselmomente der Veränderung tauchen auf, wenn die neu erworbene Responsivität von Müttern und Vätern dazu führt, dass verletzliche Kinder das Gefühl einer sicheren Verbundenheit entwickeln. Die Therapeutin hilft dem Kind, dieses Gefühl zu verinnerlichen und in sein Selbstgefühl zu integrieren (Tango-Move 4: Prozessieren neuer Begegnungen). Solche Ereignisse üben auf sämtliche Familienmitglieder einen Kaskadeneffekt aus. Wenn die Mutter beobachtet, dass ihr Mann sich dem Kind fürsorglich zuwendet, wird diese Beobachtung zum Vorbild für ein ähnliches Verhalten ihrerseits. Sie verändert auch ihren Blick auf den Partner und auf ihr „Problemkind“.

In der letzten Phase der Emotionsfokussierten Familientherapie konzentriert sich die Therapeutin auf die Konsolidierung, die die Angehörigen in Phase 2 erzielt haben. In dieser Phase ist die Familie in der Lage, ihre neuen Fähigkeiten, Schwierigkeiten zu untersuchen und Entscheidungen zu treffen, die durch Offenheit, Responsivität und Engagement aller Mitglieder charakterisiert sind, zu integrieren. Sie kann ein Narrativ der Brüche und Wiederherstellungen ihrer Verbundenheit konstruieren und eine gemeinsame Vorstellung vom künftigen Familienleben entwickeln. Die Angehörigen können sich, um dieser Vorstellung Nachdruck zu verleihen, auch neue Rituale ausdenken (in Tango-Move 5). Die Therapeutin hilft ihnen, ihr Narrativ mit Blick auf einen sicheren Hafen und eine sichere Basis zu formulieren, die es dem Kind erleichtern, sich weiterzuentwickeln und die Welt zu erforschen. Die Eltern wiederum lernen, ihre Möglichkeiten, dem Kind diese Sicherheit zu vermitteln, realistisch einzuschätzen. Positive Emotion und positive Zyklen werden unterstrichen und gefeiert. Das neue Gefühl der Verbundenheit übersetzt sich im Alltag in Kooperation und erfolgreiches Problemlösen. So wird sich ein Jugendlicher nicht länger weigern, morgens rechtzeitig aufzustehen, um zur Schule zu gehen, wenn seine Mutter, der die eigene Erziehungskompetenz und die „Leistungen“ des Sohnes nun weniger Sorge bereiten, ihm ruhig mitteilt, dass sie nicht – wie in der Vergangenheit – auf ihm „herumhacken“ und den üblichen „Tanz“ beginnen, ihn aber auch nicht zur Schule chauffieren wird. Infolgedessen wird er eine Schulstunde verpassen und sich selbst mit dem Lehrer auseinandersetzen müssen. Wenn Eltern untereinander ein engagiertes Bündnis schließen können, fällt ihnen eine flexiblere Ausübung ihrer Autorität offenbar leichter. Sie können die Bindungsbedürfnisse ihres Kindes besser akzeptieren und auch in emotionalen oder frustrierenden Situationen geerdet und reguliert bleiben.

8.7 Effektivität der EFFT

Ergebnisstudien über das EFT-Modell konzentrierten sich bislang nahezu ausschließlich auf die Emotionsfokussierte Paartherapie. Zu vermuten ist, dass Interventionen, die in einer bestimmten Form der Bindungsdyade dermaßen effektiv sind, auch ähnliche Effekte in anderen Therapieverfahren erzielen. Bislang liegt jedoch nur eine einzige vorläufige Studie über die Effektivität der EFFT vor. Diese Untersuchung belegt die Wirksamkeit der Emotionsfokussierten Familientherapie. Geprüft wurden die Behandlungsergebnisse in einem kleinen, aus 13 jungen Frauen mit der Diagnose Bulimia nervosa bestehenden Sample in einer ambulanten Klinik (Johnson, Maddeaus & Blouin 1998). Die meisten Probandinnen erfüllten auch die Kriterien einer klinischen Depression: Mehrere von ihnen hatten Suizidversuche unternommen. Mit einer Ausnahme beurteilten alle Probandinnen ihren Bindungsstil – gemessen mit dem Relationship Questionnaire (Bartholomew & Horowitz 1991) – als ängstlich oder desorganisiert. Verglichen wurden die Effekte einer kognitiv-verhaltenstherapeutischen Psychoedukationsgruppe und der EFFT. Beide Behandlungen (jeweils zehn Sitzungen) wurden von Experten der jeweiligen Intervention supervidiert. Auch Implementierungsprüfungen wurden durchgeführt. Beide Behandlungen verbesserten die Bulimiesymptome, führten zu niedrigeren Werten im Beck'schen Depressionsinventar und reduzierten die allgemeine psychiatrische Symptomatik. Die Remissionsraten bei Binge-Eating und Erbrechen waren bei den EFFT-Klientinnen besser als bei den Probandinnen in Einzeltherapie. Für die Effizienz der EFFT als Therapie für Familien, in denen Jugendliche mit Problemverhalten leben, und für Patchworkfamilien mit Anpassungsproblemen sprechen mehrere Studien (Block & Guillory 2011; Palmer & Efron 2007; Furrow & Palmer 2007). Das International Centre for Excellence in EFT (ICEEFT) wird weitere Untersuchungen durchführen, um die Ergebnisse der EFFT zu dokumentieren.

8.8 Der EFFT-Tango mit einem Vater und seinem Sohn: Tim und James

Der vielleicht beste Weg, um Licht auf die EFFT zu werfen, besteht darin zu illustrieren, wie die zentralen Veränderungsprozesse des EFT-Modells, die als EFT-Tango bezeichnete Interventionssequenz und ein erweichendes Gespräch oder Bindungsgespräch einer Vater-Sohn-Dyade aussehen können. Der Fall wurde bereits an anderer Stelle in der therapeutischen Literatur beschrieben (Johnson 2008b).

James, ein groß gewachsener, bärenstarker 16-Jähriger, war wegen seines aggressiven Verhaltens gegenüber Lehrern und Mitschülern der Schule verwiesen worden. Vor allem seinem Vater, Tim, gegenüber verhielt er sich trotzig und aufsässig. Wiederholt hatte man ihn dabei erwischt, wie er seine vier Geschwister, allesamt wesentlich jünger als er selbst, schikanierte und misshandelte. Moira, James' Mutter, war klinisch depressiv und litt unter chronischen Schmerzen. Zudem war sie mit den jüngeren Kindern vollauf beschäftigt. Der Großteil der negativen Interaktionen in der Familie spielte sich nun zwischen Vater und Sohn ab, und zwar mit gefährlicher, explosiver Feindseligkeit. Tim hatte seinen Sohn zu einem Gespräch mit mir bewegen können, um zu versuchen, „die Dinge zu klären" – schließlich hatte ich ihm und

Moira Jahre zuvor geholfen, ihre Beziehung zu retten. Diese Erfahrung ließ Tim hoffen, auch die Verbindung zu seinem Sohn wiederherstellen zu können. James teilte diesen Wunsch mitnichten! Tim gab zu, seinen Erstgeborenen bis vor vier Jahren, als er das Trinken aufgab, „sehr hart rangenommen" zu haben. Nun versuche er, es wiedergutzumachen. James ignorierte Tims Bemühungen, ihn zu unterstützen, und erklärte kampfeslustig, dass er niemanden brauche, seinen Vater hasse und ohnehin jeder „gegen" ihn sei. James kam nur widerstrebend zur Therapie, weigerte sich in der ersten Sitzung weitgehend, überhaupt zu sprechen, beschimpfte mich und hielt den Blick konsequent zu Boden gerichtet.

In den ersten beiden Sitzungen trat der sich selbst erhaltende Kreislauf der Unverbundenheit zwischen Vater und Sohn unverkennbar zutage. Tim redete hartnäckig auf seinen Sohn ein, bedrängte und verfolgte ihn, während James verächtlich die Lippen schürzte und sich Tims Bemühungen, mit ihm zu diskutieren oder Bedingungen für die gemeinsame Interaktion zu setzen, konsequent verweigerte. Schließlich wurde Tim wütend, ließ ein paar kritische Bemerkungen fallen und zog sich dann zurück, was James zu dem höhnischen Vorwurf veranlasste, dass er dem Vater doch ohnehin egal sei. Er verstand dessen Zorn als „Beweis" dafür, dass Tim unentwegt nach Gelegenheiten suche, ihm seine Fehler und Schwächen vorzuhalten. Diese Interaktion drehte sich im Kreis – pausenlos und auf unabänderlich gleiche Weise. Schwierig! Für mich als Therapeutin aber war der Kreislauf unschwer zu erkennen. Ich beschrieb und destillierte ihn unter dem Blickwinkel seiner Bedeutungen für die Bindung und unterstrich, dass bestimmte Trigger bestimmte Verhaltensweisen auslösten. Das zweite Muster, über das wir in der Sitzung sprachen und das ich zusammen mit Tim formulierte, während James zuhörte, betraf die Tatsache, dass James in der Familie überhaupt nur eine, wenngleich dürftige, positive Beziehung hatte, nämlich zu seiner Mutter. Doch auch diese Beziehung war mittlerweile ausgehöhlt, weil die Mutter ihren jüngeren Sohn vor James' Tyrannei beschützen wollte. Deshalb hatte sie sich ebenfalls von James zurückgezogen (und weigerte sich, ihn zur Therapie zu begleiten). Trotz seiner Streitlust war mir klar, dass James verzweifelt war und sich in dieser Familie einsam fühlte. Er fand aber keine Möglichkeit, eine Verbindung zu seinem Vater zu knüpfen oder sich ihm anzuvertrauen – nicht einmal dann, wenn Tim auf ihn zuging. James ließ mich an Bowlbys eindrückliche Beschreibung der jungen Londoner Delinquenten denken: „Hinter ihrer Maske der Gleichgültigkeit verbergen sich bodenloses Elend und hinter ihrer scheinbaren Herzlosigkeit Verzweiflung." Seiner Ansicht nach waren diese jungen Klienten fest entschlossen, sich um keinen Preis jemals wieder verletzen zu lassen. In dieser Haltung waren sie wie erstarrt, gelähmt durch ihre Isolation und Wut.

In einer Einzelsitzung mit James zeigte sich die Depression des Jungen deutlich. Er sagte, dass er sich „nutzlos" fühle und „keine Zukunft" habe. Sehnsüchtig sprach er von Situationen, in denen er sich seiner Mutter verbunden oder mit seiner kleinen Schwester gespielt hatte. Was den Vater betraf, so brachte er nichts als kalte Feindseligkeit zum Ausdruck. Gemeinsam arbeiteten wir die Muster der Verbundenheit und Unverbundenheit und sein Einsamkeitsgefühl heraus und rekapitulierten, wie sich dieses *Familienproblem* (nicht James' Unzulänglichkeitsgefühle) entwickelt hatte. Wir beschrieben die Optionen, die er selbst sah – „es ihnen zu zeigen", „sie auszuschließen" und sich „um nichts mehr zu kümmern". All diese Reaktionen waren einen Moment lang hilfreich, doch am Ende fühlte er sich abermals alleingelassen und hilflos. Versuchsweise schlossen wir ein therapeutisches Bündnis. Zum Wendepunkt dieses Therapieprozesses aber kam es in einer Sitzung, an der Vater und Sohn gemeinsam teilnahmen. Die Art und Weise, wie ein Vater Bindungsbeziehungen sieht, sagt externalisierende Verhaltensweisen des Kindes zuverlässig voraus (Cowan et al. 1996). Tims Bindungsreaktionen auf seinen Sohn zu verändern war ein naheliegender Weg, um James' aggressives Verhalten zu modifizieren.

Der generische EFT-Tango, der in den intensivsten Augenblicken zu einem Bindungsgespräch führen kann, gestaltete sich in der Therapie von Tim und James folgendermaßen:

- *EFT-Tango-Move 1: Spiegeln des gegenwärtigen Prozesses.* Der Bindungstanz des vorsichtigen Bemühens um Kontaktaufnahme seitens des Vaters, auf das James abweisend reagiert, was Tim wiederum veranlasst, ihm mit kritischen Bemerkungen hartnäckig zuzusetzen, wird herausgearbeitet. Zusammen mit James deckt die Therapeutin dessen inneren emotionalen Zyklus auf, der diesen Interaktionen zugrunde liegt: Tims Reaktionen „bestätigen" James' Gefühl, ausgeschlossen, nutzlos und unerwünscht zu sein, und wecken seine reaktive Wut. Beide verfangen sich in einem Tanz aus Entmutigung, Ablehnung, unsagbarer Frustration und Betäubung und sind ihm hilflos ausgeliefert. Der Tanz definiert ihre Beziehung und James' Selbstgefühl.
- *EFT-Tango-Move 2: Affektelemente zusammenfügen und vertiefen.* Wir konzentrieren uns auf Tim, den seine Sorge um James gefangen nimmt, auf die Scham über die Art, wie er seinen Sohn in der Vergangenheit, als er noch trank, behandelt hat, und auf sein Gefühl, als Vater zu versagen. Indem ich ihn mit spiegelnden Interventionen und evokativen Fragen unterstütze, setzt er die spezifischen Elemente seiner emotionalen Reaktion zusammen. Er beschreibt Momente, in denen er James' trotziges Verhalten wie einen „Schlag ins Gesicht" erlebt, obgleich er auch sieht, wie sehr der Sohn leidet (Trigger). Er schildert darüber hinaus Momente, in denen ihm ganz heiß wird und er sich selbst sagt: „Es ist deine eigene Schuld, dass er um sich schlägt. Du hast ihn enttäuscht. Du hast als Vater restlos versagt" (Körperreaktion – gefühlte Wahrnehmung und Bedeutungsgebung). Dann glaubt er entweder, die Kontrolle zurückerobern zu müssen, oder er wendet

sich ab (Handlungstendenz). Als wir dies erörtern, beginnt Tim zu schluchzen. Er ist mit seinem tiefen Bedauern über seine Unfähigkeit, „der Vater zu sein, den James braucht“, in Berührung gekommen, mit seinem Gefühl, seinen Sohn unwiderruflich verletzt und die Verbindung zu ihm verloren zu haben.

- *EFT-Tango-Move 3: Choreografieren engagierter Begegnungen.* Gemeinsam destillieren wir Tims Emotion, und ich bitte ihn, sie auch seinem Sohn auseinanderzusetzen. Tim kommt meiner Bitte authentisch und aufgeschlossen nach, indem er zu James sagt, dass dieser ihm aus berechtigtem Grund misstraue, weil er ihm kein guter Vater gewesen sei. Er bittet seinen Sohn, ihm zu verzeihen. Ich ermutige Tim, über seine Angst zu sprechen, seinen Sohn verletzt zu haben und dafür verantwortlich zu sein, dass James niemandem mehr vertrauen könne – dass er in jedem Menschen eine Gefahr sähe. Ein paar Minuten lang gibt sich James größte Mühe, gleichgültig zu wirken, doch dann vollzieht sich eine staunenswerte Veränderung, und er beginnt tatsächlich, Tim zu trösten. Es sei alles in Ordnung, sagt er zu ihm. Ich spiegele und *validiere* diese Reaktion, fordere James aber auch auf, sich weiterhin anzuhören, was Tim zu sagen hat. Der Vater bietet ihm sein Herz an und will für ihn da sein. Es ist nicht nötig, dass James sich um Tim kümmert. Während Tim sich weiterhin für seine frühere Aggressivität und sein Versagen als Vater entschuldigt, beginnen beide zu weinen.
- *EFT-Tango-Move 4: Prozessieren der Begegnung.* James nimmt die Botschaft seines Vaters in sich auf und kann diesem nun auch sagen, dass sie die Ängste und Befürchtungen, die er mit seiner Zukunft verbindet, lindert. Er schildert eine bestimmte Situation, in der er beschlossen hatte aufzugeben und seinen sehnsüchtigen Wunsch, Tims Anerkennung zu finden, ein für alle Mal zu begraben. Gleichzeitig hatte er den Schluss gezogen, „dass wahrscheinlich mit mir etwas nicht stimmt“. Tim bleibt engagiert und reagiert empathisch.
- *EFT-Tango-Move 5: Integrieren und validieren.* Ich spiegele all diese Interaktionen wider, validiere die Fürsorge, die Tim und James einander entgegenbringen, und ihren Mut, das Risiko einzugehen und sich dem anderen zu öffnen. Gemeinsam erläutern wir, dass dieser Prozess sie hoffen lässt, eine andere, neue Verbundenheit aufzubauen. Zum ersten Mal wendet James sich mir mit einem strahlenden, offenen Lächeln zu. Wir destillieren die Freude, die Tim empfindet, nachdem er seinen Sohn „wiedergefunden“ hat, und James' frohes Erstaunen darüber, gesehen und angenommen zu werden. Wir rekonstruieren auch, was dazu führte, dass die Beziehung der beiden in eine Sackgasse geriet, als Tim seine eigenen Probleme im Alkohol ertränkte und nicht mehr in der Lage war, seinem Sohn den Rücken zu stärken. Diese Neurahmung ermöglicht es James, sich von der Vorstellung, nicht liebenswert zu sein, zu verabschieden.

Am Ende dieser Sitzung war auch James in der Lage, mit ein wenig Unterstützung meinerseits auf seine eigenen Emotionen einzugehen und sie zu destillieren, insbesondere das schmerzvolle Gefühl, in der Familie ein „Außenseiter" und vom Vater fallen gelassen worden zu sein. Er berichtet, dass seine Wut und Verzweiflung ihn „vergiften" und alles „düster" erscheinen lassen. Zunächst spricht er über seine Angst, abgelehnt zu werden, und anschließend über seine unterdrückte Sehnsucht nach der Anerkennung und Liebe seines Vaters. Tim ist in der Lage, fürsorglich auf ihn einzugehen und zu beschreiben, welche Art von Vater er seinem Kind gern sein möchte. Er bittet James um die Chance zu lernen, für ihn Vater zu sein.

Diese korrigierende Erfahrung einer sicheren Verbundenheit stellt ein klassisches Bindungsgespräch dar, von dessen Ergebnissen ich mich etliche Monate später in einem Follow-up-Gespräch überzeugen kann. James berichtet mir, dass er lernt, anderen Menschen stärker zu vertrauen, und seltener das Bedürfnis hat, „den starken Mann zu mimen". Er geht auch wieder zur Schule, und statt seinen jüngeren Bruder zu schikanieren, unterstützt er ihn nun. Offen und mit positiver Emotion kommuniziert er mit mir und mit seinen Familienangehörigen. Die Familie zeigt, dass sie praktische Probleme und Schwierigkeiten mittlerweile gemeinsam und kooperativ lösen kann. Ein flexibleres, offeneres System, in dem jeder Einzelne responsiv auf die anderen eingeht, fördert erfolgreiches Problemlösen.

Der oben beschriebene Prozess illustriert auf wunderbare Weise, dass das Aufdecken der Bindungsemotionen, ihre Regulation und Indienstnahme die Beziehungen innerhalb der Familie enorm verbessern und tief greifend beeinflussen kann, wie sich jedes einzelne Familienmitglied in diesem Kontext definiert. Dieser Prozess ist zudem hocheffizient, da er nur wenige Sitzungen in Anspruch nimmt und langfristig nachwirkt. Das Lernen erfolgt im Interaktionskontext an sich, in dem künftige, positivere Reaktionen zugänglich und inszeniert werden. Dies ist etwas anderes als das Coaching einer Familie und die Vermittlung von „Skills", auf die dann im Zusammenhang mit problematischen Familieninteraktionen, wenn sie am dringendsten benötigt werden, häufig nicht zugegriffen werden kann (falsche Ebene, falscher Kanal).

8.9 Erfahrungsorientierte Techniken in der EFFT

Welche erfahrungsorientierten Techniken habe ich als EFFT-Therapeutin in den Sitzungen mit Tim und James tatsächlich eingesetzt? Ich sorge dafür, dass sämtliche Veränderungsprozesse ungestört ablaufen können, und hebe sie hervor, indem ich die Interaktionen und emotionalen Vorgänge kontinuierlich spiegele. Das empathische Spiegeln sowie die Validierung und Normalisierung ihrer Gefühle wirken auf

Tim und James beruhigend und erleichtern es ihnen, sie zu tolerieren. Wir normalisieren Tims unbeholfene Versuche, die Vaterrolle zu übernehmen, indem wir über seine eigene Erziehung sprechen und über die Zeit, als James noch klein war und er „sich selbst im Rausch verlor", weil er seine Unsicherheiten mit Alkohol zu bekämpfen versuchte. Ich stellte auch evokative Fragen, um einen Zugang zu den Emotionen zu bahnen und Enactments zu strukturieren. So fragte ich James: „Was geht in dir vor, wenn dein Vater – so wie hier in der Sitzung – versucht, mit dir über seine Reuegefühle zu sprechen?" Ich fange die Kugel ab, als James antwortet: „Er kann sich seine Reuegefühle an den Hut stecken. Sie helfen mir nicht weiter." Ich erwidere: „Richtig, es ist schwer, seine Traurigkeit mitzufühlen, seinen Schmerz darüber, dir wehgetan und die Verbindung zu dir verloren zu haben. Es fällt schwer zu glauben, dass er es wirklich ernst meint – dass irgendetwas, das er sagt, für dich hilfreich sein könnte. Du siehst weit und breit niemanden, der dir zu Hilfe kommt – ist es so? *(James nickt achselzuckend.)* Das muss schwer sein." Ein wenig später leite ich ein Enactment ein, indem ich frage: „Tim, Ihr Sohn sagt – und James, bitte korrigiere mich, wenn ich mich irre –, dass er Sie als gefährlich erlebt und in Ihnen jemanden sieht, der ihn verurteilen und den Stab über ihm brechen wird. Können Sie ihm jetzt, hier, helfen?" Das Wort „gefährlich" beruht auf einer Vermutung meinerseits. Es verleiht James' eigener Formulierung Nachdruck und geht noch einen Schritt tiefer in die Angst, die er anerkannt oder in Worte gefasst hat, hinein. Die Intensivierung erfolgt, indem ich die Aufmerksamkeit an die stärksten bindungsrelevanten Emotionen und Aussagen binde und Abschweifungen und Themenwechsel verhindere. Als Tim zu einer langen, umständlichen Geschichte über den Verlust seines Arbeitsplatzes anhebt, der ihm in der Zeit, als James zur Welt kam, gekündigt wurde, lenke ich ihn zurück auf unser Thema, indem ich seine Worte widerspiegele und dann sage: „Ich möchte noch einmal auf die Worte zurückkommen, die Sie an James gerichtet haben, als Sie sagten: ‚Ich habe solche Angst, dich enttäuscht zu haben.' Können Sie ihm das noch einmal sagen?" Wir benutzen Bilder, um emotionale Realitäten einzufangen und zu intensivieren. Ich gebe zu bedenken, dass James als Kind, ebenso wie alle Kinder, den Wunsch hatte, von seinem Vater sicher gehalten zu werden und etwas Besonderes für ihn zu sein. Doch Tim hatte damals sein inneres Gleichgewicht verloren und war nicht mehr geerdet, sodass er seinen Sohn nicht „halten" konnte. James fiel durch den leeren Raum, und das war für den kleinen Jungen in der großen Welt beängstigend. Es veranlasste ihn, zu schreien (Bindungsprotest) und um sich zu schlagen – schließlich musste er annehmen, dass ihm niemand zuhörte und niemand sah, wie klein er sich fühlte.

Wir konzentrieren uns weiterhin nicht auf Ziele oder Lösungen, sondern auf den emotionalen Prozess, und zwar vor allem bei dem Versuch, neue, engagiertere Interaktionen zu gestalten. Als sich Tim zum ersten Mal bemüht, sich gegenüber James zu öffnen, und ich den Jungen nach seiner Reaktion frage, verdreht er nur die Augen und wendet sich ab. Ich sage: „Dein Vater versucht, dich zu erreichen, aber es scheint – bitte hilf mir, wenn ich mich irre –, als ob du ihm sagen willst: ‚Fahr zur Hölle, ich werde meine Rüstung ganz bestimmt nicht ablegen und dir zuhören. Es ist besser, wütend zu sein und dich außen vor zu lassen.'" James nickt mit zaghaftem Lächeln und sagt, dass ich doch nicht ganz so dumm sei, wie ich aussähe! Ich versichere ihm, dass ich dies beruhigend finde. Darüber hinaus arbeite ich durchgehend mit den beiden Umdeutungen: Die Familienprobleme betreffen nicht James' Fehler, sondern den Tanz, der James in die Isolation treibt und Tim das Gefühl gibt, ein schlechter Vater zu sei. Mit seinem Verhalten bringt James seine Verzweiflung zum Ausdruck – eine natürliche Reaktion auf das Gefühl, allein zu sein und abgelehnt zu werden. Die Sitzungen mit James und Tim sind ein gutes Beispiel dafür, wie sich die Therapie zum Kern der Sache vorarbeitet – zur Emotion, die „soziale Interaktion beherrscht und als wichtigste Währung ihrer Durchführung dient" (Zajonc 1980) – und konsequent auf die Bindung fokussiert bleibt. Tims und James' nicht eben funktionale Verhaltensweisen werden im Kontext ihrer panischen Angst vor Bindungsverlust, ihrer unbefriedigten Bedürfnisse und unserer begrenzten Strategien gesehen, mit diesen Gefühlen ohne sichere Verbundenheit fertigzuwerden.

Ebenso wie James leiden viele junge Menschen, die wir in der Familientherapie sehen, unter Depressionen und Angst, mitunter auch unter Traumata und Verlusterfahrungen. Bisweilen bewirken die Reaktionen ihrer Angehörigen, dass die negativen Auswirkungen solcher Erfahrungen zusätzlich verstärkt werden. Diese Schwierigkeiten können im Rahmen der Familientherapie bearbeitet werden oder in einem umfassenden Therapiepaket, das weitere Interventionen umfasst, zum Beispiel eine Gruppentherapie für Depressionen oder Sozialangst. Bowlby (1973) war der erste Autor, der die Ansicht vertrat, dass unsichere Bindungsbeziehungen Angststörungen entstehen lassen können. *Jede Schwierigkeit wird durch emotionale Isolation zusätzlich verstärkt.* Bindungsstile sind – ganz gleich, wie man die Bindungssicherheit misst – mit einer je spezifischen Symptomatik assoziiert; dies gilt insbesondere für die als ängstlich kodierte oder als solche berichtete Bindung. So hängen etwa die Angstsymptome der vermeidenden Bindung weniger mit den distanzierenden Aspekten des Vermeidens als vielmehr mit einer Vulnerabilität für Angstsymptome zusammen (Ein-Dor & Doron 2015). Die Minnesota-Studie (Sroufe et al. 2005), die den Entwicklungsverlauf früher Bindungsorientierungen von der vorgeburtlichen Phase bis ins Erwachsenen- und hohe Alter untersuchte, zeigt, dass Kleinkinder, die als änstlich (oder ambivalent) kategorisiert werden, mit höherer Wahrscheinlichkeit als ihre sicher gebundenen Peers im Alter von 17 Jahren Angststörungen aufweisen (Warren et al. 1997). Noch klarer ist das Bild in Bezug auf die Depression. Hier haben mehr als 100 Studien den Zusammenhang zwischen Bindungsdispositionen und allgemeinem Schweregrad depressiver Symptome nachgewiesen. Die prospektive Minnesota-Studie kam zu dem Ergebnis, dass sowohl die vermeidende als auch die ängstliche Bindung mit einer Depression in der Adoleszenz zusammenhängt (Duggal et al. 2001).

Identifiziert wurde auch eine sogenannte dunkle Trias von Prozessen, die Unsicherheit und Dysfunktion miteinander verbinden. Dabei handelt es sich um folgende Elemente:

1. Schwierigkeiten mit der Emotionsregulation.
2. Erhöhte Wachsamkeit für Bedrohungen.
3. Niedrigere Niveaus der wahrgenommenen Responsivität anderer Menschen.

All diese Elemente lassen sich in zahlreichen familientherapeutischen Sitzungen beobachten (Ein-Dor & Doron 2015). Familienfaktoren sagen auch voraus, wie depressive Jugendliche auf eine Behandlung ansprechen werden (Asarnow et al. 1993; Birmaher et al. 2000). Zum Beispiel sagte James in einer Follow-up-Sitzung zu Tim: „Es war halt einfacher, wütend zu sein und so zu tun, als würde ich außer meinem Zorn nichts anderes empfinden. Aber innerlich war alles düster. Ich war so einsam, überzeugt, niemandem etwas zu bedeuten. Einfach ein Versager. Sinnlos, sich auch nur zu bemühen. Aber dass du, Papa, dann mit mir hierhergekommen bist und diese Dinge gesagt hast – das hat alles verändert. Das hat mir gezeigt, dass ich dir etwas bedeute, sonst hättest du es nicht getan." Das Heilmittel für die dunkle Trias ist gleichfalls eine Trias: die Ansprechbarkeit, Responsivität und das emotionale Engagement einer Bindungsperson.

8.10 Schlussbetrachtung

Laut Pinsof und Wynne (2000) kann die Ergebnisforschung der psychotherapeutischen Praxis zwar eine allgemeine Richtung aufzeigen, doch scheint sie auf die Mehrzahl der Paar- und Familientherapeuten bislang lediglich einen minimalen Einfluss auszuüben. Es ist ihr somit nicht gelungen, sich als tragfähige integrative Basis der Familientherapie zu etablieren. Pinsof und Wynne plädieren deshalb für weitere qualitative Forschungen. Möglicherweise besteht das Problem darin, dass Sprache und Modus der Ergebnisstudien nur unzulänglich auf den Tanz eingestimmt sind, den Familientherapeuten mit einer Gruppe verzweifelter Familienmitglieder erleben, die in ihrer Angst und Hilflosigkeit wie in einem Schraubstock gefangen sind. Die Bindungsforschung aber kann als breite empirische und konzeptuelle Basis dienen, die sich hervorragend in die alltägliche familientherapeutische Praxis übersetzt, wenn Therapeuten sich mit den Fortschritten der entwicklungspsychologischen und sozialwissenschaftlichen Forschung vertraut machen, die ihnen als zuverlässige „Landkarte“ familiärer Beziehungen dienen und ein klares Bild der anzustrebenden Gesundheit und Resilienz in Familien vermitteln können. Von der gewaltigen Woge innovativer familientherapeutischer Perspektiven und Verfahren, die in der Blütezeit des Feldes so viele Therapeuten inspiriert hat, ist offensichtlich nur ein Rinnsal übrig geblieben. Zweifellos sind Elterntraining und Erziehungsberatung heute ein fester Bestandteil der psychischen Gesundheitsversorgung. Aus der Bindungswissenschaft sind wunderbare Weiterbildungsprogramme für Mütter und Väter von Kleinkindern hervorgegangen, zum Beispiel der Circle of Security (Powell et al. 2014, in deutscher Übersetzung [2015]: *Der Kreis der Sicherheit: Die klinische Nutzung der Bindungstheorie;* Hoffman, Cooper & Powell 2017) oder in jüngerer Zeit das Programm Hold Me Tight®: Let Me Go (Aikin & Aikin 2017) für Familien mit Jugendlichen, das meine eigenen Kolleginnen und Kollegen entwickelt haben. Darüber hinaus dienen fokussierte Familieninterventionen, die aktuell ablaufende Interaktionsprozesse durch die Linse der Bindung betrachten und erklären und emotionale Signale zur Veränderung zentraler Interaktionsmuster erarbeiten, als wirkmächtige multidimensionale Intervention. Ebenen und Elemente der Veränderung des Selbst und des Systems verstärken einander wechselseitig und beeinflussen die Gestaltung tief greifender korrigierender Erfahrungen auf vorhersagbare und effiziente Weise. Es ist sinnvoll, die Probleme des „identifizierten Patienten“ in einer Familie als Widerspiegelung von Sicherheit – der Bindungsbeziehungen – und Unverbundenheit zu begreifen. Zudem fällt es den Familienmitgliedern leicht, diese Perspektive anzunehmen. Was die Relevanz betrifft, so stammt ein Forschungsergebnis, das mir stets präsent geblieben ist, aus einer im Jahr 1985 veröffentlichten Studie (Lutkenhaus, Grossman & Grossmann 1985). Die Forscher wiesen nach, dass dreijährige Kinder, die zuvor als sicher gebunden klassifiziert worden waren, auf mögliches Scheitern mit verstärkter Anstrengung reagierten, während die unsicher gebundenen Kinder resignierten. Wie Bowlby (1988, S. 168) erläuterte, zeigten die Kinder in dieser Studie bereits als Dreijährige die „hoffnungsvolle Zuversicht“, erfolgreich zu sein, die für eine sichere Bindung charakteristisch ist – im Gegensatz zu den „hilflosen und defätistischen“ Kindern mit weniger sicherer Bindung. Zuversicht und Hoffnung sind zweifellos Eigenschaften, die alle Eltern ihrem Kind mit auf den Weg geben möchten.

Die Kämpfe in unglücklichen, verzweifelten Familien räsonieren im Nervensystem der einzelnen Mitglieder als Kampf auf Leben und Tod. Nicht mehr und nicht weniger steht auf dem Spiel. Ein bindungsorientierter Familientherapeut hält dem Druck stand, bietet Sicherheit an und ordnet diese Erfahrung mit den Familienangehörigen so ein, dass sie ihr inneres Gleichgewicht und ihr Kompetenzgefühl wiederfinden.

Eine Übung für zu Hause

Für Sie persönlich

Können Sie sich eine typische schwierige Situation aus Ihrer eigenen Jugend vorstellen, in der Angehörige Ihrer Familie ihr Gleichgewicht verloren haben? Wer war in Ihren Augen in dieser Interaktion für Sie am „gefährlichsten"? Wie gingen Sie in solchen Situationen typischerweise mit Ihren Emotionen um? Welche Signale schickten Sie aus? Wenn ein Therapeut in dieser Situation ins Zimmer gekommen wäre – wie hätte er Ihre Gefühle im Bezugsrahmen der Bindungstheorie zusammenfassen und Ihnen dabei helfen können, sich dieser potenziell bedrohlichen Person mitzuteilen? Versuchen Sie, niederzuschreiben, was dieser Therapeut hätte sagen können.

Für Sie als Profi

Ein Vater erzählt Ihnen:

„Nun, er hat es in der Schule nicht leicht. Aber was soll's? Ich hatte es auch nicht leicht. Ich habe ihm diese Übungsbücher besorgt, aber er sieht sie sich noch nicht einmal an! Und er belügt mich am laufenden Band. Ich weiß, dass er Drogen nimmt. Für wie dumm hält er mich? Er erinnert mich an meinen Bruder, der alles, was meine Eltern ihm gaben, in den Dreck warf. Er hat meine Mutter zerstört. Was glaubt dieser Kerl eigentlich, wer er ist? ‚Reden' ist jedenfalls keine Lösung. Geredet haben wir mehr als genug. Es gibt nur eine Lösung – er muss ausziehen und verschwinden, und wir müssen akzeptieren, dass unser eigener Sohn ein elender Junkie ist. Er wird nie einen Schulabschluss machen, ganz gleich, was wir tun."

Mit welchen Worten würden Sie die Gedanken dieses Vaters spiegeln, um sein Erleben zu validieren, ihm aber auch gleichzeitig zu helfen, seine Wut zu regulieren und die Reaktionen und Bedürfnisse seines Sohnes als Ausdruck der Verletzlichkeit und unter dem Blickwinkel der Bindung zu verstehen? Versuchen Sie niederzuschreiben, was Sie sagen würden. *(Tipp: Sie könnten damit beginnen, ihm zu spiegeln, wie sehr es ihn kränkt, dass sein Sohn seine Anteilnahme und Fürsorge in den Wind schreibt.)*

Zum Merken und zum Beherzigen

- Das Ziel der EFFT besteht darin, als sicherer Hafen und sichere Basis für die Beziehung zwischen Eltern und Kindern zu dienen. Blockaden, die den Bindungsprozess erschweren, werden systematisch bearbeitet, damit es dem Vater/der Mutter möglich wird, auf die Bindungsbedürfnisse des Kindes einzugehen.
- Weil die Bindungsdramen in einer Familiengruppe sich wechselseitig intensivieren und widerspiegeln, ist einer Vielzahl unterschiedlicher Beziehungen und der Art und Weise, wie sie das dysfunktional gewordene Kind beeinflussen, Rechnung zu tragen.
- Die Systemtheorie hilft Therapeuten, das gesamte Beziehungssystem in den Blick zu nehmen und zu erkennen, wie seine Organisationsweise die Entstehung positiver Verbundenheit verhindert. Diese Perspektive beruht auf der Annahme, dass signifikante Veränderungen eine Umgestaltung der Elemente voraussetzen, die den Interaktionstanz organisieren. Für Bindungsbeziehungen bedeutet dies, dass die emotionale Kommunikation verändert und der Tanz nicht lediglich in Richtung einer Homöostase modifiziert werden muss, sondern in Richtung sicherer Verbundenheit.
- Die EFFT hilft Müttern und Vätern, die Beziehung zu ihrem Kind neu zu definieren und ihm eine sichere Verbundenheit anzubieten. Die Therapeutin unterstützt sie dabei, ihr emotionales Gleichgewicht zu finden, ihre eigenen Verletzungen und Versagensängste, ihre Ängste, das Kind zu verlieren, und ihre Wut anzuerkennen. Sie erleichtert es ihnen, die Verletzlichkeit des Kindes zu „sehen“ und ihm als responsive Bindungsperson Trost zu spenden, aber auch klare Grenzen zu setzen, die Ausdruck ihrer Fürsorge sind.
- Die Bindungswissenschaft dient als übersichtliche „Landkarte“ der Faktoren, die den komplexen Familientanz definieren, und zeigt den Weg zu einem besseren Funktionieren der Familie und des Kindes auf. Sicher gebundene Kinder sind gesünder und resilienter. Sie haben gelernt, eine liebevolle Beziehung zu den Eltern, auf die sie angewiesen sind, aufzubauen, und können als Jugendliche mit Depression und Angst besser umgehen.
- Der großen Mehrheit der Eltern, die eine Familientherapeutin aufsuchen, ist das unwiderstehliche Bedürfnis, ihr Kind zu behüten und zu versorgen, zugänglich. Wenn die Therapeutin diesem biologischen Imperativ Richtung und Form verleiht, erweist sich seine Stärke als machtvoller Veränderungsfaktor. Die Versagensängste, unter denen Eltern in diesem Zusammenhang leiden, müssen von der Therapeutin gehalten und reguliert werden, bevor sie der Zuversicht und einem neu erworbenen Kompetenzgefühl weichen können.

9. Emotionsfokussierte Familientherapie in der Praxis

In diesem Kapitel stelle ich zwei familientherapeutische Sitzungen vor, die den EFFT-Prozess und die therapeutischen Interventionen illustrieren.

9.1 Josh und seine Familie: die Hintergrundgeschichte

Der elfjährige Josh, über dessen aggressives Verhalten seine Lehrer, die Mitarbeiter des Kinderkrankenhauses und seine Angehörigen außerordentlich beunruhigt sind, kommt zu unserer zweiten EFFT-Sitzung in meine Praxis. An der ersten Sitzung haben drei Familienmitglieder teilgenommen: Sam, Joshs Vater, Emma, seine Mutter, und John, sein älterer Bruder. In dieser Sitzung haben wir gemeinsam die zentralen Interaktionsmuster der Familie und Joshs Beteiligung daran beschrieben (eine Zusammenfassung dieser Muster enthält das letzte Kapitel). Josh war in dieser Sitzung aufgeregt und sprunghaft gewesen, hatte andere unterbrochen, das Thema gewechselt und Witze gerissen. Für mich zeichnete sich das Bild einer extrem verzweifelten Familie ab, in der Sam, der Vater, 12 bis 14 Stunden täglich arbeitete und unter enormem Druck stand – allerdings räumte er ein, dass er sich, um dem Stress des Familienlebens und den Problemen mit Emma zu entkommen, in die Arbeit geflüchtet hatte. Der älteste Sohn, John, war distanziert und am Familiendrama unbeteiligt. Er berichtete mir, dass sein Leben sich außerhalb der Familie abspiele und er voll und ganz im Sport aufgehe. Emma war extrem ängstlich und gestresst und erzählte hastig, mit sich fast überschlagender Stimme und immer wieder unter Tränen, dass sie mit ihren Söhnen ganz allein fertigwerden müsse, zusätzlich ein Baby zu versorgen habe und überdies berufstätig sei. Auf mein empathisches Spiegeln antwortete sie tränenüberströmt, dass sie sich überfordert fühle und Angst habe.

Von der Familie erfahre ich, dass Josh in der Schule schikaniert wird. Er schläft nicht und leidet am ganzen Körper an einem Ausschlag, den die Ärzte einstimmig auf seine große Angst zurückführen. Wenn er einen Wutanfall bekommt, zerstört er Einrichtungsgegenstände, droht seinem Vater, ihn mit einem Messer zu erstechen, und kündigt seiner Mutter an, dass er sich umbringen werde – er werde auf die Straße rennen und sich vor den Bus werfen, der unmittelbar vor dem Wohnhaus der Familie hält. Zweimal haben seine Ausbrüche die Polizei auf den Plan gerufen, die ihn dann für einige Tage außerhalb der Familie unterbrachte. Trotz seines hohen IQ versagt Josh auch in der Schule. In dieser ersten Sitzung schließt er ein vorläufiges Bündnis mit mir, das seinen Ausdruck in kurzen, spielerischen Begegnungen findet. So lässt er mich wissen: *„Ich werde gar nicht hier sein. Ich werde Peter Pan sein.“* Ich erwidere, dass ich an einem solch sonnigen Nachmittag auch lieber in meinem Garten wäre; vielleicht wäre es aber auch okay, hier im Krankenhaus bei ihm zu sein, wenn ich Tinkerbell sein dürfte. Daraufhin grinst er mich an und nimmt neben mir Platz. Gleichwohl ließ seine Agitiertheit den Raum zwischen uns vibrieren.

Was die charakteristischen Beziehungsmuster der Familie angeht, so befinden sich Josh und Sam pausenlos im Konflikt: Ganz gleich, mit welcher Bitte oder Erwartung Sam an ihn herantritt – Josh geht augenblicklich in die Opposition und explodiert, wenn Sam seine Bitte wiederholt. Josh spricht mit seiner Mutter und verhält sich ihr gegenüber weniger reaktiv, versetzt sie aber mit der Androhung, sich etwas anzutun, in Angst und Schrecken, wann immer sie die familiären Schwierigkeiten zu thematisieren versucht. Emma und Sam sind in ihrer „grundsätzlich unglücklichen Beziehung“ in einem Kreislauf aus Anklage / Verfolgung und anschließendem Ablehnungs- / Rückzugsverhalten gefangen. John wiederum streitet sich gelegentlich mit Josh, wird aber kaum je in den Kreislauf aus Angst und Konflikt hineingezogen, in dem die Familie gefangen ist.

Die entscheidenden Blockaden, die sichere Interaktionen unmöglich machen – die Trigger von Panik und eskalierendem Chaos –, traten offenbar zwischen Emma und Sam als Paar sowie zwischen Emma und Josh auf, jedoch am dramatischsten zwischen Sam und seinem Sohn. Kurz nach dieser ersten Sitzung rief Sam mich an, um mir mitzuteilen, dass Josh sich jedem weiteren Treffen verweigere.

In den nächsten beiden Sitzungen arbeitete ich gemeinsam mit Sam und Emma den negativen Zyklus des Paars heraus. Wir klärten, dass er nicht nur Emmas eskalierender Angst, sondern auch Sams Distanzierung sowie seiner „Hoffnungslosigkeit“ in der Beziehung und in der Familie Vorschub leistete. Dieser Zyklus untergrub ihre Fähigkeit, das innere Gleichgewicht zu wahren und einander als Eltern zu unterstützen, und bewirkte, dass Emma sich nicht ihrem Mann, sondern ihrem Sohn anvertraute. Weil die beiden als Elternteam keine sichere Basis hatten, fühlte Sam sich in seinen Interaktionen mit Josh gefangen und verhielt sich diktatorisch, woraufhin sich Joshs Widerstand weiter verhärtete. Wir vereinbarten, dass Sam und Emma sich künftig einmal am Tag – trotz ihres eigenen negativen Paarzyklus – über schwierige Situationen mit Josh austauschen und einander helfen würden, ihre Gefühle zu verarbeiten (beide glaubten, als Eltern versagt zu haben). Wir vereinbarten auch, dass ich die Arbeit mit Josh und Sam fortsetzen würde. Konsequent beschrieb ich Josh als hochsensibel und verängstigt, als einen Jungen, in dem die familiären Spannungen nachvibrierten, die eigentlich aus den Eheschwierigkeiten seiner Eltern und aus

Sams langen beruflichen Abwesenheiten erwuchsen. Zudem stand er am Übergang zur Adoleszenz und war dringend auf die sichere Verbindung zu beiden Eltern angewiesen. Wir lassen noch einmal einen bewegenden Moment aus der ersten Sitzung Revue passieren, in dem ich Josh gefragt hatte, was er sich von Sam wünsche (bis zu diesem Augenblick hatte er lediglich seine Wut zum Ausdruck gebracht). Auf meine Frage hin wandte er sich spontan dem Vater zu und streckte stumm die Arme nach ihm aus. Sam war daraufhin erstarrt. Einige Minuten lang herrschte Schweigen, dann antwortete er auf meine Frage, was in ihm vorgehe, mit ausdruckslosem Blick: „Ich weiß nicht, was ich tun soll." Ich validierte seine Antwort. Sam hatte in der ersten Sitzung beiläufig erwähnt, dass man in seiner Herkunftsfamilie zu tun hatte, was man gesagt bekam, und auf der Stelle des Zimmers verwiesen wurde, wenn man sich „aufsässig" verhielt oder „Zicken machte". Ich deutete dies in dem Sinn, dass Sam einsam aufgewachsen war und niemanden gehabt hatte, bei dem er Trost oder Hilfe hätte finden können, wenn er sich fürchtete oder verunsichert war. Er hatte seine Gefühle erstickt – im Unterschied zu anderen Kindern, die stattdessen brüllen und schreien und protestieren. Meine Worte kamen bei ihm an.

Sams und Emmas Schwierigkeit, ihr emotionales Gleichgewicht zu wahren und sich ihrem Sohn gegenüber berechenbar und sensibel zu verhalten, hing zum Teil mit ihrer beider Gefühl zusammen, als Eltern gescheitert zu sein. Ich halte dieses Gefühl für ganz entscheidend, zumal es meiner Ansicht nach in Familientherapien häufig nur ungenügend berücksichtigt wird. Die EFT-Therapeutin hilft Eltern aktiv, diese Emotionen zu regulieren und zu bearbeiten, indem sie keinen Zweifel daran lässt, dass wir alle durch das tägliche Leben lernen, Eltern zu sein – während unsere Kinder uns triggern, wir von dem Wunsch erfüllt sind, sie verantwortungsbewusst zu erziehen, und oft erkennen müssen, dass wir in dem Tanz, den wir mit unseren Kindern tanzen, die Orientierung verloren haben.

9.2 Die Arbeit mit Josh und Sam

Josh ist bereit, zusammen mit seinem Vater zu mir zu kommen, nachdem ich ihm eine E-Mail geschickt habe. Ich schrieb, es habe mich beeindruckt zu erfahren, dass er seinem behinderten Freund so zuverlässig helfe (Emma hatte es mir erzählt) und dass er offenbar ein Talent dafür habe zu sehen, was mit anderen los sei. Im Gespräch bei mir habe er ja auch seiner Familie geholfen, indem er mir ihre Probleme erläutert habe.

Zur Sitzung trägt Josh ein selbst gemachtes Shirt mit der Aufschrift „Ich handele mit Umarmungen" („I deal with hugs"). Wir knüpfen an das positive, verspielte Bündnis, das wir in der ersten Sitzung eingegangen sind, wieder an. Josh wirkt ruhiger, nimmt häufiger Blickkontakt zu mir auf und verhält sich ein wenig fokussierter. Gleichwohl behalte ich seine Fähigkeit, emotional aufgeladene Momente zu tolerieren, durchgehend aufmerksam im Blick. Sein Toleranzfenster ist in der Tat klein; seine Aufmerksamkeitsspanne scheint kaum mehr als zehn Sekunden zu betragen. Wir unterhalten uns über die Sommerferienpläne der Familie. Sam jammert über seine harte Arbeit und die langen Arbeitsstunden. Er hat kaum Zeit, um mit seiner Familie zu verreisen, und weiß doch, wie sehr seine Frau und Josh darunter leiden. Josh nickt nachdrücklich.

Die Atmosphäre zwischen Vater und Sohn wirkt ein wenig entspannter als in der ersten Sitzung.

SUE: „Wie läuft es zwischen euch beiden? Ich habe das Gefühl, die Beziehung ist im Moment weniger angespannt?"

SAM: „Ja. Grundsätzlich läuft es mittlerweile besser. Aber es gibt weiterhin diese Situationen, wenn wir einander anbrüllen und es unmöglich ist, miteinander zu reden. Dann wieder gibt es Momente, in denen ich das Gefühl habe, dass es Josh nicht gut geht, und ich möchte mit ihm reden, doch er mauert – so sagt man doch, wenn jemand so tut, als wäre man Luft für ihn? … *(Langes Schweigen.)* Ich verliere ihn. Ich komme nicht an ihn heran – kann ihm nicht helfen."

SUE: „Zu dem gegenseitigen Anbrüllen kommt es also, wenn Sie Josh bitten, etwas zu erledigen, und er sich weigert – das alte Lied, richtig? *(Sam nickt.)* Aber dann gibt es Situationen, in denen Sie sich um Kontakt bemühen, aber von ihm abgeblockt werden. Habe ich das richtig verstanden?" *(Sam nickt erneut.)* [Spiegeln / Beschreiben der Sackgassen, in die Joshs und Sams Beziehung immer wieder einmündet – Tango-Move 1.]

SAM: „Ich erinnere ihn an eine Aufgabe – ‚bitte schalte den Fernseher aus, es ist Zeit für die Hausaufgaben' –, und schon geht die Post ab."

SUE: „Also, Sie beide geraten zum einen in eine Sackgasse, sobald Sie Ihre väterliche Pflicht wahrzunehmen versuchen, indem Sie Josh zu irgendeiner Aufgabe anhalten und er sich weigert, Widerstand leistet und fuchsteufelswild wird. Aber Sie geraten auch in eine Sackgasse, wenn Sie Josh helfen möchten, weil es ihm nicht gut geht, und er Ihre Hilfe abzulehnen scheint? Als Vater befinden Sie sich in einer Zwickmühle. Was passiert da genau? Wahrscheinlich werden Sie autoritärer oder geben die Kontaktbemühungen auf?" *(Sam nickt.)* [Spiegeln und Umdeuten des Zyklus – wir wissen aus den vorangegangenen Sitzungen, dass Josh die Fürsorge oder die Kontaktbemühungen seines Vaters nicht als solche erkennt.]

JOSH: „Er muss einfach runterfahren … *(Er wirft die Arme in die Luft und starrt dann aus dem Fenster.)* Das ist alles."

SAM *(zu Josh):* „Nun, meine Aufgabe ist es, dir zu helfen, erwachsen zu werden – Dinge zu sagen wie: ‚Ich denke, du solltest heute Abend mal dein Zimmer aufräumen.' Aber ich kann dir ja gar nichts sagen, überhaupt nichts. Es ist mittlerweile zwar besser als vor unserer ersten Sitzung bei Sue, aber … und ich bitte dich doch, so freundlich es mir irgend möglich ist." *(Josh beginnt, heftig mit dem Kopf zu schütteln.)*

SUE: „Das erlebst du nicht so?"

JOSH *(zu Sam, aber ohne ihn anzusehen):* „Du sagst nur: ‚Mach es.' Du kommandierst mich herum, als wären wir beim Militär. Und dann wiederholst du es hundertmal. Hundertmal." *(Er hält sich den Kopf mit beiden Händen, um seinen Worten Nachdruck zu verleihen.)*

SAM: „Das stimmt nicht."

JOSH: „Als wäre ich ein Hund. Ein Hund. Und das macht mich – macht mich …"

SUE: „Wütend? Trotzig? Vielleicht weckt es das Gefühl: ‚Dem werde ich's zeigen. Ich sage: Nein, das lasse ich nicht mit mir machen.'" [Deuten / Vermuten mit Doppeln – Klären der reaktiven, an der Oberfläche zutage tretenden Emotion.]

JOSH: „*Ja.* Ja. Ja."

SAM: „Also, wir ändern das. Ich gebe ein Stückweit nach, und du hörst mir mehr zu … aber …"

JOSH: „Du gibst ein bisschen nach …?"

SAM: „Ich versuche es."

JOSH: „Wenn du sagst: ‚Kannst du das und das heute erledigen?', dann mache ich es. Zum Beispiel: ‚Kannst du heute den Rasen mähen?' Behandle mich gleichberechtigt."

SUE: „Hm, ganz so einfach ist das nicht, Josh, denn dieser Typ hier ist dein Vater, und du bist elf. Deshalb trägt er die Verantwortung für deine Erziehung. Das ist seine Aufgabe – dir die Spielregeln beizubringen. Deshalb ist ‚gleichberechtigt' nicht wirklich zutreffend. Manchmal muss er die Verantwortung übernehmen."

JOSH: „Okay – dann soll er mich wie einen Menschen behandeln."

SUE: „Mit Respekt, meinst du?" *(Josh nickt.)*

SAM: „Das versuche ich. Aber als dein Vater trage ich die Verantwortung dafür, dass Dinge erledigt werden."

JOSH: „Du vergisst Sachen. Du bist alt. Ich habe mehr Gehirnzellen als du. Dein Gehirn ist am Absterben. Das habe ich in einem Buch gelesen."

SAM *(wird rot):* „Das ist ungezogen, Josh. Ich habe die Erfahrung."

SUE: „Hey, Josh – ich bin auch alt, älter als dein Vater. Wer weiß, wie viele Hirnzellen ich noch habe? Ich schätze, vielleicht zehn. *(Ich lache, Josh lacht ebenfalls.)* Selbst wenn dein Vater weniger Hirnzellen hat, hat er doch im Lauf der Jahre jede Menge gelernt, und seine Aufgabe ist es, gelegentlich Verantwortung zu übernehmen und dir zu sagen, was zu tun ist. Bist du jetzt, in diesem Moment, auf deinen Vater wütend? *(Josh schüttelt bedächtig den Kopf.)* Was geht in dir vor, wenn dein Vater dir eine Anweisung gibt und du seine Kommandeursstimme hörst?" [Eine potenzielle Eskalation wird humorvoll unter Kontrolle gehalten. Evokatives Fragen aktiviert sanftere Emotionen – Tango-Move 2.]

JOSH *(mit sanfter Stimme, den Blick zu Boden gerichtet):* „Ich fühle mich wie ein Hund."

SUE *(mit entsprechend sanfter Stimme):* „Wie ein Hund? So, als wären ihm deine Gefühle überhaupt nicht wichtig? Klein. Als wärest du böse?"

JOSH: „Diese Stimme – sie sagt mir, dass er mir nichts zutraut. Klein wie ein Hund. Er hält nicht viel von mir."

SUE: „Oh, das tut weh, nicht wahr? *(Josh nickt.)* Das tut richtig weh. Deshalb wirst du wütend *(er nickt),* weil es so wehtut."

JOSH: „Ich muss zur Toilette." *(Er springt auf, und Sam begleitet ihn, um ihm den Weg zu zeigen. Mir ist klar, dass Josh auf diese Weise seine Emotionen zu regulieren versucht. Gemeinsam kehren sie zurück.)*

SUE: „Alles in Ordnung mit dir? Wir haben darüber gesprochen, dass bei deinem Vater und bei mir nicht mehr viele Hirnzellen übrig sind *(Josh lacht)* und dass es dich schmerzt, wenn er dir Anweisungen gibt. Du fühlst dich kritisiert – irgendwie runtergeputzt? *(Josh sitzt ganz ruhig da, hält aber den Blickkontakt zu mir.)* Können Sie Josh helfen, mit diesen Gefühlen klarzukommen, Sam?" *(Ich vermute, dass Sam mit meiner Hilfe in der Lage sein wird, die Verletzlichkeit seines Sohnes zu erkennen und darauf einzugehen.)* [Tango-Move 3: Gestalten eines Enactments, bei dem es allerdings in erster Linie nicht darum geht, dass beide Seiten Risiken wagen, sondern der Vater seinem Sohn hilft.]

SAM: „Also, in Wahrheit verhält es sich so, dass ich deine Fähigkeiten sehr hoch einschätze. Denk nur daran, wie du mir beim Rasenmähen geholfen hast und bei anderen Arbeiten. *(Josh wendet sich Sam zu.)* Ich bin stolz auf dich – all deine Aktivitäten, all die Sportarten!" *(Josh blickt schweigend zu Boden.)*

SUE: „Was geht in dir vor, Josh? Hörst du, was dein Vater sagt? Vielleicht bist du noch immer in diesem Gefühl gefangen, ‚runtergeputzt' zu werden. Ist es so?" [Tango-Move 4: Prozessieren der Begegnung.]

JOSH: „Er traut es mir nicht zu. Aber wenn er mich einfach bitten würde – dann mache ich es."

SUE: „Kannst du ihm das sagen?"

JOSH *(wendet sich an Sam):* „Ich erledige den Kram – wenn du anders mit mir sprichst und mir zeigst, dass du mir vertraust."

SUE: „Ja, es ist so, als würdest du zu deinem Vater sagen: ‚Ich wünsche mir so sehr, dass du mich für einen guten Sohn hältst.'"

Sam *(beugt sich zu Josh hinüber)*: „Ich werde mir Mühe geben, Josh. Ich halte dich für einen guten Sohn. Und wenn du es nicht glaubst – was soll ich dann tun?" [Therapeuten widerstehen der Versuchung, Problemlösungen anzubieten und zum Beispiel zu sagen: „Ziehen Sie Konsequenzen, ruhig und gelassen." Darüber haben wir in den Sitzungen mit Sam und Emma gesprochen, denn Emma ist dazu in der Lage und kann Sam helfen, es zu lernen.]

Josh: „Ich werde es versuchen, Papa. Ja, ich versuche es."

Sue: „Richtig. Und es wird Situationen geben, in denen ihr beide euch in diesen Tanz verstrickt, der wie ein Machtkampf aussieht, denn so ist es nun einmal zwischen Vätern und Söhnen. Zu den väterlichen Aufgaben gehört es, dem Sohn Anweisungen zu geben, und wenn du, Josh, das Gefühl hast, runtergeputzt oder kritisiert zu werden – denn du bist ein sehr sensibles Kind –, dann verweigerst du dich, und ihr beide seid gefangen in diesem fürchterlichen Tanz, in dem du dir wie ein schlechter Sohn vorkommst und dein Vater glaubt, kein guter Vater zu sein *(Sam nickt)*, ein Vater, der ein Riesentamtam machen muss, damit sein Sohn in die Gänge kommt. Aber jetzt könnt ihr beide hier klären, wie ihr einander helfen könnt, so miteinander zu sprechen, dass jeder sich respektiert fühlt und ihr miteinander kooperieren könnt. Ihr schafft das!" [Zusammenfassung des Autoritätskonflikts, Normalisieren und Formulieren der emotionalen Kränkung und der Bedürftigkeit, die dem negativen Interaktionsmuster zugrunde liegen, sowie der gegenwärtigen positiven Erwartung – Tango-Move 5.]

Josh und Sam nicken einmütig und lächeln einander an. Ich bringe nun das zweite Thema zur Sprache, das Sam zu Beginn der Sitzung angesprochen hat – die Tatsache, dass er es nicht schafft, auf seinen Sohn zuzugehen, ihm Verbundenheit und Trost anzubieten und von Josh gehört zu werden. Sobald der negative Kreislauf des Befehlens und der wütenden Verweigerung unter Kontrolle gebracht werden kann, erhält die Einleitung eines positiven Kreislaufs der sicheren Verbundenheit zwischen Vater und Sohn oberste Priorität.

Sue: „Ich möchte noch einmal auf das Thema zurückkommen, das Sie, Sam, zu Beginn angesprochen haben. Es ging um die Schwierigkeit, Josh um etwas zu bitten, und um seine Reaktion, aber auch um die Situationen – vor allem in den vergangenen Wochen –, in denen Sie auf Ihren Sohn zugehen und das Gefühl haben, keine Verbindung herstellen zu können. Ich habe den Eindruck, dass dies eine sehr schmerzvolle Erfahrung für Sie ist?" [Zurück zu Tango-Move 3: Zusammenfügen der Emotion und Ermutigung Sams, für seinen Sohn emotional präsent zu sein.]

Sam: „Ja, das stimmt. *(Schürzt die Lippen und wendet sich mit trauriger Miene seinem Sohn zu.)* Wie kürzlich, als ich dich angesprochen habe, aber du – du wolltest mir nicht zuhören. Du hast gemauert."

Josh *(blickt zu Boden und zur Seite)*: „Über manche Themen spreche ich nicht gern."

SAM *(mit eindringlicherer Stimme):* „Ich verstehe, dass es manchmal schwierig für dich ist zu reden, aber du sagst dann Dinge wie: ‚Halt die Klappe' oder ‚Raus, lass mich in Ruhe', und das tut weh, Josh."

SUE: „Ja. Darf ich einmal vermuten, was hier meiner Ansicht nach passiert? *(Josh nickt mir zu.)* Josh, ich habe den Eindruck, dass deine Gefühle dich manchmal regelrecht überwältigen – du findest sie verwirrend und fühlst dich überfordert. *(Josh lächelt mich an und nickt energisch.)* Auf jemanden wütend zu sein und sich gleichzeitig zu wünschen, dass dieser jemand dich für einen guten Sohn hält, aber vor allem zu befürchten, dass es womöglich nicht so ist – das ist schwer, und all diese Gefühle treiben dich gleichzeitig um. *(Josh nickt erneut.)* Vielleicht bist du gerade wütend auf deinen Vater und hast das Bedürfnis, auf Distanz zu gehen – dich einzumauern. In einer solchen Situation ist es dann schwer, in einen anderen Gang umzuschalten und wahrzunehmen, dass er den Kontakt zu dir sucht. *(Josh blick zu Sam hinüber.)* Er versucht, eine Verbindung herzustellen, und ich glaube, das ist genau das, was du dir wünschst. In solchen Momenten will er dir zeigen, dass er sieht, wie verletzt du bist. Er versucht, für dich da zu sein – zu zeigen, dass er sich um dich sorgt und dass du für ihn etwas Besonderes bist. Ist das richtig so, Sam?" [Deuten / Vermuten, Normalisieren von Joshs Schwierigkeit, seine Emotion zu regulieren, und Betonen des positiven Signals seines Vaters. Tango-Move 4: Prozessieren neuer Emotionen durch Enactments.]

SAM: „Ja, ja, ja. Ich weiß, dass mir das in der Vergangenheit nicht gut gelungen ist."

SUE: „Am Ende fühlen Sie sich in gewisser Weise abgelehnt – ausgeschlossen –, als hätten Sie als Vater versagt. Sie sprachen zu Beginn der Sitzung von Ihrem Gefühl, ‚ihn zu verlieren'. In einem solchen Moment fühlen Sie sich, als würden Sie Ihren Sohn verlieren. *(Sam ist den Tränen nahe.)* Und das tut sehr weh, diese Verbindung zu verlieren – von Josh ausgeschlossen zu werden. *(Sam nickt. Ich wende mich an Josh.)* Wie ist es für dich, Josh, zu hören, dass dein Vater in den Situationen, in denen es dir schwerfällt, ihn an dich ranzulassen, all diese Dinge fühlt – Kränkung, Zurückweisung, das Gefühl, dich zu verlieren?" [Evokative Fragen.]

JOSH: „Es ist komisch. Haben Väter solche Gefühle? Er ist doch stark – er ist ein Mann."

SUE: „Oh ja. Dein Vater hat diese weicheren Gefühle – er will dich nicht verlieren – will seinen Josh nicht verlieren – seinen kostbaren Sohn, und wenn er nicht zu dir durchdringen kann … keine Verbindung aufnehmen kann … Können Sie es ihm sagen, Sam?" *(Ich bedeute Sam mit einer Geste, sich Josh zuzuwenden.)* [Strukturieren eines Enactments mit vertieften emotionalen Signalen – Tango-Move 3.]

SAM *(mit sanfter Stimme, sich zu Josh vorbeugend):* „Josh, unsere Beziehung ist für mich etwas sehr Kostbares. Es quält mich, wenn du mich wegstößt. Ich möchte meine Verbindung zu dir nicht verlieren."

SUE: „Hörst du ihn, Josh? Was geht in dir vor, wenn dein Vater dies sagt?"

JOSH: „Wow – ein Schlag in die Magengrube, und noch einer, und noch einer! Das ist … wirklich … das ist überraschend. Ich bin ihm wichtig!“ *(Er lächelt, ist aber unverkennbar tief berührt, wenngleich zu scheu, um seine Gefühle zu zeigen.)*

SUE: „Kannst du das in dich aufnehmen – dass du für ihn wichtig bist? In diesem Licht hast du deinen Vater ja bislang nicht gesehen. Kannst du es nun zulassen? *(An Sam gerichtet.)* Können Sie es ihm noch einmal sagen, Sam?“

SAM: „Ich möchte nicht von dir ausgeschlossen werden. Es tut mir so leid, dass du nicht spüren konntest, wie sehr du mir am Herzen liegst, Josh.“ *(Josh beginnt, all seine Papiertaschentücher zu einem kleinen Ball zusammenzuknüllen.)*

SUE *(zu Sam)*: „Ja, ich erinnere mich daran, dass Josh Ihnen in der ersten Sitzung im Krankenhaus gesagt hat, er werde Ihnen nicht zuhören, weil er nicht glaube, dass er Ihnen etwas bedeute. Es ist schwer, all das in sich aufzunehmen – dass der Vater, der in seinen Augen immerzu Regie führt, auch diese weichen, sanften Gefühle hat. Dass Josh nicht befürchten muss, für Sie nicht wichtig zu sein. Alle Väter und Söhne streiten über Dinge wie Pflichten im Haushalt und in der Schule, aber wenn Sie beide nach solchen Auseinandersetzungen wieder zueinanderfinden, dann … dann können Sie auch Ihre Zweisamkeit genießen. Ich glaube, das hast du dir doch gewünscht, Josh, oder?“

JOSH: „Ja, es ist komisch *(wendet sich Sam zu, seine Stimme klingt sanft und liebevoll)*, weil du ja so oft nicht da bist. Du bist immer auf der Arbeit. Einfach nicht da, um zu reden oder um mit mir zu spielen. Du bist nicht da.“ *(Er knetet weitere Taschentücher zu Bällchen – für mich ein Zeichen, dass sein Toleranzfenster für dieses hochemotionale Gespräch sich langsam schließt. Sehr häufig ist das Gefühl, im Stich gelassen zu werden, die eigentliche Ursache kindlicher Wutanfälle.)*

SAM: „Ja, ich weiß. Ich fühle mich nicht gut deswegen. Jeder leidet darunter. Ich habe mit meinem Chef gesprochen, und es ist ein bisschen besser geworden, aber radikal ändern lässt sich das in meinem Bereich auch nicht. Es gibt niemanden, an den ich Arbeit delegieren könnte. Ich bemühe mich sehr, möglichst viel zu Hause zu sein. Der Job verlangt mir eine Menge ab. Es ist auch für deine Mutter nicht einfach. Ich möchte mit meiner Familie zusammen sein, ich möchte mit dir zusammen sein. Manchmal weiß ich nicht genau, wie ich es am besten anstellen soll.“ *(Josh blickt auf und lächelt Sam zu.)*

SUE *(Ich beschließe, dass es nun reicht. Mehr ist für Josh nicht zu verkraften. Wir haben gute Arbeit geleistet, die es in der nächsten Sitzung zu integrieren gilt.)*: „Sam, ich möchte, dass Sie wissen, dass ich es ganz erstaunlich finde, wie offen und aufrichtig Sie sein und wie offen Sie mit Ihrem Sohn sprechen können. Und Josh ist ein so cleverer, ehrlicher Junge. Es gehört Mut dazu, in diese Sitzungen zu kommen, denn er ist auch sehr sensibel, und diese Sitzungen sind nicht einfach, weil jede Menge sehr schwierige Gefühle auftauchen. Aber sieh einer an! Er hat nicht locker gelassen und hat sich mit ein wenig Unterstützung geöffnet. Er wehrt

Sie nicht ab, denn er wünscht sich die Verbindung zu Ihnen. Und es ist so wunderbar zu sehen, wie Sie, Sam, auf ihn zugehen. Weißt du eigentlich, Josh, dass es etwas ganz Seltenes und ganz Besonderes ist, einen Vater zu haben, der das kann? Was meinst du, wie viele Väter das schaffen?" [Tango-Move 5: Integrieren und Validieren.]

Josh *(breit lächelnd):* „Äh, ich weiß nicht. Vielleicht 75 Prozent."

Sue: „Nein – nicht annähernd. Du hast einen ganz besonderen Vater. Er arbeitet sehr hart, um seine Familie zu beschützen und zu ernähren. Und er lernt, auf dich zuzugehen, Verbindung herzustellen – womöglich hat er selbst als kleiner Junge nie erlebt, dass sein eigener Vater so etwas getan hätte."

Josh *(johlend):* „Er ist der Versorger! Das ist die Aufgabe von Vätern."

Sue: „Ja. Dein Vater ist ein starker Mann. Er versorgt seine Familie, indem er hart arbeitet; er versucht, dir alles zu geben, was er hat, wenn er nach Hause kommt; er bemüht sich nach Kräften, für dich und deinen Bruder ein guter Vater und für eure Mutter ein guter Ehemann zu sein. Er ist stark. Und es ist sehr schwer für ihn, denn er muss viel Zeit getrennt von seiner Familie, die er liebt, verbringen. Aber dein Vater tut mehr als das. Kennst du viele Väter, die in all diesen praktischen Angelegenheiten für ihre Familie sorgen *und* hierherkommen, sich öffnen und über ihre weicheren Gefühle, ihre sanfte Seite, sprechen, um die Verbindung zu ihrem Kind wiederherzustellen? Das schaffen nur sehr starke Männer, Männer, die den Menschen, die sie lieben, ihre weiche Seite zeigen können und versuchen, emotional für sie da zu sein. Das ist etwas Besonderes. *(Sam murmelt: „Vielen Dank", und beginnt zu weinen.)* Er muss dich sehr lieben, Josh – wirklich sehr lieben." [Mir ist bewusst, dass ich Josh ein Männlichkeitsbild aufzeige und gleichzeitig Sam und die Veränderungen, die er durchläuft, validiere. Ich spreche auch zu Joshs Amygdala, seiner Sehnsucht nach Verbundenheit und Bestätigung, um sein Bild von seinem Vater zu erweitern.]

Josh *(grinst mich an):* „Okay, also dann ist er wie – ungefähr wie … also 25 Prozent der Väter schaffen das."

Sue: „Väter, die ihre Söhne wirklich lieben und sehen, dass er sich nach ihrer Nähe sehnt – selbst wenn nicht immer alles glatt läuft und es viel Streit in der Familie gibt –, schaffen das. Besondere Väter riskieren es, auf das Kind, das sie nicht verlieren wollen, zuzugehen – so, wie dein Vater es in der Sitzung getan hat." *(Josh lächelt und schaut zum Fenster hinaus.)*

Sam *(zu mir):* „Vielen Dank."

Sue: „Gern geschehen. Ich denke, hier sollten wir zum Ende kommen. Josh, es war großartig, dass du hergekommen bist und erzählt hast, was in dir vorgeht – das kannst du wirklich gut. So, wie du dich auch mit deinem Freund, dem kleinen behinderten Kind, von dem mir deine Mutter erzählt hat, austauschst. Das muss wohl an all deinen zusätzlichen Hirnzellen liegen – ganz bestimmt. *(Er grinst noch breiter.)* Doch ich denke, dass wir fertig sind. Wir sollten hier aufhören. Und Sam, zur nächsten Sitzung würde ich gern Sie und Emma sehen, wenn das okay für Sie beide ist. *(Er nickt.)* Also, lasst uns für heute Schluss machen. Wir haben erforscht, wie Sie diese Sackgassen bewältigen, in die Sie durch den Kreislauf aus Anweisung-Verweigerung hineingeraten und die Sie so wütend machen. Und wir haben erforscht, wie Sie eine Verbindung herstellen und Nähe schaffen können, damit Sie einander nicht verlieren. Gute Arbeit!" [Zusammenfassen und Validieren des Prozesses mit Blick auf Momente der Unverbundenheit und Verbindung.]

Nach der Sitzung denke ich, dass Sam in Bezug auf seine Familie mittlerweile engagierter und offener wirkt. Er neigt zum Rückzug, versucht jedoch nun, die Verbundenheit wiederaufzunehmen, für seinen Sohn präsenter zu sein und stärker auf ihn einzugehen. Freilich wird er mit seiner Frau gemeinsam daran arbeiten müssen, die negativen Interaktionsmuster des Paars tief greifend zu verändern. Für die Zukunft ist hier eine Paartherapie angezeigt. Was Josh angeht, so war mir in der Sitzung die Notwendigkeit sehr bewusst, die emotionale Intensität zu regulieren, um eine Überforderung zu verhindern. Deshalb habe ich gelegentlich spielerische und lustige Interaktionen initiiert, kleine Fluchten (die ich in meinem Bericht ausgelassen habe), damit Josh entspannen konnte. Er ist frühreif für sein Alter, aber auch hochsensibel.

9.3 Die Arbeit mit Sam und Emma

Diese Sitzung ist eine Paarsitzung, fokussiert jedoch auf den familiären Kontext.

Wir sprechen zunächst über den „Teufelstanz", in dem sich Sams und Emmas Familie verfangen hat und der auch in den vorangegangenen Sitzungen erkennbar wurde. Ich schildere ihnen meinen Eindruck und bitte sie, mich ggf. zu korrigieren. Meiner Ansicht nach hat Josh das Gefühl, keinen Kontakt zu Sam zu finden und für den Vater nicht wichtig zu sein. Dagegen protestiert er mit Wutanfällen und Verweigerung; Emma hat ebenfalls das Gefühl, an Sam nicht heranzukommen, fühlt sich ausgeschlossen und einsam und wird von der Angst, als Mutter zu versagen, überwältigt. Sie ist wütend auf Josh und in ständigem Konflikt mit Sam, der sich seinerseits verloren und als Vater und Ehemann „inkompetent" (seine Bezeichnung) fühlt und versucht, Emma und Josh von anliegenden Aufgaben zu überzeugen. Wenn das nicht funktioniert, zieht er sich in sein Büro zurück und betäubt sich mit Arbeit. Je mehr Anweisungen er gibt und je mehr er sich zurückzieht, desto verzweifelter werden Emma und Josh, desto lauter schreien sie und desto vehementer beschweren sie sich, bis Sam schließlich die Flucht ins Büro antritt. Dieser Kreislauf ist außer Kontrolle geraten. Emma ergänzt meine Schilderung mit dem Hinweis, sie könne ihre Kinder nun einmal nicht „allein“ erziehen. Sie habe ihre berufliche Balance verloren und „raste ständig aus“. Ihre Stimme klingt panisch. Sam bestätigt meine Zusammenfassung und fügt hinzu, ihre Schwierigkeiten eskalierten dermaßen, dass er oft „nur noch wegrennen“ wolle.

Ich lenke das Gespräch auf Josh als hochintelligenten, sensiblen Jungen, der in diesem Tanz keinen Platz findet, an dem er sich akzeptiert, ruhig und sicher fühlen kann. Er hat keine gute Verbindung zu seinem Vater, kann sich von seiner Mutter nicht wirklich gehalten fühlen (auch wenn sie sich größte Mühe gibt), denn sie hat mit ihrer eigenen Angst und Überlastung zu kämpfen. Ich validiere, wie schwer es für Eltern ist, sich auf ihr Kind einzustimmen und angemessen zu reagieren, wenn man das eigene emotionale Gleichgewicht verloren hat. Josh kann sich in der Familie auch deshalb nicht sicher fühlen, weil er die Auseinandersetzungen seiner Eltern miterlebt, die Panik seiner Mutter und die vermeintliche Distanz und Nichtverfügbarkeit seines Vaters.

Emma berichtet mir, dass Josh in ihren Augen einfach ein „trauriger kleiner Junge“ sei. Sie selbst sei sich in ihrem Ringen mit ihren Gefühlen bezüglich ihrer Ehe abhandengekommen – sie fühle sich alleingelassen und bange um ihren Sohn. Zu Sam sagt sie: „Du hältst Josh lediglich Vorträge, und weder er noch ich finden bei dir die Verbundenheit, die wir brauchen.“ Ich lenke die Aufmerksamkeit auf ihrer beider Gefühl, in ihrer Elternrolle zu versagen und als Vater bzw. Mutter keinerlei Unterstützung zu finden.

Sam *(zu Emma)*: „Du stellst dich immer auf Joshs Seite und untergräbst meine Position – so und nicht anders ist es! Du hast etwas gegen meine Arbeit und …“

Emma: „Ich versuche lediglich, ihn zu trösten.“

Sue: „Darf ich Sie kurz unterbrechen? Sie beide streiten sich über Joshs Erziehung und drehen sich dabei im Kreis. Es ist schwer, als Team aufzutreten, wenn Sie mit Ihrer eigenen Beziehung zu kämpfen haben, nicht wahr? Emma, ich glaube Ihnen, wenn Sie sagen, dass Sie Joshs Bedürfnis, bei Ihnen *und* bei Sam Trost zu finden, nachempfinden können, weil Sie ebenfalls dieses Bedürfnis nach Sams Trost haben. Habe ich Sie richtig verstanden? *(Emma nickt.)* Wir haben ja schon in einer früheren Sitzung über Ihre Beziehung gesprochen und dass Sie daran arbeiten müssen. Lassen Sie uns vorerst untersuchen, was Sie beide daran hindert, einander als Eltern zu helfen. Ich glaube, dass Sie eigentlich dieselben Ziele haben. Sie beide wünschen sich, dass Josh stabiler, ruhiger, zufriedener wird, dass er mit sich reden lässt und Nähe zulässt. *(Emma und Sam nicken.)* Emma, Sie versuchen, Ihrem Mann zu erklären, dass die Art und Weise, wie er mit seinem Sohn redet, in Ihren Augen nicht fruchtet – dass er Josh nicht da abholt, wo er ist. Und Sie, Sam, verteidigen sich dagegen. Ich vermute, dass Sie irgendwann verzweifeln und die Flucht ergriffen hätten, wenn diese Auseinandersetzung bei Ihnen zu Hause stattgefunden hätte, richtig?“ [Spiegeln des gegenwärtigen Interaktionsprozesses – Tango-Move 1.]

SAM: „Ja. Ich wäre einfach zurück ins Büro gefahren. Emma und der Junge, das ist das reinste Wechselbad der Gefühle. Nie mache ich etwas richtig. Sie ist auch auf Josh wütend – nicht nur auf mich. Kürzlich hat sie ihm eine gescheuert. *(Zu Emma:)* Du bist auch wütend.“

EMMA: „Ja, ja. Danach habe ich mich ganz schrecklich gefühlt. *(Sie weint. Emma hat zuvor schon darüber gesprochen, und die Therapeutin hat das Geschehen als vorübergehenden Wutanfall gedeutet.)* Aber ich schaffe das alles nicht allein.“

SUE [Tango-Move 1: Spiegeln der inneren emotionalen Schleifen.]: „Ja, Sie beide verlieren im Umgang mit Josh Ihre emotionale Balance. Sie fühlen sich überwältigt und finden keinen Kontakt zueinander, keine Unterstützung beim anderen. Sam, was geht in Ihnen vor, wenn Sie von Emma hören, dass Sie Josh in ihren Augen Vorträge halten und auf Distanz zu ihm bleiben? Sie haben von einem ‚Wechselbad der Gefühle‘ gesprochen und davon, dass Sie nichts richtig machen? Und dann mauern Sie.“

SAM: „Ja. Ich weiß nicht, wie ich mich als Vater Josh gegenüber verhalten soll. Er hört mir nicht zu, und seine Wut macht mir wirklich Angst. Ich weiß, das klingt sonderbar. Sie ist wütend auf mich, weil ich so viel arbeite. Er ist auch wütend auf mich. Also gebe ich Fersengeld.“

SUE: „Es ist eine Überforderung – und Sie empfinden nicht genug Sicherheit, um mit Emma darüber zu reden, dass Sie als Vater zutiefst verunsichert sind. Sie befürchten ja, dass Emma Ihnen die Schuld daran zuschreiben wird. *(Sam nickt und ist den Tränen nahe.)* Emma, ist dies eine der Situationen, in denen Sie Sam aufzurütteln versuchen, damit er Ihnen zuhört, sich Ihre Sorgen anhört und für Josh mehr da ist – emotional präsent ist?“

EMMA: „Ja. Ich weiß, dass er sich von mir kritisiert fühlt. Aber ich weiß nicht, was ich tun soll, damit er endlich sieht, dass wir ihn brauchen. Ich bin weder Josh noch ihm gewachsen.“ [Diese Reaktion ist unter dem Blickwinkel der Bindung schlüssig. Trennungsschmerz schlägt in wütende Verzweiflung um, wenn man am anderen abprallt und keine Zuwendung erfährt.]

SUE: „Sie sind also ebenfalls überfordert – Sie schaffen es nicht. Und Sie geraten in Verzweiflung und versuchen, es Sam zu erklären, und rufen ihn zu Hilfe. Aber vergebens, und …“

EMMA: „Bei uns geht alles den Bach runter, aber Sam marschiert zur Tür hinaus!“

SUE: „Richtig. Und so sind Sie zwischen Ihrer Wut und Ihrem Alleinsein und Ihrer Angst hin- und hergerissen – genauso überwältigt wie Sam. Allein. Aber Sam sieht lediglich Ihre Wut, und diese Wut richtet sich mittlerweile sogar gegen Josh, und dann geht es Ihnen ganz furchtbar.“

SAM: „Ich sehe, dass wir beide kämpfen – allein. Ich sehe es. Aber ihre Wut erschrickt mich zu Tode! Sie ist wie von Sinnen! Meine Familie war sehr cool, sehr gelassen. Dieses Verhalten erschrickt mich zu Tode."

SUE [Tango-Move 2: Zusammenfügen und Vertiefen der Emotion.]: „Verbleiben wir hier. Es klingt, als ob Ihr ‚Weglaufen' für Sie der einzige Ausweg ist, wenn Sie in Angst und Schrecken geraten? Und sowohl Josh als auch Emma werden dermaßen fuchsteufelswild, dass Sie sich wirklich bedroht fühlen …"

SAM: „Ja – ja. Es gab eine Phase, in der Josh mich mit dem Messer bedrohte, und dann eine Phase, in der Emma mich zu schlagen versuchte – und sie ist pausenlos wütend auf mich. Deshalb … wenn ich zu erklären versuche, dass ich bis spätabends arbeiten muss, nimmt sie es einfach nicht ernst." *(Er starrt ausdruckslos zu Boden.)*

SUE: „Was geht jetzt, in diesem Moment, in Ihnen vor, Sam, wenn Sie darüber sprechen? Ihr Gesicht verrät gar nichts. Sie sind sehr still. Wo sind Sie gerade?"

SAM: „Ich bin … Ich bin … verloren."

SUE: „Verloren – es gibt keinen Ausweg. Wenn Sie bleiben, hören Sie, dass man Sie verletzen will, oder was …"

SAM: „Dass ich zu nichts zu gebrauchen bin. Zu nichts zu gebrauchen."

SUE: „Und wenn Sie fortlaufen – weggehen –, dann ist jeder wahnsinnig wütend auf Sie … Es gibt keine Lösung. Es ist aussichtslos – Sie sind hilflos? *(Sam nickt wiederholt.)* Gibt es irgendetwas, das Ihnen ein wenig Trost und Stabilität vermittelt?"

SAM: „Auf der Arbeit läuft alles nach Plan – ich arbeite meine Aufgabenliste ab. Sie sagt, mein Terminplan sei alles, was für mich zähle."

EMMA: „Er hat oberste Priorität für dich …"

SUE *(zu Sam)*: „Aber das ist Ihre Methode, nicht verrückt zu werden – die Hilflosigkeit in Schach zu halten. Können Sie ihr sagen …" [Tango-Move 3: Choreografieren engagierter Begegnungen. Ich hätte ihm noch mehr helfen können, indem ich die Botschaft destilliert hätte.]

SAM *(mit leiser Stimme)*: „Ich renne davon. Das Einzige, worin ich gut bin, ist das Geldverdienen. Mein Terminplan ist meine Stütze. All dieses emotionale Gerede – es ist mir zu kompliziert. Aber wenn du so wütend wirst … Ich, ich weiß nicht, wie ich es ausdrücken soll – es ist eine große Angst … eine Hoffnungslosigkeit."

SUE: „Panik vielleicht?" *(Sam nickt, dann kommen ihm die Tränen.)*

SUE [Tango-Move 4: Prozessieren der Begegnung.]: „Wie fühlt es sich für Sie an, dies jetzt, hier, zu sagen?"

SAM: „Merkwürdig. Ich befürchte, dass sie wütend wird. *(Blickt zu Emma hinüber.)* Bist du wütend?"

EMMA *(sanft):* „Nein. Nein, ich bin nicht wütend, Sam. Ich weiß, dass ich extrem … Ich gefalle mir dann selbst nicht. Es ist für mich wirklich erleichternd zu hören, was in dir vorgeht. Ich hätte mir nie vorgestellt, dass ich überhaupt irgendetwas in dir auslösen kann. Es kommt mir immer so vor, als sei dir alles egal. Und dann fühle ich mich so, so … von dir verlassen. Ich vermute, dass wir uns in diesem Dilemma beide hilflos fühlen, und das tut weh."

SUE: „Ja. Ihre Wut ist eigentlich nichts anderes als ein verzweifelter Versuch, ihn zu rufen und zu einer Antwort zu bewegen. *(Emma weint und stimmt mir zu.)* Sie wollen ja gar nicht pausenlos wütend sein. Jetzt, hier, wagt er das Risiko und traut sich heraus, um mit Ihnen zusammen zu sein, und das ist beruhigend. [Tango-Move 5: Validieren.] Sehen Sie nur, was Sie beide gerade geschafft haben. Sam, Sie haben keinen Vortrag gehalten und nichts erklärt und Sie sind nicht weggelaufen – Sie haben einen anderen Weg gefunden. Sie haben Emma gesagt, was hinter Ihrem beruflichen Engagement und Ihrem Abarbeiten Ihrer Termine steckt. Sie haben aus tiefstem Herzen über Ihr Gefühl gesprochen, zu nichts zu gebrauchen zu sein – hoffnungslos. Und Emma, Sie haben Ihre rasende Wut überwunden – Ihre Wut darüber, mit all dem alleingelassen zu sein. Sie sind auf ihn eingegangen, haben seinen Schmerz gesehen. Das ist wunderbar. *(Sie lächeln mich an, wenngleich beide den Tränen nahe sind.)* Sie sind in Ihrem Tanz als Paar gefangen, und manchmal scheint der andere der Feind zu sein, aber als Eltern, mit Josh, sitzen Sie im selben Boot."

EMMA: „Ja. *(Zu Sam:)* Wenn ich zu dir kommen und dir von meinem Tag mit Josh und meinen … meinen Ängsten erzählen könnte, damit du mich tröstest, dann sähe alles anders aus. Aber ich glaube, dass du uns verlassen wirst, wenn ich Josh nicht dazu bringe, sich zu benehmen, einen Gang runterzuschalten, du wirst mich verlassen. *(Nun weint sie richtig.)* Du bist mir verloren gegangen, und wenn es wieder zu solch furchtbaren Situationen kommt …"

SUE: „Hm, Sie tragen diese ganze Bürde auf Ihren Schultern. Sie versuchen, die Krise zu managen, mit Josh klarzukommen und zu verhindern, dass Sam sich noch weiter von Ihnen entfernt. Kein Wunder, dass Sie unter all diesem Druck zusammenbrechen – der aufgestaute Frust sucht sich ein Ventil. Aber eigentlich sagen Sie zu SAM: ‚Wenn du mit mir im Gespräch bleibst und ich deine Ängste sehen kann, statt nur zu erleben, dass du von mir fortgehst, und wenn ich dir von meinen Ängsten und dem Druck, die Familie zusammenhalten zu müssen, erzählen kann und du mich tröstest, dann sähe alles anders aus.'"

EMMA *(zu mir – ich bedeute ihr mit einer Geste, sich an Sam zu wenden):* „Es würde mich beruhigen zu spüren, dass wir im selben Boot sitzen. Ich weiß, dass ich nur meine Wut zeige, wenn ich die Fassung verliere. Ich sende mehrdeutige Botschaften."

SUE: „Was könnte Sam in solchen Situationen für Sie tun, Emma? Ich erinnere mich an eine frühere Sitzung, in der wir davon sprachen, dass wir mitunter Wut signalisieren, obwohl wir eigentlich Angst haben. Ich habe damals gesagt, dass manche Paare ein Codewort vereinbaren, welches bedeutet: ‚Ich ertrinke … Ich muss unbedingt wissen, dass du zu mir hältst, selbst wenn du keine Lösung parat hast.' In gewisser Weise ist dies an sich bereits eine Lösung, weil das Paar durch das Codewort geerdet wird, wenn der Stress sich aufbaut – es ist ein Team. Wenn Sie beide Ihre innere Balance verlieren und sich gestresst fühlen – das sind genau die Situationen, in denen Josh durchdreht, nicht wahr? Er hat dann keine Eltern mehr, die stärker und klüger sind als er selbst und an denen er sich messen könnte. Er kann seine Emotionen nicht verarbeiten und in diesen Momenten auch nicht auf Ihre Hilfe zählen." [Der EFT-Stil für Coaching der Eltern bottom-up.]

SAM: „Ja, *ja, ja. (Zu Emma:)* Gestern regte Josh sich so richtig auf, und du wandtest dich ihm zu und sagtest: ‚Das ist der Sturm', und dann passierte etwas ganz anderes."

EMMA: „Richtig. Du hast dich nicht abgewandt. Du bist gekommen, um mir beizustehen, und bist ruhig geblieben, obwohl ich mit Josh überfordert war. Du hast mich am Arm berührt und etwas gesagt wie: ‚Wir können uns jetzt alle wieder beruhigen. Wir sind alle ein bisschen durcheinander.' Und dann ist Josh mit dir in die Garage gegangen, um sein Angelzeug zu suchen und … die Situation war entschärft."

SUE: „Hm. Sie beide fühlen sich zwar überfordert und hilflos, ‚nutzlos', und Sie haben Angst, aber es *gelingt* Ihnen, einen anderen Weg zu finden. Sie können das Codewort ‚Sturm' benutzen, um einander zu signalisieren, dass ein Tsunami anrollt, und sich auf diese Weise gegenseitig erden. Niemand wird zum Sündenbock erklärt. Es zieht lediglich ein Sturm auf. Allein dadurch, dass Sie füreinander da sind, ist alles anders geworden. Sie können Ihr Gleichgewicht wahren, weil Sie einander helfen. Auch Josh muss dies nun verinnerlichen: Nichts macht Kindern, wenn sie die Fassung verlieren, mehr Angst, als erleben zu müssen, dass ihre Eltern ihnen nicht helfen, sie nicht auffangen können. Und viele Kinder ziehen dann den Schluss, dass es an ihnen liegen muss, dass sie schlecht sind – sie sehen nicht, dass ihre Eltern, die doch ‚stärker' sein sollten, ihr Gleichgewicht verloren haben. Das ist brillant, Leute. Einander zu helfen, mit diesen sanfteren Gefühlen fertigzuwerden, kann so vieles verändern. Leuchtet es Ihnen ein, Sam?"

SAM: „Ja, durchaus. Es ändert etwas. Ich habe es begriffen. Ich möchte für sie da sein."

EMMA: „Ich möchte nicht dermaßen in Wut geraten oder dich körperlich attackieren, Sam. Es fühlt sich furchtbar für mich an. Und Josh sagte dieser Tage zu mir, ich hätte erklärt, seine ‚Ungezogenheit' würde die Familie zerstören. Ich habe mich schrecklich gefühlt. Wirklich schrecklich. Das macht die Spannungen in der Familie nicht besser. Ich verstehe nun, dass meine Wut dir Angst macht. Aber ich schaffe es nicht allein, Sam."

Sam: „Okay. Hör mir zu. Vielleicht können wir ‚Tsunami' als Codewort vereinbaren – dann fühlt sich die Situation weniger bedrohlich an. Ich könnte es auch benutzen, um dir zu signalisieren, wenn ich mich mit Josh überfordert fühle und nicht mehr klarkomme. Ich glaube, das wäre hilfreich. Ich kann dann spüren, dass du mich hörst." *(Emma streckt die Hand aus, um liebevoll Sams Arm zu berühren.)*

Ich erteile diesem Paar keine Erziehungsratschläge und weise die beiden nicht direkt in Erziehungstechniken ein, sondern konzentriere mich auf die Gestaltung einer neuen, korrigierenden emotionalen Erfahrung wechselseitiger Unterstützung. Auf diese Weise können sie einander helfen, ihre schwierigen Gefühle im Zusammenhang mit ihren Aufgaben als Eltern zu regulieren und ihrem Sohn mehr Sicherheit zu vermitteln. Im Anschluss an die Familiensitzungen gehen sie auf meinen Vorschlag ein, eine Paartherapie aufzunehmen und an ihrer Paarbeziehung zu arbeiten.

In einem Follow-up-Gespräch berichtet die Familie, dass Josh insgesamt ruhiger geworden sei. Es gebe keine „Stürme" mehr und keine Gewalt- oder Suizidandrohungen. Josh hat sich in der Schule verbessert, und Sam und Emma kooperieren erfolgreich als Eltern, arbeiten aber auch gleichzeitig an ihrer Beziehung. Emma berichtet, wie viel es ihr bedeute, dass Sam nun verstanden hat, dass Disziplin und Regeln allein nicht funktionieren, solange er Josh nicht auch „erreicht" und sein Sohn sich ihm verbunden fühlen kann. Beide sind sich darüber im Klaren, dass wegen Joshs hohem Angstniveau und der übrigen diagnostizierten Probleme (u.a. ADHS) auch in Zukunft Krisen zu erwarten sein werden. Aber sie fühlen sich nun besser gerüstet, ihnen zu begegnen. Emma sagt, die „Sache mit der Bindung" sei entscheidend gewesen: „Die Situation war kritisch. Ohne diese Bindungsgeschichte wären wir nicht weitergekommen. Sie hat den Nagel auf den Kopf getroffen." Josh und Sam haben gemeinsame Aktivitäten aufgenommen, zum Beispiel Poolbillard, und Sam ist toleranter geworden, wenn Josh zu „kreativen" Unternehmungen anhebt und zum Beispiel die Wände seines Zimmers neu tapeziert oder seinem älteren Bruder einen riesigen Geburtstagskuchen backt und dafür die Küche zwei Tage lang in Beschlag nimmt.

Dieser „Sturm" war insofern perfekt, als ein hochsensibles Kind, das in besonderem Maß auf eine sichere Verbundenheit angewiesen war, in einer Situation an die Schwelle zur Adoleszenz gelangte, in der sich die Ehe seiner Eltern auf dem Tiefpunkt befand. Emma und Sam waren als Paar in ihrer Elternrolle gefordert und kämpften als Individuen mit dem Gefühl, abgelehnt und alleingelassen zu werden und jede Kontrolle verloren zu haben. Die Therapie bestand aus einer Familiensitzung zu Beginn, an die sich Sitzungen mit beiden Eltern, Sitzungen mit Sam und Josh sowie eine Sitzung mit Emma und Josh anschlossen. Den Abschluss bildete eine Sitzung mit beiden Eltern und mit Josh.

1. Identifizieren Sie mindestens zwei Stellen im Manuskript, an denen Sie spontan anders reagiert hätten, als ich es tat. Können Sie eine Begründung für meine Intervention formulieren?
2. Wie unterscheidet sich der oben geschilderte Therapieprozess von traditionellen Modellen der systemischen Familientherapie, und zwar sowohl durch seine Gesamtstruktur als auch durch die spezifischen Interventionen?
3. Welche speziellen positiven Auswirkungen auf die einzelnen Familienmitglieder und die Familie als System ergaben sich Ihrer Ansicht nach aus den oben wiedergegebenen Sitzungen?
4. Wenn Sie diese Familie in einem Beratungsgespräch gesehen hätten – worin hätten Sie, was die therapeutische Arbeit mit der Familie betrifft, die größte Schwierigkeit gesehen?

10. Postskript: das Versprechen der Bindungswissenschaft

„Ein Algorithmus ist eine methodische Abfolge von Schritten, mit deren Hilfe … Entscheidungen getroffen werden können. … die Methode, an die man sich hält, wenn man etwas berechnet. … Selbst Wirtschaftsnobelpreisträger treffen nur einen winzigen Bruchteil ihrer Entscheidungen mithilfe von Stift, Papier und Taschenrechner; 99 Prozent unserer Entscheidungen – darunter auch die wichtigsten Entscheidungen im Leben … – werden durch hochgradig verfeinerte Algorithmen gefällt, die wir als Empfindungen, Emotionen und Wünsche bezeichnen.“

– Yuval Noah Harari (2017 [2017], S. 133-139)

„Der Versuch, psychische Erkrankungen zu verstehen, ohne die Einflusskraft sozialer Beziehungen zu berücksichtigen, … ist vergleichbar mit dem Studium der Bewegung der Planeten ohne Berücksichtigung der Schwerkraft.“

– David Dobbs (Juli 2017, S. 83)

Die These, die ich in diesem Buch vertrete, lautet, dass die Fokussierung auf die wesentlichen universalen Attribute unserer Spezies – unser Bedürfnis nach zwischenmenschlichen Bindungen und der zentrale Beitrag, den unsere Emotionen zur Integration von Physiologie, psychischen Zuständen und Mustern des interpersonalen Engagements leisten – dem psychotherapeutischen Feld einen eleganten, ungemein praktischen und vereinheitlichenden Weg aufzeigen kann. Dieser Weg präferiert die Integration gegenüber der Fragmentierung und die Ganzheit gegenüber der Zerteilung in separate Bereiche. Bindungstheoretisch gesprochen, vermittelt er Therapeuten eine sichere Basis, auf der sie inmitten des wachsenden Chaos unseres Feldes Halt finden.

Auf ganz allgemeiner Ebene besagt die Bindungswissenschaft, dass der Teil des Lebens, der sich *zwischen* dem Klienten und anderen Menschen vollzieht, grundsätzlich als aktiver Aspekt in die Therapie einzubeziehen ist. Selbst und System sowie Innen und Zwischen sind zwei Seiten einer Medaille. Es ist sinnlos, sie getrennt zu betrachten oder zu behandeln. Aufteilung verzerrt. Es ist nicht nur angemessener, unter einem holistischen Blickwinkel davon auszugehen, dass Menschen sich fortwährend in Bindungskontexten definieren und ihre Bindungsgeschichte widerspiegeln. Dem Therapeuten eröffnen sich dadurch auch neue Möglichkeiten der Veränderung, die sich die dem Bindungssystem inhärente Einflusskraft *zunutze machen*. Zum Beispiel sehen wir regelmäßig, dass sich jahrzehntealte, lähmende Schamgefühle von Klienten mit Posttraumatischer Belastungsstörung buchstäblich auflösen, sobald wir die

Macht der Bindungsbeziehungen zur Sprache bringen. So berichtet mir ein traumatisierter Klient, dass er in zahlreichen Einzeltherapien „gescheitert“ sei und eine tief greifende Veränderung nicht mehr für möglich halte. In der Paartherapie aber wird eine Kaskade von Veränderungen ausgelöst, als seine Frau ihm sagt, dass sie ihn nicht nur akzeptiert, sondern dass er derjenige ist, den sie auserwählt hat, derjenige, den sie braucht. Sein Selbstgefühl, die Art seiner Verbindung zu seiner Frau und seine Einstellung gegenüber den Drachen, mit denen wir alle, weil wir Menschen sind, konfrontiert sind, verändern sich. Für sich selbst in einer imaginierten Begegnung mit einer Bindungsperson einzutreten, sich zu behaupten, aktiviert intensive Emotionen, die in einem Coachingprozess, in dem allgemeine Fertigkeiten der Selbstbehauptung vermittelt werden, fehlen. Die Unterstützung eines Klienten, der einen Beziehungsverlust verkraften muss, ist effektiver, wenn der Therapeut versteht, dass eine solche Erfahrung die Umstrukturierung des Selbstkonzepts verlangt und dass fehlende Klarheit des Selbstkonzepts maßgeblich zu den emotionalen Schwierigkeiten im Anschluss an Trennungen beiträgt (Slotter et al. 2010).

10.1 Verbindung von Wissenschaft und Praxis

Wenn wir die Bindungsperspektive und die mit ihr verbundene fruchtbare, integrative Wissenschaft mit dem erfahrungsorientierten Therapiemodell integrieren, erhalten wir eine effektive Intervention, die folgenden Aspekten Rechnung trägt und Priorität beilegt:

- Psychotherapie als ein von Grund auf relationales, bindungsorientiertes Unterfangen. Dies gibt den spezifischen Charakter des optimalen therapeutischen Bündnisses vor. Die emotionale Verbundenheit mit dem Therapeuten bildet nicht lediglich die Grundlage der Vermittlung spezifischer neuer Verhaltensweisen, sondern die Voraussetzung einer echten Begegnung, in der Therapeuten zu Ersatzbindungspersonen werden, die ihren Klienten einen sicheren Hafen und eine sichere Basis zur Verfügung stellen. Diese sichere Verbundenheit erweitert den intrapsychischen und interpersonalen Horizont der Klienten. Sich sicher zu fühlen, die Eingestimmtheit anderer Menschen wahrzunehmen und sich jemandem sicher verbunden zu fühlen, der die Verletzlichkeit zu regulieren hilft, ist inhärent entwicklungsfördernd.
- Die Bedeutsamkeit der Emotionen und emotionalen Erfahrungen als Fokus und Veränderungskraft der Psychotherapie. Die Bindungstheorie ist eine Entwicklungstheorie der Persönlichkeit, aber auch eine Theorie der Affektregulation. Emotionales Gleichgewicht und emotionale Flexibilität sind Teil der effektiven Abhängigkeit, und die Emotion ist die wirkmächtigste Antriebs- und Motivationskraft

im Veränderungsprozess. Dieses einzigartige, durch die Aktivierung von Emotionen erzeugte Momentum und der unauslöschliche Eindruck korrigierender emotionaler Erfahrungen könnten durchaus als Prüfstein effektiver Psychotherapien dienen – als Prüfstein indes, der nach wie vor viel zu selten zum Einsatz kommt. Um als Veränderungskraft wirken zu können, muss die Emotion als Prozess beschrieben, klar definiert und in einen erhellenden Erklärungsrahmen eingeordnet werden. Damit einhergehend gilt es, ihr Motivationspotenzial zu aktivieren.

- Die Integration von Innen und Zwischen. Die Therapie muss die wechselseitigen Prozesse bearbeiten, in denen das Selbst und sein Kontext – das zentrale Beziehungssystem der Klientin – einander fortlaufend definieren. Dafür ist es entscheidend, Kausalität als einen zirkulären, strukturierten Prozess zu verstehen. Der ungehinderte oder eingeschränkte Ausdruck des Selbst prägt die Reaktionsmuster anderer; diese Muster beeinflussen dann wiederum das Selbstgefühl des Subjekts und sein eigenes Reaktionsrepertoire. Dauerhafte Veränderung ist grundsätzlich ein intrapsychisches und zugleich interpersonales Phänomen. Das hier vertretene Menschenbild ist von Grund auf relational; infolgedessen ordnet es psychische Gesundheitsprobleme sowie die Lösungen dieser Probleme in diesen Kontext ein. Meiner zu Panikattacken neigenden Klientin Skills zu vermitteln, die ihr helfen, sich zu beruhigen und Affektstürme zu meistern, ist von sehr begrenztem Nutzen, solange ich nicht auch ihre Unfähigkeit thematisiere, anderen zu vertrauen und sich mit der Bitte um Hilfe an wichtige Mitmenschen zu wenden. So bezeichnete Bowlby (1988) die Fähigkeit, sowohl als Hilfesuchender wie auch als derjenige, der Hilfe und Anteilnahme gewährt, vertrauliche Beziehungen aufzubauen, als „das Hauptmerkmal psychischer Gesundheit und eines effektiven Funktionierens der Persönlichkeit" (S. 121).
- Die Fokussierung auf zentrale existenzielle Realitäten und Bedeutungen. Diese Realitäten treten ganz natürlich zutage, wenn die Therapeutin in der Sitzung die tieferen Ängste und Sehnsüchte eines Klienten berührt. Im optimalen Fall erweist sich die Therapie als Chance, sich mit den wesentlichen Dilemmata des Lebens auseinanderzusetzen, beispielsweise mit universalen Bedrohungen einschließlich emotionaler Isolation, emotionaler und körperlicher Verwundbarkeit, unvermeidlicher Verlusterfahrungen, der Endlichkeit des Lebens und des persönlichen Lebenssinns (d. h. der Suche nach dem Sinn des eigenen Lebensweges und der Bedeutsamkeit persönlicher Beziehungen). Die Bindungsperspektive zeigt auf, dass letztlich die Verbundenheit mit anderen Menschen uns die Kraft gibt, die unlösbaren Schwierigkeiten des Lebens zu bezwingen. Deshalb ist die Isolation das eigentliche existenzielle Trauma.
- Interventionen, die sich nicht ausschließlich auf Symptome oder Problemlinderung konzentrieren, sondern die Persönlichkeit als solche in ihrem interpersonalen Kontext und die Möglichkeiten sehen, die sich in jedem Menschen und jedem

Beziehungstanz verbergen. Dysfunktionen werden als festgefahrene Muster verstanden, die vielleicht in der Vergangenheit eine positive Funktion erfüllten, aber nun das optimale Funktionieren behindern. Die Therapeutin hat die Aufgabe, die sogenannten Abwehrstrategien des Klienten und die Reaktionsweisen, mit denen er sich selbst im Wege steht, als Schutzstrategien anzuerkennen, die nun zu Gefängnissen geworden sind, und ihn respektvoll aus diesem Gefängnis hinauszuführen, so, wie eine gute Mutter ihr Kind aus prekären Situation hinausgeleitet.

- Eine empirische Grundorientierung. Im Mikrokosmos der Therapie setzt die empirische Grundorientierung die eingestimmte Beobachtung des laufenden Prozesses, die kontinuierliche Identifizierung der zentralen Variablen, die eine Vorhersage von Mustern ermöglichen, und einen klaren Explanationsrahmen voraus. Diese Orientierung dient Therapeuten wie auch Klienten als sichere Basis, weil sie die Dilemmata und Schwierigkeiten des Lebens zu verstehen hilft. Unter einem breiteren Blickwinkel betrachtet, muss sich die Therapie auf eine schlüssige Theorie der Persönlichkeit, ihrer Entwicklung und ihrer Veränderungen stützen.

Der Therapeut: präsent und eingestimmt

Unter einem anderen Blickwinkel betrachtet, zeigt sich, dass uns die Bindungswissenschaft als Grundlage der Psychotherapie Fallstricke zu vermeiden hilft. Wenn wir der hier dargelegten Argumentation folgen, kann die Fokussierung auf die relationale Authentizität der Therapeutin – das heißt auf ihre Fähigkeit, in Gegenwart des Klienten präsent und auf ihn eingestimmt zu bleiben – der Tendenz zu reduktionistischen, mechanischen Interventionen entgegenwirken, die sich in unserem Feld offenbar zunehmend ausbreitet. Gestützt auf die Behauptung, dass die Kognitive Verhaltenstherapie gemäß der Ergebnisforschung der Goldstandard der Psychotherapie sei – eine These, die erfolgreich infrage gestellt wurde (Leichsenring & Steinert 2017) –, lassen diese Interventionen offenbar eine psychotherapeutische Disziplin entstehen, die mehr und mehr „verarmt", um es mit Irvin Yaloms Worten zu sagen (Yalom 2002). Trainings in Coping-Techniken und Tipps für den Erhalt der psychischen Gesundheit mögen als Online-Interventionen, bei denen sich die Beteiligung eines Therapeuten auf ein Minimum beschränkt, ihre Berechtigung haben, doch wenn wir mehr leisten wollen als reines Symptommanagement, haben wir kein besseres Verfahren als die persönliche Therapie bei einem eingestimmten, uneingeschränkt präsenten Therapeuten, und zwar insbesondere einem, der über eine integrierte, empirisch validierte Landkarte unserer menschlichen Konstitution verfügt. Das Symptommanagement ist im Übrigen eine Aufgabe ohne Ende, wenn die zugrunde liegenden Bedürfnisse und Dilemmata, die unserem Menschsein inhärent sind, nicht anerkannt und bearbeitet werden.

Eine Bindungsorientierung wirft Licht auf die Gefahren in einer Welt, die immer ärmer an zwischenmenschlicher Verbundenheit wird, und erklärt, weshalb die zunehmende emotionale Isolation – manchmal auch als „moderne Pest" bezeichnet – unsere psychische und körperliche Gesundheit unmittelbar bedroht (Hawkley & Cacioppo 2010). Es wäre unübertroffen ironisch, wenn die Psychotherapie, die uns den Umgang mit den Auswirkungen von Stressfaktoren, beispielsweise der Isolation, erleichtern soll, gleichzeitig immer weniger relational würde, anders formuliert: wenn menschliche Verbundenheit sogar in der Therapie von einer „Hauptsache zu einer Nebensache" würde, wie Cacioppo und Patrick (2008) es formulieren. Die Bindungswissenschaft kann den Weg zu Lebendigkeit und Weiterentwicklung bahnen und uns als unübertroffene Gelegenheit dienen, zu den Wurzeln des therapeutischen Unterfangens zurückzukehren – zum Verständnis der Organisationsprinzipien, die uns zu dem machen, der wir sind.

10.2 Die Emotion anerkennen

Bindung ist indes nicht das einzige Organisationsprinzip, das bis vor wenigen Jahren in der Welt der Psychotherapie fehlte oder eine nur untergeordnete Rolle spielte. Im Großen und Ganzen neigen empirisch basierte Therapien allzu häufig dazu, Emotionen zu meiden oder zu bagatellisieren. Ganz gewiss betrachten sie die Gefühle nicht als maßgebliche Antriebskraft von Veränderung. In den vergangenen zwei Jahrzehnten haben wir erlebt, dass das Feld den korrigierenden Kognitionen allergrößte Aufmerksamkeit widmete, weil man davon ausging, dass sich die Fokussierung auf die Vernunft modifizierend auf Affekte und Verhalten auswirke. Andere Texte haben kognitiv- und einsichtsorientierte Interventionen sogar als den natürlichen Ausdruck der Bindungswissenschaft beschrieben (Wallin 2007). Überdies ist unser Feld seit einigen Jahren vom Gehirn als Organ dermaßen fasziniert, dass manche Autoren von „hirnbasierter" Therapie sprechen. Allen Frances, einer der Väter des DSM-IV, kritisierte kürzlich die Überlegung, psychiatrische Probleme als Störungen des Gehirns zu betrachten, und führte die übermäßige Verschreibung von Medikamenten (die Einnahme von Antidepressiva hat sich zwischen 1988 und 2008 vervierfacht) und die um sich greifende Pathologisierung normaler psychischer Schwierigkeiten auf ebendiese Einstellung zurück. Laut Allen Frances haben die neurowissenschaftlichen Fortschritte keinerlei Beitrag zur Entwicklung effektiver Interventionen geleistet (Frances 2013). Diese Sichtweise wird mittlerweile sogar von Tom Insel, dem ehemaligen Direktor des National Institute of Mental Health, geteilt, der zuvor ein ganzes Jahrzehnt lang Gelder für Studien freigegeben hatte, die sich kurzsichtig auf physiologische Variablen oder alles, was mit dem Präfix „Neuro-" beginnt, konzentrierten (Dobbs 2017). Pharmakologische Lösungen werden im Allgemeinen zu hoch bewertet, legt die Erfahrung doch nahe, dass positive Behandlungsergebnisse in höherem Maß von interpersonalen Faktoren – zum Beispiel einem empathischen, fürsorglichen Menschen, der die Medikamente verabreicht – abhängen, als gemeinhin angenommen (Greenberg 2016). Selbst bei Störungen wie der Schizophrenie erzielen Interventionen, die auf soziale Variablen wie offene Feindseligkeit und Kritik abheben, bessere Wirkungen als die neuen Medikamente (Hooley 2007). Als Spezies verfügen wir über veritable Selbstheilungsfähigkeiten, zu denen insbesondere die hilfreiche Verbundenheit mit anderen Menschen zählt. Im Allgemeinen aber ignoriert das reduktionistische biologische Modell, dass soziale Isolation und Faktoren wie die subjektiv wahrgenommene Zurückweisung Stress und psychische Probleme nachweislich auslösen und verstärken können, während soziale Unterstützung sie lindert und Resilienz schafft.

Dieses Buch beschreibt die Integration des erfahrungsorientierten und des systemischen Therapieansatzes und konzentriert sich, wie die Bindungsperspektive es vorgibt, auf die Emotion. Doch wie schon erwähnt, hat Bowlby zwar den Primat der Affekte betont, aber nie eine unverwechselbare oder spezifische Methode entwickelt, um sie bei der Gestaltung eines Veränderungsprozesses nutzbar zu machen. Gleichwohl geben sämtliche klinischen Beispiele in seinen Schriften eine Fokussierung auf die Beobachtung, Validierung und Erweiterung des aktuellen emotionalen Erlebens zu erkennen, die auch Carl Rogers befürwortet hätte. Man kann die Marginalisierung der Emotion als aktiver Veränderungsfaktor als entscheidende Stolperfalle der modernen Psychotherapie betrachten. Auch wenn eher verhaltenstherapeutisch orientierte Ansätze versuchen, die Emotion nominell stärker einzubeziehen, behandeln sie sie zumeist lediglich unter der Coping-Perspektive. Neubewertung, Akzeptanz und Unterdrückung werden dann als mögliche Strategien der Affektkontrolle angeboten (Hoffman et al. 2009) – wobei die Neubewertung regelmäßig den empirischen Test gewinnt. Der Begriff bezeichnet zumeist die Untersuchung unvernünftiger, dysfunktionaler Gedanken oder den Versuch, eine „unemotionale, distanzierte Einstellung" zu den Emotionen zu vertreten, um ihre Intensität zu schwächen (Gross 1998b). Alternativ wird die emotionale Exposition in der Überzeugung, dass sie eine Habituierung herbeiführen wird, eingesetzt. In diesem Bild fehlt nicht nur jede Anerkennung der Tatsache, dass Emotionen durch andere Menschen reguliert und aufrechterhalten werden. Auch der logische, adaptive Charakter der Emotion sowie die aktive Emotionsverarbeitung einschließlich der hier beschriebenen steigenden Granularität finden keinerlei Anerkennung. Wir müssen uns für die Sichtweise einsetzen, dass die Psychotherapie eine Reise in und durch die Welt der Emotion darstellt, während die Arbeit mit der Emotion dem Veränderungsprozess die Richtung vorgibt und den notwendigen Antrieb verleiht.

Verfahren, die den Einfluss der Emotion und der aktiven Möglichkeiten, sie zu entdecken und mit ihr zu arbeiten, bagatellisieren und sich in wachsendem Maß auf Medikamente oder verhaltenstherapeutische Kurzzeitinterventionen stützen oder interpersonale Beziehungen als maßgebliche Behandlungsressource ignorieren, schränken unsere Strategien für eine effektive Psychotherapie im 21. Jahrhundert drastisch ein.

Der bindungstheoretische Bezugsrahmen, der auf universale menschliche Faktoren abhebt, besagt nicht, dass die Therapie nicht auf den Klienten eingestimmt sein müsse, vielmehr gilt das Gegenteil: Jedem Tierchen sein Pläsierchen. Jeder gute Therapeut wird die persönlichen Besonderheiten seiner Klienten berücksichtigen und den Horizont, Fokus, das Tempo und die Intensität der Intervention ihren individuellen Bedürfnissen anpassen. Dies trifft insbesondere auf den erfahrungsorientierten Ansatz zu, für den der Respekt vor jedem Klienten und die Einstimmung auf ihn das Sine qua non der Therapie ist. Das generelle Prinzip einer jeden hilfreichen Beziehung ist, wie Kierkegaard 1948 festhielt, dass man den Menschen dort finden müsse, wo er sich befindet, und ebenda zu beginnen habe.

Unter dem Blickwinkel der erfahrungsorientierten Therapie wie auch der Bindungstheorie ist die Einstimmung der Anfang und das Ende einer effektiven Psychotherapie. Deshalb ist es faszinierend zu sehen, dass die Fähigkeit, diese Einstimmung zu erreichen, in der psychotherapeutischen Ausbildung gar nicht vorkommt. Während sich die Störungen ebenso wie die verändernd wirkenden Behandlungstechniken vervielfacht haben, liegt die Betonung in der Ausbildung auf der Vermittlung dieser wahren Flut an Informationen. Ältere Überlegungen, etwa das Prinzip, dass der Therapeut sein Selbstgewahrsein aktiv kultivieren müsse, weil es die Voraussetzung dafür bildet, auf viele unterschiedliche Klienten flexibel reagieren zu können, und dass dieses Selbstgewahrsein häufig eine Art persönlicher Therapie als Bestandteil der Ausbildung verlangt, scheinen heute überholt zu sein. Echte Empathie, die Fähigkeit, sich in einen anderen Menschen hineinzuversetzen, verlangt Aufgeschlossenheit, Neugier und Imaginationskraft – Eigenschaften, die sich nicht entfalten können, wenn man in seiner eigenen Reaktivität gefangen ist. Mangelndes Selbstgewahrsein versperrt auch einen der wichtigsten Pfade, auf denen wir als Therapeuten Verbindung mit unseren Klienten aufnehmen können, nämlich die Offenheit für und das Vertrauen in die eigenen emotionalen Signale und Eingebungen. Mit den Emotionen arbeiten zu können, vor allem mit den tiefsten Sehnsüchten und Ängsten anderer, setzt die Fähigkeit voraus, diese Gefühle in sich selbst zu betrachten. Ausbildung und Supervision von Therapeuten müssen als sicherer Hafen und als sichere Basis zur Kultivierung dieser Art von Aufgeschlossenheit und Einstimmung dienen.

10.3 Vom Wert der Beziehungen

Die Bindungsorientierung lenkt die Aufmerksamkeit auch auf einen Bereich voller Verwirrung und Konflikte – den Bereich der Werte. Psychotherapie ist ein bedeutungsvolles Unterfangen, selbst wenn die Werte, die den Interventionen zugrunde liegen, oft nicht ausdrücklich formuliert werden. In den Werten, die der Bindungstheorie und -wissenschaft innewohnen, klingen die der erfahrungsorientierten Therapiemodelle an. An vorderster Stelle steht dabei meiner Ansicht nach die Unverletzlichkeit der Verbundenheit – der Beziehungen als einer primären Quelle der Bedeutung und Entwicklung im Leben des Menschen. Es gibt vielerlei Möglichkeiten, der menschlichen Verbundenheit die höchste Bedeutung beizulegen. Manche Autoren halten sie für eine spirituelle Angelegenheit und berufen sich dabei auf religiöse Lehren und den Glauben an einen kosmischen Plan. Andere halten sich an die Naturwissenschaften, die die Verbundenheit mit anderen als eminent wichtige Eigenschaft der Evolution des Menschen, seines Überlebens und Wohlergehens betrachten. Jean-Jacques Rousseau, einer der wichtigsten Begründer des Humanismus, hielt in seinem Entwicklungsroman *Emile* fest, dass Verhaltensregeln „in der Tiefe meines Herzens“ zu finden und dem Charakter „von der Natur unauslöschlich eingeschrieben“ seien. Zusammen mit weiteren Forschungen, zum Beispiel über die Empathie als angeborene Fähigkeit (de Aal 2009), verankert die Bindungstheorie diese Aussage, die man als substanzlose Sentimentalität abtun könnte, in der Empirie. Im 21. Jahrhundert haben wir die Aufgabe, eine Disziplin zu entwickeln, die an den elementaren Bedürfnissen der Menschen ansetzt, an ihren Entbehrungen und Leiden, um unsere besten Eigenschaften und Fähigkeiten zu entfalten. Wir sind Homo sapiens, und wir sind *Homo vinculum* – der Gebundene –, das heißt, wir sind nur dann sicher und geborgen, wenn uns die zuverlässige Verbundenheit mit einem anderen Menschen, den wir wertschätzen, zuteilwird.

Eine solche Disziplin in einem Kontext zu unterstützen, in dem viele neue, gewaltige soziale Experimente unternommen werden, die uns in eine ganz andere Richtung zu führen drohen, ist eine Herausforderung. Zum Beispiel leben heute mehr Menschen allein und haben niemanden, dem sie sich anvertrauen können (fast 40 Prozent der Amerikaner bezeichnen sich selbst als einsam; in den 1970er-Jahren war es nur einer von zehn Einwohnern). Eine größere Anzahl von Menschen verbringt wesentlich mehr Zeit vor dem Bildschirm als im direkten Kontakt mit anderen. Konzentrierte, länger als einige wenige Sekunden anhaltende Aufmerksamkeit wird zum Luxus. Man kann alles kaufen, ganz gleich, ob es die Drogen sind, die eine Flucht vor dem realen Leben ermöglichen, oder Sexpuppen, die den Kontakt zu lebenden Sexualpartnern überflüssig machen. Die Anzahl von Menschen mit Depressionen schnellt in die Höhe. Im Jahr 2011 wurden in den Vereinigten Staaten 3,5 Millionen Kinder medikamentös gegen ADHS behandelt (Centers for Disease Control and Prevention 2016). Menschliches Leid findet kein Ende, sondern wird – im Gegenteil – aktiv durch die Art und Weise, wie wir unsere Gesellschaften strukturieren, erzeugt. Die Aufgabe all derjenigen, die im Bereich der psychischen Gesundheitsversorgung tätig sind, besteht deshalb nicht nur darin, Individuen, Paaren und Familien bei der Bewältigung ihrer Schwierigkeiten zu helfen; vielmehr müssen sie studieren, Empfehlungen aussprechen und informieren und eine Führungsrolle beim Aufbau einer gesünderen Gesellschaft, in der Menschen sich entwickeln und gedeihen können, übernehmen. Zu diesem Zweck müssen wir uns die Vereinheitlichung der Psychotherapie zum Ziel setzen und sie zu einer kohärenten Kraft für das Gute in der Welt machen. Dies kann uns nicht gelingen, wenn wir eine Ansammlung unterschiedlicher Sekten bleiben, die Territorialkämpfe austragen und sich um die Führung im Wettstreit der psychotherapeutischen Verfahren streiten.

Der Philosoph Kwame Anthony Appiah von der New York University macht geltend: „Im Leben geht es weniger darum, herauszufinden, wie man das Spiel am besten gewinnt; die eigentliche Herausforderung besteht darin, herauszufinden, welches Spiel gespielt wird." Wie zuvor schon erwähnt (Johnson 2013), können wir unser Spiel in der Psychotherapie verändern, indem wir unsere Modelle und Techniken in der Bindungswissenschaft verankern und die Emotion ins Zentrum unseres Tuns rücken. Das einzige Spiel, das zu spielen sich lohnt, ist letztlich der Aufbau einer humaneren Gesellschaft, die auf uns als soziale Bindungswesen eingestimmt ist. So lehrt uns die Forschung, dass wir umso empathischer und altruistischer sein können, je sicherer wir gebunden sind und je besser wir Unterschiede zu tolerieren vermögen (Mikulincer et al. 2005). Die Bindungswissenschaft ist eine Blaupause für die optimale Entwicklung nicht nur der Psychotherapie, sondern auch einer besseren, genuin menschlichen Gesellschaft.

Anhang

1. Die Bindung messen

Bevor wir uns einigen standardisierten Instrumenten zur Bestimmung des Bindungsstils zuwenden, müssen wir uns ansehen, wie Therapeuten ihre eigene Fähigkeit verbessern können, durch aufmerksame Beobachtung der Klienten den Grad ihrer Bindungssicherheit sowie die damit assoziierten Reaktionen zu beurteilen. Diese Fähigkeit hilft dem Therapeuten, sich auf die emotionale Realität seiner Klienten einzustimmen. Darüber hinaus lässt sich auf dieser Grundlage präziser bestimmen, wann und wie Fortschritte erzielt wurden und ob der Klient eine sicherere Bindung aufbauen konnte. Es lohnt sich, daran zu erinnern, dass sichere und unsichere Bindungsreaktionen ein Kontinuum bilden. Es geht also nicht darum, einen Bindungsstil zu diagnostizieren, sondern sich auf die aktuellen Reaktionsmuster und Prozesse der Klienten einzustimmen.

Der Blick durch die Linse der Bindung: das Bindungsdrama beobachten lernen

Zu Beginn der Therapie räumt Harry ein, dass er seiner ehemaligen Geliebten vor etlichen Monaten eine E-Mail geschickt hat. Dies geschah, nachdem er diese sehr kurze Beziehung, um seine Ehe zu retten, beendet hatte. Er erklärt, seit der Trennung keinen weiteren Kontakt zu der Geliebten gehabt zu haben. Die Affäre habe ihm aber Schuldgefühle bereitet, und er habe die Mail geschickt, um sicherzustellen, dass die Frau mit der Situation fertigwerde. Zoe, seine Ehefrau, sagt zur Therapeutin, dass sie Harry glaube und dass sie in der Therapie große Fortschritte erzielt hätten. Dann explodiert sie.

Im Folgenden untersuchen wir Reaktionsweisen, die der Therapeutin signalisieren, dass Zoe nicht nur in ihrer Ehe unglücklich ist. Vielmehr weist sie generell einen unsicheren Bindungsstil auf, der auch in ihrer langjährigen Beziehung zu Harry Ausdruck findet.

1. Zoe ist völlig außer sich, als sie von der E-Mail erfährt. Ihre emotionale Reaktion wirkt chaotisch. Sie schwankt zwischen heftiger Wut und tiefer Traurigkeit hin und her und zeigt auch, wie verletzt sie ist. Es fällt ihr schwer, ihre Gedanken zu organisieren, und sie droht, die Sitzung abzubrechen und die Beziehung zu beenden. Ihre hohe Reaktivität verrät, dass sie sich extrem bedroht fühlt.

2. Ihre Botschaften an Harry sind wirr und verwirrend. Sie verlangt, dass er sich – erstens – bereit erkläre, ihr jeden Abend seine E-Mails zu zeigen. Zweitens soll er seiner Exgeliebten einen Brief schreiben und sie wissen lassen, dass er die Beziehung zu ihr bereue. Harry geht auf die erste Forderung ein, sperrt sich aber gegen den Brief. Daraufhin malt Zoe ein Katastrophenszenarium aus und erklärt, dass ihre Ehe unmöglich zu retten sei. Unter Tränen zählt sie dezidiert spezifische Maßnahmen auf, die Harry ergreifen müsse, um ihr seine Liebe zu beweisen.
3. Als Harry die Verantwortung dafür übernimmt, ihr die E-Mail an seine Exgeliebte verheimlicht zu haben, scheint Zoe ihn gar nicht zu hören. Seine Bemühungen, sich in sie einzufühlen, eine Verbindung zu ihr herzustellen und ihr Sicherheit zu vermitteln, scheinen an ihrer Verzweiflung nicht das Mindeste zu ändern. Sie ist außerstande, seine beruhigenden Zusicherungen und Liebesbeteuerungen in sich aufzunehmen. Sie beachtet seine Worte kaum und setzt den negativen Kreislauf, der sich vor jener verletzenden Affäre in ihrer Ehe etabliert hatte, abermals in Gang.
4. Auch nachdem dieser Zwischenfall in der Sitzung bearbeitet worden ist und die emotionale Musik sich beruhigt hat, bleibt Zoe auf der Hut. Sie weigert sich, Harry einen Vertrauensbonus zu geben. Auf seine Vorschläge für gemeinsame Freizeitaktivitäten geht sie gar nicht erst ein, sondern behauptet, dass sie ohnehin nicht ernst gemeint seien.

Hier zeichnet sich das Bild einer deutlich ängstlichen Bindung ab, die Zoe in der Rolle der Verfolgerin in einem von Stress und Ungewissheit geprägten Moment auslebt. Ihr überwältigendes Gefühl der Bedrohung (die ängstliche Bindung wird häufig auch als ambivalente Bindung bezeichnet), ihre Ambivalenz in der Frage, ob sie Harry trauen kann, und ihre Schwierigkeit, Emotionen zu regulieren, sind offensichtlich.

Wie kann die Therapeutin zehn Wochen später beurteilen, ob Zoes Bindungsorientierung sich in ihrer Beziehung zu Harry in Richtung Sicherheit verändert hat? Falls sich eine Veränderung vollzogen hat, könnte sie sich auch auf Zoes generelle Einstellung zur Abhängigkeit von anderen Menschen auswirken.

Zoe findet ein Foto von Harry und seinen Freunden, auf dem auch seine Exgeliebte zu sehen ist, in seinem Schreibtisch (sie hatte ihn gebeten, das Foto wegzuwerfen). In der Therapiesitzung zieht sie es plötzlich aus ihrer Handtasche. Harry wirkt überrumpelt und entschuldigt sich, behauptet, ein Foto weggeworfen und nicht gewusst zu haben, dass ein weiteres existiere. Zoe fordert ihn auf, es in den Papierkorb der Therapeutin zu werfen. Harry ist einverstanden. Wie unterscheidet sich Zoes Reaktion von ihrem Verhalten in der oben beschriebenen Sitzung?

1. Zoe ist wütend, als sie Harry zur Rede stellt, äußert ihren Zorn aber kohärenter als zuvor. Danach bringt sie ihre Sorge zum Ausdruck, dass diese Wunde immer wieder aufbrechen und ihre Beziehung belasten werde. Sie fürchtet auch, dass Harry weiterhin an seine ehemalige Geliebte gebunden sei. Zoe ist verzweifelt, aber ihre Emotionen sind nun wesentlich klarer und weniger intensiv. Sie kann präzise erforschen, welcher Aspekt der Affäre ihr am meisten zusetzt und sie „ausrasten" ließ: Aus mehreren Gründen hatte sich ihr Vertrauen zu Harry deutlich vertieft, sie fühlte sich ihm näher und sicherer, und ausgerechnet bei diesem Stand der Dinge kam die Affäre ans Licht.
2. Zoes Signale an Harry geben eine verbesserte Affektregulation zu erkennen. Sie kann auf die Angst fokussieren, die der Zwischenfall mit dem Foto in ihr weckte, und bringt diesen Schmerz mit Situationen aus ihrer Kindheit in Verbindung, in denen ihr Vertrauen missbraucht wurde. Sie kann ihre eigenen Reaktionen untersuchen, statt zwanghaft Spekulationen über Harrys Motive anzustellen, und die Affäre mit dem negativen Kreislauf in Zusammenhang bringen, in dem sie beide sich in den Jahren davor verstrickt hatten. Sie verfällt nicht mehr ins Katastrophendenken und ist in der Lage, ihre Verletzung klar zu signalisieren und Harry wissen zu lassen, wie er ihr helfen kann, sie zu verarbeiten.
3. Als Harry sein Verständnis und Bedauern ausdrückt und ihr seine Fürsorge zeigt, nimmt sie seinen Trost an und zeigt es ihm. Sie kann ihr Bedürfnis nach Sicherheit erneut äußern, ihn um eine spezifische Form des körperlichen Kontakts bitten und ihm sagen, welche Worte sie als besonders tröstend empfindet.
4. Gemeinsam mit Harry kann Zoe erforschen, weshalb er sich durch ihren Tonfall mitunter so sehr getriggert fühlt, dass er sich zurückziehen möchte. Sie sucht nach Möglichkeiten, ihm zu helfen, weniger empfindlich zu reagieren und die Verbindung zu ihr aufrechtzuerhalten.

Hier zeichnet sich das Bild einer zunehmend sicheren Bindung und der Aufrechterhaltung des emotionalen Gleichgewichts auch angesichts schmerzvoller Erfahrungen ab. Zoe kann an diesem Sicherheitsgefühl nicht ununterbrochen festhalten, doch selbst wenn sie eher unsichere Reaktionen zeigt, sind diese weniger intensiv als zuvor und lassen sich einfacher herunterregulieren.

In einer Einzeltherapie findet die Bindungsorientierung der Klientin Ausdruck in ihrem Narrativ über ihr Leben und ihre Beziehungen, aber auch in den Interaktionen mit der Therapeutin. Hier ist es allerdings wichtig, sich der Erwartungen, die wir als Therapeuten wecken, und der Reaktionen, die wir auslösen, bewusst zu sein. Die meisten Klienten neigen ungeachtet ihres vorherrschenden Bindungsstils zu vermeidenden Verhaltensweisen, wenn sie mit Reaktionen der Therapeutin konfrontiert sind, die sie als distanziert, urteilend und nicht einfühlsam empfinden.

Standardisierte Messungen des Bindungsstils

In diesem Anhang stelle ich zwei Fragebögen vor, mit denen die Bindung erwachsener Probanden klassifiziert werden kann. Beide Instrumente kommen in der Forschung zum Einsatz. Sie werden hier erörtert, um dem Therapeuten erstens die Bedeutsamkeit und den Nutzen entsprechender Studien vor Augen zu führen. Zweitens werden Phänomene lebendig und konkret, wenn man weiß, wie man sie messen kann. Und drittens können Leser mithilfe des ersten Fragebogens den Bindungsstil oder die vorherrschende Strategie ermitteln, die in ihrem Leben zurzeit im Vordergrund stehen.

Wenn Sie den RSQ-Beziehungsfragebogen ausfüllen, bedenken Sie bitte, dass die Fragen auf den generellen Bindungsstil zielen. Es ist jedoch möglich, dass sich der Bindungsstil in einer spezifischen Beziehung von dieser allgemeinen Orientierung unterscheidet. Der zweite Fragebogen, die Experiences in Close Relationships Scale – Revised, zielt speziell auf die aktuelle Paarbeziehung.

Jeder Bindungsstil ist zu bestimmten Zeiten und unter bestimmten Umständen nützlich und funktional. Häufig sind die verschiedenen Muster auch stabil, können sich aber durch neue Erfahrungen verändern. Die meisten Menschen haben einen dominanten Bindungsstil sowie eine Alternative. Auch wenn jemand auf der Grundlage dieser beiden Instrumente als sicher gebunden klassifiziert wird, kann das Muster sich in belastungsreichen Phasen in Richtung unsicher verändern.

Relationship Scales Questionnaire (RSQ) – Beziehungsfragebogen

Bitte lesen Sie die folgenden Aussagen und beurteilen Sie, wie jede Ihre Gefühle in nahen Beziehungen beschreibt. Denken Sie dabei an alle Ihre vergangenen und jetzigen nahen Beziehungen und antworten Sie so, wie Sie sich im Allgemeinen in diesen Beziehungen gefühlt haben bzw. fühlen.

	Nicht zutreffend		Etwas zutreffend		Sehr zutreffend
1. Ich finde es schwierig, von anderen abhängig zu sein.	1	2	3	4	5
2. Es ist mir sehr wichtig, mich unabhängig zu fühlen.	1	2	3	4	5
3. Mir fällt es leicht, anderen gefühlsmäßig nahezukommen.	1	2	3	4	5
4. Ich möchte vollkommen mit einem anderen Menschen verschmelzen.	1	2	3	4	5
5. Ich fürchte mich davor, verletzt zu werden, wenn ich mir erlaube, anderen zu nahezukommen.	1	2	3	4	5
6. Ich fühle mich wohl, auch ohne enge gefühlsmäßige Beziehungen.	1	2	3	4	5
7. Ich bin mir nicht sicher, ob ich mich bei anderen immer darauf verlassen kann, dass sie da sind, wenn ich sie brauche.	1	2	3	4	5
8. Ich möchte anderen gefühlsmäßig sehr nahe sein.	1	2	3	4	5
9. Ich mache mir Sorgen über das Alleinsein.	1	2	3	4	5
10. Ich fühle mich wohl dabei, wenn ich mich auf andere verlassen kann.	1	2	3	4	5
11. Oft sorge ich mich darum, ob mich meine Liebespartner/-innen wirklich lieben.	1	2	3	4	5
12. Ich finde es schwierig, anderen vollständig zu vertrauen.	1	2	3	4	5
13. Es macht mir Angst, wenn mir andere zu nahekommen.	1	2	3	4	5
14. Ich möchte gefühlsmäßig enge Beziehungen.	1	2	3	4	5
15. Es geht mir gut damit, wenn andere von mir abhängig sind.	1	2	3	4	5
16. Ich mache mir Sorgen darüber, dass andere mich nicht so sehr schätzen wie ich sie.	1	2	3	4	5

	Nicht zutreffend		Etwas zutreffend		Sehr zutreffend
17. Menschen sind nie da, wenn man sie braucht.	1	2	3	4	5
18. Meine Sehnsucht nach „völliger Verschmelzung" schreckt manchmal Leute von mir ab.	1	2	3	4	5
19. Es ist mir sehr wichtig, dass ich mich selbstständig fühle.	1	2	3	4	5
20. Ich werde nervös, wenn mir irgendwer zu nahekommt.	1	2	3	4	5
21. Häufig sorge ich mich darum, dass meine Liebespartner/-innen nicht bei mir bleiben wollen.	1	2	3	4	5
22. Ich ziehe es vor, wenn andere Menschen nicht von mir abhängig sind.	1	2	3	4	5
23. Ich fürchte mich davor, verlassen zu werden.	1	2	3	4	5
24. Ich fühle ich mich unwohl dabei, anderen nahe zu sein.	1	2	3	4	5
25. Ich finde, dass sich andere gegen so viel Nähe sträuben, wie ich sie mir wünschen würde.	1	2	3	4	5
26. Ich ziehe es vor, nicht von anderen abhängig zu sein.	1	2	3	4	5
27. Ich weiß, dass andere da sind, wenn ich sie brauche.	1	2	3	4	5
28. Ich fürchte mich davor, dass andere mich nicht akzeptieren könnten.	1	2	3	4	5
29. Liebespartner/-innen wollen häufig, dass ich ihnen näher bin, als mir lieb ist.	1	2	3	4	5
30. Mir fällt es recht leicht, anderen nahezukommen.	1	2	3	4	5

Quelle: Mestel, Robert (1995). Deutsche Übersetzung des Relationship Questionaire (RQ) und Relationship Scales Questionaire (RSQ) nach Kim Bartholomew (Griffin & Bartholomew, 1994: The metaphysics of measurement: The case of adult attachment. Advances in Personal Relationships, 5, 17-52). Unveröffentlichtes Manuskript. *(Abdruck mit freundlicher Genehmigung des Autors.)*

Beachte: Die Items 6, 9 und 28 müssen vor der Ermittlung der folgenden vier Bindungsstilscores invers kodiert werden.

1. Der *sichere Stil* wird durch Bildung des Durchschnittswerts der Items 3, 9, 10, 15 und 28 ermittelt. Höhere Werte spiegeln eine entsprechend höhere Bindungssicherheit wider.
2. Der *ambivalente (ängstliche) Stil* wird durch Bildung des Durchschnittswerts der Items 6, 8, 16 und 25 ermittelt. Höhere Werte spiegeln eine entsprechend höhere Ambivalenz wider.
3. Der *vermeidende Stil* wird durch Bildung des Durchschnittswerts der Items 2, 6, 29, 33 und 26 ermittelt. Höhere Werte spiegeln eine distanziertere Vermeidung wider.
4. Der *desorganisierte Stil* wird durch Bildung des Durchschnittswerts der Items 1, 5, 12 und 24 ermittelt. Höhere Werte spiegeln eine unsicherere Vermeidung wider.

Der desorganisierte Stil ist unter Vertretern der psychischen Gesundheitsversorgung weniger bekannt. In einem gewissen Sinn verbindet er ängstliche Tendenzen mit Vermeidungsverhalten. Dieser Stil ist mit Bindungspersonen assoziiert, die verzweifelt gebraucht und gleichzeitig als gefährlich erlebt wurden und deshalb gemieden werden mussten. Verbundenheit wird angstvoll ersehnt, aber als Bedrohung wahrgenommen. Andere Menschen wecken Angst und werden gleichzeitig gebraucht, um die Angst zu bewältigen.

Experiences in Close Relationships Scale – Revised (ECR-R)

Die Aussagen des ECR-R (Fraley, Waller & Brennan 2000) beziehen sich darauf, wie Sie sich in bedeutsamen Partnerschaften fühlen. Von Interesse ist für uns dabei vor allem, **wie Sie *im Allgemeinen* Partnerschaften erleben**, nicht so sehr, was gerade in einer aktuellen Partnerschaft passiert. Der Fragebogen ermöglicht, mit 36 Items, die Abbildung von Bindung auf zwei theoretisch und empirisch begründbaren Dimensionen: bindungsbezogener Angst und bindungsbezogener Vermeidung.

Mit Einverständnis von R. Chris Fraley wurde eine deutschsprachige Version erstellt (Ehrenthal, Dinger & Schauenburg 2005). Aus rechtlichen Gründen kann der Fragebogen hier nicht abgedruckt werden. Sie können ihn aber unter ↗ https://d-nb.info/1191691225/34 online einsehen (Stand: März 2020).

2. Allgemeine Faktoren und Prinzipien der Therapie

Zahlreiche allgemeine Faktoren wirken in der Therapie verändernd. Zweifellos spielen Klientenfaktoren, Beziehungsfaktoren, Therapeutenfaktoren sowie behandlungstechnische Faktoren allesamt eine Rolle.

Die Division 12 Task Force der American Psychological Association für die Förderung und Verbreitung psychologischer Verfahren (Chambless et al. 1998) beschrieb diese Faktoren mit folgenden Worten:

- Klientenfaktoren wie Geschlecht, Bindungsstil, Grad der Motivation und des Engagements, Erwartungen und Veränderungsbereitschaft.
- Faktoren der therapeutischen Beziehung wie Bündnisqualität und Empathie sowie Therapeutenfaktoren wie Warmherzigkeit, positiver Respekt des Klienten und Authentizität.
- Zu den allgemeinen behandlungstechnischen Faktoren zählen der Grad an direktivem Verhalten des Therapeuten, eine Fokussierung auf Symptomveränderung versus eine Fokussierung auf Wachstum und Entwicklung, Behandlungsintensität, interpersonaler versus intrapsychischer Fokus auf Interventionen, Bedeutsamkeit der Emotion in der Therapie und eine Fokussierung auf intensive Behandlungen versus Kurzzeittherapien.

Klientenfaktoren

Die Fokussierung auf diese Faktoren wirft die Frage auf, welche Intervention für welchen Klienten geeignet ist. Das in meinen Augen sensibelste Verständnis der Passung besagt, dass außerordentlich emotionale Klienten in erster Linie auf Interventionen angewiesen sind, in denen ihre Gefühle „gehalten" und reguliert werden, während distanzierte Klienten Techniken brauchen, die ihr emotionales Engagement und Ausdrucksvermögen fördern (Stiles et al. 1998). Der Versuch, die relevante Forschung zusammenzufassen und all diese Faktoren zur täglichen Therapiepraxis in Beziehung zu setzen, kann Verwirrung stiften. Deshalb sehen wir uns zunächst die wichtigsten Ergebnisse an, zu denen die Forschung über die Klientenfaktoren gelangte.

1. Komorbide Persönlichkeitsstörungen scheinen die Behandlung von Störungen wie der Depression zu erschweren.
2. Behandlungen werden seltener abgebrochen, wenn Klienten und Therapeuten denselben ethnischen Hintergrund haben.
3. Einige Studien legen die Vermutung nahe, dass Klienten, die zu Impulsivität neigen und Schuld oder Verantwortung gern anderen Menschen oder äußeren Umständen zuschreiben – weshalb sie häufig als Externalisierer bezeichnet werden –, von Depressionstherapien profitieren können, die nicht auf Selbstgewahrsein, sondern auf Symptomlinderung, Skillstraining und Impulskontrolle fokussieren. Das Gegenteil trifft auf eher introspektive Klienten zu.
4. Der Bindungsstil der Klienten scheint sowohl das Arbeitsbündnis als auch das Behandlungsergebnis vorauszusagen; Klienten mit eher vermeidendem Bindungsstil haben oft größere Schwierigkeiten, ein positives Bündnis mit dem Therapeuten einzugehen, und erzielen schlechtere Ergebnisse (Byrd, Patterson & Turchik 2010; Marmarosh et al. 2009; Bachelor et al. 2010).
5. Was die Behandlung von Angst betrifft, so scheinen Schweregrad und Dauer der Symptome die Therapie negativ zu beeinflussen; in vergleichbarer Weise hat sich der Grad, zu dem Klienten soziale Unterstützung finden, als Prädiktor der therapeutischen Effektivität bewährt (Newman et al. 2006).
6. Das Leben in ehelicher Gemeinschaft hat sich im Prinzip als Prädiktor einer stabilen Besserung von Angstsymptomen erwiesen, doch eine unglückliche Ehe scheint der positiven Veränderung Grenzen zu setzen (Durham, Allan & Hackett 1997). Die Beziehungsqualität ist also auch in diesem Fall eine maßgebliche Quelle der Gesundheit, anders formuliert: Wenn solche Beziehungen negativ sind, werden sie zu einer Quelle der Problemanfälligkeit. In Studien über die PTBS sagten Beziehungsprobleme den Schweregrad der Symptome voraus (Riggs et al. 2005). Eine subjektiv wahrgenommene Feindseligkeit wichtiger anderer Menschen triggert nachweisbar Rückschläge sowohl bei Angst- als auch bei Depressionserkrankungen (Hooley & Teasdale 1989).
7. Einzeldiagnosen und gute interpersonale Kontakte scheinen für Menschen, die von einer Angsttherapie mit hoher Wahrscheinlichkeit profitieren, typisch zu sein; negative Kindheitserfahrungen mit den Eltern und in Bindungsbeziehungen erschweren die Behandlung der Angst (Beutler et al. 2002).

Therapeutenfaktoren

Was das therapeutische Bündnis und die Therapeutenfaktoren betrifft, so besteht Einigkeit, dass die Beziehung zur Therapeutin – vor allem die Empathie und Authentizität, die Klienten in dieser Beziehung kennenlernen – das Ergebnis beeinflusst und im positiven Fall die Mitarbeit und das Engagement in der Therapie der Klienten fördert. So fanden Zuroff und Blatt (2006) heraus, dass die frühe Bewertung des Bündnisses durch die Klienten unabhängig vom therapeutischen Verfahren und bei Kontrolle des Schweregrads der Symptome und der Charaktereigenschaften das Behandlungsergebnis beeinflusst. Dieser Einfluss war auch in der NIMH-Depressionsstudie im Follow-up noch nachweisbar (Elkin et al. 1989). Es ist jedoch wichtig festzuhalten, dass der Zusammenhang zwischen Bündnisqualität und Behandlungsergebnis im Allgemeinen nur schwach ist. So zeigen Studien, dass etwa zehn Prozent der Ergebnisvarianz auf das Bündnis zurückzuführen sind (Castonguay et al. 2006; Beutler 2002). Dieser Befund bestätigt die allgemeine Annahme der Emotionsfokussierten Therapie, *dass das Bündnis ein notwendiges, nicht jedoch hinreichendes Element* der Herbeiführung positiver Veränderung ist. Gleichwohl erklärte das Bündnis in einer Studie über die Emotionsfokussierte Therapie für Paare nicht weniger als 20 Prozent der Ergebnisvarianz (Johnson & Talitman 1996).

Festzuhalten ist auch, dass das Bündnis möglicherweise ein weniger „allgemeiner" Faktor ist als bislang angenommen. Es scheint je nach Therapiemodell in seiner Beschaffenheit, Qualität und Einflusskraft erheblich zu variieren und in unterschiedlichen Therapieverfahren auch eine je verschiedene Rolle zu spielen. Darüber hinaus lassen sich Technik und Bündnis nur schwer voneinander trennen, da sie ständig miteinander interagieren und sich wechselseitig beeinflussen.

Das Konzept des therapeutischen Bündnisses enthält drei Elemente: Bindung, Vereinbarung der Behandlungsziele und Aufgabe (Bordin 1994). Das vielleicht interessanteste Ergebnis der EFT-Forschung ergab sich aus der Studie von Johnson und Talitman (1986), der zufolge das *Aufgaben*element des Bündnisses und nicht die Bindung an den Therapeuten oder die Zielvereinbarung bessere Ergebnisse vorhersagt. Dieses Aufgabenelement wurde von Bordin gemessen. Es betrifft die Wahrnehmung des Klienten, dass die Therapeutin zielführend arbeitet – dass ihre Interventionen für ihn relevant sind und maßgeblich zur Herbeiführung von Veränderungen beitragen. Das Ergebnis dieser EFT-Studie überraschte uns, weil die EFT die Präsenz der Therapeutin und ihre Ansprechbarkeit, ihre Responsivität und ihr emotionales Engagement betont. Man könnte dieses Resultat dahingehend verstehen, dass das Aufgabenelement sich in die gefühlte Wahrnehmung des Klienten übersetzt, dass sich die Therapeutin in einer Weise, die für seine Anliegen und Ziele relevant ist, auf ihn einstimmt und sich auf derselben Wellenlänge befindet.

Was die Eigenschaften des Therapeuten betrifft, so zeigen Studien, dass Therapeuten mit einem ängstlichen Bindungsstil tendenziell weniger empathisch auf ihre Klienten reagieren, während eine sichere Bindung des Therapeuten zur Vertiefung der Arbeit und zu einem besseren Ergebnis beizutragen scheint (Rubino et al. 2000; Levy et al. 2011). Eigenschaften wie Flexibilität, Überzeugungskraft, Affektmodulation und Ausdrucksfähigkeit, Warmherzigkeit und Akzeptanz sowie die Fähigkeit, Hoffnung zu vermitteln, üben gleichfalls einen nachweisbaren Einfluss auf das Bündnis und das Behandlungsergebnis aus.

Allgemeine Techniken

Wie schon erläutert, ist es für Therapeuten unmöglich, auch nur einen nennenswerten Teil der Interventionen zu erlernen, die als empirisch gestützte Behandlungen aufgelistet werden – es sind einfach zu viele (Follette & Greenberg 2006). Zudem ist es ausgesprochen schwierig, die Wirkung spezifischer Techniken zu isolieren und zu erforschen, denn sie alle sind als Teil des laufenden Dramas einer Therapiesitzung in mannigfaltige Interventionen eingebettet. Problematisch ist auch, dass sich selbst bei manualisierten und empirisch validierten Verfahren nicht ohne Weiteres bestimmen lässt, welche Komponente tatsächlich verändernd wirkt. Ist der Erfolg einer kognitiven Verhaltenstherapie auf die Intervention zurückzuführen, die als Infragestellung negativer Überzeugungen bezeichnet wird? Immer mehr Belege sprechen dafür, dass die Arbeit am negativen Denken gar nicht erforderlich ist, um in der Kognitiven Verhaltenstherapie positive Ergebnisse zu erzielen (Tang & De Rubeis 1999; Dimidjian et al. 2006). Wie schon im 3. Kapitel erläutert, scheinen auch in der Kognitiven Verhaltenstherapie für depressive Klienten die Qualität des Bündnisses sowie die Tiefe des emotionalen Erlebens positive Resultate vorherzusagen (Castonguay et al. 1996).

Die Bezeichnungen der Interventionen und Techniken können an sich sowohl verwirrend als auch klärend sein. So kann der Begriff „Achtsamkeit“ *(mindfulness)*, der sich von dem Pali-Wort „sati“ herleitet, welches „Aufmerksamkeit“ oder „Gewahrsein“ bedeutet, zahlreiche unterschiedliche Aspekte bezeichnen. Germer, Siegel und Fulton (2003) erläutern, dass das klassische Verständnis der Achtsamkeit, nämlich die urteilsfreie Betrachtung des eigenen, gegenwärtigen Erlebens, „der sich von Moment zu Moment entfaltenden inneren Erfahrung“ (S. 145), eine „auffällige Ähnlichkeit“ (ebd.) aufweist mit humanistischen erfahrungsorientierten Verfahren wie beispielsweise Gendlins Focusing-Modell (Gendlin 1996). Tatsächlich zeigt sich hier eine Parallele zur EFT. Die Verbindungen zwischen EFT und buddhistischem Denken wurden in der Literatur herausgearbeitet (Furrow et al. 2011). Aber der Begriff Achtsamkeit kann auch eine Möglichkeit bezeichnen, sich vom eigenen Erleben zu distanzieren. Er wird sogar auf Methoden des Stressmanagements oder Entspannungstrainings angewendet. Viele Kliniken betrachten das Achtsamkeitstraining heute als Bestandteil der Kognitiven Verhaltenstherapie, ohne indes anzuerkennen, dass erfahrungsorientierte Methoden diese Technik in ihrer klassischen Form seit vielen Jahrzehnten benutzen – wenngleich ohne die spezielle Praxis, mit gekreuzten Beinen in Stille zu sitzen. In der von Germer beschriebenen und in der EFT praktizierten Form verändert der Prozess der „achtsamen" Konzentration auf das innere Erleben die Beziehung zu diesem inneren Geschehen auch insofern, als den Klienten bewusst wird, dass es ihnen nicht lediglich zustößt, sondern dass sie es selbst aktiv *konstruieren*. Dieses Gewahrsein kann, wie das buddhistische Denken nahelegt (Olendzki 2005), mit einem neuen Selbstgefühl einhergehen – einem Erleben des Selbst nicht als fixierte Entität, sondern als *Prozess,* der im jeweiligen Kontext aktiv und fortlaufend rekonstruiert wird. Es ist auch interessant zu beobachten, dass der Zugang zu dieser neuen Ebene des Selbstgewahrseins ungeachtet dessen, ob wir ihn als Achtsamkeit oder Einstimmung auf die sich entfaltende Erfahrung bezeichnen, variabel ist. Eine Untersuchung, die den Einfluss des argentinischen Tangos und der Achtsamkeitspraxis auf Depressionen verglich, kam zu dem Ergebnis, dass die Symptomreduzierung beide Interventionen effektiver war als in einer Kontrollwartegruppe, dass aber lediglich der Tango stressreduzierend wirkte und die Achtsamkeit der Probanden verbesserte (Pinniger et al. 2012)!

Es ist auch schwierig, die Effektivität spezifischer Behandlungstechniken oder Interventionen miteinander zu vergleichen. In Anbetracht all der in einem jeden Therapiemodell enthaltenen Variablen, der unterschiedlichen Auswirkungen der Implementierung eines bestimmten Modells auf unterschiedliche Klienten und unserer unscharfen Messinstrumente wäre es überraschend, wenn Ergebnisdifferenzen, die auf unterschiedliche Techniken zurückzuführen sind, nicht verloren gingen – zumal vielen Studien die statistischen Grundlagen fehlen, um diese Unterschiede überhaupt aufdecken zu können (Kazdin & Bass 1989). Wir verlassen uns zudem auf Metaanalysen von Psychotherapiestudien, die Studien hoher wie auch niedriger Qualität sowie Untersuchungen höchst unterschiedlicher Phänomene einbeziehen und bekanntermaßen zu verzerrten Befunden neigen. Wenn methodologische Schwierigkeiten Berücksichtigung finden, sinken die durch Metaanalysen ermittelten Effektstärken drastisch. Ein Forschungsbericht über Depressionsstudien ermittelte eine unbereinigte Effektgröße von 9.74, die aber nach Kontrolle der methodologischen Qualität auf 0.22 absank (Cuijpers et al. 2010). Die berühmte NIMH-Depressionsstudie (Elkin et al. 1989), ein Vergleich zwischen interpersonalen und kognitiv-behavioralen Interventionen, wird häufig zur Bestätigung der sogenannten Dodo-bird-Hypothese herangezogen, das heißt der These, dass all die unterschiedlichen Psychotherapiemodelle keine unterschiedlichen Behandlungsergebnisse erzielen. Weil Metaanalysen Studien mit höchst unterschiedlichen methodischen Verfahren zusammenfassen, verschleiern die Etikettierungen häufig, was in den Behandlungen tatsächlich geschieht (zum Beispiel müssen sich sogenannte kognitive Verhaltenstherapien nicht unbedingt ähneln). Durch die in diesen Studien übliche Praxis des Mittelns von Mittelwerten wird mit Sicherheit eine beträchtliche Variabilität der Ergebnisse verschleiert. Ebenso wie andere Autoren (Tolin 2014) plädiere ich dafür, auf diese irreführende Metapher zu verzichten.

Auch in Vergleichsstudien kommt es zu Ungenauigkeiten, wenn zum Beispiel eine große Anzahl der Probanden die Therapie vorzeitig abbricht oder Rückfälle erleidet oder manche Therapeuten außergewöhnlich effektiv zu arbeiten scheinen und andere nicht (Wampold 2006). Die vielleicht entscheidende Frage, die praktizierende Psychotherapeuten sich stellen müssen, lautet, ob es allgemeine Techniken zur Behandlung von Angst und Depression gibt, die im Grunde jedes Verfahren auf die eine oder andere Weise einbeziehen sollte.

Therapieziele

Betrachtet man die Daten über erwiesenermaßen effektive Therapien, so besteht Einigkeit darin, dass jede effektive Behandlung Techniken verwenden sollte, die sich auf einige wenige wichtige, allgemeine Ziele konzentrieren (Follette & Greenberg 2006; Woody & Ollendick 2006).

- Infragestellung kognitiver Beurteilungen durch neue Erfahrung.
- Zuwachs positiver Verstärkung.
- Aktive Bearbeitung vermeidender Verhaltensweisen.
- Abgestufte Exposition an gefürchtete oder schwierige Situationen.
- Verbesserung des interpersonalen Funktionierens.
- Verbesserung der Paarbeziehung und des familiären Umfelds.
- Verbesserung der Emotionswahrnehmung und -regulation.

Die Frage, wie viel Gewicht dem Erlernen von Copingskills bzw. der Verarbeitung der Emotion beigelegt werden sollte, wird insbesondere in den Angsttherapien unterschiedlich beantwortet. Kognitiv-verhaltenstherapeutisch ausgerichtete Verfahren betrachten die Aktivierung der Emotion lediglich als Nebenprodukt der Infragestellung von Kognitionen (Woody & Ollendick 2006, S. 180). Ihr Fokus ist ein rein intrapsychischer unter Ausklammerung des Interpersonalen. Koryphäen wie David Barlow stellen jedoch beide Trends infrage. In einer Studie aus dem Jahr 1984 fanden Barlow, O'Brien und Last, dass es bei 86 Prozent der Frauen mit Agoraphobie, die von ihren Partnern zum Expositionstraining begleitet wurden, zu Symptombesserungen kam, hingegen nur bei 43 Prozent der Frauen, die die Therapie ohne ihren Partner durchführten. Diese Diskrepanz der Effizienz stieg bis zur Follow-up-Untersuchung sogar noch an. In seinem wegweisenden Buch *Anxiety and Its Disorders* empfiehlt auch Barlow (2003), der Emotion und der Emotionstheorie größere Aufmerksamkeit zu widmen. Emotion, so schreibt er, *ist* Verhalten, *ist* Kognition und *ist* Biologie. Wie Woody und Ollendick (2006) es formulieren: „Viele Klienten sprechen von Angst- und Furchterleben, dem Gefühl von Entsetzen, Gefahr und Drama, das die Kampf-oder-Flucht-Reaktion auslöst. Die Beschreibungen zeigen, dass dieses Erleben mehr ist als Kognitionen, mehr als Vermeidung und mehr als physiologisches Arousal. Diese gefühlte Erfahrung scheint in unseren heutigen Beschreibungen dieser Kernemotionen und ihrer Behandlung zu fehlen" (S. 181).

Was bedeutet dieser Metafokus auf gemeinsame Faktoren, Veränderungskorrelate und allgemeine Interventionsprinzipien für den praktizierenden Therapeuten? Dieses Wissen kann uns helfen, unsere therapeutische Beziehung und unsere Interventionen individuellen Klienten entsprechend anzupassen, um die Behandlung zu optimieren und das Ergebnis zu verbessern. Er kann uns helfen, jedes Modell kritisch zu betrachten und zu fragen, ob die Behandlungstechniken, die als Kernbestandteile gelten, die für eine effektive Behandlung entscheidenden Elemente enthalten, ob die Interventionen klar und entsprechend benannt sind und wie charakteristisch sie für ein spezifisches Modell tatsächlich sind. Die Perspektive der gemeinsamen Faktoren stellt jedoch kein Interventionsmodell dar. Prädiktoren des Behandlungserfolgs und Therapiegrundsätze können in allgemeinen Worten abstrakt formuliert werden, die Therapie an sich aber wird nicht auf dieser allgemeinen Ebene durchgeführt. Der praktizierende Therapeut möchte wissen, auf welches Element sich das Augenmerk richten und welche spezifische Art von Intervention er in einem bestimmten Moment einsetzen sollte, damit das von ihm benutzte Modell zu einer Quelle der Zuversicht und Kompetenz werden kann. Hier sei lediglich darauf hingewiesen, dass die Literatur über allgemeine Faktoren in vielerlei Hinsicht die Grundannahmen eines erfahrungs- und bindungsorientierten Therapiemodells bestätigt. Zum Beispiel betont die EFT die Bedeutsamkeit, die dem Bündnis für das Behandlungsergebnis zukommt. In dieser Hinsicht entspricht sie offensichtlich den oben beschriebenen allgemeinen Zielen einer erfolgreichen Therapie. Allerdings ist die Literatur über die allgemeinen Faktoren mitunter ausgesprochen verwirrend; gelegentlich wird sie auch benutzt, um die Notwendigkeit kohärenter Interventionsmodelle zu bestreiten, oder sie impliziert, dass die Art der Interventionen keine Rolle spiele, weil sie alle gleichermaßen effektiv seien. Diese Auffassung wird in diesem Buch freilich nicht vertreten. Es geht vielmehr – im Gegenteil – davon aus, dass zahlreichen Therapiemodellen ein solides empirisches Verständnis des Menschen, der Entwicklung und der Persönlichkeit fehlt und dass ebendieses Verständnis unverzichtbar ist, damit das Feld der Psychotherapie sich weiterentwickeln und die Behandlungsergebnisse verbessern kann.

3. Emotionsfokussierte Einzeltherapie und andere empirisch getestete Verfahren, die mit der Bindungsperspektive arbeiten

Zunächst einmal ist festzuhalten, dass psychodynamische Verfahren zur Behandlung von Angst und Depression (aus denen ihre nahen Verwandten, nämlich die erfahrungsorientierten Modelle, hervorgingen), nachweislich effektiv sind (Shedler 2010; Abbass et al. 2006; Leichsenring, Rabung & Leibing 2004). Übereinstimmende Trends zeigen, dass die Effektstärken dieser Interventionen bei Follow-up-Untersuchungen sogar höher sind als bei Beendigung der Behandlung. Diese Ergebnisse legen die Vermutung nahe, dass solche Interventionen, die zumeist ein wenig mehr Zeit in Anspruch nehmen als die Verhaltenstherapien, dauerhafte Veränderung herbeiführen. In zahlreichen Studien wurden Klienten mit einer ganzen Bandbreite von Störungen untersucht, die aufgrund der Tatsache, dass Komorbidität die Norm ist, für die reale Therapiepraxis repräsentativer waren als Klientengruppen mit klar abgegrenzten Krankheitsbildern, auch wenn diese in einer noch größeren Anzahl von Studien über die Effekte der Kognitiven Verhaltenstherapie untersucht wurden. Wichtig ist im Hinblick auf die Behandlungsergebnisse auch, dass die kognitiv-verhaltenstherapeutischen Interventionen tendenziell didaktischer ausgerichtet sind und das Skillstraining betonen, während andere Modelle den Klienten in erster Linie helfen sollen, ein Bewusstsein für zuvor unausgesprochene Gefühle und Bedeutungen zu entwickeln. Diese Art der Veränderung lässt sich von randomisierten, kontrollierten Studien, dem anerkannten Empiriebarometer der Psychotherapie, nicht ohne Weiteres erfassen. Sie betonen vielmehr die Linderung akuter Symptome (auf die sich die verhaltenstherapeutischen Interventionen richten), nicht aber die eher entwicklungsorientierte Erzeugung „innerer Fähigkeiten und Ressourcen, dem Fokus dynamischer und erfahrungsorientierter Therapien, die es Menschen ermöglichen, ihr Leben in größerer innerer Freiheit und mit einem größeren Bewusstsein für ihre Möglichkeiten zu leben" (Shedler 2010, S. 105). Symptomorientierte Ergebnismessungen werden den Veränderungen, die durch Psychotherapien herbeigeführt werden können, offensichtlich nicht gerecht.

Interpersonale Psychotherapie (IPT)

Ein empirisch getestetes, auf die Bindungstheorie gestütztes Verfahren ist die Interpersonale Psychotherapie. Das Modell ist vor allem als Behandlung für Depressionen bekannt (Klerman et al. 1984; Cuijpers et al. 2010). In einer aktuellen Studie, an der ein großes Sample von 237 Klienten teilnahm – eine Größe, die zuverlässige Schlussfolgerungen bezüglich der „Nichtunterlegenheit" bzw. „Äquivalenz" unterschiedlicher Behandlungen zulässt –, erwies sich die IPT als ebenso effektiv für die Depressionsbehandlung wie die Kognitive Therapie (Connolly Gibbons et al., 2016). Trotz der erzielten Besserungen litten aber 80 Prozent der Klienten auch bei Beendigung der Therapie weiterhin unter Symptomen. Interessanterweise erklären die Autoren dieser Studie, dass die Größe des Samples im Fall der Psychotherapiestudien häufig nicht ausreicht, um eine genuine Äquivalenz verschiedener Verfahren zu belegen.

In diesem Buch werden Ähnlichkeiten zwischen dem IPT- und dem EFIT-Modell erläutert. Das IPV-Modell fokussiert auf soziale Stressfaktoren und Verlusterfahrungen als Auslöser von Depressionen und hat die Bindungstheorie in ihr theoretisches Fundament eingebaut. Interpersonale Begegnungen werden besprochen, Kommunikationsmuster werden analysiert, um problematische Beziehungsmuster zu identifizieren, und künftige Interaktionen werden geplant. Verlust, Trauer, Auseinandersetzung und Rollenwechsel finden besondere Berücksichtigung. Die Lebensgeschichte der Klienten wird unter besonderer Beachtung traumatischer Erlebnisse als Hintergrund der Anfälligkeit für Probleme in der Gegenwart gedeutet. Zur Normalisierung der depressiven Stimmung wird Psychoedukation angeboten. Empathisches Fragen und Spiegeln dient der Erforschung von Beziehungen, die chronologisch und emotional mit den Symptomen in Verbindung gebracht werden. Neue Kommunikationsformen werden in Rollenspielen eingeübt. Dieser Ansatz weist gewisse Parallelen zur EFIT-Praxis der imaginären Begegnungen und Enactments mit anderen auf. Vor allem die Normalisierung der Emotionen und ihre Neudeutung als starke, aber nicht gefährliche Gefühle, die Fokussierung auf die Arbeit im Hier und Jetzt sowie die optimistische Einstellung, dass Klienten ihre Schwierigkeiten bewältigen und sich weiterentwickeln können, stehen mit der EFIT im Einklang.

Gleichwohl gibt es zwischen IPT und EFIT auch bedeutsame Unterschiede. Zum Beispiel wird in der IPT ganz ähnlich wie in verhaltenstherapeutischen Interventionen besonderer Wert auf Verhandlungen in Form von Rollendisputen gelegt. Auch die „Katharsis" wird als Intervention bezeichnet, was darauf schließen lässt, dass das Ventilieren / Abreagieren der Emotion an sich bereits hilfreich ist – eine Sichtweise, die in der EFT im Allgemeinen oder in der EFIT im Besonderen nicht vertreten wird. Wenngleich sowohl die Interpersonelle als auch die Emotionsfokussierte Therapie auf die Identifizierung der Emotion abheben, sind in der IPT weder eine aktive Verarbeitung oder Vertiefung der Emotion noch die Verwendung neuer Emotionen zur Ermöglichung besser angepasster Verhaltensweisen vorgesehen. Vielmehr beschreibt John Markowitz (in seinen Seminaren) die IPT als eine auf Exposition verzichtende Therapie. Aus diesem Grund sollten bei der Behandlung von Traumata zunächst kognitiv-verhaltenstherapeutische Interventionen oder EMDR eingesetzt werden. Die Bindung dient diesem Modell offenbar vorwiegend als Hintergrund, nicht aber als aktiver, existenzieller Rahmen, der die „heißen" Kognitionen und Bedeutungen destilliert, aus denen die Musik der Bindungsbeziehungen besteht. Unter diesem Blickwinkel betrachtet, steht die IPT einem verhaltenstherapeutischen Coachingmodell, das auf den Erwerb von interpersonalen Skills zielt, vermutlich näher als die Emotionsfokussierte Einzeltherapie. Weil praktisch keine Verlaufs-Ergebnis-Studien über das IPT-Modell vorliegen, ist der Veränderungsmechanismus unklar.

Process experiential / emotion-focused Therapy (PE / EF)

Das von Elliott, Watson et al. (2004) beschriebene PE / EF-Modell (heute zumeist als Emotionsfokussierte Therapie bezeichnet) zählt zusammen mit der EFIT zu den von Greenberg (2011) klassifizierten emotionsfokussierten Therapien. Der Begriff scheint mittlerweile generisch sämtliche kognitiv-verhaltenstherapeutischen, systemischen oder humanistischen Therapien zu bezeichnen, die der Emotion in dieser oder jener Weise Rechnung zu tragen versuchen. Gleichwohl besteht zwischen einer Verhaltenstherapie, die Emotion lediglich identifiziert, und einer Therapie wie der EFIT ein gewaltiger Unterschied, sodass die Verwendung dieses generischen Begriffs mehr Verwirrung stiftet als Klarheit erzeugt. Auch die PE / EF beruft sich, zumindest auf einer allgemeinen theoretischen Ebene, auf die Bindungstheorie, und leitet sich ebenso wie das EFIT-Modell von der erfahrungsorientierten Psychotherapie Carl Rogers' her. Das Verfahren ist empirisch validiert (Elliott et al. 2013). Studien belegen große Effektstärken (gemäß der Definition von Cohen 1988) insbesondere für die Behandlung der Depression. Diese Ergebnisse entsprechen – vor allem bei Kontrolle der Methodenadhärenz des Therapeuten – jenen, die für eher verhaltenstherapeutisch ausgerichtete Therapien gefunden wurden. Weniger groß sind die Effektstärken jedoch bei Angststörungen, insbesondere bei der Generalisierten Angststörung. Hier scheinen die Ergebnisse eher für die Kognitive Verhaltenstheorie zu sprechen, wenngleich die meisten Studien nennenswerte Vor-Nach-Effekte für die PE / EF fanden. Dieses Verfahren zielt auf spezifische therapeutische Aufgaben, zum Beispiel die Beilegung unabgeschlossener Prozesse aus der Vergangenheit oder die Auflösung von Spaltungen (die durch den Konflikt zwischen unterschiedlichen Selbstanteilen entstanden sind). Einer kleinen Studie zufolge ermöglicht diese Fokussierung auf die Auflösung von Spaltungen ein größeres Mitgefühl mit dem Selbst. Gleichzeitig treten Selbstkritik, Depression und Angst in den Hintergrund (Sharar et al. 2011). Was den Veränderungsprozess betrifft, so zeigt sich, dass umso bessere Ergebnisse zu erwarten sind, je höher das Erlebensniveau in der Sitzung ist (Elliott, Watson et al. 2004). Watson und Bedard (2006) stellten fest, dass depressive Klienten mit guten Behandlungsergebnissen der PE / EF und der Kognitiven Verhaltenstherapie die Therapie mit höheren Erlebensniveaus begannen und abschlossen. In beiden Modellen nahmen Klienten mit guten Ergebnissen häufiger auf ihre Emotionen Bezug; sie waren introspektiver, besser in der Lage, über ihr Erleben zu reflektieren, und eher bereit, neue Bedeutungen zu konstruieren. Offenbar ist das emotionale Arousal eine Vorbedingung für die Reorganisation „heißer“ Kognitionen – das Hauptziel der Kognitiven Verhaltenstherapie (Goldfried 2003). Doch wie zu erwarten, waren die Verhaltenstherapie-Klienten in dieser Studie im Allgemeinen in der Sitzung emotional distanzierter und weniger auf ihre Emotionen fokussiert als die PE / EF-Klienten. Studien über das PE / EF-Modell zeigen übereinstimmend, dass bessere Ergebnisse zu erwarten sind, wenn der Therapeut die Aufmerksamkeit des Klienten auf die Tiefe ihres Erlebens lenkt.

Was die Ähnlichkeiten zwischen EFIT und PE / EF betrifft, so ist die Beziehung zum Therapeuten in beiden Modellen kooperativ und authentisch und nicht rollenfixiert. Ein echtes Bündnis gilt als Voraussetzung des Veränderungsprozesses. Klienten werden holistisch betrachtet statt lediglich als Symptomträger. Die Art und Weise, wie sie ihr unmittelbares Erleben in der Sitzung konstruieren, steht in beiden Modellen im Zentrum der Intervention. Der Therapeut lenkt das Erleben des Klienten in Richtung Integration und positive Urheberschaft, indem er Interventionen wie das empathische Spiegeln und evokative Fragen einsetzt. Sowohl EFT als auch PE / EF sind erfahrungsorientierte Modelle. Deshalb ist nachvollziehbar, dass entsprechende Studien zeigen, dass die Vertiefung des Erlebens in der Sitzung und in höherem Maß affiliative Verhaltensweisen gegenüber anderen positive Ergebnisse vorhersagen. Die Ähnlichkeiten zwischen beiden Verfahren lassen sich wie folgt zusammenfassen: *Das Ziel der EFT wie auch der PE / EF besteht darin, Zugang zu blockierter, undifferenzierter Emotion zu finden und die Verarbeitung und Regulierung dieser Emotion dahingehend zu verändern, dass neue Bedeutungen und ein neues Gefühl der Urheberschaft entstehen können.*

Gleichwohl bestehen zwischen EFIT und PE / EF auch beträchtliche Unterschiede.

- Bindungstheorie und -wissenschaft spielen in der EFIT eine wesentlich wichtigere, prägende Rolle als Richtschnur bei der Bearbeitung innerer und interpersonaler Dramen. Darin spiegeln sich die Anfänge der EFIT als interpersonal-fokussierte, auf die Gestaltung effektiver Abhängigkeit und Bindungssicherheit orientierte

Paartherapie wider. Darüber hinaus scheint die EFIT die Bindungstheorie zutreffender abzubilden. Zum Beispiel ist der zusätzliche Fokus auf der Identität, der in der PE / EF als notwendiger Bestandteil der Bindung gilt, fehl am Platz, weil die Arbeitsmodelle vom Selbst einen zentralen Aspekt der Bindungstheorie ausmachen. Das EFIT-Modell und die Interaktionsmuster von Bindungstheoretikern mit anderen bilden maßgebliche, sich selbst erhaltende Feedbackschleifen, welche die Arbeitsmodelle vom Selbst aktiv gestalten (Mikulincer 1995). In der EFIT wird auch insofern auf eine umfassendere, existenzielle Weise mit der Bindung gearbeitet, als Verbundenheit und Unverbundenheit mit anderen als lebensentscheidende Erfahrungen verstanden werden. Ebenso wie in der PE / EF werden dysfunktionale Verhaltensweisen von EFIT-Therapeuten häufig beschrieben, aber regelmäßig auch als verzweifelter Versuch validiert, eine gewisse Zugehörigkeit aufrechtzuerhalten oder den qualvollen Schmerz der Isolation zu betäuben. In diesem Sinn könnte ich zu einem Klienten sagen: „Sich der Selbstkritik hinzugeben ist offenbar einfacher, vertrauter und weniger schwierig, als im tiefen Innern wahrzunehmen, wie allein, wie ‚abgehängt' und hilflos Sie sich fühlen, wenn Sie daran denken, wie Ihr Vater Sie behandelt hat."

- Die Emotionsfokussierte Einzeltherapie EFIT wurde außerhalb des intrapsychischen Rahmens entwickelt, der für die PE / EF charakteristisch ist. Sie ist ihrem Wesen nach explizit interpersonal und systemisch. Sie betont die zirkulären prozesshaften Kausalitätsmuster und die reziproken, einengenden Feedbackschleifen bei der inneren Verarbeitung von Emotionen und den Umgang, den wichtige andere miteinander pflegen. So fokussiert die Familienversion der PE / EF auf getrennte Sitzungen mit den Elternteilen, die als Individuen gecoacht werden und lernen sollen, bessere Eltern zu sein. EFFT hingegen legt die Betonung auf die Deeskalation der direkt in der Sitzung zutage tretenden Tänze der Unverbundenheit. Den Familienmitgliedern wird ein sicherer Hafen angeboten, in dem sie durch ihre Dialoge das individuelle Selbstkonzept und die Art des gemeinsamen Tanzes erweitern können. Das Ziel der EFFT besteht darin, Adoleszenten Interaktionen zu ermöglichen, mit deren Hilfe sie eine effektive Abhängigkeit entwickeln können. Dies wiederum fördert Individuation und Autonomie.
- Die theoretischen Formulierungen der EFIT und der PE / EF sind, was die Emotion betrifft, aus unterschiedlichen Entwicklungen hervorgegangen. Beispielsweise wird Emotion in der EFIT, anders als in der PE / EF, nicht als fehlangepasst beschrieben. Die EFIT-Therapeutin lenkt die Aufmerksamkeit auf festgefahrene, selbstschädigende Formen der *Emotionsregulation*. Alle primären Emotionen – Wut, Angst, Scham, Traurigkeit, Freude und Überraschung – werden als adaptiv betrachtet, wenn sie einem spezifischen Kontext entsprechen und auf ausgewogene, flexible Weise benutzt werden. Wir sprechen auch nicht von „Emotionsschemata", sondern bevorzugen das an Klarheit überlegene, besser validierte

bindungstheoretische Konzept der Arbeitsmodelle des Selbst und anderer. Diese Modelle sind von Emotionen durchdrungen und aktivieren eine „gefühlte Wahrnehmung“ *(felt sense)*, die für Perzeption, Bedeutungsgebung und Handeln richtungsweisend ist.

- Die EFIT-Therapeutin fokussiert weniger auf spezifische Aufgaben wie die Auflösung von Spaltungen oder Bearbeitung unbewältigter Schwierigkeiten. Das Coaching, die Anleitung zum Durchlaufen vorgegebener Schritte einer vorgegebenen Aufgabe, wird dem EFIT-Prozess nicht gerecht. Vielmehr konzentrieren sich EFIT-Therapeuten darauf, wie Menschen Bedrohungen und Schmerz und die Probleme verarbeiten, die das Erlangen eines emotionalen Gleichgewichts und sicherer Bindungen an andere erschweren. Im Gegensatz zu den Formulierungen in der PE / EF beschreiben EFIT-Therapeuten den Austausch einer Emotion gegen eine andere nicht als Kernbestandteil von Veränderung, sondern zielen auf die Zusammenfügung, das Destillieren und Aufdecken der Emotion, um eine konstruktive Koregulation mit anderen zu ermöglichen und neuen Handlungstendenzen den Weg zu bahnen. So wird Marys Wut durch ihre gefühlte Wahrnehmung der dahinter verborgenen Verzweiflung modifiziert. Zu realer Veränderung aber kommt es, als sie es zulassen kann, durch diese Verzweiflung zu neuen Ausdrucksformen der Sehnsucht nach ihrer Bindungsperson zu finden.
- Auf vielerlei Weise ist der EFIT-Prozess wesentlich ökonomischer: Er erfolgt, wie in diesem Buch beschrieben, in drei Phasen – einem Kernprozess (dem EFT-Tango) und einer Reihe generischer, erfahrungsorientierter Mikrointerventionen. PE / EF arbeitet mit einer ganzen Fülle an komplizierten Kategorisierungen, zum Beispiel mit vier Arten der Verarbeitung von Schwierigkeiten und elf unterschiedlichen Markern für vier verschiedene Arten von Therapieaufgaben. Was die Behandlungstechnik betrifft, so setzen EFIT-Therapeuten grundlegende Gestalt-Techniken, etwa imaginäre Begegnungen mit emotionalen Realitäten, Selbstanteilen und Bindungspersonen, eher seltener und auf fluidere, organischere Weise ein, als es in der PE / EF üblich ist. Wenn wir uns dieser Techniken bedienen, bitten wir unsere Klienten lediglich, die Augen zu schließen und sich auf einen bestimmten Aspekt ihres Erlebens zu konzentrieren. Das heißt, wir wechseln nicht die Stühle, um – wie in der traditionellen Gestalttherapie – unterschiedliche Anteile des Selbst oder andere Personen zu repräsentieren. Die PE / EF für Paare wurde überdies durch Schritte ergänzt, die den Klienten vermitteln, ihre Emotionen selbst zu regulieren, bevor sie mit anderen interagieren. EFT-Studien lassen vermuten, dass dieser Schritt überflüssig ist; die EFT-Therapeutin zieht es angesichts der unzulänglichen Selbstregulation vor, zuerst die Koregulation zu unterstützen (siehe Kapitel 2). Kurzum, die Emotionsfokussierte Einzeltherapie spiegelt die schlichte Eleganz der Bindungstheorie und Bindungswissenschaft direkter wider, als es dem IPT- und dem PE / EF-Modell gelingt.

Literatur

Abbass, A. A., J. T. Hancock, J. Henderson & S. Kisely (2006). Short term psychodynamic therapies for common mental disorders. *Cochrane Database of Systematic Reviews, 4,* Art. No. CD004687.

Acevedo, B., & A. Aron (2009). Does a long term relationship kill romantic love? *Review of General Psychology 13:* 59–65.

Aikin, N., & P. Aikin (2017). *The Hold Me Tight® – Let Me Go Program: Conversations For Connection. A Relationship Education and Enhancement Program For Families With Teens.* Ottawa / Ontario (International Centre for Excellence in Emotionally Focused Therapy).

Ainsworth, M. D., M. C. Blehar, E. Waters & S. N. Wall (1978). *Patterns of Attachment: A Study of the Strange Situation.* Hillsdale, NJ (Erlbaum).

Aldao, A., S. Nolen Hoeksama & S. Schweiser (2010). Emotion regulation across psychopathology: A meta-analytic review. *Clinical Psychology Review 30:* 217–237.

Alexander, F., & T. French (1946). *Psychoanalytic Therapy: Principles and Applications.* New York (Ronald Press).

Alexander, P. C. (1993). Application of attachment theory to the study of sexual abuse. *Journal of Consulting and Clinical Psychology 60:* 185–195.

Alan, R., & S. M. Johnson (2016). Conceptual and application issues: Emotionally focused therapy with gay male couples. *Journal of Couple and Relationship Therapy: Innovations in Clinical and Educational Interventions 16:* 286–305.

Allen, J. P., & D. J. Land (1999). Attachment in adolescence. In: J. Cassidy & P. R. Shaver (Hg.). *Handbook of Attachment: Theory, Research, and Clinical Applications.* New York (Guilford Press), S. 419–435.

Anders, S. L., & J. S. Tucker (2000). Adult attachment style, interpersonal communication competence and social support. *Personal Relationships 7:* 379–389.

Armsden, G. C., & M. T. Greenberg (1987). The inventory of parent and peer attachment: Relationships to well-being in adolescence. *Journal of Youth and Adolescence 16:* 427–454.

Arnold, M. B. (1960). *Emotion and Personality.* New York (Columbia University Press).

Asarnow, J. R., M. J. Goldstein, M. Tompson & D. Guthrie (1993). One year outcomes of depressive disorders in child psychiatric in-patients: Evaluation of the prognostic power of a brief measure of expressed emotion. *Journal of Child Psychology and Psychiatry 34:* 129–137.

Bachelor, A., G. Meunier, O. Lavadiere & D. Gamache (2010). Client attachment to therapist: Relation to client personality and symptomatology, and their contributions to the therapeutic alliance. *Psychotherapy, Theory, Research, Practice and Training 47:* 454–468.

Barlow, D. H. (2002). *Anxiety and Its Disorders: The Nature and Treatment of Anxiety and Panic.* New York (Guilford Press).

Barlow, D. H., L. B. Allen & M. L. Choate (2004). Toward a unified treatment for emotional disorders. *Behavioral Therapy 35:* 205–230.

Barlow, D. H., T. Farshione, C. Fairholme, K. Ellard, Chr. L. Boisseau, L. B. Allen & J. T. Ehrenreich May (2011). *Unified Protocol for Transdiagnostic Treatment of Emotional Disorders.* New York (Oxford University Press).

Barlow, D. H., G. O'Brien & C. Last (1984). Couples treatment of agoraphobia. *Behavior Therapy 15:* 41–58.

Barlow, D. H., C. J. Sauer-Zavala, J. R. Carl, J. R. Bullis & K. K. Ellard (2014). The nature, diagnosis and treatment of neuroticism: Back to the future. *Clinical Psychological Science 2:* 344–365.

Barrett, L. F. (2004). Feelings or words? Understanding the content in self-reported ratings of experienced emotion. *Journal of Personality and Social Psychology 87:* 266–281.

Bartholomew, K., & L. Horowitz (1991). Attachment styles among young adults: A test of a four category model. *Journal of Personality and Social Psychology 61:* 226–244.

Basson, R. (2000). The female sexual response: A different model. *Journal of Sex and Marital Therapy 26:* 51–65.

Baucom, D. H., L. S. Porter, J. S. Kirby & J. Hudepohl (2012). Couple-based interventions for medical problems. *Behavior Therapy 43:* 61–76.

Baum, K. M., & S. Nowicki (1998). Perception of emotion: Measuring decoding accuracy of adult prosaic cues varying in intensity. *Journal of Nonverbal Behavior 22:* 89–107.

Beck, A. T. (2007 [1993]. *Beck-Angst-Inventar (BAI).* Übers. von J. Margraf & A. Ehlers. Bern (Huber).

Beck, A. T., G. K. Brown & R. A. Steer (2013 [1996]). *Beck-Depressions-Inventar-FS (BDI-FS). Manual.* Deutsche Bearbeitung von Sören Kliem & Elmar Brähler. Frankfurt am Main (Pearson Assessment).

Beckes, L., J. Coan & K. Hasselmo (2013). Familiarity promotes the blurring of self and other in the neural representation of threat. *Social Cognitive and Affective Neuroscience 8:* 670–677.

Benjamin, L. (1974). The structural analysis of social behavior. *Psychological Review 81:* 392–425.

Bertalanffy, L. von (1968). *General System Theory.* New York (George Braziller).

Beutler, L. E. (2002). The Dodo bird is extinct. *Clinical Psychology: Science and Practice 9:* 30–34.

Beutler, L. E., S. J. Blatt, S. AliMohamed, K. N. Levy & L. Angtuaco (2006). Participant factors in treating dysphoric disorders. In: L. Castonguay & L. E. Beutler (Hg.). *Principles of Therapeutic Change That Work.* New York (OUP), S. 13–63.

Beutler, L. E., L. Brookman, T. M. Harwood, S. Alimohamed & M. Malik (2002). Functional impairment and coping style. In: J. Norcross (Hg.). *Psychotherapy Relationships That Work.* New York (OUP). S. 145–170.

Bhatia, V., & J. Davila (2017). Mental health disorders in couple relationship. In: J. Fitzgerald (Hg.). *Foundations For Couples Therapy: Research For the Real World.* New York (Brunner-Routledge), S. 268–278.

Birmaher, B., D. A. Brent, D. Kolko, M. Baugher, J. Bridge, D. Holder, S. Iyengar, R. E. Ulloa (2000). Clinical outcome after short-term psychotherapy for adolescents with major depressive disorder. *Archives of General Psychiatry 57:* 29–36.

Birnbaum, G. E. (2007). Attachment orientations, sexual functioning, and relationship satisfaction in a community sample of women. *Journal of Social and Personal Relationships 24:* 21–35.

Birnbaum, G., E. , H. T. Reis, M. Mikulincer & O. Gillath (2006). When sex is more than just sex: Attachment orientations, sexual experience, and relationship quality. *Journal of Personality and Social Psychology 91:* 929–943.

Bloch, L., & P. T. Guillory (2011). The attachment frame is the thing: Emotion-focused family therapy in adolescence. *Journal of Couple and Relationship Therapy 10:* 229–245.

Bograd, M., & F. Mederos (1999). Battering and couples therapy: Universal screening and selection of treatment modality. *Journal of Marital and Family Therapy 25:* 291–312.

Bordin, E. (1994). Theory and research on the therapeutic working alliance. In: A. O. Horvath & L. S. Greenberg (Hg.). *The Working Alliance: Theory Research and Practice.* New York (Wiley), S. 13–37.

Bouaziz, A. R., M. F. Lafontaine, N. Gabbay, A. Caron (2013). Investigating the validity and reliability of the caregiving questionnaire with individuals in same-sex relationships. *Journal of Relationships Research 4(e2):* 1–11.

Bowen, M. (1978). *Family Therapy in Clincal Practice.* New York (Jason Aronson).

Bowlby, J. (1944). Forty-four juvenile thieves: Their characters and home life. *International Journal of Psycho-Analysis 25:* 19–52.

Bowlby, J. (1975 [1969]). *Bindung. Eine Analyse der Mutter-Kind-Beziehung.* Übers. von G. Mander. München (Kindler).

Bowlby, J. (1976 [1973]). *Trennung. Psychische Schäden als Folgen der Trennung von Mutter und Kind.* Übers. Von E. Nosbüsch. München (Kindler).

Bowlby, J. (1979). *The Making and Breaking of Affectional Bonds.* London (Tavistock).

Bowlby, J. (1983 [1980]). *Verlust, Trauer und Depression.* Übers. Von E. vom Scheidt. Frankfurt am Main (Fischer).

Bowlby, J. (1988). *A Secure Base.* New York (Basic Books).

Bowlby, J. (1991). *Postscript.* In: C. M. Parkes, J. Stevenson-Hinde & P. Marris (Hg.). *Attachment Across the Lifespan.* New York (Routledge), S. 293–297.

Brennen, K. A., C. L. Clark & P. R. Shaver (1998). *Self-report measurement of adult attachment: An integrative overview.* In: J. A. Simpson & W. S. Rholes (Hg.). *Attachment Theory and Close Relationships.* New York (Guilford Press), S. 46–76.

Brown, T. A., L. A. Campbell, C. L. Lehman, J. R. Grisham & R. B. Mancill (2001). Current and lifetime comorbidity of the DSM-IV anxiety and mood disorders in a large clinical sample. *Journal of Abnormal Psychology 110:* 49–58.

Budd, R., & I. Hughes (2009). The Dodo bird verdict – Controversial, inevitable and important: A commentary on 30 years of meta-analyses. *Clincial Psychology and Psychotherapy 16:* 510–522.

Burgess Moser, M., S. M. Johnson, T. L. Dalgleish, M.-F. Lafontaine, S. A. Wiebe & G. A. Tasca (2015). Changes in relationship-specific romantic attachment in emotionally-focused couple therapy. *Journal of Marital and Family Therapy 42:* 231–245.

Byrd, K., & A. Bea (2001). The correspondence between attachment dimensions and prayer in college students. *International Journal for the Psychology of Religion 11:* 9–24.

Byrd, K. R., C. L. Patterson & J. A. Turchik (2010). Working alliance as a mediator of client attachment dimensions and psychotherapy outcome. *Psychotherapy: Theory, Research, Practice, Training 47:* 631–636.

Cacioppo, J. T., & W. Patrick (2008). *Loneliness: Human nature and the need for social connection.* New York (Norton).

Cano, A., & D. K. O'Leary (2000). Infidelity and separations precipitate major depressive episodes and symptoms of nonspecific depression and anxiety. *Journal of Consulting and Clinical Psychology 68:* 774–781.

Cassidy, J., & P. R. Shaver (Hg.) (2008). *Handbook of Attachment: Theory, Research, and Clinical Applications.* New York (Guilford Press).

Castonguay, L. G., M. R. Goldfried, S. Wiser, P. J. Raue & A. M. Hayes (1996). Predicting the effect of cognitive therapy for depression: A study of unique and common factor. *Journal of Consulting and Clinical Psychology 64:* 497–504.

Castonguay, L. G., M. Grosse Holtforth, M. M. Coombs, R. A. Beberman, A. A. Kakouros, J. F. Boswell, J. J. Reid & E. E. Jones (2006). Relationship factors in treating dysphoric disorders. In: L. G. Castonguay & L. Beutler (Hg.). *Prinicples of Therapeutic Change That Work.* New York (OUP), S. 65–81.

Chambless, D. L., M. Baker-Ericzen, D. H. Baucom, L. E. Beutler, K. S. Calhoun, P. Crits-Christoph, A. Daiuto, R. J. DeRubeis, J. Detweiler, D. Haaga, S. Bennett Johnson, S. M. McCurry, K. Mueser, K. S. Pope, W. Sanderson,V.Shoham, T. Stickle, D.A. Williams & S. R. Woody (1998). Update on empirically validated therapies II. *Clinical Psychologist 51:* 3–16.

Chango, J. M., K. B. McElhaney, J. P. Allen, M. M. Schad & E. Marston (2012). Relational stressors and depressive symptoms in late adolescence: Rejection sensitivity as a vulnerability. *Journal of Abnormal Child Psychology 40:* 369–379.

Coan, J. A. (2016). Towards a neuroscience of attachment. In: Cassidy, J., & P. R. Shaver (Hg.) (2008). *Handbook of Attachment: Theory, Research, and Clinical Applications.* New York (Guilford Press), S. 242–269.

Coan, J. A., & D. A. Sbarra (2015). Social baseline theory: The social regulation of risk and effort. *Current Opinion in Psychology 1:* 87–91.

Coan, J. A., H. S. Schaefer & R. J. Davidson (2006). Lending a hand: Social regulation of the neural response to threat. *Psychological Science 17:* 1032–1039.

Cobb, R., & T. Bradbury (2003). Implications of adult attachment for preventing adverse marital outcomes. In: S. M. Johnson & V. Whiffen (Hg.). *Attachment Processes in Couple and Family Therapy.* New York (Guilford Press), S. 258–280.

Cohen, J. (1988). *Statistical Power Analyses for the Behavioral Sciences.* Hillsdale, NJ (Erlbaum).

Cohen, S., K. O'Leary & H. Foran (2010). A randomized trial of a brief, problem-focused intervention couple for depression. *Behavior Therapy 41:* 433–446.

Cohn, D. A., D. H. Silver, C.P. Cowan, P. A. Cowan & J. Pearson (1992). Working models of childhood attachment and couple relationships. *Journal of Family Issues 13:* 432–449.

Collins, N. L., & S. J. Read (1994). Cognitive representations of attachment: The structure and functioning of working models. In: K. Bartholomew & D. Perlman (Hg.). *Advances in Personal Relationships: Vol. 5. Attachment Processes in Adulthood.* London (Jessica Kingsley), S. 53–92.

Connolly Gibbons, M. B., R. Gallop, D. Thompson, D. Luther, K. Crits-Christoph, J. Jacobs, S. Yin & P. Crits-Christoph (2016). Comparative effectiveness of cognitive therapy and dynamic psychotherapy for major depressive disorders in community mental health settings: A randomized clinical non-inferiority trial. *JAMA Psychiatry 73:* 904–912.

Conradi, H. J., P. Dingemanse, A. Noordhof, C. Finkenauer & J. H. Kamphuis (2017). Effectiveness of the „Hold me Tight" relationship enhancement program in a self-referred and a clinician referred sample: An emotionally focused couples therapy-based approach. *Family Process 57(6).*

Coombs, M., D. Coleman & E. Jones (2002). Working with feelings: The importance of emotion in both cognitive-behavioral and interpersonal therapy in the NIMH treatment of depression collaborative research program. *Psychotherapy, Theory, Research, Practice, Training 39:* 233–244.

Corsini, R. J., & D. Wedding (2008). *Current Psychotherapies.* Belmont, CA (Thomson / Brooks Cole).

Costello, P. C. (2013). *Attachment-based Psychotherapy: Helping Clients Develop Adaptive Capacities.* Washington, DC (American Psychological Association).

Cowan, P. A., D. A. Cohn, C. P. Cowan & J. L. Pearson (1996). Parents attachment histories and childrens' externalizing and internalizing behviors: Exploring family systems models of linkage. *Journal of Consulting and Clinical Psychology 64:* 53–63.

Cozolino, L., & V. Davis (2017). How people change. In: M. Solomon & D. J. Siegel (Hg.). *How People Change: Relationship and Neuroplasticity in Psychotherapy.* New York (Norton), S. 53–72.

Creasey, G., & A. Ladd (2005). Generalized and specific attachment representations: Unique and interctive roles in predicting conflict behaviours in close relationships. *Personality and Social Psychology Bulletin 31:* 1026–1038.

Crowell, J. A., D. Treboux, Y. Gao, C. Fyffe, H. Pan & E. Waters (2002). Assessing secure base behavior in adulthood: Development of a measure, links to adult attachment relations and relations to couples communication and reports of relationships. *Developmental Psychology 38:* 679–693.

Csikszentmihalyi, M. (2019 [1990]). *Flow. Das Geheimnis des Glücks.* Übers. von A. Charpentier. Stuttgart (Klett-Cotta).

Cuijpers, P., A. van Straten, E. Bohlmeijer, S. D. Hollon & G. Andersson (2010). The effects of psychotherapy for depression are overestimated: A meta-analysis of study quality and effect size. *Psychological Medicine: A Journal of Research in Psychiatry and the Allied Sciences 40:* 211–223.

Dalton, E. J., P. S. Greenman, C. C. Classen & S. M. Johnson (2013). Nurturing connections in the aftermath of childhood trauma: A randomized control trial of emotionally focused couple therapy for female survivors of childhood abuse. *Couple and Family Psychology, Research and Practice 2/2:* 209–221.

Damasio, A. R. (1995 [1994]). *Descartes' Irrtum.* Übers. von H. Kober. München (dtv).

Daniel, S. I. F. (2006). Adult attachment patterns and individual psychotherapy: A review. *Clinical Psychological Review 26:* 968–984.

De Oliveira, C., G. Moran & D. Pederson (2005). Understanding the link between maternal adult attachment classifications and thoughts and feelings about emotions. *Attachment and Human Development 7:* 153–170.

De Waal, F. (2009). *The Age of Empathy.* New York (McClelland Stewart).

Dekel, R., Z. Solomon, K. Ginzburg & Y. Neria (2004). Long-term adjustment among Israeli war veterans: The role of attachment style. *Journal of Stress, Anxiety and Coping 17:* 141–152.

Denton, W., A. K. Wittenborn & R. N. Golden (2000). A randomized trial of emotionally focused therapy for couples. *Journal of Marital and Family Therapy 25:* 65–78.

Diamond, D., C. Stovall-McClough, J. Clarkin & K. N. Levy (2003). Patient therapist attachment in the treatment of borderline personality disorder. *Bulletin of the Menninger Clinic 67:* 227–260.

Diamond, G. (2005). Attachment-based family therapy for depressed and anxious adolescents. In: J. Lebow (Hg.). *Handbook of Clinical Family Therapy.* Hoboken, NJ (Wiley), S. 17–41.

Dimidjian, S., S. D. Hollon, D. S. Dobson, K. B. Schmaling, R. J. Kohlenberg, M. E. Addis, R. Gallop, J. B. McGlinchey, D. K. Markley, J. K. Gollan, D. C. Atkins, D. L. Dunner & N. S. Jacobson (2006). Randomized trial of behavior activation, cognitive therapy, and antidepressant medication in the acute treatment of adults with major depression. *Journal of Consulting and Clinical Psychology 74:* 658–670.

Dobbs, D. (2017). The smartphone psychiatrist. *The Atlantic* (Juli / August).

Dozier, M. C. Stovall McClough & K. Albus (2008). Attachment and psychopathology in adulthood. In: J. Cassidy & P. R. Shaver (Hg.). *Handbook of Attachment: Theory, Research, and Clinical Applications.* New York (Guilford Press), S. 718–744.

Drach-Zahavy, A. (2004). Toward a multidimensional construct of social support: Implications of providers self-reliance and request characteristics. *Journal of Applied Social Psychology 34:* 1395–1420.

DUGGAL, S., E. A. CARLSON, L. A. SROUFE & B. EGELAND (2001). Depressive symptomatology in childhood and adolescence. *Development and Psychopathology 13:* 143–164.

DURHAM, R. C., T. ALLAN & C. HACKETT (1997). On predicting improvement and relapse in generalized anxiety disorder following psychotherapy. *British Journal of Clinical Psychology 36:* 101–119.

EIN-DOR- T., & G. DORON (2015). Psychopathology and attachment. In: J. Simpson & S. Rholes (Hg.). *Attachment Theory and Research: New Directions and Emerging Themes.* New York (Guilford Press), S. 346–373.

EKMAN, P. (2003). *Emotions Revealed.* New York (Henry Holt).

ELKIN, I., M. T. SHEA, J. T. WATKINS, S. D. IMBER, S. M. SOTSKY, J. F. COLLINS, D. R. GLASS, P. A. PILKONIS, W. R. LEBER, J. P. DOCHERTY, S. J. FIESTER & M. B. PARLOFF (1989). National Institute of Mental Health Treatment of Depression Collaborative Research Program: General effectiveness of treatments. *Archives of General Psychiatry 46:* 971–982.

ELLIOTT, R., L. S. GREENBERG & G. LIETAER (2004). Research on experiential therapies. In: M. J. Lambert (Hg.). *Berin and Garfield's Handbook of Psychotherapy and Beviour Change.* Hoboken, NJ (Wiley), 5. Aufl., S. 493–540.

ELLIOTT, R., L. S. GREENBERG, J. C. WATSON, L. TIMULAK, E. FREIRE & M. J. MICHAEL (2013). Research on humanistic-experiential psychotherapies. In: M. J. Lambert (Hg.). *Berin and Garfield's Handbook of Psychotherapy and Beviour Change.* Hoboken, NJ (Wiley), 6. Aufl., S. 495–538.

ELLIOTT, R., J. WATSON & R. GOLDMAN (2004). *Learning Emotion-focused Therapy: The Process Experiential Approach to Change.* Washington, DC (American Psychological Association).

EPSTEIN, N. B., L. BALDWIN & D. BISHOP (1983). The McMaster Family Assessment Device. *Journal of Marital and Family Therapy 9:* 171–180.

ERICKSON, E. H. (1968). *Identiy: Youth and Crisis.* New York (Norton).

FAIRBAIRN, W. R. D. (1952). *An Object Relations Theory of the Personality.* New York (Basic Books).

FEENEY, B. C. (2007). The dependency paradox in close relationships: Accepting dependence promotes independence. *Journal of Personality and Social Psychology 92:* 268–285.

FEENEY, B. C., & N. L. COLLINS (2001). Predictors of caregiving in adult intimate relationships: An attachment theoretical perspective. *Journal of Personality and Social Psychology 80:* 972–994.

FEENEY, J. (2005). Hurt feelings in couple relationships. *Personal Relationships 12:* 253–271.

FELITTI, V. J., R. F. ANDA, D. NORDENBERG, D. F. WILLIAMSON, A. M. SPITZ, V. EDWARDS, M. P. KOSS & J. S. MARKS (1998). The relationship of childhood abuse and household dysfunction to many of the leading causes of death in adults. The Adverse Childhood Experiences (ACE) Study. *American Journal of Preventative Medicine 14:* 245–258.

FILLO, J., J. A. SIMPSON, W. S. RHOLES & J. L. KOHN (2015). Dads doing diapers: Individual and relational outcomes associated with the division of childcare across the transition to parenthood. *Journal of Personality and Social Psychology 108:* 298–316.

FINZI-DOTTAN, R., O. COHEN, D. IWANIEC, Y. SAPIR & A. WEIZMAN (2003). The drug-user husband and his wife: Attachment styles, family cohesion and adaptability. *Substance Use and Misuse 38:* 271–292.

FOLLETTE, W., & L. GREENBERG (2006). Technique factors in treating dysphoric disorders. In: L. Castonguay & L. Beutler (Hg.). *Principles of Therapeutic Change that Work.* New York (OUP), S. 83–109.

FONAGY, P., M. STEELE, H. STEELE, T. LEIGH, R. KENNEDY, G. MATTOON & M. TARGET (1995). Attachment, the reflective self and borderline states: The predictive specificity of the Adult Attachment Interview and pathological emotional development. In: S. Goldberg et al.

(Hg.). *Attachment Theory: Social, Developmental and Clinical Perspectives.* Hillsdale, NJ (Analytic Press). S. 233–279.

Fonagy, P., M. Steele, H. Steele, G. S. Moran & A. C. Higgitt (1991). The capacity for understanding mental states: The reflective self in parent and child and its significance for security of attachment. *Infant Mental Health Journal 12:* 201–218.

Fosha, D. (2000). *The Transforming Power of Affect: A Model for Accelerated Change.* New York (Basic Books).

Fraley, R. C., D. A. Fazzari, G. A. Bonanno & S. Dekel (2006). Attachment and psychological adaptation in high exposure survivors of the September 11th attack on the World Trade Center. *Journal of Personality and Social Psychology 32:* 538–551.

Fraley, R. C., & P. R. Shaver (1998). Airport separations: A naturalistic study of adult attachment dynamics in separating couples. *Journal of Personality and Social Psychology 75:* 1198–1212.

Fraley, R., C., N. G. Waller & K. A. Brennan (2000). An item response theory analysis of self report measures of adult attachment. *Journal of Personality and Social Psychology 78:* 350–365. Deutsche Übersetzung von Ehrenthal, Dinger & Schauenburg 2005. Einzusehen unter: https://d-nb.info/1191691225/34 (aufgerufen am 03.03.2020).

Frances, A. (2013). *Saving Normal.* New York (William Morrow).

Fredrickson, B. L., & C. Branigan (2005). Positive emotions broaden the scope of attention and thought-action repertoires. *Cognition and Emotion 19:* 315–322.

Frijda, N. H. (1986). *The Emotions.* Cambridge, UK (Cambridge Univ. Press).

Funk, J. l., & R. D. Rogge (2007). Testing the ruler with item response theory. *Journal of Family Psychology 32:* 572–583.

Furrow, J. L., S. M. Johnson, B. Bradley & J. Amodeo (2011). Spirituality and emotionally focused therapy: Exploring common ground. In: J. Furrow, S. M. Johnson & B. Bradley (Hg.). *The Emotionally Focused Casebook: New Directions in Treating Couples.* New York (Routledge), S. 343–372.

Furrow, J., & G. Palmer (2007). EFFT and blended families: Building bonds from the inside out. *Journal of Systemic Therapies 26:* 44–58.

Furrow, J. L., G. Palmer, S. M. Johnson, G. Faller & L. Palmer-Olsen (2019). *Emotionally Focused Family Therapy: Restoring Connection and Promoting Resilience.* New York (Routledge).

Garfield, S. (2006). The therapist as a neglected variable in psychotherapy research. *Clinical Psychology: Science and Practice 4(1),* 40–43.

Gendlin, E. T. (1996). *Focusing Oriented Psychotherapy: A Manual of the Experiential Method.* New York (Guilford Press).

Germer, C. K. (2005). Mindfulness: What is it and what does it matter? In: C. Germer, R. Siegel & P. Fulton (Hg.). *Mindfulness and Psychotherapy.* New York (Guilford Press), S. 3–27.

Gillath, O., & M. Canterbury (2012). Neural correlates of exposure to subliminal and supraliminal sex cues. *Social Cognitive and Affective Neuroscience 7:* 924–936.

Gillath, O., M. Mukulincer, G. E. Birnbaum & P. R. Shaver (2008). When sex primes love: Subliminal sexual priming motivates relationship goal pursuit. *Personality and Social Psychology Bulletin 34:* 1057–1069.

Goldfried, M. R. (2003). Cognitive-behavioral therapy: Reflections on the evolution of a therapeutic orientation. *Cognitive Therapy and Research 27:* 53–69.

Goleman, D. (1995). *Emotional Intelligence.* New York (Bantam Books).

Gordon, K. M., & S. G. Toukmanian (2002). Is how it is said important? The association between quality of therapist interventions and client processing. *Counselling and Psychotherapy Research 2:* 88–98.

Gotta, G., R. J. Green, E. Rothblum, S. Solomon, K. Balsam & P. Schwartz (2011). Heterosexual, lesbian and gay male relationships: A comparison of couples in 1975 and 2000. *Family Process 50:* 354–376.

Gottman, J. M. (1999). *The Seven Principles for Making Marriage Work.* New York (Crown Publ. Group).

Gottman, J. M., J. Coan, S. Carrere & C. Swanson (1998). Predicting marital happiness and stability from newly-wed interactions. *Journal of Marriage and the Family 60:* 5–22.

Gottman, J. M., L. Katz & C. Hooven (1997). *Meta-Emotion: How Families Communicate Emotionally.* Hilsdale, NJ (Erlbaum).

Granquist, P., M. Mikulincer, V. Gewirtz & P. R. Shaver (2012). Experimental findings on God as an attachment figure: Normative processes and moderating effects of internal working models. *Journal of Personality and Social Psychology 103:* 804–818.

Greenberg, R. P. (2016). The rebirth of psychosocial importance in a drug-filled world. *American Psychologist 71:* 781–791.

Greenman, P. S., & S. M. Johnson (2012). United we stand: Emotionally focused therapy (EFT) for couples in the treatment of post-traumatic stress disorder. *Journal of Clinical Psychology: In Session 68:* 561–569.

Greenman, P. S., & S. M. Johnson (2013). Process research on emotionally focused therapy (EFT) for couples: Linking theory to practice. *Family Process 52:* 46–61.

Greenman, P. S., S. Wiebe & S. M. Johnson (2017). Neurophysiological processes in couple relationships: Emotions, attachment bonds and the brain. In: J. Fitzgerald (Hg.). *Foundations for Couples Therapy: Research for the Real World.* New York (Routledge), S. 291–301.

Gross, J. J. (1998a). Antecedent and response-focused emotion regulation: Divergent consequences for experience, expression and physiology. *Journal of Personality and Social Psychology 74:* 224–237.

Gross, J. J. (1998b). The emerging field of emotion regulation: An integrative review. *Review of General Psychology 74:* 224–237.

Gross, J. J., & D. Profitt (2013). The economy of social resources and its influence on spatial perceptions. *Frontiers in Human Neuroscience 7:* 772.

Gump, B. B., D.E. Polk, T. W. Karmack & S. M. Shiffman (2001). Partner interactions are associated with reduced blood pressure in the natural environment: Ambulatory monitoring evidence from a healthy multiethnic adult sample. *Psychosomatic Medicine 63:* 423–433.

Hammen, C. (1995). The social context of risk for depression. In: K. Craig & K. Dobson (Hg.). *Anxiety and Depression in Adults and Children.* Los Angeles (Sage), S. 82–96.

Harari, Y. N. (2017). *Homo deus: A Brief History of Tomorrow.* New York (Harper).

Hawkley, L. C., & J. T. Cacioppo (2010). Loneliness matters: A theoretical and empirical review of consequences and mechanisms. *Annals of Behavioral Medicine 40:* 218–227.

Hawton, K., J. Catalan & J. Fagg (1991). Sex therapy for erectile dysfunction: Characteristics of couples, treatment outcome and prognostic factors. *Archives of Sexual Behavior 21:* 161–175.

Hayes, S. C., M. E. Levin, J. Plumb-Vilardaga, J. L. Villatte & J. Pistorello (2013). Acceptance and commitment therapy: Examining the progress of a distinctive model of behavioral and cognitive therapy. *Behavior Therapy 44:* 180–198.

Hazan, C., & D. Zeifman (1994). Sex and the psychological tether. In: K. Bartholomew & D. Perlman (Hg.). *Advance in Personal Relationships: Attachment Relationships in Adulthood.* Bd. 5. London (Jessica Kingsley), S. 151–177.

Herman, J. L. (2010 [1992]). *Die Narben der Gewalt.* Übers. von V. Koch und R. Weitbrecht. Paderborn (Junfermann).

HESSE, E. (2008). The Adult Attachment Interview. In: J. Cassidy & P. R. Shaver (Hg.) (2008). *Handbook of Attachment: Theory, Research, and Clinical Applications.* New York (Guilford Press), S. 552–598.

HOFFMAN, K., G. COOPER & B. POWELL (2017). *Raising a Secure Child.* New York (Guilford Press).

HOFMANN, S. G., S. HEERING, A. T. SAWYER & A. ASNAANI (2009). How to handle anxiety: The effects of reappraisal, acceptance, and suppression strategies on anxious arousal. *Behaviour Research and Therapy 47:* 389–394.

HOLMES, J. (1996). *Attachment, Intimacy and Autonomy: Using Attachment Theory in Adult Psychotherapy.* Northdale, NJ (Jason Aronson).

HOLMES, J. (2001). *The Search for the Secure Base: Attachment Theory and Psychotherapy.* New York (Brunner / Routledge).

HOLT-LUNSTAD, J., B. N. UCHINO, T. W. SMITH, C. OLSON-CERNY& J. B. NEALEY-MOORE. (2003). Social relationships and ambulatory blood pressure: Structural and qualitative predictors of cardiovascular function during everyday social interactions. *Health Psychology 22:* 388–397.

HOOLEY, J. M. (2007). Expressed emotion and relapse of psychopathology. *Annual Review of Clinical Psychology 3:* 329–352.

HOOLEY, J. M., & J. D. TEASDALE (1989). Predictors of relapse in unipolar depressions: Expressed emotion, marital distress and perceived criticism. *Journal of Abnormal Psychology 98:* 229–235.

HORVATH, A. O., & R. P. BEDI (2002). The alliance. In: J. Norcross (Hg.). *Psychotherapy Relationship that Works.* New York (Oxford Univ. Press), S. 37–69.

HORVATH, A. O., & B. D. SYMONDS (1991). Relationship between working alliance and outcome in psychotherapy: A meta-analysis. *Journal of Counselling Psychology 38:* 139–149.

HOUSE, J. S., K. R. LANDIS & D. UMBERSON (1988). Social relationships and health. *Science 241:* 550–545.

HUGHES, D. (2004). An attachment-based treatment of maltreated children and young people. *Attachment and Human Development 6:* 263–278.

HUGHES, D. (2006). *Building the Bonds of Attachment.* 2. Aufl. New York (Jason Aronson).

HUGHES, E. (2007). *Attachment Focused Family Therapy.* New York (Norton).

HUSTON, T. L., J. P. CAUGHLIN, R. M. HOUTS & S. E. SMITH (2001). The connubial crucible: Newlywed years as predictors of marital delight, distress and divorce. *Journal of Personality and Social Psychology 80:* 237–252.

ICEEFT (International Centre for Excellence in Emotionally Focused Therapy): www.iceeft.com.

IACOBONI, M. (2008). *Mirroring People: The New Science of How We Connect With Others.* New York (Farrar, Straus & Giroux).

IMMARDINO YENG, M. H. (2016). *Emotions, Learning, and the Brain: Exploring the Educational Implications of Affective Neuroscience.* New York (Norton).

IZARD, C. E. (1990). Facial expressions and the regulation of emotion. *Journal of Personality and Social Psychology 58:* 487–498.

IZARD, C. E. (1992). Basic emotions, relations among emotions and emotion cognition relations. *Psychological Review 99:* 561–564.

JAMES, P. (1991). Effects of communication training component added to an emotionally focused couples therapy. *Journal of Marital and Family Therapy 17:* 263–276.

JOHNSON, S. M. (2002). *Emotionally Focussed Couple Therapy with Trauma Survivors. Strengthening Attachment Bonds.* New York (Guilford Press).

JOHNSON, S. M. (2003a). Couple therapy research: Stauts and directions. In: G. Sholevar (Hg.). *Textbook of Family and Couple Therapy: Clinical Applications.* Washington, DC (American Psychological Assn.), S. 797–814.

JOHNSON, S. M. (2003b). Emotionally focused couples therapy: Empiricism and art. In: T. Sexton et al. (Hg.). *Handbook of Family Therapy.* New York (Brunner-Routledge), S. 263–280.

JOHNSON, S. M. (2004). *The Practice of Emotionally Focused Couple Therapy: Creating Connection.* 2. Aufl. New York (Brunner-Routledge).

JOHNSON, S. M. (2005). Broken bonds: An emotionally focused approach to infidelity. *Journal of Couple and Relationship Therapy 4:* 17–29.

JOHNSON, S. M. (2019 [2008a]). *Halt mich fest. Sieben Gespräche über lebenslange Liebe.* Übers. von E. Vorspohl. Paderborn (Junfermann).

JOHNSON, S. M. (2008b). Couple and family therapy: An attachment perspective. In: J. Cassidy & P. R. Shaver (Hg.). *Handbook of Attachment: Theory, Research, and Clinical Applications.* New York (Guilford Press), S. 811–829.

JOHNSON, S. M. (2009). Extravagant emotion: Understanding and transforming love relationships in emotionally focused therapy. In: D. Fosha et al. (Hg.). *The Healing Power of Emotion: Affective Neuroscience, Development and Clinical Practice.* New York (Norton). S. 257–279.

JOHNSON, S. M. (2016 [2009]). *Das „Hold Me Tight"® Handbuch für Seminarleiter/innen.* Eberholzen (Raspberry Hill).

JOHNSON, S. M. (2011). The attachment perspective on the bonds of love: A prototype for relationship change. In: J. Furrow, S. M. Johnson & B. Bradley (Hg.). *The Emotionally Focused Casebook: New Directions in Treating Couples.* New York (Routledge), S. 31–58.

JOHNSON, S. M. (2013). *Love Sense: The Revolutionary New Science of Romantic Relationships.* New York (Little, Brown).

JOHNSON, S. M. (2017). An emotionally focused approach to sex therapy. In: Z. Peterson (Hg.). *The Wiley Handbook of Sex Therapy.* New York (Wiley), S. 250–266.

JOHNSON, S. M., & M. BEST (2003). A systematic approach to restructuring adult attachment: The EFT model of couples therapy. In: P. Erdman et al. (Hg.). *Attachment and Family Systems: Conceptual, Empirical and Therapeutic Relatedness.* New York (Brunner-Routledge), S. 165–192.

JOHNSON, S. M., B. BRADLEY, J. FURROW, A. LEE, G. PALMER, D. TILLEY & S. WOOLLEY (2005). *Becoming an Emotionally Focused Couple Therapist: The Workbook.* New York (Brunner-Routledge).

JOHNSON, S. M., M. MOSER BURGESS, L. BECKES, A. SMITH, T. DALGLEISH, R. HALCHUK, K. HASSELMO, P. S. GREENMAN, Z. MERALI & J. A. COAN (2013). Soothing the threatened brain: Leveraging contact comfort with emotionally focused therapy. *PLOS ONE 8(11),* e79314.

JOHNSON, S. M., & L. S. GREENBERG (1985). The differential effects of experiential and problem solving interventions in resolving marital conflict. *Journal of Consulting and Clinical Psychology 53:* 175–184.

JOHNSON, S. M., M. LAFONTAINE & T. DALGLEISH (2015). Attachment: A guide to a new era of couple interventions. In: J. A. Simpson & W. S. Rholes (Hg.). *Attachment Theory and Resarch.* New York (Guilford Press), S. 393–421.

JOHNSON, S. M., & A. LEE (2000). Emotionally focused family therapy: Restructuring attachment. In: C. E. Bailey (Hg.). *Children in Therapy: Using the Family as a Resource.* New York (Norton), S. 112–136.

JOHNSON, S. M., C. MADDEAUX & J. BLOUIN (1998). Emotionally focused family therapy for bulimia: Changing attachment patterns. *Psychotherapy 35:* 238–247.

Johnson, S. M., & K. Sanderfer (2016). *Created for Connection: The „Hold Me Tight" Guide for Christian Couples.* New York (Little, Brown).

Johnson, S. M., & K. Sanderfer (2017). *Created for Connection: The „Hold Me Tight" Guide for Christian Couples: Faciliator's Guide for Small Groups.* Ottawa, Ontario (Intern. Centre for Excellence in Emotionally Focused Therapy).

Johnson, S. M., & E. Talitman (1987). Predictors of success in couple and family therapy. *Journal of Marital and Family Therapy 23:* 135–152.

Johnson, S. M., & V. Whiffen (Hg.) (2003). *Attachment Processes in Couple and Family Therapy.* New York (Guilford Press).

Johnson, S. M., & L. Williams-Keeler (1998). Creating healing relationships for couples dealing with trauma: The use of emotionally focused marital therapy. *Journal of Marital and Family Therapy 24:* 25–40.

Johnson, S. M., & D. Zuccarini (2010). Integrating sex and attachment in emotionally focused couple therapy. *Journal of Marital and Family Therapy 36:* 431–445.

Jones, E. E., & S. M. Pulos (1993). Comparing the process in psychodynamic and cognitive-behavioral therapies. *Journal of Consulting and Clinical Psychology 16:* 306–316.

Jones, J. D., J. Cassidy & P. R. Shaver (2015). Parents' self-reported attachment styles: A review of the link with parenting behaviors, emotions and cognitions. *Personality and Social Psychological Review 19:* 44–76.

Jurist, E. L., & K. B. Meehan (2009). Attachment, mentalizing and reflective functioning. In: J. H. Obegi et al. (Hg.). *Attachment Theory and Research in Clinical Work with Adults.* New York (Guilford Press), S. 71–73.

Kashdan, T. B., L. Feldman Barrett & P. E. McKnight (2015). Unpacking emotion differentiation: Transforming unpleasant experience by perceiving distinctions in negativity. *Current Directions in Psychological Science 24:* 10–19.

Kazdin, A., & D. Bass (1989). Power to detect differences between alternative treatments in comparative psychotherapy outcome research. *Journal of Consulting and Clinical Psychology 57:* 138–147.

Kennedy, N., S. M. Johnson, S. Wiebe & G. A. Tasca. (2019). Conversations for connection: An outcome assessment of the Hold-Me-Tight relationship-education program, and Recommendations for Improving Future Research Methodology in Relationship Education. *Journal of Marital and Family Therapy 45(3):* 431–446.

Kirkpatrick, L. A. (2005). *Attachment, Evolution and the Psychology of Religion.* New York (Guilford Press).

Klein, M. H., P. L. Mathieu, E. T. Gendlin & D. J. Kiesler (1969). *The Experiencing Scale: A Research and Training Manual.* Bd. 1. Madison (Wisconsin Psychiatric Institute).

Klerman, G., M. M. Weissman, B. J. Rounsaville & E. Chevron (1984). *Interpersonal Psychotherapy for Depression.* New York (Jason Aronson).

Kobak, R. R. (1999). The emotional dynamics of disruptions in attachment relationships. In: J. Cassidy & P. R. Shaver (Hg.). *Handbook of Attachment: Theory, Research, and Clinical Applications.* New York (Guilford Press), S. 21–43.

Kobak, R. R., H. E. Cole, R. Ferenz-Gilles, W. S. Fleming & W. Gamble (1993). Attachment and emotion regulation during mother-teen problem solving: A control theory analysis. *Child Development 64:* 231–245.

Krueger, R. F., & K. E. Markon (2011). A dimensional-spectrum model of psychopathology: Progress and opportunities. *Archives of General Psychiatry 68:* 10–11.

Landau-North, M., S. M. Johnson & T. Dalgleish (2011). Emotionally focused couple therapy and addiction. In: J. Furrow, S. M. Johnson & B. Bradley (Hg.). *The Emotionally Focused Casebook: New Directions in Treating Couples.* New York (Routledge), S. 193–218.

Leichsenring, F., S. Rabung & E. Leibing (2004). The efficacy of short-term psychodynamic psychotherapy in specific psychiatric disorders: A meta-analysis. *Archives of General Psychiatry 61:* 1208–1216.

Leichsenring, F., & C. Steinert (2017). Is cognitive behavioral therapy the gold standard for psychotherapy? The need for plurality in treatment in research. *Journal of the American Medical Association 318(14):* 1323–1324.

Levy, K. N., W. D. Ellison, L. N. Scott & S. L. Bernecker (2011). Attachment style. *Journal of Clinical Psychology: In Session 67:* 193–203.

Luhrmann, T. M., H. Nusbaum & R. Thisted (2012). Lord, teach us to preay: Prayer practice affects cognitive processing. *Journal of Cognition and Culture 13:* 159–177.

Lurkenhaus, P., K. E. Grossmann & K. Grossmann (1985). Infant mother attachment at twelve months and style of interaction with a stranger at the age of three years. *Child Development 56:* 1538–1542.

MacIntosh, H. B., J. Hall & S. M. Johnson (2007). Forgive and forget. In: P. R. Peluso (Hg.). *Infidelity: A Practitioners Guide to Working with Couples in Crisis.* New York (Routledge), S. 127–147.

Magnavita, J., & J. Anchin (2014). *Unifying Psychotherapy: Principles, Methods and Evidence from Clinical Science.* New York (Springer).

Main, M., N. Kaplan & J. Cassidy (1985). Security, in infancy, childhood and adulthood. In: I. Bretherton & E. Waters (Hg.). Growing points in attachment theory and research. *Monographs of the Society for Research in Child Development 50*/1-2, Serial No. 209: 66–104.

Makinen, J., & S. M. Johnson (2006). Resolving attachment insecurity in couples using EFT: Steps towards forgiveness and reconciliation. *Journal of Consulting and Clinical Psychology 74:* 1055–1064.

Manos, R. C., J. W. Kanter & A. M. Busch (2010). A critical review of assessment strategies to measure the behavioral activation model of depression. *Clinical Psychological Review 30:* 547–561.

Marcus, D. K., D. O'Connell, A. L. Norris & A. Sawagdeh (2014). Is the Dodo bird endangered in the 21st century? A meta-analysis of treatment comparison studies. *Clinical Psychological Review 34:* 519–530.

Marmarosh, C. L., C. Gelso, R. Markin & R. Majors (2009). The real relationship in psychotherapy: Relationships to adult attachments, working alliance, transference and therapy outcome. *Journal of Counselling Psychology 53:* 337–350.

McBride, C., & L. Atkinson (2009). Attachment theory and cognitive behavioral therapy. In: J. Obegi & E. Berant (Hg.). *Attachment Theory and Research in Clinical Work with Adults.* New York (Guilford Press), S. 434–458.

McCoy, K. P., E. M. Cummings & P. T. Davis (2009). Constructive and destructive marital conflict, emotional security and childrens' prosocial behavior. *Journal of Child Psychology and Psychiatry 50:* 270–279.

McEwen, B., & J. Morrison (2013). Brain on stress: Vulnerability and plasticity of the prefrontal cortex over the life course. *Neuron 79:* 16–29.

McWilliams, L, & S. Bailey (2010). Associations between adult attachment ratings and health conditions: Evidence from the National Comorbidity Survey Replication. *Health Psychology 29:* 446–453.

Mennin, D. S., & F. Farach (2007). Emotion and evolving treatments for adult psychopathology. *Clinical Psychology: Science and Practice 1:* 329–352.

Merkel, W. T., & H. R. Searight (1992). Why families are not like swamps, solar systems or thermostats: Some limits of systems theory as applied to family therapy. *Contemporary Family Therapy 14.* 33–50.

MESTEL, R. (1995). Deutsche Übersetzung des Relationship Questionaire (RQ) und Relationship Scales Questionaire (RSQ) nach Kim Bartholomew (Griffin & Bartholomew, 1994: The metaphysics of measurement: The case of adult attachment. *Advances in Personal Relationships, 5,* 17–52).

MIKULINCER, M. (1995). Attachment style and the mental representation of the self. *Journal of Personality and Social Psychology 69:* 1203–1215.

MIKULINCER, M. (1998). Adult attachment style and individual difference in functional versus dysfunctional experiences of anger. *Journal of Personality and Social Psychology 74:* 513–524.

MIKULINCER, M., G. BIRNBAU, D. WOODIS & O. NACHMIAS (2000). Stress and accessibility of proximity-related thoughts: Exploring normative and intraindividual components of attachment theory. *Journal of Personality and Social Psychology 78:* 509–523.

MIKULINCER, M., T. EIN-DOR & Z. SOLOMON (2011). Trajectory of attachment securities over a 17-year period: A latent curve analysis of war captivity and posttraumatic stress disorder. *Journal of Personality and Social Psychology 30:* 960–984.

MIKULINCER, M., & V. FLORIAN (2000). Exploring individual differences in reactions to mortality salience. *Journal of Personality and Social Psychology 79:* 260–273.

MIKULINCER, M., V. FLORIAN & A. WELLER (1993). Attachment styles, coping strategies and posttraumatic psychological stress: The impact of the Gulf War in Israel. *Journal of Personality and Social Psychology 64:* 817–826.

MIKULINCER, M., O. GILLATH, V. HALVEY & N. AVIHOU (2001). Attachment theory and reaction to other's needs: Evidence that the activation of the sense of attachment security promotes empathic responses. *Journal of Personality and Social Psychology 81:* 1205–1224.

MIKULINCER, M. & P. R. SHAVER (2016). *Attachment in Adulthood: Structure, Dynamics and Change.* 2. Aufl. New York (Guilford Press).

MIKULINCER, M., P. R. SHAVER, O. GILLATH & R. A. NITZBERG (2005). Attachment, caregiving and altruism: Boosting attachment security increases compassion and helping. *Journal of Personality and Social Psychology 89:* 817–839.

MIKULINCER, M., P. R. SHAVER & N. HORESH (2006). Attachment bases of emotion regulation and posttraumatic adjustment. In: D. K. Snyder et al. (Hg.). *Emotion Regulation in Families.* Washington, DC (American Psychological Association), S. 77–99.

MIKULINCER, M., P. R. SHAVER & D. PEREG (2003). Attachment theory and affect regulation: The dynamics, development and cognitive consequences of attachment strategies. *Motivation and Emotion: 27:* 77–102.

MIKULINCER, M., & E. SHEFFI (2000). Adult attachment style and reactions to positive affect: A test of mental categorization and creative problem solving. *Motivation and Emotion 24:* 149–174.

MINKA, S., & S. VRSHEK-SCHALLHORN (2014). Co-morbidity of unipolar depressive and anxiety disorders. In: K. Gotlieb et al. (Hg.). *Handbook of Depression.* 3. Aufl. New York (Guilford Press), S. 84–102.

MINUCHIN, S., & H. C. FISHMAN (1981). *Techniques of Family Therapy.* Cambridge, MA (Harvard Univ. Press).

MITCHELL, S. (2003 [2000]). *Bindung und Beziehung. Auf dem Weg zu einer relationalen Psychoanalyse.* Übers. von M. Altmeyer. Gießen (Psychosozial-Verlag).

MONTAGNO, M., M. SVATOVIC & H. LEBENSON (2014). Short-term and long-term effects of training in emotionally focused couple therapy. *Journal of Marital and Family Therapy 37:* 380–392.

MORETTI, M. M., & R. HOLLAND (2003). The journey of adolescence: Transitions in self within the context of attachment relationships. In: S. M. Johnson & V. Whiffen (Hg.). *Attachment Processes in Couple and Family Therapy.* New York (Guilford Press), S.234–257.

MORRIS, A., L. STEINBERG & J. SILK (2007). The role of family context in the development of emotion regulation. *Social Development 16:* 361–388.

MORRIS, C., D. J. MIKLOWITZ & J. A. WAXMONSKY (2007). Family-focused treatment for bipolar disorder in adults and youth. *Journal of Clinical Psychology 63*: 433–445.

NAAMAN, S. (2008). *Evaluation of the Clinical Efficacy of Emotionally Focused Couples Therapy on Psychological Adjustment and Natural Killer Cell Cytotoxicity in Early Breast Cancer.* Diss., Univ. of Ottawa, Ontario.

NEWMAN, M. G., L. P. CRITS-CHRISTOPH, M. B. CONNELLY GIBBONS & T. M. ERICKSON (2006). Participant factors in treating anxiety disorders. In: L. Castonguay & L. E. Beutler (Hg.). *Principles of Therapeutic Change That Work.* New York (OUP), S. 121–154.

NIEDENTHAL, P., J. B. HALBERSTADT & M. B. SETTERLUND (1999). Emotional response categorization. *Psychological Review 106:* 337–361.

NOLEN-HOEKSEMA, S., & E. R. WATKINS (2011). A heuristic for developing transdiagnostic models of psychopathology. *Perspectives on Psychological Science 6:* 589–609.

NORWICKI, S., & M. DUKE (1994). Individual differences in the non-verbal communication of affect. *Journal of Nonverbal Behaviour 18:* 9–35.

O'LEARY, K. D., B. ACEVEDO, A. ARON & L. HUDDY (2012). Is long-term love more than a rare phenomenon? If so, what are its correlates? *Social Psychology and Personality Science 3:* 241–249.

OLENDZKI, A. (2005). The roots of mindfulness. In: C. Germer, R. Siegel & P. Fulton (Hg.). *Mindfulness and Psychotherapy.* New York (Guilford Press), S. 241–261.

ORTIGO, K., D. WESTEN, J. DEFIFE & B. BRADLEY (2013). Attachment, social cognition, and posttraumatic stress symptoms in a traumatized, urban population: Evidence for the mediating role of object relations. *Journal of Traumatic Stress 26:* 361–368.

PAIVIO, S. C., & A. PASCUAL-LEONE (2010). *Emotion-Focused Therapy for Complex Trauma.* Washington, DC (American Psychological Association).

PALMER, G., & D. EFRON (2007). Emotionally focused family therapy: Developing the model. *Journal of Systemic Therapies 26:* 17–24.

PANKSEPP, J. (1998). *Affective Neuroscience: The Foundations of Human and Animal Emotions.* New York (OUP).

PANKSEPP, J. (2009). Brain emotional systems and qualities of mental life. From animal models of affect to implications for psychotherapeutics. In: D. Fosha et al. (Hg.). *The Healing Power of Emotion: Affective Neuroscience, Development and Clinical Practice.* New York (Norton), S. 1–26.

PARMIGIANI, G., L. TARSITAMI, V. DE SANTIS, M. MISTRETTA, G. ZAMPETTI, V. ROSELLI, D. VITALE, L. TRITAPEPE, A. PICARDI & M. BIONDI (2013). Attachment style and posttraumatic stress disorder after cardiac surgery. *European Psychiatry 28* (Suppl. 1): 1.

PASUAL-LEONE, A., & N. YERYOMENKO (2016). The client „experiencing" scale as a predictor of treatment outcomes: A meta-analysis on psychotherapy process. *Journal of Psychotherapy Research 27:* 653–665.

PÉLOQUIN, K., A. BRASSARD, G. DELISLE & M.-M. BÉDARD (2013). Integrating the attachment, caregiving and sexual systems into the understanding of sexual satisfaction. *Canadian Journal of Behavioral Science 45:* 185–195.

PENNEBAKER, J. W. (1990). *Opening Up: The Healing Power of Confiding in Others.* New York (Morrow).

PHILIPPOT, P., C. BAEYENS, C. DOUILLIEZ & B. FRANCART (2004). Cognitive regulation of emotion: Application to clinical disorders. In: P. Philippot & R. S. Feldman (Hg.). *The Regulation of Emotion.* Mahwah, NJ (Erlbaum), S. 71–97.

PIETROMONACO, P. R., & N. L. COLLINS (2017). Interpersonal mechanisms linking close relationships to health. *American Psychologist 72:* 531–542.

PINNIGER, R., R. BROWN, E. THORSTEINSSON & P. MCKINLEY (2012). Argentine tango dance compared to mindfulness meditation and a waiting list control: A randomized trial for treating depression. *Complementary Therapies in Medicine 20:* 377–384.

PINSOF, W. M., & L. C. WYNNE (2000). The effectiveness and efficacy of marital and family therapy: Introduction to the special issue. *Journal of Marital and Family Therapy 21:* 341–343.

PORGES, S. W. (2011). *The Polyvagal Theory: Neurophysiological Foundations of Emotion, Attachment, Communication and Self-Regulation.* New York (Norton).

POWELL, B., G. COOPER, K. HOFFMAN & R. S. MARVIN (2014). *The Circle of Security Intervention: Enhancing Attachment in Early Parent-Child Relationships.* New York (Guilford Press). (Dt. [2015]: *Der Kreis der Sicherheit: Die klinische Nutzung der Bindungstheorie.* Lichtenau [Probst Verlag].)

ROHLES, S., & J. SIMPSON (2015). Introduction: New directions and emerging themes. In: S. Rholes & J. Simpson (Hg.). *Attachment Theory and Research.* New York (Guilford Press), S. 1–8.

RICE, L. N. (1974). The evocative function of the therapist. In: L. N. Rice & D. A. Wexler (Hg.). *Innovations in Client Centered Therapy.* New York (Wiley), S. 289–311.

RIGGS, D. S., C. A. BYRNE, F. W. WEATHERS & B. T. LITZ (2005). The quality of the intimate relationships of male Vietnam veterans: Problems associated with posttraumatic stress. *Journal of Traumatic Stress 11:* 87–101.

ROBERTS, B. W., & R. ROBINS (2000). Broad dispositions, broad aspirations: The intersection of personality traits and major life goals. *Journal of Personality and Social Psychology Bulletin 26:* 1284–1296.

ROGERS, C. (2018 [1961]). *Entwicklung der Persönlichkeit.* Übers. von J. Giere. Stuttgart (Klett-Cotta).

RUBINO, G., C. BARKER, T. ROTH & P. FEARON (2000). Therapist empathy and depth of interpretation in response to potential alliance ruptures. *Psychotherapy Research 10:* 408–420.

SALOVEY, P., C. HSEE & J. D. MAYER (1993). Emotional intelligence and the self regulation of affect. In: D. Wegner et al. (Hg.). *Handbook of Mental Control.* Englewood Cliffs, NJ (Prentice-Hall), S. 258–277.

SALOVEY, P., J. D. MAYER, S. L. GOLMAN, C. TURVEY & T. P. PALFAI (1995). Emotional attention, clarity and repair: Exploring emotional intelligence using the trait meta-mood scale. In: J. W. Pennebaker (Hg.). *Emotion, Disclosure and Health.* Washington, DC (American Psychological Association), S. 125–154.

SATIR, V. (1967). *Conjoint Family Therapy.* Palo Alto, CA (Science & Behavior Books).

SHARRA, D. (2006). Predicting the onset of emotional recovery following nonmarital relationship dissolution: Survival analysis of sadness and anger. *Journal of Personality and Social Psychology Bulletin 32:* 298–312.

SCHARF, M., O. MAYSELESS & I. KIVENSON-BARON (2004). Adolescents attachment representations and developmental tasks in emerging adulthood. *Developmental Psychology 40:* 439–444.

SCHILLER, D., M. MONFILS, C. RAIO, D. C. JOHNSON, J. E. LEDOUX & E. A. PHELPS (2010). Preventing the return of fear in humans using reconsolidation update mechanisms. *Nature 463:* 49–53.

Schmidt, N. B., M. E. Keough, K. Timpano & J. A. Richey (2008). Anxiety sensitivity profile: Predictive and incremental validity. *Journal of Anxiety Disorders: 22:* 1180–1189.

Schnall, S., K. Harber, J. Stefanucci & D. R. Proffitt (2008). Social support and the perception of geographical slant. *Journal of Experimental Social Psychology 44:* 1246–1255.

Scott, R. L., & J. V. Cordova (2002). The influence of adult attachment styles on the association between marital adjustment and depressive symptoms. *Journal of Marriage and the Family 62:* 1247–1268.

Selcuk, E., V. Zayas, G. Günaydin, C. Hazan & E. Kross (2012). Mental representations of attachment figures facilitate recovery following upsetting autobiographical memory recall. *Journal of Personality and Social Psychology 103:* 362–378.

Senchack, M., & K. E. Leonard (1992). Attachment styles and marital adjustment among newlywed couples. *Journal of Social and Personal Relationships,* 51–64.

Sexton, T., K. Gordon, A. Gurman, J. Lebow, A. Holtzworth-Munroe & S. Johnson (2011). Guidelines for classifying evidence-based treatments in couple and family therapy. *Family Process 50:* 377–392.

Sharar, B., E. Carlin, D. Engle, H. Jayanta, O. Szepsenwol & H. Arkowitz (2011). A pilot investigation of emotion focused two chair dialogue intervention for self-criticism. *Clinical Psychology and Psychotherapy 19:* 496–507.

Shaver, P. R., & C. L. Clarke (1994). The psychodynamics of adult romantic attachment. In: J. Masling & R. Bornstein (Hg.). *Empirical Perspectives on Object Relations Theory.* Washington, DC (American Psychological Association), S. 105–156.

Shaver, P. R., N. Collins & C. L. Clarke (1996). Attachment styles and internal working models of self and relationship partners. In: G. O. Fletcher & J. Fitness (Hg.). *Knowledge Structures in Close Relationships.* Mahwah, NJ (Erlbaum), S. 25–61.

Shaver, P. R., & C. Hazan (1993). Adult romantic attachment: Theory and evidence. In: D. Perlman et al. (Hg.). *Advances in Personal Relationships.* Bd. 4. London (Jessica Kingsley), S. 29–70.

Shaver, P. R., & M. Mikulincer (2002). Attachment-related psychodynamics. *Attachment and Human Development 4:* 133–161.

Shaver, P. R., & M. Mikulincer (2007). Attachment and emotional regulation. In: J. J. Gross (Hg.). *Handbook of Emotion Regulation.* New York (Guilford Press), S. 446–465.

Shedler, J. (2010). The efficacy of psychodynamic psychotherapy. *American Psychologist 65:* 98–109.

Siegel, D. (2013). *Brainstorm: The Power and Purpose of the Teenage Brain.* New York (Tarcher / Penguin). (Dt. [2015]: Aufruhr im Kopf: Was während der Pubertät im Gehirn unserer Kinder passiert. München [mvg].)

Simpson, J. A., A. Collins, S. Tran & K. C. Haydon (2007). Attachment and the experience and expression of emotions in romantic relationships. *Journal of Personality and Social Psychology 92:* 355–367.

Simpson, J. A., & N. Overall (2014). Partner buffering of attachment security. *Current Directions in Psychological Science 23:* 54–59.

Simpson, J. A., W. S. Rholes & J. S. Nelligan (1992). Support seeking and support giving within couples in an anxiety provoking situation: The role of attachment styles. *Journal of Personality and Social Psychology 62:* 434–446.

Simpson, J. A., W. S. Rholes & D. Phillips (1996). Conflict in close relationships: An attachment perspective. *Journal of Personality and Social Psychology 71:* 899–914.

Slade, A. (2008). The implications of attachment theory and research for adult psychotherapy. In: J. Cassidy & P. R. Shaver (Hg.). *Handbook of Attachment: Theory, Research, and Clinical Applications.* New York (Guilford Press), S. 762–782.

SLOTTER, E. B., W. C. GARDNER & E. J. FINKEL (2010). Who am I without you? The influence of romantic break-up on the self-concept. *Journal of Personality and Social Psychology Bulletin 36:* 147–160.

SPANIER, G. (1976). Measuring dyadic adjustment. *Journal of Marriage and Family 13:* 113–126.

SROUFE, L. A., B. EGELAND, E. A. CARLSON & A. COLLINS (2005). *The Development of the Person: The Minnesota Study of Risk and Adaptation from Birth to Adulthood.* New York (Guilford Press).

STEGGE, H., & M. MEERUM TERWOGT (2007). Awareness and regulation of emotion in typical and atypical development. In: J. J. Gross (Hg.). *Handbook of Emotion Regulation.* New York (Guilford Press), S. 269–286.

STIEL, K., & G. HAILEY (2011). Emotionally focused therapy for couples living with aphasia. In: J. Furrow, S. M. Johnson & B. Bradley (Hg.). *The Emotionally Focused Casebook: New Directions in Treating Couples.* New York (Routledge), S. 113–140.

STERN, D. N. (2009 [2004]). *Der Gegenwartsmoment.* Übers. von E. Vorspohl. Frankfurt am Main (Brandes & Apsel).

STILES, W. B., R. AGNEW-DAVIES, G. E. HARDY & M. BARKHAM (1998). Relations of the alliance with psychotherapy outcome: Findings in the Second Sheffield Psychotherapy Project. *Journal of Consulting and Clinical Psychology 66:* 791–802.

SUCHY, Y. (2011). *Clinical Neuropsychology of Emotion.* New York (Guilford Press).

SULLIVAN, H. S. (1953). *Conceptions of Modern Psychiatry.* New York (Norton).

SULLIVAN, K. T., L. A. PASCH, M. D. JOHNSON & T. N. BRADBURY (2010). Social support, problem-solving, and the longitudinal course of newlywed marriage. *Journal of Personality and Social Psychology 98:* 631–644.

SZALAVITZ, M. (2017). Dopamine: The currency of desire. *Scientific American Mind 28:* 48–53.

TANG, T. Z., & R. J. DERUBEIS (1999). Sudden gains and critical sessions in cognitive behavioral therapy for depression. *Journal of Consulting and Clinical Psychology 67:* 894–904.

TOLIN, D. F. (2014). Beating a dead dodo bird: Looking for signal vs nose in cognitive behavioral therapy for anxiety disorders. *Clinical Psychology: Practice and Science 21:* 351–362.

TOMKINS, S. (1986). *Affect, Imagery, and Consciousness.* New York (Springer).

TOTTENHAM, N. (2014). The importance of early experiences for neuro-affective development. *Current Topics in Behavioral Neuroscience 16:* 109–129.

TRONICK, E. (1989). Emotions and emotional communication in infants. *American Psychologist 44:* 112–119.

TRONICK, E. (2007). *The Neurobehavioral and Social-emotional Development of Infants and Children.* New York (Norton).

TULLOCH, H., P. GREENMAN, N. DEMIDENKO & S. JOHNSON (2017). *Healing Hearts Together Relationship Education Program: Facilitators Guide for Small Groups.* Ottawa / Ontario (International Centre for Excellence in Emotionally Focused Therapy).

TOLLOCH, H., S. M. JOHNSON, P. GREENMAN & N. C.DEMIDENKO (2016). *Healing Hearts Together: A Pilot Intervention Program for Cardiac Patients and Their Partners.* Vortrag, Canadian Assn. of Cardiac Prevention and Rehabilitation National Converence, Montreal, Quebec.

UCHINO, B. N., T. W. SMITH & C. A. BERG (2014). Spousal relationship quality and cardiovascular risk: Dyadic perceptions of relationship ambivalence are associated with coronary-artery calcification. *Psychological Science 25:* 1037–1042.

VAN DER KOLK, B. (2014). *The Body Keeps the Score. Brain, Mind and Body in the Healing of Trauma.* New York (Penguin).

WADE, T. D., & K. S. KENDLER (2000). The relationship between social support and major depression: Cross-sectional, longitudinal and genetic perspectives. *Journal of Nervous and Mental Disease 188:* 251–258.

WALLIN, D. J. (2007). *Attachment in Psychotherapy.* New York (Guilford Press).

WAMPOLD, B. (2006). What should be validated: The psychotherapist. In: J. C. Norcross et al. (Hg.). *Evidence-based Practices in Mental Health: Debate and Dialogue.* Washington, DC (American Psychological Assn.), S. 200–208.

WARREN, S., L. HUSTON, B. EGELAND & L. A. SROUFE (1997). Childhood anxiety disorders and attachment. *Journal of the American Academy of Child and Adolescent Psychiatry 36:* 637–644.

WATSON, J. C., & D. L. BEDARD (2006). Client's emotional processing in psychotherapy: A comparison between cognitive behavioral and process-experiential therapies. *Journal of Consulting and Clinical Psychology 74:* 152–159.

WEISSMAN, M. M., J. C. MARKOWITZ & G. L. KLERMAN (2007). *Clinician's Quick Guide to Interpersonal Psychotherapy.* New York (OUP).

WHISMAN, M. A., & D. H. BAUCOM (2012). Intimate relationships and psychopathology. *Clinical Child and Family Psychological Review 15:* 4–13.

WIEBE, S. A., C. ELLIOTT, S. M. JOHNSON et al. (2014). *Attachment and Sexual Satisfaction in Emotionally Focused Couple Therapy* (unveröffentlicht).

WIEBE, S. A., S. M. JOHNSON, M. F. LAFONTAINE, M. BURGESS MOSER, T. L. DALGLEISH & G. A. TASCA (2016). Two-year follow-up outcomes in emotionally focused couple therapy: An investigation of relationship satisfaction and attachment trajectories. *Journal of Marital and Family Therapy 43:* 227–244.

WILSON, E. O. (1998). *Consilience: The unity of knowledge.* New York (Vintage Books).

WINNICOTT, D. W. (1965). *The Maturational Process and the Facilitating Environment.* London (Hogarth).

WOODY, S., & T. OLLENDICK (2006). Technique factors in treating anxiety disorders. In: L. Castonguay & L. E. Beutler (Hg.). *Principles of Therapeutic Change That Work.* New York (OUP), S. 167–186.

YALOM, I. (1980). *Existential Psychotherapy.* New York (Basic Books).

YALOM, I. (2013 [1989]). *Die Liebe und ihr Henker.* Übers. von H.-J. Heckler. München (btb).

YALOM, I. (2013 [2000]). *Der Panama-Hut oder was einen guten Therapeuten ausmacht.* Übers. von A. Carstens. München (btb).

YEATS, W. B. (2005). *Die Gedichte.* Neu übersetzt von Marcel Beyer, Mirko Bonné, Gerhard Falkner, Norbert Hummelt, Christa Schuenke. München (Luchterhand).

YOUNG, M., S. RIGGS & P. KAMINSKI (2017). Role of marital adjustment in associations between romantic attachment and coparenting. *Family Relations 66:* 331–345.

ZAJONC, R. B. (1980). Feeling and thinking. Preferences need no inferences. *American Psychologist 35:* 151–75.

ZEMP, M., G. BODENMANN & E. M. CUMMINGS (2016). The significance of interparental conflict for children. *European Psychologist 21:* 99–108.

ZUCCARINI, D., S. M. JOHNSON, T. DALGLEISH & J. A. MAKINEN (2013). Forgiveness and reconciliation in emotionally focused therapy for couples. *Journal of Marital and Family Therapy 39:* 148–162.

ZUROFF, D. C., & S. J. BLATT (2006). The therapeutic relationship in the brief treatment of depression: Contributions to clinical improvement and enhanced adaptive capacities. *Journal of Consulting and Clinical Psychology 74:* 130–140.

Index